生体防御
医学事典

鈴木和男
・・・[監修]・・・

山本健二
吉開泰信
光山正雄
中山俊憲
赤川清子
瀬谷　司
上出利光
岡田則子
住本英樹
川畑俊一郎
朽津和幸
小林茂人
大野尚仁
・・・・[編集]・・・・

朝倉書店

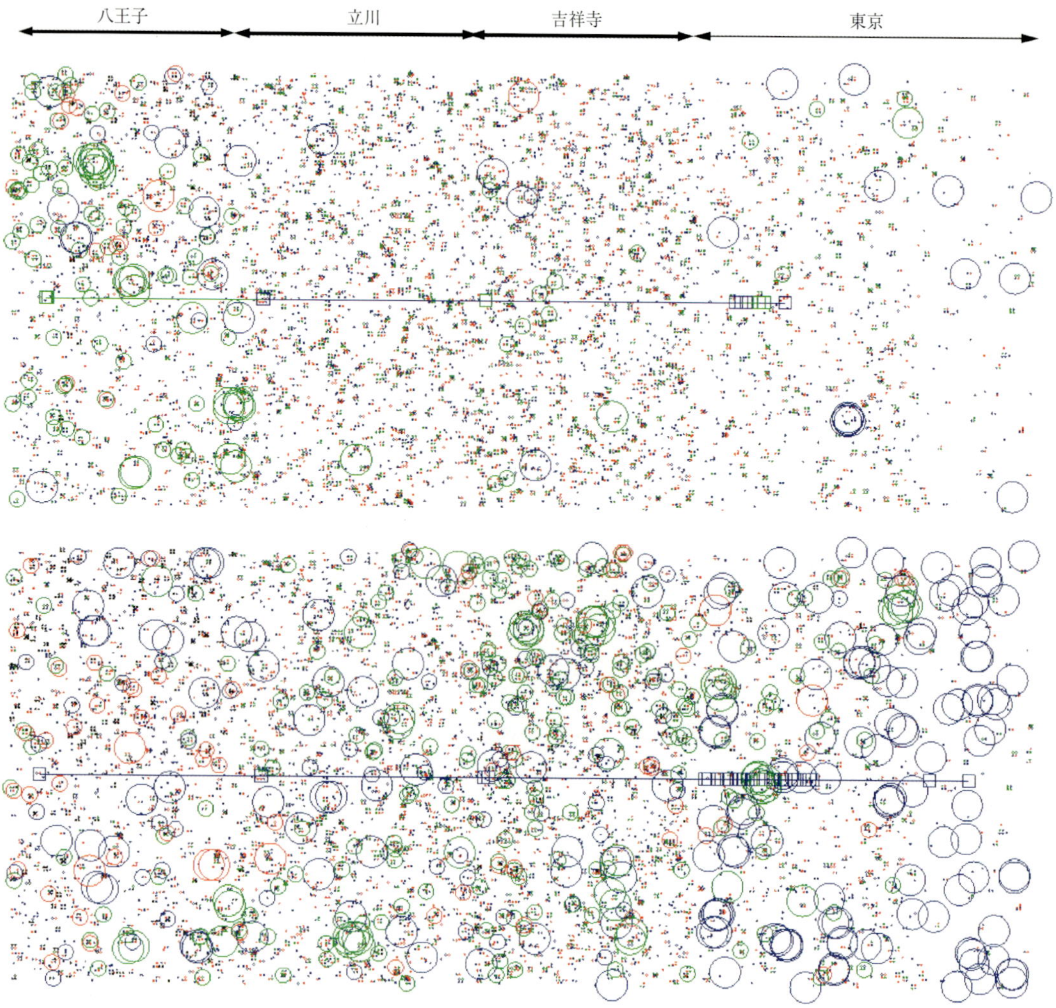

|八王子|立川|吉祥寺|東京|

口絵1　仮想中央線沿線のインフルエンザの拡大　(本文 p.79)

感染者が発病後4日で隔離されるケースである．丸は感染者を示す．列車中の感染者は四角で示されている，点は非感染者である．上段は流行発生後24日目午後5時の感染者の分布を示す．インフルエンザは八王子で流行しており，立川，吉祥寺，都内にも感染者が現れている．下段は流行発生後35日目午後5時の感染者の分布を示す．都内で拡大した流行が吉祥寺，立川に伝播している．

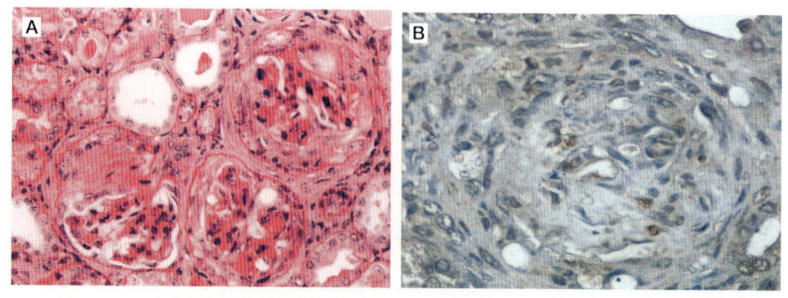

口絵2　SCG/Kj 加齢マウスの半月体形成性糸球体腎炎　(本文 p.309)

A：PAS染色（×200），B：抗マウスMPO抗体によるMPO染色（×400）．褐色に染まっているのがMPO分子．

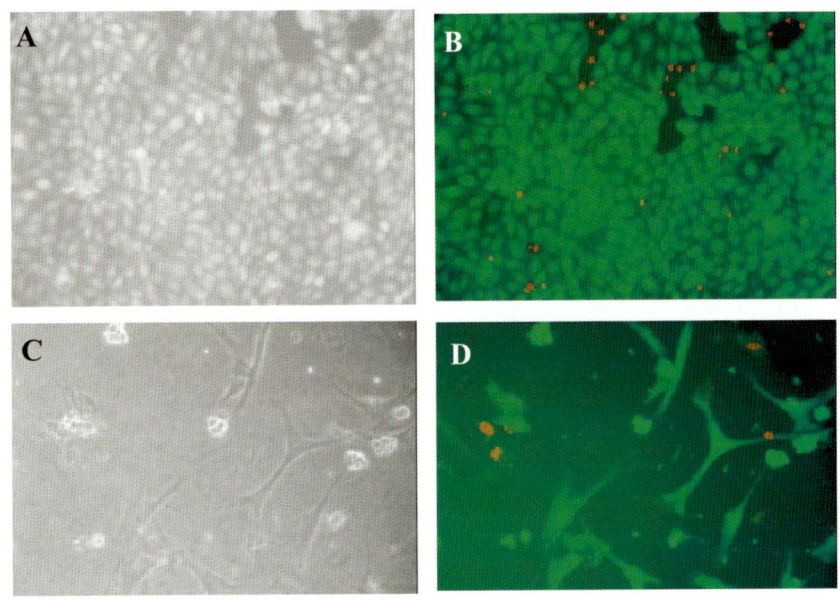

口絵3 共培養系の上皮細胞とメサンギウム細胞の生存率 (本文 p.338)
緑：生細胞，赤：死細胞．A：上皮細胞の明視野写真，B：上皮細胞の蛍光染色写真，C：メサンギウム細胞の明視野写真，D：メサンギウム細胞の蛍光染色写真．

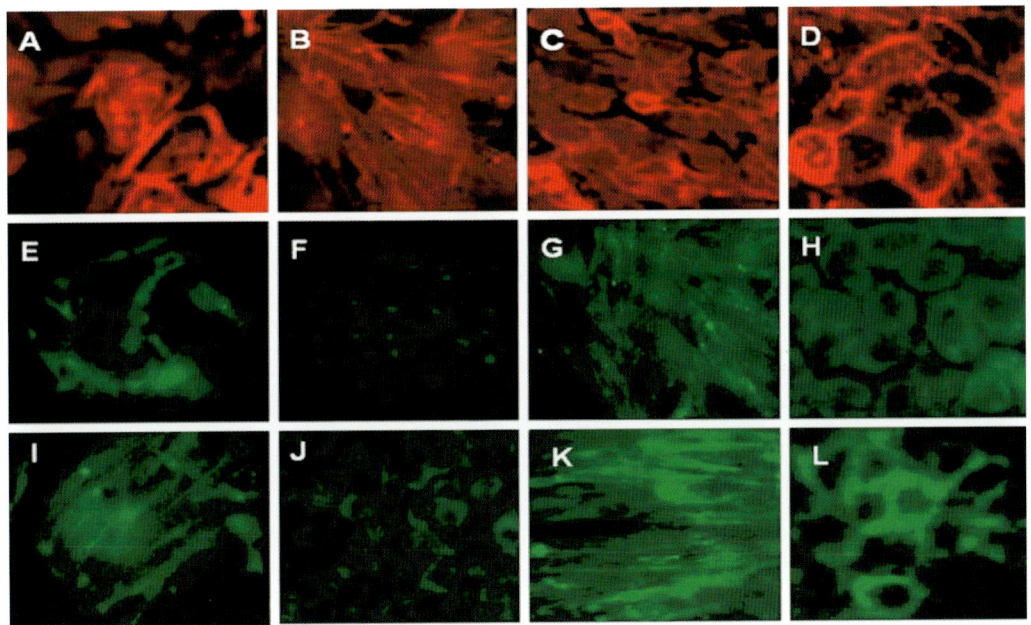

口絵4 単独培養系と共培養系の上皮とメサンギウム細胞の蛍光免疫染色 (本文 p.339)
A～D：細胞骨格 α-actin，E～H：細胞外マトリクス fibronectin，I～L：細胞レセプター integrin．A, E, I：単独培養系のメサンギウム細胞，B, E, F：単独培養系の上皮細胞，C, G, K：共培養系のメサンギウム細胞，D, H, L：共培養計の上皮細胞．

序

　免疫学の研究は，感染防御という観点から応用を主軸とした長い歴史をもっており，そのひとつの到達点として，天然痘のワクチン開発がすすみ，医師達の地道な世界各地でのワクチン接種の努力が実って，1980年，WHO（世界保健機構）から天然痘「撲滅」が宣言された．だれもが，感染症の制御はできるのだと確信した．その当時，免疫研究は，T細胞，B細胞を中心とした研究が盛んな時代にさしかかっており，個体認識がなぜ起こるかに焦点があてられていた．また，免疫グロブリンの分子構造や，その遺伝子発現様式が解かれた後，分子生物学の研究の進展とともに免疫学にかかわる分子が次々と明らかにされていった．一方，自己・非自己の研究に加え，モノクローナル抗体の作製技術の発達とともに白血球表面分子を，モノクローナル抗体作製技術を利用してCDとして登録が開始され，白血球細胞クローンの特異的マーカ分子として免疫細胞の機能解析が始まった．この白血球の表面分子を通して細胞の機能を活性化，調節するサイトカインやそのレセプターが，免疫細胞の調節分子として着目されはじめ，次々とインターロイキン・ケモカインが発見された．インターロイキンは，獲得免疫であるリンパ球のみならず，自然免疫のマクロファージや好中球が産生そして調節を受けるなど，生体内では，インターロイキンを介して獲得免疫細胞，自然免疫細胞のクロストークが生じ，ネットワークでむすばれ，生体の種々臓器の場で作動し，防御機構にかかわっていることがわかってきている．
　これらの防御機能は，哺乳動物や鳥類に限ったことではなく，無脊椎動物や昆虫にいたる広い動物界にも確認されており，生体を防御する機能は生存にかかわる必須の機能として，「生体防御」がはたらいている．また，植物も同じように，生体防御機構が働いている．こうしたひろく生物全体の視点から，生体の防御機能を考えて研究することが重要であり，「生体防御/Host Defense」という分野の研究が進んできた．今日，日本においては，「生体防御」学をめざして設立された日本生体防御学会が活動しており，とりわけ，医学分野においてもその重要性は高く，多くの施設で「生体防御」医学をかかげる研究所，教室や研究室がある．米国にもNIH-NIIADにある．このように，広く生体防御の研究は，生物のもつ防御機構の研究として推進されている．
　一方，冒頭に述べたように，天然痘は，「撲滅宣言」され，ワクチン接種をしなくなった世代が，バイオテロの標的となったり，新型インフルエンザへの脅威が増している状況を見ると，生体防御研究の重要性はますます広がりをもちはじめている．
　このような観点から，最新の「生体防御医学」の研究について，「感染症（ウイルス，細菌，真菌，寄生虫，予測シミュレーション）」，「微生物の産生物質」，「生体防御異常からみた免疫機構」，「自然免疫の機構と細胞」，「サイトカイン」，「補体」，「生体防御に必要な活性酸素産生

序

機構」,「各種生物の生体防御:微生物,植物,動物」,「生体防御異常が誘発する難治性疾患」および「新技術の開発」の広い分野にわたって,これらの研究にたずさわる先生方に背景と現在の先端研究について,生物・医学および関連の分野の大学院生にもわかりやすく執筆いただいた.

　本事典の発刊に際し,日本生体防御学会の先生方,編集委員と執筆された先生方や私の生体防御研究をささえてくれた家族に感謝したいと思います.また,ご尽力いただいた朝倉書店の方々に感謝いたします.

2007年4月

鈴木和男

監　修

鈴木　和男（すずき かずお）　国立感染症研究所
　　　　　　　　　　　　　千葉大学

編集委員

山本　健二（やまもと けんじ）　国立国際医療センター	岡田　則子（おかだ のりこ）　名古屋市立大学
吉開　泰信（よしかい やすのぶ）　九州大学	住本　英樹（すみもと ひでき）　九州大学
光山　正雄（みつやま まさお）　京都大学	川畑　俊一郎（かわばた しゅんいちろう）　九州大学
中山　俊憲（なかやま としのり）　千葉大学	朽津　和幸（くちつ かずゆき）　東京理科大学
赤川　清子（あかがわ きよこ）　北里研究所	小林　茂人（こばやし しげと）　順天堂大学
瀬谷　司（せや つかさ）　北海道大学	大野　尚仁（おおの なおひと）　東京薬科大学
上出　利光（うえで としみつ）　北海道大学	

執筆者（五十音順）

赤川　清子　北里研究所	大川原　明子　国立感染症研究所
安達　禎之　東京薬科大学	大野　尚仁　東京薬科大学
荒谷　康昭　横浜市立大学	岡崎　富男　広島市立広島市民病院
市川　大樹　共立薬科大学	岡田　則子　名古屋市立大学
猪原　登志子　(財)田附興風会医学研究所北野病院　University of Newcastle	岡田　秀親　福祉村病院
上芝　秀博　東京女子医科大学	奥田　研爾　横浜市立大学
上出　利光　北海道大学	小澤　敬也　自治医科大学
内山　竹彦　東京女子医科大学	小野寺　節　東京大学
宇野　賀津子　(財)ルイ・パストゥール医学研究センター	尾又　一実　国立国際医療センター

執筆者一覧

垣内 史堂	東邦大学
笠原 忠	共立薬科大学
桂 義元	東京医科歯科大学
加藤 篤	国立感染症研究所
金井 孝夫	東京女子医科大学
金ヶ嵜 史朗	エフェクター細胞研究所
金子 正裕	北里大学
亀岡 洋祐	医薬基盤研究所
川上 和義	東北大学
河内 正治	国立国際医療センター
川畑 俊一郎	九州大学
北 潔	東京大学
清野 宏	東京大学
朽津 和幸	東京理科大学
熊沢 義雄	北里大学
熊取 厚志	千葉科学大学
倉 文明	国立感染症研究所
倉田 毅	国立感染症研究所
小林 茂人	順天堂大学
小林 富美惠	杏林大学
佐伯 圭一	東京大学
阪口 雅弘	麻布大学
篠田 香織	National Institutes of Health
杉浦 亙	国立感染症研究所
鈴木 和男	国立感染症研究所 / 千葉大学
鈴木 章一	University of Otago
住本 英樹	九州大学
瀬谷 司	北海道大学
高橋 啓	東邦大学
田村 直人	順天堂大学
長尾 朋和	千葉大学
中西 潮	東京大学
中西 照幸	日本大学
布井 博幸	宮崎大学
橋本 博史	順天堂大学
八村 敏志	東京大学
平橋 淳一	東京大学
廣田 好和	東京農工大学
藤田 禎三	福島県立医科大学
藤巻 秀和	(独)国立環境研究所
藤原 守	熊本大学
馬渕 綾子	University of Otago
丸山 治彦	宮崎大学
水上 智之	宮崎大学
光山 正雄	京都大学
武曾 惠理	(財)田附興風会医学研究所 北野病院
安田 英典	城西大学
山内 明	東京大学
山下 政克	千葉大学
山本 健二	国立国際医療センター
湯尾 明	国立国際医療センター
湯村 和子	東京女子医科大学
吉開 泰信	九州大学
吉倉 廣	厚生労働省
樂間 毅	三洋電機(株)
和合 治久	埼玉医科大学
渡辺 直熙	東京慈恵会医科大学
王 碧昭	筑波大学

目　　次

  1　生体防御研究の捉え方 ……………………………………………〔金ヶ﨑史朗〕… 1
  2　自己のからだをまもる生体防御 ……………………………………〔岡田秀親〕… 3
  3　バイオテロと天然痘 …………………………………………………〔倉田　毅〕… 5

I　感染症（ウイルス，細菌，真菌）
  4　初期感染防御の分子機構 ……………………………………………〔吉開泰信〕… 9
  5　ウイルス感染症と抗インターフェロン ……………………………〔加藤　篤〕… 14
  6　プリオン感染の制御 …………………………………………………〔小野寺節〕… 22

II　感染症（寄生虫）
  7　巨大寄生体が宿主から排除される仕組み …………………………〔丸山治彦〕… 28
  8　寄生虫感染とアレルギー ……………………………………………〔渡辺直熙〕… 33
  9　寄生虫ミトコンドリアにおける低酸素適応機構 …………………〔北　　潔〕… 38
 10　赤内型マウスマラリア感染における自然免疫応答 ………………〔小林富美惠〕… 44

III　感染症（エイズ感染と生体防御）
 11　HIV-1の細胞傷害性T細胞からの逃避機構 ………………………〔藤原　守〕… 50
 12　IgM抗体とHIV感染防御 ……………………………………………〔岡田則子〕… 55
 13　エイズワクチン ………………………………………〔篠田香織，奥田研爾〕… 60
 14　HIV感染症の治療と薬剤耐性 ………………………………………〔杉浦　亙〕… 66

IV　感染症（予測シミュレーション）
 15　感染症シミュレーションの考え方 …………………………………〔吉倉　廣〕… 72
 16　院内感染のモデリング ………………………………………………〔山本健二〕… 74
 17　感染症伝播のシミュレーション ……………………………〔安田英典，鈴木和男〕… 76
 18　感染症流行の数理モデル ……………………………………〔尾又一実，山本健二〕… 81

V　微生物の産生物質
 19　細菌の定着，侵入，細胞内寄生因子 ………………………………〔光山正雄〕… 86
 20　スーパー抗原性毒素と感染症 ……………………〔内山竹彦，金井孝夫，上芝秀博〕… 93

目 次

VI 生体防御異常からみた免疫機構

21 アレルギー性気道炎症と TLR 4 ……………………………〔山下政克〕… *98*
22 アレルギー疾患における DNA 免疫療法の開発 …………〔阪口雅弘〕… *104*
23 感染防御とアレルギーにおける粘膜免疫の関わり ………〔中西 潮, 清野 宏〕… *108*
24 環境化学物質による感染・アレルギーの修飾 ……………〔藤巻秀和〕… *114*
25 肺炎の病態と免疫応答 ………………………………………〔川上和義〕… *119*
26 腸管免疫と食品免疫学研究 …………………………………〔八村敏志〕… *127*

VII 自然免疫の機構と細胞

27 マクロファージの多様性とその起源 ………………………〔赤川清子〕… *132*
28 自然免疫に登場した新たな Toll 様受容体 …………………〔瀬谷 司〕… *139*
29 好中球 myeloperoxidase の役割 ……………………………〔荒谷康昭〕… *145*
30 肝再生：hematolymphoid system としての機能 …………〔馬渕綾子〕… *150*
31 マウス樹状細胞の分化機構 …………………………………〔鈴木章一〕… *155*
32 ヒト骨髄系血液細胞と細胞内刺激伝達機構 ………………〔湯尾 明〕… *160*
33 好中球の機能調節 ……………………………………………〔鈴木和男〕… *164*
34 デクチンと感染防御 …………………………………………〔安達禎之〕… *170*

VIII サイトカイン

35 サイトカインによる制御と治療への応用 …………………〔上出利光〕… *174*
36 樹状細胞の遊走におけるケモカインの役割 ………………〔垣内史堂〕… *179*
37 TNF-α の生理活性と病態との関わり ………………………〔市川大樹, 笠原 忠〕… *184*
38 遊走活性測定の意義 …………………………………………〔山内 明, 金ヶ嵜史朗〕… *190*

IX 補 体

39 補体活性化制御 ………………………………………………〔岡田秀親, 岡田則子〕… *196*
40 ヒト血清レクチンによる補体活性化 ………………………〔藤田禎三〕… *201*

X 生体防御に必要な活性酸素産生機構

41 活性酸素産生の活性化の分子機構 …………………………〔住本英樹〕… *206*
42 活性酸素産生酵素遺伝子の発現調節 ………………………〔熊取厚志〕… *212*
43 微生物感染と NOX ……………………………………………〔倉 文明〕… *217*
44 神経変性疾患と酸化ストレス ………………………………〔佐伯圭一〕… *222*
45 活性酸素産生異常の治療 ……………………………………〔水上智之, 布井博幸〕… *228*

XI 各種生物の生体防御：微生物, 植物, 動物

46 カブトガニの異物認識と排除 ………………………………〔川畑俊一郎〕… *235*

目　次

  47　植物の生体防御 …………………………………………………〔朽津和幸〕…240
  48　魚類の自然免疫関連遺伝子 ………………………〔金子正裕, 熊沢義雄〕…246
  49　魚類の生体防御の分子機構 ……………………………………〔中西照幸〕…252
  50　鳥類の生体防御機構 ……………………………………………〔廣田好和〕…259
  51　生体防御機構の進化 ……………………………………………〔和合治久〕…265

XII　生体防御異常が誘発する難治性疾患

  52　膠原病―オーバービュー ………………………………………〔橋本博史〕…270
  53　血管炎の病態と治療 ……………………………………………〔武曾惠理〕…277
  54　膠原病の病態と治療 ………………………………〔田村直人, 小林茂人〕…283
  55　川崎病の治療 ……………………………………………………〔岡崎富男〕…289
  56　真菌多糖により惹起されるマウス血管炎モデル ……………〔大野尚仁〕…293
  57　川崎病の病理 ……………………………………………………〔高橋　啓〕…299
  58　ANCA関連腎炎の病態とモデルマウスでの知見………………〔湯村和子〕…304
  59　血管炎の発症に関わる分子と好中球 ………〔大川原明子, 長尾朋和, 鈴木和男〕…309
  60　ANCA関連血管炎におけるサイトカイン異常と病態……………〔猪原登志子〕…313
  61　感染とサイトカイン ……………………………………………〔宇野賀津子〕…317
  62　慢性疾患に関わる遺伝子 ………………………………………〔亀岡洋祐〕…321
  63　ARDSの臨床 ……………………………………………………〔河内正治〕…325
  64　炎症における出血と血栓 ………………………………………〔平橋淳一〕…330

XIII　新技術の開発

  65　腎糸球体細胞再生のための共培養法 …………………………〔王　碧昭〕…334
  66　免疫不全症に対する造血幹細胞遺伝子治療 …………………〔小澤敬也〕…340
  67　花粉シェルター …………………………………………………〔桂　義元〕…346
  68　活性酸素種の人工的生成と応用 ………………………………〔樂間　毅〕…349

索　　引 …………………………………………………………………………………355

1 生体防御研究の捉え方

　数年にわたるシンポジウムの開催やこれに続く文部省（当時）の総合研究班組織などを土台として，1990年2月に学会組織として発足することになった日本生体防御学会の設立趣旨には，「個体の独立性，恒常性を維持する生体防御機構について生命の種を越えて把握するための学会」である旨が明記されている．

　元来ヒト生体の防御機構は系統発生上の流れの上でそれぞれの要素を取捨選択しながら発達してきたものであり，個体発生においてもその流れを受け継いできていると考えられる．この面で先の趣旨の研究は，個々の生物の生体防御の仕組みを知ることはもちろん，各生物に特異的に発達した部分を除くと，ヒトの防御機構の全体を理解するのにも役立つはずである．

　学会の開設は「クローン選択を基盤とするリンパ球による防御機構は，興味深い学問対象ではあるが，ヒトでも生体防御の一部にしか過ぎないはずであり，生体防御をもっと広く理解することが必須である」と考える人たちが関与した．最近でこそ，いわゆる自然免疫，獲得免疫なる区別は便宜上のものであり，互いが密接に繋がっていることが，樹状細胞の認知やToll様受容体（Toll-like receptor：TLR）の発見により，リンパ球を中心課題とする多くの免疫学者にも認識されるに至ってきたが，少なくとも本邦における免疫学では，最近までリンパ球以外の研究はあまりかえりみられてこなかった．

1. 自他の区別

　当時から免疫学的特異性がいかなる機序で生じるかがいわゆる免疫学者の最大の関心事であり，自己・非自己の認識機構（MHC）が最重要な課題と考えられてきた．その結果として多くの免疫学の教科書では，リンパ球による自己・非自己の認識に関わる分子機構が主要な課題として取り上げられてきた．そしてその異常を端的に示す疾患としては，自己免疫疾患，癌，臓器移植などいわゆる免疫が成立した成人になってからの疾患が中心課題となっていたのである．

　しかし，単細胞の原生動物（有核アメーバーなど）ですら異なる環境で育った同種他個体や異種個体とは偽足を融合させない事実が知られており，さらには海綿動物やクラゲなどの腔腸動物など2胚葉性の動物でも，体内に遊走細胞をもち，異物識別を行って異物を処理していることが古くから報告されていた．一方，これらの2胚葉性動物の細胞を一度ばらばらにした後，再び集合体を形成させる場合には，異種の細胞とは集合しないことや，移植片を拒絶する組織適合性に関与する反応も知られていた．また，脊椎動物に最も近いので注目されてきた原索動物のホヤの中には無性生殖でコロニー（群体）を形成するものもあり，コロニー間で互いに体液循環系を共有することになる融合が成立する場合と拒絶する場合のあることが知られていた．

　最近この組織適合性に関する膜貫通型蛋白質の遺伝子座の解析が行われ，脊椎動物の組織適合抗原遺伝子とは異なるものであることが明らかにされている．このように，リンパ球が生ずる前から，動物には自己・非自己の区別をする仕組みがあり，そのような機構はヒトなど高等動物にも残存することが予測されるのである．このような理解の上に立つと，分化させたES細胞を治療に使う場合にはこのような原始的機構で拒絶される可能性を考慮に入れた研究も分化それ自身の研究とともに重要になると考えられる．

　さらに免疫という本来の概念である生体防御の記憶の面でも，リンパ球のない生物でも2度目の移植片の拒絶反応が1度目の拒絶反応より短時間で起こることや，前もって与えた抗原にワクチンの効果が認められていることなどを考えると，この面での研究もさらに進める必要があろう．

2. 感染症の重要性

　先輩の研究者たちは，無菌動物のリンパ節では胚中心の発達がみられず，獲得免疫が惹起されないことを示してきたが，獲得免疫は出生から成人になる

まで感染を繰り返し，疾患として認められるか否かにかかわらず，リンパ節（胚中心）を一度腫脹させた後に成立するものである．このようなことから，獲得免疫は感染などの外的刺激によってトレーニングされて成立するものであることを体感し，感染症に関する研究や病原体の防護機構からのエスケープの機構，さらにはワクチンに関する重要性に対しての認識を新たにし，これらの研究をいっそう進める必要があると感じている．一方その病理の時系列や現象が起こる場の理解も必要である．非自己としての異物の処理機構が，補体反応や，好中球・単球が関与する体液性・細胞性の炎症から始まり，樹状細胞などによるリンパ球への情報の受け渡し，生成した抗体のオプソニンとしての働き，さらにはこれら炎症細胞が創傷治癒まで関与することの全体像を，個々の感染に即して的確に把握することが求められている．この面で，実験動物での遺伝子ノックアウトなどの研究とともに，ヒトでの免疫や食細胞などの防御機構の異常症の研究は有用である．ヒトの防御機構を考える場合には，各生物で独自に発達した部分や，そこから脱落した部分の理解も必要である．この場合試験管の中での研究はもちろん，実験動物を用いた研究からヒトの防御機構を類推することがよく行われるが，これらの実験結果はヒトには当てはまらない場合が多いことも考慮に入れておきたい．例えば，マウスとヒトのNO誘導合成酵素，対LPSへの反応性，IL-5の反応性の違いなどにみられるようにマウスの実験をそのままヒトに結びつけることができないのである． ［金ヶ嵜史朗］

2 自己のからだをまもる生体防御

　地球上はそれぞれ固有の複製増殖機構をもった生命体が満ち溢れている世界である．増殖するためのエネルギーは太陽光線や地熱などの熱エネルギーに由来するが，その熱エネルギーから高エネルギー物質をつくり生命体の装置，部品分子（蛋白質，糖鎖，脂質など）をつくって，その集団としての自己再生産システムを形成したものが生命体と考えることができる．太陽エネルギーを糖合成に活用する葉緑素光合成システムをもつ植物は物理的エネルギーから高エネルギー分子を形成できる生命体であるが，それをもたない動物は高エネルギー物質を取り込む（食べる）以外に生命体を複製するエネルギーを得る方法はない．生命体とはエネルギー消費システムなので，高エネルギー分子などを取り込む以外に方法がないわけである．

　そこで始まるのが貪食と寄生である．貪食は他の生命体あるいはその産生物を体内に取り込むことで高エネルギー物質を得るのであり，寄生は他の生命体の中に入り込むかあるいは表面に付着することにより高エネルギー物質を拝借する方法である．いずれにしても光や熱などの物理的エネルギーを有機的高エネルギー分子への変換に始まった高エネルギー分子の再配分の過程で，再生産あるいは複製システムが継続的に働くように発展したのが生命体である．こう捉えると，自己複製システムの継続的維持が生命体の本質とみることができる．単細胞生物に始まって多様な多細胞生物に至るまで地球上には生命体が満ち溢れている．

　光合成などで物理的エネルギーを高エネルギー有機分子に変換する機能をもたない生命体は，上記のごとく他の生命体がつくりだした有機分子を取り込むことで活動が維持される．ここで問題になるのは共存する他の生命体との相互関係である．単細胞生物といっても細菌や真菌などは貪食能をもたない．しかし，ゾウリムシのように貪食能を獲得した生命体は必要なエネルギー源を他の生命体がもつ高エネルギー成分を捕食することで確保する．捕食はきわめて効率のよいエネルギー源獲得方法なので，生命体の増殖効率が急激に高まった．そこで，必須になった機能が仲間同士を捕食しないシステムである．種の繁栄には共食いの禁止が不可欠で，そのためには仲間を認識することが必要となった．基本は，仲間を認識し，仲間には攻撃をしない方法が確立されたと推察される．その名残として最初に発見されたのが補体系の種特異的抑制因子で，補体系は自己（同種）の細胞には反応しない仕組みとして今でも役割を果たしている．ガングリオシド，DAF（CD 55），MCP（CD 46），HRF 20（CD 59）などが補体制御膜分子（因子）である．マクロファージの貪食作用においても，自己（同種）の細胞膜上には phagocytosis inhibitory factor：PIF が存在し，自己細胞の貪食を防いでいる．赤血球にも PIF があるので，PIF が健全なうちは貪食反応を免れるが PIF が低下したりした古い赤血球は貪食処理をうけて取り除かれると考えられる．これらの種特異的抑制膜因子をもたない外来の侵入異物に対しては補体やマクロファージが遠慮なく攻撃することにより生体内の恒常性維持を司る生体防御機構として働く．

　侵入異物や異常化した自己細胞（感染細胞など）を効率よくみつけるための役割分子として，レクチンや C-reactive protein：CRP が発達してきたと推察される．侵入異物のもつ糖鎖構造や異常化した細胞膜脂質などに反応して補体反応や貪食反応を促進させる役割を果たしている．CRP は感染病態時に 1,000 倍以上に血中量が増大する急性期蛋白質として知られていたものであるが，近年になり，CRP の生理的役割が詳細に検証されるようになり，きわめて低濃度での CRP の推移が自己免疫疾患などの病態にかかわりをもっていることが明らかにされつつある．hyper sensitive CRP 測定として脚光を浴び始めている研究である．NK 細胞も T 細胞などの特異的生体防御反応の補助者のような見方をされてきたが，実際には特異的免疫応答の下で膨大な役割を果たしていることが明らかにされつつある．生体防御システムを考える上には，近年 innate immunity（自然免疫）とよばれて見直されている

ものの重要性が周知され始めている．免疫応答の特異性の神秘に惑わされた視点に比重をかけ過ぎて免疫学の研究が進められてきた誤りが明らかになりつつあるともいえる．1950年代にPillemerのプロペリジン系の発見の重要性を認識できず，ノーベル賞授与を控えてしまったことが大きな誤りであったと思う．

[岡田秀親]

3　バイオテロと天然痘

　感染症は人類とともに存在する．有史以来，数々の感染症との戦いの中で，人類が勝利しえたのは天然痘（痘瘡，smallpox）のみである．1967年から10年間に及ぶ天然痘根絶計画（Smallpox Eradication Program）により根絶させることができた．1977年10月26日ソマリアの患者の治癒を最後に歴史が閉じられた．2年間のサーベイランス期間をおき，1980年5月のWHOの総会で根絶宣言が出された．根絶しえた理由はきわめて単純である．このウイルス（poxvirus）は，ヒトからヒトへしか感染しないことである．つまり感染者（患者）と他のヒトとの接触を絶つことにより，他への感染を防ぐことができた．さらに，最大の貢献はワクチンである．感染防御に絶大な効果を発揮した．ヒトからヒトへしか感染が拡大しない機序をもとにして，次なる対象は，ポリオ（急性灰白髄炎）となり，1989年から開始されたが，2008年中の根絶の目標は？となりつつある．ポリオの次には麻疹（はしか）が控えている．

　さて，1990年代前半から遡ること20年間に新たに発生したものを新興感染症といい，それ以前から存在して問題が依然として大きいものを再興感染症といい，あわせて新興・再興感染症（emerging and re-emerging infections diseases）という．1980年代末頃から重篤疾患を引き起こす病原体を用いたいわゆる生物テロ（バイオテロ）が知られるようになってきた．今回はバイオテロの概要と天然痘について簡単に述べる．

1. バイオテロとは何か？

　通常N（核）B（生物バイオ）C（化学）テロと総称されるひとつである．
　まずテロとは何か？　国際的には経済，宗教，政治の紛糾から，それを解決する手段としてよりも一時的混乱を引き起こす手段として，きわめて頻繁に行われる．大きな単位で持続的になされることを戦争ということができる．その道具として用いられるものが，爆弾やミサイルである．最も多いのが復讐として行われることである．国内的には国際テログループにより，あるいは国内のカルト（宗教）グループにより，想像を絶することがなされてきた．

　ではバイオテロとは何をいうか？　一言でいえば手段（道具）がヒトに感染症を引き起こす細菌やその毒素，ウイルス等で，意図的に用いてヒトを殺傷する行為である．病原体をテロに用いる場合には，日常診療の中で医療関係者があまり，あるいはほとんど出会うことのない感染症を引き起こすものを用いることが，テロの効果としては大きいといえよう．発生時には，新しい感染症の出現か，あるいは既知病原体によるバイオテロかの判別がしばしば重要となる．

　"話せば相手もわかってくれる""話せば争いが起きない"という幻想は日本人のみに通用するもので，国際的にはそのようなことは――テロを発生させるヒト，グループ，国にとっては――ほとんど意味をなさない．話してもわからないから数千年にわたり，人類は戦争，テロを繰り返してきているのが世界の常識である．

　わが国においては，カルト宗教グループによりバイオテロが4回にわたり堂々と実施された．1990年代のオウム真理教の所業である，車からのボツリヌス毒素散布（1990年4月，1993年6月，1995年3月），炭疽菌散布（1993年6月）が繰り返された．幸いこれらにより被傷害者や死者は発生しなかった．しかし化学テロ（サリン）の実行は本来の目的を達成し，1994年6月松本で7名，1995年3月霞ヶ関の地下鉄で22名死者と5000人以上の被傷害者を発生させた．この一連の悪業は世界の関係者を驚愕させた．しかし日本政府は，事前に，あるいは第1例目の発生があった後も全く手を出してはいない．watchingしていたのみである．それが宗教untouchableの壁である．さらにテレビの世論には，これらの一連の実施者を擁護するいわゆる日本流有識者がきわめて多数存在していたことも事実である．これによりわが国は"日本政府はテロには無策"と位置づけられた．

2. バイオテロへの対応

2001年10月4日米国フロリダ州からはじまった炭疽菌粉末の封筒郵便事件である．皮膚炭疽，肺炭疽の典型的犠牲者が発生した．ニクソン大統領が1970年代初に生物・化学兵器の放棄を宣言して以来，製造も保持も禁止されたはずの炭疽菌の粉末（粉にするには特殊技術が必要）が使用されたこともまた大きな驚きを世界中にばらまいた．一連のオウム事件以後，世界はバイオテロ対応を軍事の専門用語とせず，一般市民の間での語として認知されるように動いてきたといえる．WHOでも1998年頃からバイオセーフティの強化とともに病原体の国際間の輸送での厳重な規制強化を毎年議論してきて，数回にわたり国連の病原体輸送規制も改定がなされてきている．2001年以後は病原体に関与するあらゆる局面で"病原体の安全使用，安全管理"が叫ばれ，特にバイオセキュリティ（biosecurity）の強化が政策的に推進されてきている．バイオテロ対象となる病原体はそもそもは米国CDCが規定した（"Select Agent List"，図1）．これら病原体の管理が厳しくなっている．オーストラリアリストは，さらに多くの病原体が挙げられている．わが国では遅ればせながら病原体の安全管理（保持，使用）と安全輸送についての規則（法律——感染症法に併合）に関する議論が開始された（2006年12月成立）．バイオテロ用の病原体の製造には，N，Cに比べ格段に費用がかからない．B：C＝1：2000ともいわれている．バイオセーフティレベル4に属する病原体以外は各国のどこの研究機関にもありふれて存在するものであることから，"管理の仕方"はきわめて重要な要因である．"バイオセキュリティ"に関する国際会議も頻繁に開かれ，対象病原体の不必要な拡散防止とそのための方策実施が重要な事項となってきている．バイオテロの具体的対応としては2点である．ひとつは対象となる病原体を誰が所有しており，どのような目的に使用しているかがきちっと当局に把握されていることであり，もう1点は発生前の備えと発生時の対応（英語ではpreparedness and responseに相当か）である．バイオテロによって発生する感染症の患者と，もちろん季節性，地域性等も考慮せねばならないが，自然発生する患者との間に臨床上の差があるわけではない．したがってまれな疾患が登場したときのために日常から①サーベイランスシステムを充実，強化しておくこと，②疫学および実験室診断および研究能力の充実，強化-臨床面，公衆衛生面で，③地方と国および国際間での協力関係の強化が必要となる．さらに具体的にいうと，まず第一線で患者に接する医療関係者の診断能力の充実で，次に病原体を検察する機関の基盤整備（施設，設備，人材）がきわめて重要である．ワクチンや薬剤の備蓄に加えて新しい開発が必要となる．

3. バイオテロと化学テロとの差異

化学テロは，その化学剤を浴びたヒト，あるいはこと身近にいてその薬剤の影響を直接，間接に受けたヒトのみが被害をこうむることになるが，バイオ

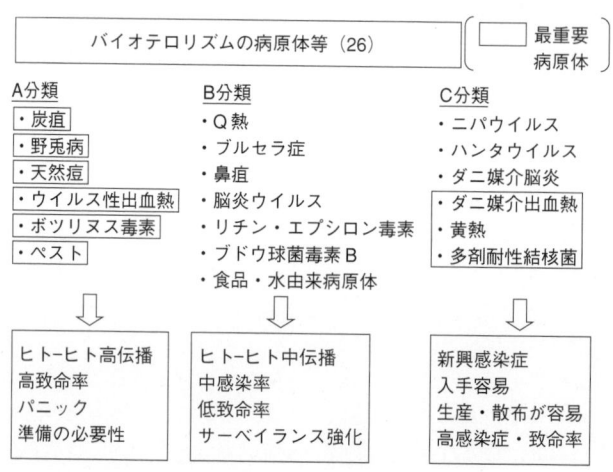

図1 米国CDCの"Select Agent List"が規定したバイオテロ対象となる病原菌

テロでは，生物剤をまかれてから，それを浴びた（吸い込む，経口に入る，傷口等に接する等その機序で）折に身体に入って，数日から2週間して発症することになる．つまり潜伏期があるわけである．したがってどこの場所で生物剤が散布されるかにもよるが，浴びたヒトがたとえば1週間後に日本各地に散っていて，同時に似たような珍しい疾患の患者が，全国あるいは世界各地を含むあちこちで発生することになるわけである．

4. バイオテロとしての天然痘（痘瘡）がもつ意味

天然痘は，ワクチンによって防御できる．またヒトからヒトへしか感染しない故，蚊等自然界に媒介動物は存在せず，その意味では対応しやすいといえる．1980年根絶宣言がなされてからすでに26年，ワクチン接種が中止されて30年になり，わが国においても未被接種者人口はまもなく4000万になろうとしている．この疾患の死亡率からみるとワクチンなしでの流行が発生するようなことがあると，大きな犠牲がでることは必至である．ワクチンは著効を奏するので，それへの対応は当然のことながら必要であろう．かつてのようにワクチンを再開するのが，世界のどこかで再びテロとしてあるいは国が仕掛ける戦争の具である生物兵器としてウイルスがまかれたとき，どの段階で対応するかが問題である．

5. 天然痘とは何か—WHOの根絶計画

天然痘は通称名で学術用語は痘瘡である．歴史的にはアジアかアフリカの農村地帯で1万年位前に出現したとされる．ヒトの疾患の中で最も致命的とされてきた．医学的証拠としてはすでに3164年前のエジプトの王ラムセス5世のミイラからウイルスDNAのあるかさぶた（scab）が見つかっている．

WHOは1967年天然痘根絶計画を開始し，当時33カ国に存在したendemic, epidemic状態を0にすべく作戦を展開した．そのやり方はきわめて素朴な疫学理論にもとづくもので，患者にはワクチンを受けているヒトしか近づけない．家族にもワクチンを接種するという戦略を展開し，10年後根絶にこぎつけた．

6. ウイルスの感染経路

variolaウイルスはポックスウイルス科（Poxviridae）のorthopoxvirusのメンバーである．ウイルス粒子長径350〜370 nmでウイルスの中で最も大きい．患者から他のヒトへは飛沫，水疱内容との直接接触等で感染する．潜伏期間（7〜16日）を経て，発熱が2〜3日続き，解熱とともに発疹が出現する．膿疱期を経て，痂皮になる．痂皮期の患者からの感染性は低いが，痂皮の中味（あんこ部分）には感染性がある．水疱から膿疱気の内容物，咳，唾液，気道，口内分泌物等の飛沫，接触，近い距離でのエーロゾルの気道感染である．

7. 臨床

潜伏期間は7〜16日（平均12日）で急激に発熱で始まる．前駆期と発疹期に分けられる．前駆期：急激な発熱，頭痛，四肢痛などで始まり，2〜3日で40℃に達する．小児では嘔気，嘔吐，意識障害もみられる．3〜4日にいったん解熱していく．次いで紅斑，湿疹，水疱，膿疱，痂皮，落屑と規則正しく進む．特異的治療法はない．

8. 実験室診断

30年以上前から使われている方法は現在もgolden standardである．①電顕によるウイルス粒子の顕出，②免疫蛍色法による抗原検出，③ウイルス分離：鶏卵漿尿膜接種によるポック形成（これにはBSL-4施設が必要となるが）．新しい方法はごく最近開発されたウイルス遺伝子検出法であるPCR法である．

9. 感染予防ワクチン

ワクチンはきわめて有効である．根絶時に用いられたものはリスター株を親株としたウシの皮膚に傷をつけそこにウイルスを塗布し感染増殖させるものであった．多くの副作用，副反応も惹起された．現在わが国で用いられているものは橋爪博士らが開発したLC 16 m 8株なる細胞培養ワクチンである．現在最もすぐれた物毒性ワクチンであり，免疫原性は強く，副反応等がきわめて低い．2001年の炭疽菌テロ以後WHOも音頭をとり2002年から再び痘瘡ワクチン製造を各国に問い，その結果を議論する会議が開かれた．旧ワクチンと同じものをつくる，ニワトリ胎児胚細胞，vero細胞を用いて細胞培養ワクチンを作る等種々試作されてはいるがLC 16 m 8に迫りうるものはひとつもない．

10. おろかな人類―テロに使われたらどうなるか？

　天然痘が根絶された1980年，世界は正に狂喜した．1980年から1981年にかけ，ウイルスを保有している各国は，自由主義国はアトランタのCDCへ，共産主義国家はモスクワのウイルス研に保管した．1990年代中半に入り，ロシアはこれら保管ウイルスをノボシビルスクの旧生物兵器工場の研究所に移し，遺伝子解析-塩基配列を開始した．160株中13株が培養に成功し，フルシークレスを行った．これに呼応して米CDCも460株中45株で同株の検査を実施した．米は以来ロシアに公開を呼びかけているが，今までのところ応じてきてはいない．根絶された疾患のワクチンを再び製造し，誰がテロを起こすかとビクビクして，どの順にワクチンを接種するのかと大議論を大々的にやるとは，人間があまりにもバカな存在であることの証拠である．国家間，民族間，宗教間の実におろかな争いが，根絶という人類のすばらしい業績を一気に無にしてしまうかもしれない事態になりうることを念頭におかねばならないとは何とも愚かであり，哀れである．

　　　　　　　　　　　　　　　　（倉田　毅）

参考文献

1) Nakano JH: Paxviruses. In: Spector S, Lancz G, editors, Clinical Virology Manual, 2nd Edition, Elsevier, pp. 527-545, 1992.
2) Fenner F, et al: Smallpox and its Eradication, WHO, 1988.
3) Henderson DA: Smallpox and Monkeypox. In: Guerrant RL, Walker DH, Weller PF, editors, Tropical Infectious Diseases, Principles, Pathogens & Practice, pp. 1095-1108, 1999.
4) Noble J, Esposito JJ: Smallpox. In: Gorbach SL, Bartlett JG, Blacklaw NR, editors, Infectious Diseases, Second Edition, WB Saunders, pp. 1323-1325, 1998.
5) 国立感染症研究所：痘そう（天然痘）診断マニュアル，2002.
6) 橋爪　壮：新しい弱毒痘苗LC16m8株の基礎．臨床とウイルス，3：229-235，1975．

I 感染症（ウイルス，細菌，真菌）

4 初期感染防御の分子機構

　細菌やウイルス，寄生虫などの病原微生物の侵入に対する感染防御機構は，感染初期に働く自然免疫（innate immunity）と感染数日後から働くT，Bリンパ球による獲得免疫（adaptive immunity）に分類される．自然免疫はあらかじめ備わっていて，感染初期に迅速に働く防御機構でそれ自身は持続する免疫にはつながらないものと定義されよう．しかしながら，この自然免疫が獲得免疫の分化（細胞性免疫/体液性免疫）を方向づける重要な役割を担うことが明らかとなるにつれて，感染防御機構としてのみならず，腫瘍免疫やアレルギー，自己免疫疾患の病態制御での役割が注目されるようになった．またこの近年の分子生物学的研究手法の導入によって，自然免疫を担う細胞群のレセプターとそのリガンドが分子レベルで明らかになってきた．本稿では初期感染防御を担う自然免疫の分子基盤の概要を述べる[1]）．

1. 感染防御機構における自然免疫の位置づけ

　自然免疫を担う液性因子としてリゾチームやラクトフェリン，alternative pathwayの補体，I型インターフェロン（IFN-α, β），細胞性因子として，上皮系細胞や組織マクロファージ，樹状細胞などがある．上皮細胞は機械的バリアーとしてのみならず，サイトカインの産生で自然免疫に関わる．組織マクロファージはToll-like receptor：TLRをはじめ多数の表面レセプターによって，微生物や死細胞を認識し，迅速に貪食，排除を行うとともに炎症性サイトカインを産生する．自然免疫のなかで，感染数時間後に誘導される応答を早期誘導反応とよんで，食細胞を中心とした典型的な自然免疫と区別することもある．早期誘導反応には，急性期反応蛋白であるマンノース結合蛋白/セリンプロテアーゼ複合体で活性化される補体や，炎症性サイトカインやケモカインで血管外遊走を誘導された好中球やマクロファージ，成熟樹状細胞さらにナチュラルキラー（NK）細胞，$\gamma\delta$型T細胞レセプター（TCR）T細胞，NK陽性T（NKT）細胞，上皮間Tリンパ球，CD5陽性B細胞などが関与する．それら自身は持続する免疫にはつながらず，食細胞などによる自然免疫と適応免疫との橋渡し的役割を担うと考えられる．適応免疫は抗原特異的Tリンパ球とBリンパ球によって誘導されるが，クローン増殖によってエフェクター細胞に分化する必要があるために機能するまでに数日かかる．メモリーT，B細胞への変化によって持続性の感染防御機構を担うことできる．適応免疫の中心的役割を担うヘルパーTリンパ球（Th細胞）はTh1細胞，Th2細胞，Treg細胞，Th17細胞に細分類される．Th1細胞は主にIFN-γを産生することによってマクロファージの活性化やキラーTc細胞の分化を誘導し，細胞内寄生性病原体を排除する．一方，Th2細胞はIL-4，IL-5，IL-6を産生して，B細胞を抗体産生細胞へと分化させ，細胞外寄生体や寄生虫感染防御に働く．TGF-βやIL-10などの抑制性サイトカインを産生するT細胞を調節Treg細胞として分類している．IL-17を産生するTh細胞をTh17細胞とする．どのタイプのTh細胞に分化するかは，抗原エピトープの種類，量，MHCハプロタイプ，樹状細胞のアクセサリー分子，さらに周囲に存在する早期誘導反応で誘導されたサイトカインの種類によって決定される．このように自然免疫は初期の感染防御のみならず，適応免疫のタイプを決定する重要な役割を担う（図1）．

2. 初期感染防御機構

1）上皮によるバリアー

　異物の侵入を防ぐ第一線の防御機構として皮膚や粘膜の上皮細胞があげられる．上皮細胞は病原体の侵入を機械的に防ぐのみならず，皮脂腺からの脂肪酸や汗のなかの乳酸さらに気管や消化管，尿路等の粘膜上皮の杯細胞やパネート細胞がムチンやリゾチーム，デフェンシンを産生して，病原微生物の侵入や増殖を阻害している．この機械的/化学的バリアーに加えて，皮膚のケラチノサイトや粘膜上皮細胞は種々のサイトカインを産生することによって，早

I 感染症（ウイルス，細菌，真菌）

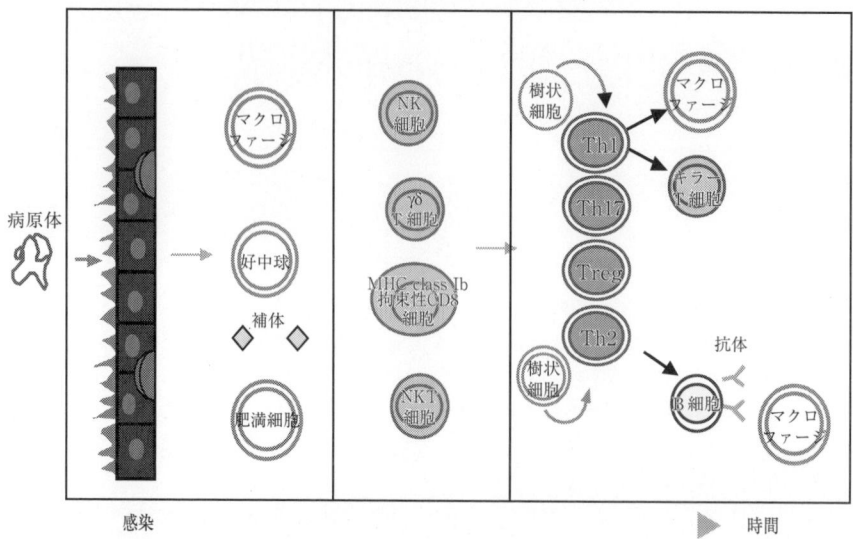

図1 感染防御機構における自然免疫と獲得免疫
病原微生物の侵入に対する感染防御機構は，感染後数時間以内に働くあらかじめ備わった自然免疫と感染数日後から働く獲得免疫に分類される．感染数時間後に誘導される応答を早期誘導反応とよぶ．早期誘導反応にはナチュラルキラー（NK）細胞，γδ型T細胞レセプター（TCR）T細胞，NK陽性T（NKT）細胞，MHCクラスIb拘束性CD8 T細胞などが関与する．獲得免疫の中心的役割を担うヘルパーTリンパ球（Th細胞）はTh1, Th2, Treg細胞さらにTh17細胞に細分類される．
NK：ナチュラルキラー, Th1：タイプ1型ヘルパーT細胞, Th2：タイプ2型ヘルパーT細胞, Th17：タイプ17型ヘルパーT細胞．

期誘導反応の誘導に関与する．上皮系のサイトカインとして，IL-8（CXCL 8）などのケモカインがあり，好中球，マクロファージ，エフェクターリンパ球の血管外遊出，集合さらに活性化に関与している．パネート細胞からαデフェンシンが産生され，表皮や肺上皮からβデフェンシンが産生され，直接抗菌活性を示すとともに，樹状細胞の走化因子や肥満細胞の脱顆粒誘導に働く．また炎症性サイトカインであるTNF-α, IL-1に加えて，IL-7やIL-15も上皮細胞から産生され，上皮間に存在するTリンパ球の増殖，活性化因子として働くことが明らかとなっている．

　2）食細胞による防御

組織内に侵入してきた病原微生物に対して，常在の組織マクロファージはマンノースレセプター，βグルカンレセプター，リポ多糖体（LPS）などの細菌壁成分に対するTLR，スカベンジャーレセプター，補体レセプターなどのパターン認識レセプターを介して貪食し，ファゴリソソーム内で処理する．自己のアポトーシス細胞に対してはホスファチジルセリン（phosphatidyl serine）レセプターが働く（図2）．ファゴリソソーム内では酵素依存性の活性

酸素や一酸化窒素と酵素非依存性の塩基性蛋白質，ラクトフェリン，リゾチームなどが細胞内殺菌を担っている．リソソームのなかにはリゾチームやラクトフェリンが含まれる特殊顆粒とデフェンシンなどの抗菌蛋白質が含まれるアズール顆粒が存在する．マクロファージにはセリンプロテアーゼ系のcathepsin G, azurocidin, protenase 3などの酵素が存在する．

TLRなどのレセプターを介するシグナル伝達系はIL-6, TNF-α, ケモカインなどの炎症性サイトカインやI型インターフェロンの産生を誘導する．インターフェロンαはマクロファージが，インターフェロンβは主に線維芽細胞がその産生細胞である．これらインターフェロンはウイルスの翻訳過程を阻害するだけではなく，STAT1を介する活性化を介して，樹状細胞やNK細胞の活性化を誘導し，さらに適応免疫の方向づけに働く．

3．早期に誘導される自然免疫

　1）食細胞系

組織マクロファージから産生されたIL-1, TNF-α, ケモカインは補体の活性化断片（C 3 a, C 5

4 初期感染防御の分子機構

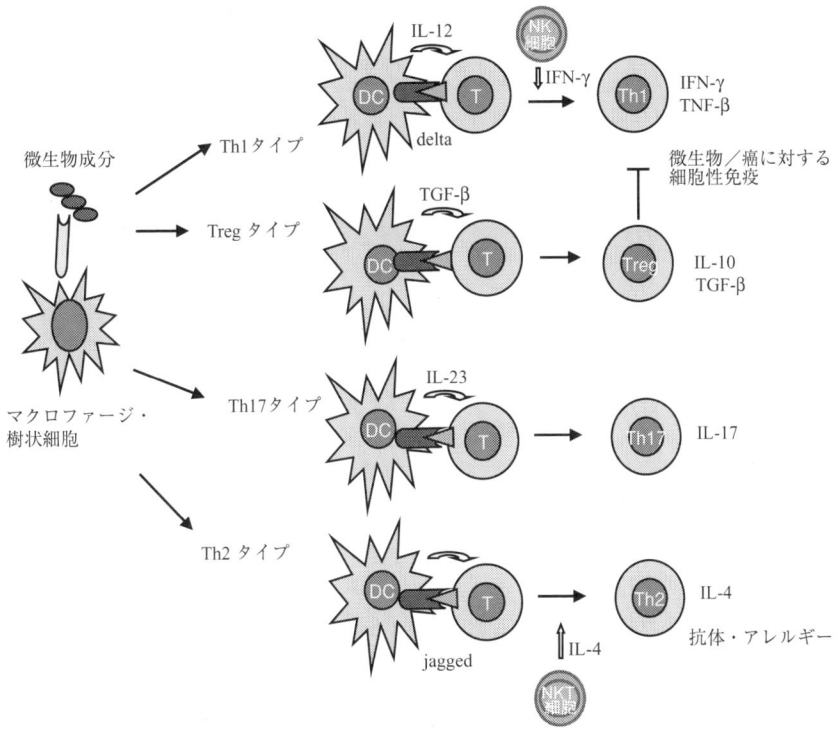

図2 抗原提示時における獲得免疫の方向づけ
Th前駆細胞がどのタイプのTh細胞に分化するかは，抗原エピトープの種類，量，MHCハプロタイプ，樹状細胞のパタン認識レセプターからのシグナル伝達によって誘導されるアクセサリー分子とサイトカインの種類さらに周囲の早期誘導反応で産生されたサイトカインなどの因子によって決定される．

a）とともに，組織内のマスト細胞からヒスタミンなどを放出させて，血管の透過性を亢進させる．また血管内皮細胞にPセレクチン，Eセレクチン，ICAM-1，VCAM-1などの接着分子の発現を誘導しその結果，血管内の好中球や単球などが血管外に遊出し，異物侵入部位に集合する．ケモカイン受容体やC5aレセプターなどの三量体型G蛋白質関連受容体からPI3Kγを介するシグナルは，食細胞の遊走，貪食，活性酸素産生に重要である．マクロファージから産生されたIL-6は肝細胞に働いて急性期反応性蛋白質を産生させる．急性期反応性蛋白質のなかでC反応性蛋白質は菌体の共通構成成分であるホスホコリンに結合し，抗体のように補体の活性化およびオプソニン化を行う．マンノース結合レクチン（MBL）は細菌表面のマンノースに結合してオプソニンとして働く．またMBLはセリンプロテアーゼ（MASP-1/2）が結合しており，C1r/C1sと同様の作用で補体を活性化する．この補体活性化経路はalternative pathwayとclassical pathwayの中間に位置するといえる．

樹状細胞は大きく2種類に分類される[2]．ミエロイド系樹状細胞（cDC）は，単球から分化すると考えられ，抑制性サイトカインであるIL-10の産生能がある単球系と産生能のないランゲルハンス系樹状細胞に細分類される．これらの樹状細胞は線維芽細胞と同様に主にretinoic-acid inducible gene-1：RIG-1がウイルス産物（二重鎖RNA）の認識レセプターとして働き大量のIFN-αを産生する．所属リンパ節へ輸入リンパ管を伝わって到達して，T細胞に抗原提示を行う．一方，リンパ球系由来形質細胞様樹状細胞（pDC）はTLR 7, 8, 9を細胞内に発現しており，ウイルス由来の一本鎖RNAをTLR-7で認識して大量のIFN-αを産生する．形質細胞様樹状細胞は血行性にリンパ節に移行する．樹状細胞はTLRのリガンドを認識してCD80/CD86，CD40を発現してさらにIL-12やIL-27などのIL-12ファミリーを産生して，Th1細胞の分化を促進する．IL-23やTGF-βを産生する未熟樹状細胞はTreg細胞やTh17細胞の誘導を促進する．Th2細胞を優位に誘導する因子としてMCP-

1（CCR 2 L），ヒスタミン，プロスタグランジン 2（PGE 2）などがあげられる．notchligand のひとつである delta を発現する樹状細胞は Th 1 細胞を，jagged を発現する樹状細胞は Th 2 細胞を誘導する．PGE 2 は jagged の発現を誘導することで TH 2 細胞誘導を促進すると考えられる．

2) NK 細胞

肝臓や脾臓に比較的豊富に存在する NK 細胞は大形で顆粒を有するリンパ球で，抗原で感作されることなしに細胞傷害活性をもつ．NK 細胞の抗原レセプターの1つとして，C-タイプレクチンに属する NKR-P 1 や CD 94/NKG 2 ヘテロダイマーがあり，immunoreceptor tyrosine-based activation motif：ITAM をもつ FcRγ，DAP 10，12 などのシグナル伝達膜蛋白と会合する．このうち，CD 94/NKG 2 C は DAP 12 と会合して，MHC クラス Ib に属する HLA-E を，CD 94/NKG 2 D は DAP 10 と会合して，ストレスで誘導される MHC クラス I 様の MICA を認識して活性化される[6]．一方，CD 94/NKG 2 A や免疫スーパーグロブリンに属する killer inhibitory receptors：KIR は細胞質ドメインに immunotyrosine-based inhibitory motif：ITIM をもち，NK 活性を抑制する．したがってウイルス感染で MHC クラス I 分子が低下した自己細胞に対してのみ細胞傷害活性を示す．NK 細胞は IL-15 を増殖因子として利用し，IL-12/IL-18 で活性化される．活性化された NK 細胞はパーフォリン，Fas-L，TRAIL を介して感染細胞に細胞傷害を与え，また IFN-γ を産生してマクロファージの活性化や Th 1 細胞を誘導することによって微生物を排除する[3]．

3) γδ 型 T 細胞

γδ 型 T 細胞は αβ 型 T 細胞に比べて多様性の少ない T 細胞レセプターを有しており，個体発生の早期に出現し，皮膚や腸管などの上皮間に多く存在する．ヒト γδ 型 T 細胞のなかで，末梢で多数を占める Vγ 9/Vδ 2 T 細胞はマイコバクテリアなどの細菌由来のアルキルアミンやアルキルリン酸などの非ペプチド抗原を認識する．自己抗原として isopentenyl pyrophosphate や F 1-ATPase，apolipoprotein A 1 があげられる．一方，腸管上皮間に多く存在する Vδ 1 T 細胞は，ストレスで誘導される MHC クラス I 様分子である MIC-A，MIC-B を認識する．マウスでも MHC クラス I 様分子である T 10，T 22 を認識する γδ 型 T 細胞が報告されている．γδ 型 T 細胞においても αβ 型 T 細胞同様に多様な機能をもち，IFN-γ を産生する Th 1 タイプと TGF-β や IL-10 を産生する Tr などの調節型に分類される．感染の早期では Th 1 タイプ，感染終了後では調節タイプが活性化されると考えられる[4]．

4) NKT 細胞

NKT 細胞は CD 4⁻CD 8⁻ または CD 4⁺CD 8⁻ の T 細胞でマウスでは N 多様性（結合部）がない単一の Vα 14-Jα 281 鎖と Vβ 8，Vβ 2，Vβ 7 鎖という非常に限られた TCR を発現し，ヒトでは Vα 24/Vβ 11 T 細胞がこれに相当する[11]．TAP 非依存性に CD 1 d 分子に提示された微生物および自己細胞由来の糖脂質を認識する．胸腺細胞から CD 1 分子で正の選択をうけ，負の選択を逃れた自己反応 T 細胞由来の可能性が示唆されている．リケッチア（α プロテオバクテリア）の Ehrlichia や Sphingomonas はグラム陰性菌でありながら LPS を含まず，そのかわりにスフィンゴ糖脂質を外膜に含む菌である．NKT 細胞は CD 1 に結合したそのスフィンゴ糖脂質を認識して活性化される．自己抗原としてエンドソーム内の内因性のスフィンゴ糖脂質の分解産物である isoglobotrihexosylcedramide：iG 3 が見出されている．iG 3 への分解を担う β-hexosaminidase A 欠損マウスでは NKT 細胞の分化がみられないことから，胸腺での正の選択に iG 3 が重要であると考えられる．未熟 NKT 細胞は IL-4 を産生するが，IL-12/IL-18 の存在下で活性化され，成熟型となると IFN-γ を産生し，細胞傷害活性を示す．LPS をもつサルモネラでは NKT 細胞は樹状細胞に CD 1 d に結合された内因性の iG 3 を認識し，IFN-γ を産生する．この場合，Toll-like receptor：TLR を介する刺激が樹状細胞に働くことが必要である．おそらく内因性の抗原のプロセッシングや IL-12/IL-18 の産生に TLR のシグナルが必要と思われる．一方，Ehrlichia や Sphingomonas に対しては NKT 細胞の活性化に TLR のシグナルは必要でなく，直接 CD 1 d 分子に結合したスフィンゴ糖脂質を認識して IFN-γ を産生菌の排除に重要な役割を担う[5]．

5) 上皮間 T リンパ球

腸管，皮膚，舌，子宮などの上皮間には末梢リンパ組織に存在する T リンパ球と異なる T 細胞が存在し，上皮間 T リンパ球（intraepithelial lymphocytes：IEL）とよぶ．CD 8 αα ホモダイマーを発現

し，γδ型TCRを発現するものが多い．このユニークなT細胞集団は腸管のcrypt patchなどの胸腺外で分化すると考えられていたが，最近，胸腺細胞から正の選択をうけ，負の選択を逃れた自己反応T細胞由来の可能性が示唆されている．NK，NKTおよび上皮細胞から産生されるIL-7，IL-15がその分化に必須である．上皮間Tリンパ球にはTh1タイプ，Th2タイプに加えて，TGF-βを介して，上皮細胞の分化を促進し，IgA産生ヘルパーT細胞として働き，さらに免疫抑制に働くTregとしての機能をもつ．ノックマウスを用いた経口感染実験モデルでは腸管の炎症が増悪する報告もみられることから，上皮間Tリンパ球は初期感染防御のみならず，過剰の炎症を抑える恒常性維持機構としての役割も有すると考えられている．

ヒトではグループ1のCD-1（CD1a, -b, -c）に結合した結核菌由来のムコール酸，リポアラビノマンナンを認識するCD4$^-$CD8$^-$またはCD8$^+$T細胞が存在する．マウスでもMHCクラスIbであるでH2-M3はTAP非依存性に細菌由来のN-formylated peptidesを提示する．これらのT細胞はMHCクラスIa拘束性のCD8T細胞より早期に活性化されてIFN-γを産生することから初期防御に関与している可能性が考えられる．これらのT細胞も胸腺細胞から正の選択をうけ，負の選択を逃れた自己反応T細胞由来の可能性が示唆されている．

6) CD5B細胞

Bリンパ球のなかにも早期誘導反応を担うと考えられる細胞群が存在する．CD5B細胞は，B1細胞ともよばれ，腹腔内や腸管粘膜固有層等限られた場所に存在し，特定のVH-JH遺伝子を使用して核酸，heat shock protein：HSP多糖体，さらにホスファチジルコリンなどのリン脂質に反応して自然IgM抗体を産生する．この自然IgMノックアウトマウスでは腸内細菌による腹膜炎に対して感受性を示すようになる．CD5B細胞自身，IL-4を産生し，IL-5が増殖因子として働く．最近の研究で，腸管粘膜などに産生される常在細菌叢に存在するIgA抗体はこのB1細胞がT細胞非依存性に，またパイエル板の構築に関係なく産生されることが明らかとなった．IgA抗体が自然免疫の重要な液性因子と考えられる．

おわりに

自然免疫は感染早期の防御機構のみならず，適応免疫のTh1/Th2細胞への分化を決定する大きな要因となる．したがって，自然免疫と早期誘導反応からなる初期感染防御の分子基盤を理解することが，難治感染症の予防，治療法の開発につながるものと期待される． ［吉開泰信］

参考文献

1) Karin M, Lawrence T, Nizet V : Innate immunity gone awry: linking microbial infections to chronic inflammation and cancer, *Cell*, **124**(4): 823-835, 2006.
2) Munz C, Steinman RM, Fujii S: Dendritic cell maturation by innate lymphocytes: coordinated stimulation of innate and adaptive immunity, *J Exp Med*, **202**(2): 203-207, 2005.
3) Lanier LL: NK cell recognition, *Annu Rev Immunol*, **23** : 225-274, 2005. Review.
4) Pennington DJ, Vermijlen D, Wise EL, Clarke SL, Tigelaar RE, Hayday AC : The integration of conventional and unconventional T cells that characterizes cell-mediated responses, *Adv Immunol*, **87** : 27-59, 2005.
5) Kronenberg M: Toward an understanding of NKT cell biology: progress and paradoxes, *Annu Rev Immunol*, **23** : 877-900, 2005.

I 感染症(ウイルス,細菌,真菌)

5 ウイルス感染症と抗インターフェロン

ウイルスや細菌などの病原体が生体に侵入すると真っ先に登場する防御反応の一つがインターフェロン(interferon：IFN)である．その後に登場する抗体や細胞障害性T細胞といった防御反応が抗原特異的であり，獲得免疫とよばれるのに対して，感染早期に現れる防御反応は非特異的反応であり，自然免疫とよばれる．自然免疫は，無脊椎動物から脊椎動物に至るまで広く存在する免疫系である．補体やマクロファージの貪食作用もIFNとともに自然免疫に分類される．IFNのよび名は，この物質がウイルスの増殖を干渉(interference)することから名づけられた．干渉とは，あるウイルス感染により細胞外に放出されたIFNが，他の細胞に作用してその細胞を同種，異種を問わず2度目のウイルス感染に対して抵抗性にすることといい換えられる．そもそもIFNは抗体あるいは抗生物質と異なり，直接ウイルスに作用して効果を発揮するものではなく，細胞を抗ウイルス状態にすることで機能する．IFNは，分子量15～26 kD蛋白質の総称であり，I型(αとβ)とII型(γ)がある．IFN-βは1種類であるが，IFN-αは15種類以上ある．なぜこれほど種類が多いのかについてはわかっていない．I型IFNはほとんどすべての細胞種からウイルス感染により産生され，抗ウイルス作用発動の主体をなす[1]．近年，形質細胞様樹状細胞(plasmacytoid dendritic cell：pDC)といわれるきわめて特殊な細胞が存在し，異物侵入を早期に関知し，I型IFNを大量に放出することにより周辺組織の細胞を次々と抗ウイルス状態にすることがわかってきた．pDCは，異物の侵入を関知し防衛する生体の第一警戒点であるといえる[2]．一方，II型IFNは，主に免疫系細胞，特にT細胞やNK細胞により産生され，抗ウイルス作用よりも免疫調節能がその主体となっている．以下に断りなくIFNと記してある場合にはI型IFN(αとβ)を示す．

1. インターフェロン

IFNは，夢の治療薬として競って開発，製剤化された歴史をもつ．たしかにIFN療法は，C型肝炎ウイルス(HCV)に感染し慢性肝炎になった患者の唯一の根本的治療方法であり，血液中のウイルス量が検出限界以下になるなどの明白な治療効果をあげている．しかし，わが国で治療効果のあるケースは患者全体の20%程度に過ぎず，必ずしも期待されたほどの治療効果をもたない．その理由の一つは，生体側がIFN製剤に対して抗体を作って不活化してしまうことである．近年，IFNの効果時間を長くするために徐々に生体中に放出されるようにポリエチレングリコール(polyethylene gylcol)に包んだIFN(ペグ化IFN)が製剤化された．ペグ化IFNとウイルスRNAの合成阻害薬であるリバビリンを併用することで，60%程度まで治療効果が改善されたそうである．それでも未だ限定的な効果しかあげられない理由は，実は，HCVをはじめ多くのウイルスにIFNに対抗する能力があるためである[1]．HCVのIFN治療効果は罹患者の個人差ではなく，むしろウイルスの遺伝子型が強く相関することがIFN抵抗性遺伝子の存在を裏づけている．

2. インターフェロンの抗ウイルス作用

IFNの抗ウイルス効果の実態は単一ではなく，さまざまな効果の複合である(図1)[1]．たとえばIFNは，RNA依存性蛋白質リン酸化酵素(interferon-induced dsRNA-dependent protein kinase：PKR)の産生を誘導し，二量体化した活性型PKRを形成させる．この活性型PKRは，蛋白質翻訳因子eIF-2αの51番目のセリンをリン酸化し，ウイルスや宿主のmRNAの翻訳を止める働きがある．またこれとは別に，IFNは2′, 5′A合成酵素の産生誘導と活性化を起こし，ppp(A 2′p)nAの産生を促進する．ppp(A 2′p)nAはRNaseLを活性型の二量体に転換させ，ウイルスRNAを切断分解するように働く．この他にもIFNは，Mx蛋白質の発現を誘導する．Mx遺伝子は野生マウスには存在するがほとんどの実験動物化されたマウスには消失している遺伝子である．同じ系統のマウスでMx

A 細胞レベルの作用

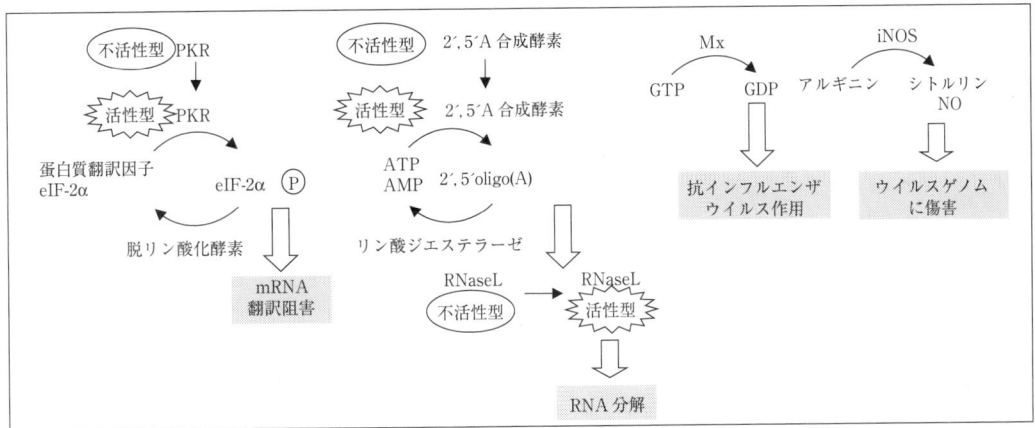

B 個体レベルの作用

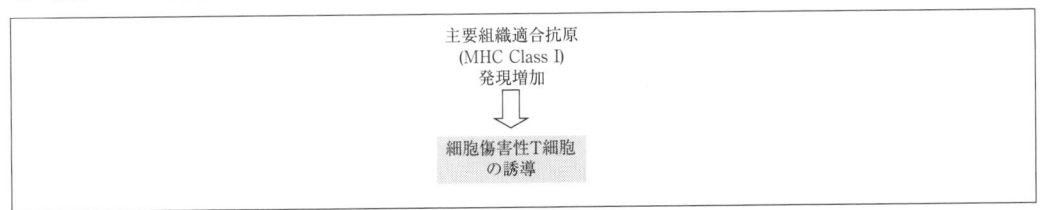

図1 インターフェロンの抗ウイルス作用[1]

IFN-αとβは，PKRを介してmRNAの翻訳を阻害し，2',5'A合成酵素を介してRNA分解酵素(RNaseL)を活性化して細胞内RNAの分解を促進する．この翻訳阻害と分解は宿主細胞，ウイルスの区別なく行われる．一方，IFN-αとβにより誘導されるMx蛋白質は，インフルエンザウイルスと一部のRNAウイルスに特異的に作用し，増殖を抑制する．IFN-γにより誘導されるiNOS（誘導型一酸化窒素合成酵素）により一酸化窒素(NO)が産生される．NOはウイルスゲノムに損傷を与える効果がある．IFN-γには主要組織適合抗原ClassⅠの発現レベルをあげ，効率的にT細胞にウイルス蛋白質のペプチド断片を抗原提示させる．また，IFN-γはヘルパーT(Th)細胞に働き，B細胞を活性化させ抗体産生を誘導するTh2の機能を抑制し，マクロファージや抗原提示細胞を活性化するTh1細胞の機能を促進する．

遺伝子をもつもの（野性型）と，もたないものを実験的に比べると，Mx遺伝子をもたないマウスはインフルエンザウイルスに対する感受性がきわめて高くなる．Mx蛋白質はインフルエンザウイルスが細胞に感染し，ウイルスゲノムが核に輸送される段階と初期転写される段階を阻害する．この際Mx蛋白質の中央部分にあるGTP結合領域とカルボキシ末端側にある蛋白質相互作用を司るロイシンリッチリピート構造が抗インフルエンザウイルス活性に重要である．ヒトにもMxAとよばれる相同蛋白質が細胞質内に存在し，抗インフルエンザ作用を示す．MxA蛋白質は，感染細胞にアポトーシス（細胞死）を促進する．ヒトとマウスのMx蛋白質になぜこのような違いがあるのかは不明である．

3. インターフェロンの誘導と発現

ウイルス感染によりIFNが誘導されることはすでに述べたが，それ以外にも一部のウイルス抗原，あるいは二本鎖RNAを培養液に加えるとIFNが誘導される．人工的に合成されたpoly I（Iはイノシン酸）とpoly Cからなる二本鎖RNAは，強力なIFN誘導剤である．異物がどのように検知されIFN誘導につながるのかについて最近飛躍的に解明が進んだ．細胞外の異物センサーとしてToll様受容体（Toll-like receptor：TLR）ファミリーがある．Tollは，もともとはショウジョウバエにおいて胚発生の段階で背腹軸形成を制御する膜蛋白質受容体として同定されたものであるが，その後，成虫のハエで真菌やグラム陽性菌の感染を感知して抗カビ，抗菌ペプチド産生に関わる生体防御蛋白質であることが判明した．さらにその後，植物や哺乳類でもToll同様の蛋白質がウイルスに対する防御に使われていることが見つかり，TLRファミリーとよばれる蛋白質がほとんどの多細胞生物の生体防御

I 感染症（ウイルス，細菌，真菌）

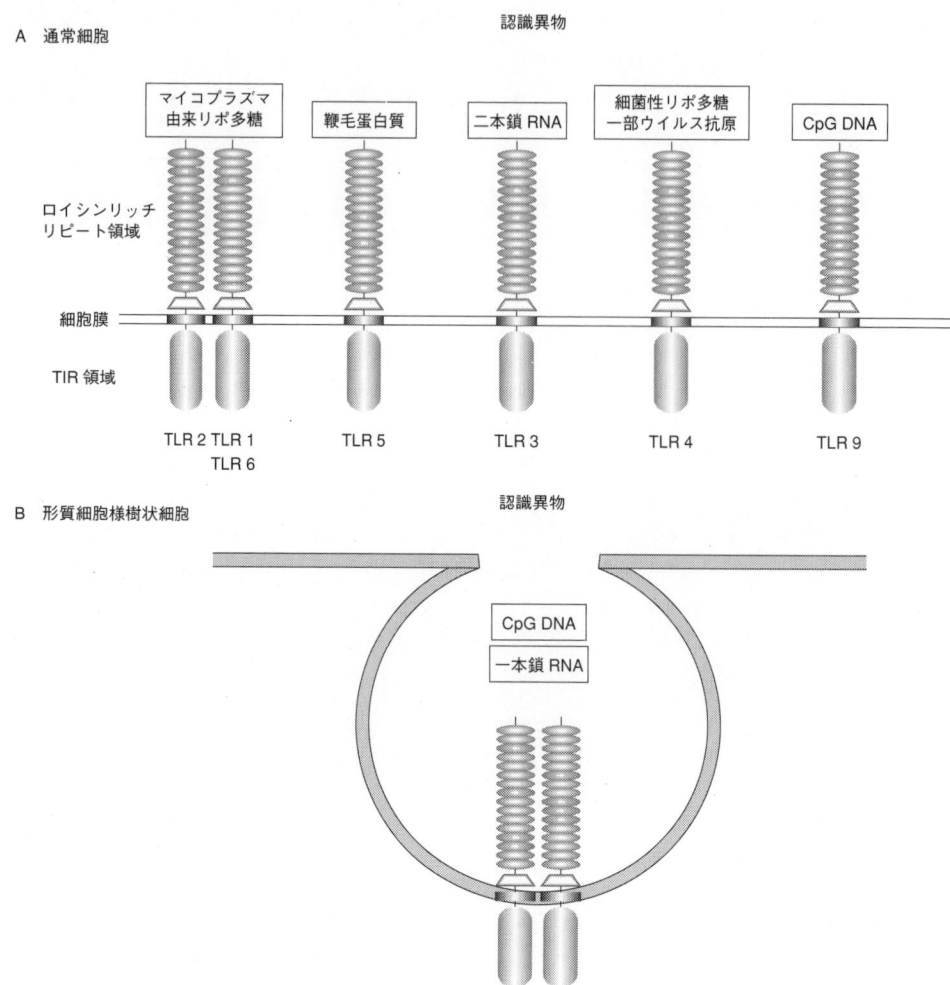

図2 自然免疫における異物認識分子としての TLR
TLR は細胞外にロイシンリッチリピートとよばれるロイシンに富んだ領域が繰り返す構造をもち，この部分で異物を関知する．また，細胞質内には IL-1 受容体細胞内領域とよく似た TIR 領域をもち，この部分で刺激を細胞内に伝える．A：一般的な細胞では，TLR 2 は細菌由来のペプチドグリカンやマイコプラズマ由来のリポ蛋白質を異物として認識する．同様に TLR 3 は二本鎖 RNA，TLR 4 は細菌性のリポ多糖および RS ウイルスの抗原，TLR 5 は鞭毛蛋白質，TLR 9 は微生物由来の CpG DNA を認識する．どの TLR 分子も細胞質内に相同性の高い TIR 領域をもつ．I 型 IFN の産生に関わるのは TLR 3 と 4 である．TLR 2 は，TLR 1 および TLR 6 と協調的に働く．B：形質細胞様樹状細胞（pDC）とよばれる一群の細胞では TLR 7 と TLR 8 あるいは TLR 9 を介して異物を認識して，一般的細胞に比べて 100～1,000 倍にも及ぶ IFN を産生する．pDC がマイクロピノソーム内に取り込んだ異物はそこでプロセスされる過程で TLR 7 と TLR 8 により一本鎖 RNA が，TLR 9 により CpG DNA が異物として認識される．

に関わる最古のシグナル伝達経路であると認識されるようになった．
　TLR は，これまでにヒトおよびマウスにおいて 10 個ほど同定され，共通の特徴として細胞外にロイシンリッチリピート構造を，細胞内に Toll/インターロイキン-1 受容体（Toll/TL-1 receptor：

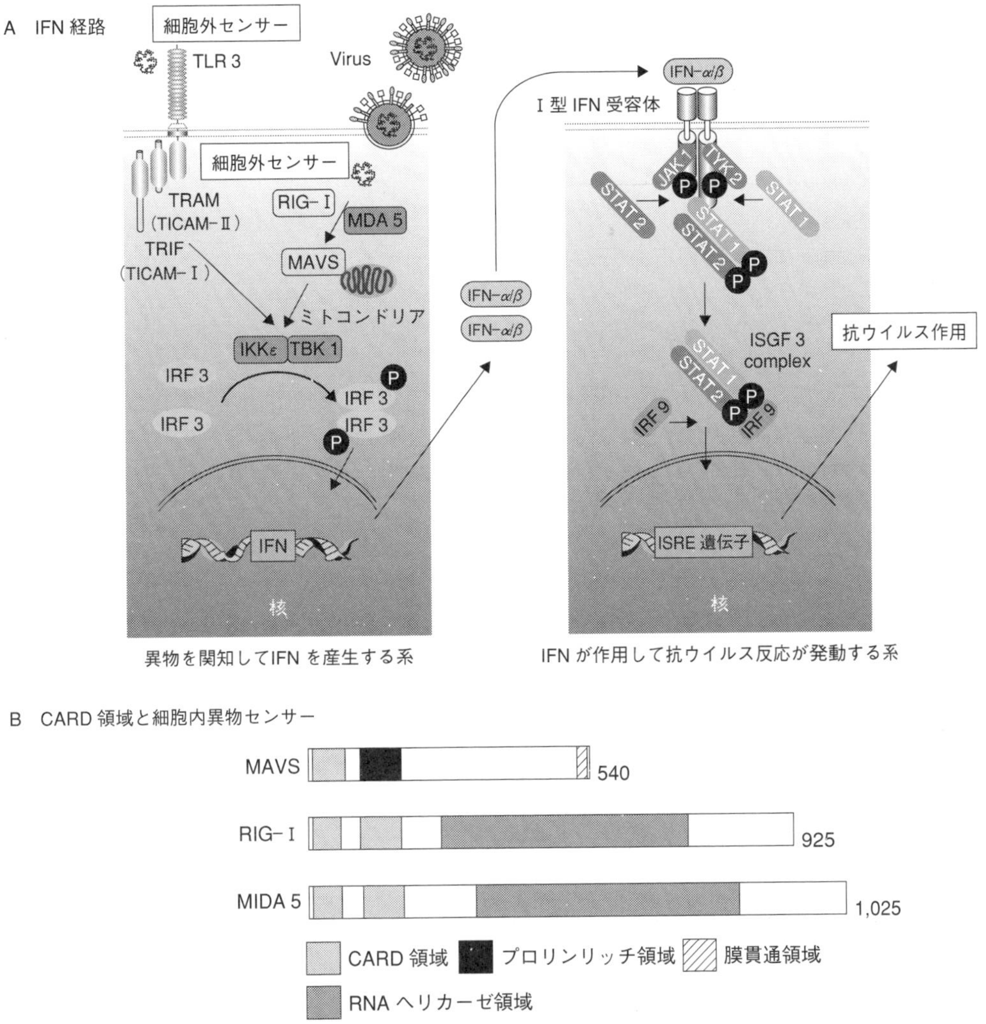

5 ウイルス感染症と抗インターフェロン

A IFN 経路

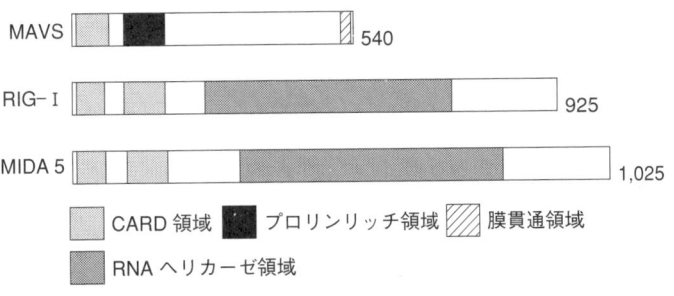

B CARD 領域と細胞内異物センサー

図3 インターフェロンの産生と作用

細胞外にある二本鎖 RNA は，TLR 3 により異物として認識される．一方，感染により細胞内に送り込まれたウイルス RNA は，RIG-I あるいは MDA 5 により異物として認識される．どちらもミトコンドリアに局在する MAVS を介して刺激が蛋白質リン酸化酵素 IKKε と TBK 1 に伝わり，転写因子 IRF-3 および IRF-7 をリン酸化して活性型にすることにより最終的に IFN が産生される（A 左）．細胞表面の IFN 受容体からのシグナル刺激は，JAK-STAT 経路を通って核内に伝わり，ISRE をプロモーターにもつ一群の遺伝子の転写を促進し，抗ウイルス作用を発揮する．産生された IFN が自らに作用して抗ウイルス状態とするのをオートクリン，周りの正常細胞に作用してその細胞を抗ウイルス状態にするのをパラクリンという（A 右）．TLR が細胞内 TIR 領域を介して刺激を伝達しているのに対して，RIG-I，MDA 5 および MAVS は CARD 領域を介して刺激を伝達する．RNA ヘリカーゼ領域は細胞内の異物（一本鎖 RNA）を認識するのに重要である．MAVS のプロリンリッチ領域は刺激伝達に必ずしも必須ではないが，膜貫通領域は必須である（B）．数字はアミノ酸数を表す．

TIR）領域をもつ．それぞれの TLR は病原体の構成成分を特異的に認識し，非自己を認識する受容体として機能することが明らかになっている（図2 A）．ウイルス特異的な二本鎖 RNA を認識するのが TLR 3 である．一部のウイルス抗原あるいは細菌の表面に存在するリポ多糖類（lipopolysacchar-

ide: LPS）は，TLR 4 によって認識される．TLR 3，TLR 4 からの刺激は，同じように TIR 領域をもつ細胞内アダプター蛋白質 TRIF（TICAM-1 ともよばれる）と TRAM（TICAM-2 ともよばれる）に伝わり，それが蛋白質リン酸化酵素である IKKε（IKK-i あるいは IKK-3 ともよばれる）と

TBK1（IKK-4あるいはNAKともよばれる）を活性化し，細胞質にある転写因子interferon regulatory factor（IRF）-3あるいはIRF-7をリン酸化することにより，それぞれがホモ二量体を形成し核に移動し，IFNを含むIFN関連遺伝子の転写を促進する．このIFN産生は，ほぼすべての体細胞で起こる（図3A左）．

これに対して冒頭に述べたpDCとよばれる特殊な細胞がある．近年pDCではTLR7，TLR8およびTLR9を介してウイルス感染を関知し，実に100～1,000倍のIFNが産生されることが知られるようになった[2]．この場合，異物として認識されるのは一本鎖RNAと非メチル化CpG DNAである（図2B）．インフルエンザウイルスなどのRNAウイルスが気道に感染したときに，宿主の主要な初期防御を果たすといわれている．TLR7，TLR8，TLR9は，他のTLRファミリーと同様に膜蛋白質受容体であるが，TLR3あるいはTLR4のように細胞外にある異物を細胞膜上で検知しているのではない．pDCをはじめ樹状細胞は一般にマクロピノサイトーシスというレセプターを介さない機序によりウイルスや細菌などを含む細胞外異物を常にマクロピノソーム内に取り込んでいる．その際，マクロピノソームの内側に向かって露出しているTLR7，TLR8およびTLR9が異物を検知し，細胞内に刺激を伝えるのである．検知された刺激は，TIR領域をもつ別の細胞内アダプター蛋白質MyD88に伝わり，最終的にIFN関連遺伝子の転写を促進する．詳細は，28章を参照されたい．

実はTLRファミリーが唯一の異物検知センサーではない．一般的細胞の代表として上皮細胞を使い，異物として人工二本鎖RNAであるpoly I : poly Cを使った観察では上述したようにTLR3を介してIFN応答が起こる．しかし，ウイルス感染が起こった時に裸のRNAが細胞外に出て，それがTLR3を刺激するのか否かについては当初から疑問の声があった．TLR3を人工的に，あるいは自然突然変異でなくした細胞にウイルスを感染させてもIFNが産生されるという観察結果を基盤にして，細胞内にある異物センサーのスクリーニングが始まった．その結果，細胞内センサーとしてretinoic acid inducible gene-I : RIG-Iとmelanoma differentiation-associated gene 5 : MDA5というカスパーゼリクルート領域（caspase recruitment domain : CARD）とRNAヘリカーゼ領域を併せもつ2つの分子が発見された[3]．センサー分子からの刺激を伝える担い手として，CARD領域をもつ新規分子interferon-β promoter stimulator-1 : IPS-1が同定された．この蛋白質は，時を同じく他でも同定され，ミトコンドリアに局在することからmitochondrial antiviral signaling : MAVSとも名づけられた（図3B）．従来ミトコンドリアといえば呼吸を通して細胞のエネルギー供給システムと考えられてきたものであり，近年になって細胞が受ける種々のストレスに対するアポトーシスシグナル伝達の一経路としてミトコンドリアが関与しているという概念が加わった[4]．今回の発見でさらに，「異物からの宿主防御」がミトコンドリアの存在意味として追加される可能性がある．MAVS（IPS-1）に伝わった刺激は，これ以降TLR-3からの経路といっしょになり，IKKεとTBK1を活性化し，IRF-3あるいはIRF-7をリン酸化することにより，IFNを含むIFN関連遺伝子の転写を促進する（図3A左）．

4. インターフェロンのシグナル伝達

異物を検知してIFN-αとIFN-βが産生されただけでは抗ウイルス状態にはならず，細胞に作用しなければならない．この作用方法をIFNのシグナル伝達経路という．IFN-αとIFN-βは，どちらも細胞表面に存在するI型IFN受容体に結合する．この結合刺激により受容体に会合しているチロシンキナーゼであるjanus kinase（JAK）1とtyrosine kinase（TYK）2が活性化され，続いてsignal transducers and activators of transcription（STAT）1とSTAT2がリン酸化されヘテロ二量体を形成する．この二量体がIRF-9と結合して核に運ばれ転写促進因子複合体（IFN-stimulated gene factor 3 : ISGF3）となり，一連の1型IFN誘導配列をもつ（interferon-stimulated response element : ISRE）遺伝子の転写を促進する（図3A右）．IFN，STAT1さらにSTAT2も，上で述べたPKR，2′, 5′A合成酵素あるいはMxとともにISRE遺伝子の一つである．そのため，IFNによりIFNの産生が促進され，その結果，より多くの周辺細胞にIFN刺激を伝えることができる．

5. ウイルスによるインターフェロンシステム回避

HCVにIFN抵抗性遺伝子が存在することをす

5 ウイルス感染症と抗インターフェロン

表1 ウイルスによるIFN産生系の抑制

	ウイルス	ウイルス蛋白質	機能
DNAウイルス	ポックスウイルス	E3L	細胞内dsRNAセンサーからの発見回避
		A52R	TLR相同体によるセンサーからの回避
	ヒトヘルペスウイルス-8	vIRF	IRF-3の転写調整活性を競合阻害
−RNAウイルス	インフルエンザウイルス	NS1	細胞内dsRNAセンサーからの発見回避
	エボラウイルス	VP35	RIG-Iの活性化阻害
	ウシRSウイルス	NS1, NS2	IRF-3の活性化阻害
	SV5	V	IRF-3の活性化阻害
	パラインフルエンザウイルス2型	V	IRF-3の活性化阻害
+RNAウイルス	C型肝炎ウイルス	NS3/4A	IPS-1（MAVS）の分解
dsRNAウイルス	レオウイルス	σ3	細胞内dsRNAセンサーからの発見回避

表2 抗ウイルス作用への対抗手段

	ウイルス	ウイルス因子	機能
DNAウイルス	単純ヘルペスウイルス	ICP34.5	eIF-2のリン酸化阻止
	アデノウイルス	VAI RNA	PKR活性化抑制
	SV40	large T抗原	eIF-2のリン酸化阻止
−RNAウイルス	インフルエンザウイルス	NS1	PKRの活性化抑制
+RNAウイルス	C型肝炎ウイルス	E2, NS5A	PKRの二量体化阻止
	EMCウイルス	RLI	RNaseLの活性阻害

でに示したが，他にもウイルスがさまざまな方法でIFNシステムに対抗することが知られている．例えば大型DNAウイルスであるポックスウイルスでは可溶性のIFN受容体様の分子（vIFN-Rc）をもっており，その分子を細胞外に放出しIFNと結合させることによりIFNの刺激が細胞に入るのを妨げている．ポックスウイルスは，その一方で，RNA結合蛋白質（E3L）を産生して二本鎖RNAが細胞内異物センサーから認識されるのを妨げることにより，IFNによる抗ウイルス状態発動を抑制している．このような産生段階の阻害能力は他のウイルスももっている．たとえば，RNAウイルスであるA型インフルエンザウイルスではNS1蛋白質が，レオウイルスではσ3蛋白質が二本鎖RNAに結合する能力をもっており，ポックスウイルスE3Lと同様に二本鎖RNAが異物として認識されるのを妨げている（表1）．これらの二本鎖RNAを隠すという戦法の他に，アデノ（adeno）ウイル

スの産生するVAI RNAはPKRに結合し，PKRの活性化を抑制することにより，細胞の翻訳機能低下が起こらないようにしている．さらにSV40のlarge T抗原，あるいは単純ヘルペスウイルス1型（HSV1）のICP34.5蛋白質は，活性化PKRがリン酸化したeIF-2αをただちに脱リン酸化することにより，細胞の翻訳機能低下が起こらないようにしている．HCVの表面構造蛋白質E2と感染細胞にだけ存在するウイルス非構造蛋白質NS5AはPKRと結合してPKRの二量体化を阻止することにより，eIF-2αのリン酸化とそれに続く細胞の翻訳機能低下が起こらないようにしている（表2）．
また，HCVのNS3/4A蛋白質にあるセリンプロテアーゼ活性によりIPS-1（MAVS）を分解することにより，それに引き続くIRF-3のリン酸化，IFNの産生誘導を抑制する．最近，作用経路の詳細は不明であるが，エボラウイルスのVP35蛋白質およびニューモウイルス亜科に属するRSウイル

I 感染症（ウイルス，細菌，真菌）

表3 ウイルスによるIFN反応系・情報伝達系の抑制

ウイルス		ウイルス蛋白質	機能
DNAウイルス	ポックスウイルス	vIFN-Rc	IFNが膜表面受容体に結合するのを阻害
		VH 1	pSTAT 1の脱リン酸化促進
	ヒトヘルペスウイルス-8	vIRF	ISGF 3の転写調整活性を競合阻害
	アデノウイルス	E 1 A	ISGF 3の転写調整活性を阻害
−RNAウイルス	エボラウイルス	VP 24	ISGF 3の転写調整活性を阻害
	ヒトRSウイルス	NS 1, NS 2	STAT 2の減少化
	センダイウイルス	C	STAT 2のリン酸化阻害
	パラインフルエンザウイルス1型	C	STAT 1のリン酸化阻害
	麻疹ウイルス	V	STAT 1のリン酸化阻害
	ニパウイルス	V	STAT 1のリン酸化阻害
	SV 5	V	STAT 1の分解
	パラインフルエンザウイルス2型	V	STAT 2の分解
+RNAウイルス	デングウイルス	NS 4 B	ISREプロモーターからの転写量減少
	口蹄疫ウイルス	L(pro)	ISREプロモーターからの転写量減少

スのNS 1とNS 2蛋白質がIRF-3のリン酸化を抑制することが報告されている（表1）．

IFNの作用段階もまた多くのウイルスによって阻害される．アデノウイルスのE 1 A蛋白質は核内でSTAT 1，STAT 2とIRF-9が結合してできる転写因子ISGF 3に結合し転写活性の発動を阻害する．ヒトヘルペスウイルス8（HHV 8）型のvIRF蛋白質はISGF 3と競合的に働いて転写活性を抑制する．パラミクソウイルスに属するヒトパラインフルエンザ2型ウイルス（hPIV 2）のV蛋白質はSTAT 2蛋白質を分解し，ムンプスウイルスとSV 5のV蛋白質はSTAT 1蛋白質を分解する．麻疹ウイルスのV蛋白質とセンダイウイルス（SeV）のC蛋白質はSTAT蛋白質を分解しないものの，STAT蛋白質のリン酸化/脱リン酸化過程に異常を起こして，IFNのシグナル伝達を遮断している（表3）．

6. ウイルスの抗IFN遺伝子

ウイルスがもつIFNに対抗する遺伝子は，ウイルスの複製にとって必ずしも必須ではない．その証拠にICP 34.5を欠損したHSV 1，NS 1を欠損したインフルエンザウイルス，Vを欠損した麻疹ウイルス，Cを欠損したセンダイウイルスなどが人工的に作成可能である．ところが，欠損ウイルスの増殖は親株と比べて劣っており，個体レベルでの病原

性が低下している場合がほとんどである．またSTAT 1欠損マウス，I型IFN受容体欠損マウスがウイルス感染に対して脆弱であるという実験事実と合わせると，IFNの抗ウイルス作用が感染防御にとって重要な働きをもつこと，またIFNに対抗するウイルス遺伝子はウイルスが生体内に留まり感染病巣を作るためには必須な蛋白質であると理解できる．IFNシステムの全容は，JAK-STAT経路による作用系解明と細胞外異物センサーとしての一般細胞におけるTLR 3/TLR 4-IRF 3経路またはpDCにおけるTLR 6/TLR 8(9)-IRF 7経路，さらに細胞内異物センサーとしてのRIG-I/MDA 5経路の解明により大きく前進した[5]．しかし，未だに作用機序が解明できない抗IFNウイルス蛋白質も存在し，これらを道具として用いることでIFNシステム制御機構が明らかにされるのではないかと期待される．

［加藤 篤］

参考文献

1) Samuel CE: Antiviral actions of interferons, *Clinical Micro Biol Rev*, **14**: 778-809, 2001.
2) Colonna M, Trinchieri G, Liu YJ: Plasmacytoid dendritic cells in immunity, *Nat Immunol*, **5**: 1219-1226, 2004.
3) Yoneyama M, Kikuchi M, Natsukawa T, Shinobu N, Imaizumi T, Miyagishi M, Taira K, Akira S, Fujita T: The RNA helicase RIG-I has

an essential function in double-stranded RNA-induced innate antiviral responses, *Nat Immunol,* **5** : 730-737, 2004.
4) Seth RB, Sun L, Ea CK, Chen ZJ : Identification and characterization of MAVS, a mitochondorial antiviral signaling protein that activates NF-κB and IRF 3, *Cell,* **122** : 1-14, 2005.
5) Johnson CL, Gale M Jr : CARD games between virus and host get a new player, *Trends Immunol,* **27** : 1-4, 2006.

6 プリオン感染の制御

　伝達性海綿状脳症（TSE）は，プリオン病ともよばれているが，Creutzfeldt-Jakob病（CJD），Gerstmann-Sträussler-Scheinker病（GSS），クールー，致死性家族性不眠病（FF）がヒトでみられる．動物では，羊スクレイピー，牛海綿状脳症（BSE），慢性消耗性疾患（CWD，鹿，大鹿），などがみられる．また，最近はBSEがヒトに伝達したと考えられる変異型Creutzfeldt-Jakob病（vCJD）が報告されている．これらの病気は，神経系の致死性変性疾患で，神経細胞の脱落，神経細胞空胞変性，星膠細胞増生，アミロイド斑の出現が病理組織学的にみられる[1]．正常プリオン蛋白（PrP^c）が異常プリオン蛋白（PrP^{sc}）に変換することが，病因の基本と考えられている[1]．プリオン蛋白自体はSS結合をもち，アスパラギン型の糖鎖（CHO）を2本もち，シグナルペプチド（SP），アミノ酸オクタリピート（OR），粗水領域（HR）をもつ．GPIアンカーによりC末端で細胞膜に結合している．

　我々は，PrP遺伝子欠損マウスから神経細胞株（PrP$^{-/-}$細胞）を樹立し，この細胞株を解析することにより，PrP^{c}の正常機能を明らかにしようとした[2]．その結果，神経細胞における活性酸素の減少，アポトーシスの抑制にPrP^{c}が関与していることを明らかにしてきた[3,4]．さらにPrP遺伝子のOR，HR領域を欠損させた部分遺伝子をPrP$^{-/-}$細胞に導入することにより，これらの領域が，活性酸素の減少，アポトーシスの抑制に重要な役割を果たしていることを明らかにした．

1. プリオンによる細胞傷害

　プリオン感染による細胞病理は，神経細胞死，海綿状変性，星膠細胞の増生などの特徴を示す[5,6]．プリオン蛋白はその際，異常プリオン蛋白（PrP^{sc}あるいはPrP^{res}）の蓄積という形で，脳病変内の特徴となる．その内の病気のあるものは，アミロイド斑の形成となる．PrP^{res}の蓄積と脳病変の関係については不明の点が多いが，in vitroのモデル化による解析が進められている．特に神経細胞のアポトーシスについて研究が進められている初代培養細胞に対し，PrP（106-126）を投与することにより，神経毒性が示される．この神経毒には，ミクログリアと，細胞表面のPrP^{c}の存在が必要とされる．これより長い部分を含むPrPの配列も神経毒を示すが，その場合は必ずしも細胞表面のPrP^{c}の存在を必要としないという．PrP（106-126）の細胞傷害は，ミクログリアや星膠細胞の活性化で分化されるサイトカインによると考えられている．最近の研究では，IL-1およびIL-6の関与が考えられている．スクレイピー病原体を感染させた神経芽細胞では，リポポリサッカライド様の因子を発現し，それが周囲のミクログリアを活性化すると考えられている[7]．しかし，他の報告では，膜PrPの構造変化による不安定化が細胞傷害の原因と考えている．これらの変性機構はさまざまであり，そのことにより種々の病変が示されると考えられる．外来性のプリオン病と，内在的な細胞膜変化によるプリオン病では，それぞれ異なる傷害機構が働いているのであろう．

2. プリオン遺伝子欠損マウスを用いた神経細胞変性についての研究

　現在，プリオン遺伝子（Prnp）ノックアウトマウスの表現型について，さまざまな情報が蓄積している．軽度の行動異常として，日内変動の欠調，locomotion運動の低下，記憶の低下運動発作，脳組織の傷害があげられる．脳スライスを用いた電気生理学的な報告もみられる．しかし，より問題とされるのは，脳組織および精子細胞における初代培養細胞を用いた研究である．ノックアウトマウス由来細胞は，nNOSや活性酸素に対して弱い抵抗性を示す．またSOD活性，プロテアメーム分子，ホスファチジルイノシトール（PI 3）キナーゼ量の低下がみられる．特にミトコンドリア活性の異常は，海馬神経細胞や，心筋培養細胞においてみられる．ミトコンドリアは活性酸素存在下で，SOD活性の上

昇に重要であり，この細胞内小器官の異常は，脱髄や，細胞死に重要な役割を果たすであろう．

ノックアウトマウスの異常は，リンパ組織系においても観察される．ノックアウトマウス由来のマクロファージやミクログリアは活性が上昇し，細胞死細胞に対する食作用が上昇する．ノックアウトマウス由来のマクロファージはマイトジェン（分裂促進物質）に対する反応性が低下し，サイトカインの産生量も低下する．これは，初代培養の神経細胞が，スタウロスポリン，Ara-C，活性酸素存在下でアポトーシスを起こしやすいのと同様の機構によると考えられる．PrP^c 欠損による脳細胞培養における異常は多数報告されているが，ノックアウトマウスにおける表現型変化には，意外に大きな変化はみられない．その原因は，脳障害の過程において他の蛋白が不足を補っていると考えられる．他の原因は，PrP^c は，正常状態では休んでいて外来性の脳障害等の事態においてのみ働くと考えられる．同様の結果が，SOD-1 遺伝子ノックアウトマウスで得られている．SOD-1 遺伝子ノックアウトマウスでは，何の異常もなく，マウスは成長し繁殖する．しかし，このマウスの血管を切断したり，血管を塞栓させたり，グルタミン酸化合物で傷害を与えると，脳組織に広範な拡大病変がみられる．抗酸化作用が低下している点を，通常は正常に発育する点において，Prnp ノックアウトマウスと SOD-1 遺伝子ノックアウトマウスはきわめて類似している．以上の結果は PrP の SOD 様作用を考える上で重要であり，PrP は Cu/zn SOD 活性を調節していることを推察させるものである．

3. プリオン病の診断

1) プリオン病の検査法

1999 年に，BSE 検査法としては 4 種類のキット [EG&G Wallace 社，Prionics 社，フランス原子力研究所（BioRad），Enfer 社] が開発され，それらの感度，精度が当時の EU 委員会により比較された．その結果，Prionics 社の Western blot 法，Enfer 社および BioRad 社の ELISA 法が実用可能と判定された（表 1）．

迅速 BSE 検査法として，最近さらに 2 つの方法が報告された．1 つは，化学発 ELISA で Prionics 社から報告され，その性能は上記 3 種類のキットとほぼ同様である．もう 1 つは，構造依存性免疫検査法（conformation dependent immunoassay : CDI）である．これは米国カリフォルニアの Inpro 社により開発された．これはウシプリオン蛋白の 2 つの異なるエピトープに対する抗体を用いて，未熱変性プリオン蛋白と，熱変性プリオン蛋白に対する結合性の差から，異常プリオン蛋白を検出するものである．この検査法では，プロテアーゼ K 処理は行わないため，プロテアーゼ K 感受性の異常プリオン蛋白も検出できると考えられている．

他にも感度の高い検査法の開発が行われ，学術論文に報告されている．英国では，蛍光法 dissociation-enhanced lanthanide fluorescent immunoassay : DELFIA による異常プリオン蛋白の検出が試みられている．この方法は，塩酸グアニジン濃度を変えることにより，プリオンを可溶化した後，正常蛋白と，異常蛋白を免疫学的に比較するもので，この方法では 50 pg の PrP の検出が可能とされている．ドイツの Max Planck 研究所はパラフィン切片を用いたブロット法，paraffin-embedded tissue (PET) blot 法による検査法を報告している．この方法を用いて，スイスで健康なウシ 1 頭を検査したところ，5 頭に陽性が見出された．これらは病理組織検査および Western blot 法では陰性であったため，きわめて感度の高い方法と考えられる．

表 1 迅速 BSE 検査キットの評価（EU 委員会，1999）

	Prionics	Enfer	CEA(BioRad)
感度[*1]	300/300	300/300	300/300
特異性[*2]	1,000/1,000	997/997	1,000/1,000
希釈実験[*3] 未希釈	20/20	20/20	20/20
10 倍	15/20	20/20	20/20
30 倍	0/20	19/20	20/20
100 倍	0/20	0/20	20/20
300 倍	0/20	0/20	18/20

[*1]：判定陽性サンプル数／陽性サンプル数（BSE ウシ）
[*2]：判定陰性サンプル数／陰性サンプル数（ニュージーランド産ウシ）
[*3]：判定陽性サンプル数／陽性サンプル数（$10^{3.1} LD_{50}/g$）

スイスのSotoらはprotein misfolding cyclic amplification：PMCA（異常折りたたみ蛋白反復増幅）法により，ハムスタープリオンの増幅増量化に成功した．試験管内でPrP^{sc}を増幅させる方法で，いわばプリオン版PCRということとなる．PrP^{sc}を含む脳乳剤と正常脳乳剤を混合し，37℃のインキュベーションと超音波処理を1時間ごとに繰り返す．Sotoらは，5サイクルをするだけでPrP^{sc}は約60倍となり，理論的には無限に増幅可能という．しかし問題は，この方法はマウス，ハムスター脳においてのみ可能であり，ウシ，ヒトの脳乳剤を用いては成功していない．また，PrP^{sc}を精製したり，正常脳乳剤のかわりにrecombinant PrPを用いれば増幅は完成しない．プリオン以外の因子の関与を含め，増幅のための条件設定は非常に難しいと思われる．

英国家畜衛生研究所のグループは，立体構造特異的に反応するRNA系（RNAアプタマー）の開発を報告している．RNAアプタマーは，モノクローナル抗体より，動物蛋白に対して高感度に作用すると考えられる．また動物ゲノムプロジェクトが有用なアプタマーを検索する助けになると考えられる．英国のグループは，RNase耐性のフッ素修飾型RNAアプタマーを開発している．このアプタマーはPrP^{c}に比べ，PrP^{sc}に対して10倍以上高い親和性を有するという．またドイツのWeiss博士のグループは，フランス原子力委員会との共同研究により，PrP^{sc}に特異的なアプタマーの開発を行っている．すでにウシ，ヒツジおよびヒトのPrP^{sc}に結合するが，PrP^{c}には結合しないアプタマーを開発したと発表している．同報告の中では，スクレイピーに感染した神経芽細胞中でこのアプタマーを発現させると，PrP^{sc}産生を阻害することも報告されている．これはアプタマー分子が治療薬へも応用可能であることを示唆している．

2）将来の評価システムの確立

現在ある種のリガンドがPrP^{sc}に選択的に付着することが報告されている．プラスミノーゲンが，血中にスパイクしたPrP^{sc}と特異的に結合することが知られている．また2005年のドイツ・デュッセルドルフにおけるNeuroprion 2005学会において，ストレプトマイシンがPrP^{sc}に選択的に付着する報告もみられた．これらの未知のリガンドが案外PrP^{sc}を吸収するとも考えられ，この方向の研究はますます発展するであろう．

EU委員会は，2002年3月に第2回の新規診断薬の審査結果を公表した．その後，以前の3キットに加えて，ID Lelystad（オランダ），Perkin Elmer（英国），Prionics ELISA（スイス），CDIテスト（米国），MRC（英国），の5キットが新たに承認された．これらの欧州の基準で厳しく評価された診断法の優秀性は確かなものがある．しかし，EUで評価された診断法が日本でも有用か否かは別問題である．現在，欧州では，BioRad, Prionics ELISA（LIA），CDIについてはオートメーション化がなされ，検査の省力化が進展している．それに対し，日本では，1日各350検体程度を約200カ所の検査所で行い，人力によって行っている．日本で望まれて

表2 10迅速BSE検査キットの評価（EU委員会，2004）

キット名	感度[1]	特異性[2]	検出限界[3]
CediTect	100	100	≧1：200
PDL Rapid	96	100	1：10
IDEXX HerdCheck	100	100	>1：200
FRELISA	100	100	>1：200
Institute Purquier Speed'it	100	100	1：64
Priontype post mortem	100	100	1：25
PrioSTRIP	100	100	1：100
Roboscreen Beta Prion	100	100	≧1：200
Roche Applied Science	100	99.3	1：100
Enfer v2.0	100	100	≧1：200

[1]：凍結脳BSE陽性50検体を用いて行った
[2]：凍結脳BSE陰性150検体を用いて行った
[3]：BSE陽性脳を1：5，1：100，1：200に希釈して行った．希釈液にはBSE陰性脳を用いた

PrioSTRIPは，短冊状の試験紙を用いた免疫酵素抗体反応である．他の9キットは，96％穴を用いたELISAである．

いるのは，比較的少数の検体をできるだけ短時間で検査できる体制であろう．表2にさらに，2004年にEU委員会により認可された10迅速検査キットについて記す．最近BSEはEUのみならず，全世界に拡大していることから，EU委員会に代わり，OIE（国際獣疫事務局）が検査キット，検査法の認定を行おうとしている．

4. プリオン病に対する対策

BSEとvCJDとの関連性は確認されているわけではないが，両疾病の類似性に加え，これまで確定しているvCJDによる患者163名（2005年1月現在）のうち153名が英国に集中しており，vCJDとの関連を強く示唆している．仮に，BSEの病原体がvCJDの原因であるとすると，vCJDの患者が発生するリスクは，BSE感染牛が摘発されず，しかも，特定危険部位（SRM）が除外されず，その結果BSEの病原体が食物連鎖に入ることによりヒトが感染すると考えられる．

vCJDの潜伏期間は長いため，これまでの患者がいつ摂取したどの牛肉が原因となって発症したのか，どの程度の量の牛肉を食べたために発症したのか（いわゆるドーズ・レスポンスの関係）はわかっていない．逆に，いままでのvCJDの患者の分布をみると，中には菜食主義者も存在するなど，必ずしも牛肉を大量に食べた人ほど発症しやすいわけでもなさそうで，むしろ感受性（種のバリアの高さ）が個人により大きく異なり，ドーズ・レスポンスの関係が解明されたとしても，大きな変動を伴うことが予想される．

Ford（1996）は，人命に危険を及ぼすいくつかの事象のリスクを比較し，牛肉を食べることによりvCJDに感染するリスクは英国内の本病の年間発生数と人口から500万人に1人であり，落雷のリスク（1,000万人に1人）より高いが，インフルエンザにかかって死んだり，交通事故で死んだりするリスクよりはるかに小さいことを紹介している[8]．

一部の専門家は，いくつかの前提を置いて，BSEの発生が原因でどの程度のvCJDの患者が出現するかのリスク評価を行っている．米国食品医薬品庁は，英国で牛肉を食べてvCJDになるリスクについて，牛肉を100億食食べた場合にvCJDに感染するだろうと推定している[4]．近藤（2001）は，英国と我が国でのBSEの発生頭数の比から我が国でvCJDの年間発生率は90億分の1となるとの大胆な推定を試みている．

前述のフォードによる事象のリスクの比較を含め，これらのリスク評価はいずれもスタティック（静的）なものであるが，実際にはvCJDの発生はBSEの発生に続いて起こるダイナミック（動的）な変化であり，英国でもまだ増えている段階である．いずれにせよ，我が国で仮にvCJDの患者が発生するとすれば，その原因としては長期にわたり英国などに在住しその間に危険部位に曝露されたか，BSE発生国から輸入されたBSEの病原体に汚染された食品を食べたか，または，我が国のウシから生産されたウシがBSEに感染していたために，BSEの病原体に曝露されたかいずれかが考えられるが，最初のケースを除き，我が国では欧米諸国と異なり，ウシの脳などの危険部位を食用にする習慣がないことから，上述のような不確実性を念頭に置いても，我が国でvCJDの患者が発生するリスクはきわめて低いと考えられる．

5. 日本政府により講じられる一連の措置のリスク低減効果

今般の一連の措置のリスク低減措置は，BSEの発生リスクとともに，vCJDの患者の発生リスクをさらに低減する効果がある．

1) 農場段階でのサーベイランスの強化

2001年9月20日にサーベイランス強化の通知が生産局衛生課から都道府県に発出され，24カ月齢以上のウシでBSE様の症状その他の中枢神経症状を示したウシについては，家畜保健衛生所による検査の対象とすることの徹底が行われた．EUにおいて農場段階で摘発される感染牛は摘発される感染牛頭数の85%を占め，農場段階のサーベイランスの重要性が確認されていることから，屠畜場における検査が開始されたからといって，農場段階でのサーベイランスは不要とはならない．EU諸国では屠畜場での摘発頭数と農場段階での摘発頭数との比率が国により大きな差があるが，感染牛を有効に摘発するプロセスとして軽視してはならない．フランスでは農場でBSE診断可能な獣医を5,000名登録しているという．

2) 屠畜場における全頭検査

2001年10月18日以降，屠畜場において屠畜されるウシ全頭を対象としてBSEの検査が行われている．厚労省は，当初30カ月齢以上のウシを対象とすることとしていたが，国民の要望に応えるため

に月齢を問わず全頭を検査対象とした．EUでは2001年1月から6月までに320万頭のリスク牛および健康牛（健康牛が90％を占める）が行われているが，健康牛で摘発された最も若齢のウシが42カ月齢であることを考えると，30カ月齢未満のウシを対象とすることは科学的な根拠はない．しかしながら，SRM除去とともに，消費者の信頼を確保するために有効な措置と考えられる．

3) 特定危険部位（SRM）除去

2001年9月27日以降，屠畜場で屠畜される12カ月齢以上のウシ全頭から仮に感染している場合にBSEの病原体により汚染されている可能性が高いとされる脳，脊髄，眼および回腸遠位部の除去が行われている．この措置は，事実上最も有効な公衆衛生上のリスク低減措置であるとともに，危険部位が化製（レンダリング）原料となり，汚染された肉骨粉が生じるのを防ぐことから重要な家畜衛生上のリスク低減措置でもある．

4) 肉骨粉を使用した飼料の製造・販売・給与の禁止

BSEの感染源とされる肉骨粉については，反芻動物由来の肉骨粉の反芻動物への給与防止を徹底すれば，本病の蔓延防止を図ることが可能であり，すべての肉骨粉をすべての家畜へ給与禁止することは科学的根拠はない．しかしながら，一部農家において不適切な使用事例がみられたこと，国民の間に肉骨粉等使用への不信感が強いことから，2001年10月4日以降，国内におけるすべての肉骨粉等の製造・出荷などが停止されている．この措置は，感染経路を徹底的に断つという観点から有効であり，反芻動物由来の蛋白質の反芻動物への給与防止が有効に図られるシステムが構築されるまでの間は実施されるべきである．仮に我が国にBSEがすでに蔓延している場合でも，この措置をとり続ける限り7～8年後には清浄化できる．

このほか，年間20万頭発生する斃死牛の検査の必要性の有無が議論されている．斃死牛はEUでもリスク牛に位置づけられ，24カ月齢以上の斃死牛は検査の対象となっており，2001年1月から4月までに15万頭の斃死牛が検査され84頭が摘発されるなど，高率でBSEが摘発されている．我が国でも，24カ月齢以上の斃死牛は年間10万頭にのぼる．これらの牛が検査されずに埋却されたり，化製処理されたりしないよう，2004年から検査が完全実施された．

5) 適切なリスクコミュニケーションの必要性

世の中のあらゆる事象には何らかのリスクが伴うが，加害者がいない自然の摂理によるリスクは受容されやすいのに対し，加害者-被害者の対立を生みやすい人為的リスクは受容されにくい．また，致死的なリスク，不確実なリスクほど不安を増大させる．vCJDのリスクをインフルエンザのリスクと比べた場合，vCJDはインフルエンザに比べ年間死亡率は低いが，致死率が100％と高く，さらに，交通事故と異なり原因，潜伏期間など不明な部分が多いことから，国民や消費者の不安を増大させる要因をはらんでいる．

また，落雷のように自然の摂理ではなく，政府が侵入防止を図れば防ぐことができるので，加害者-被害者の対立を生みやすい人為的リスクともとらえ，一般に受容されにくいとの性格を有する．さらに，BSEの関連性が強く示唆され，牛肉を食べないことによりコントロールが可能であることから，リスクコミュニケーションの方法を誤ると，牛肉の消費に大きな影響を及ぼしかねない．

このようにBSEの発生に伴うvCJDのリスクは冷静に考えればきわめて低いと思われるが，この疾病の性質から実際に国民が冷静な対応を求めるためには，国内で飼養されているウシでのBSEの清浄性が証明されるまでの間は，感染牛が食物連鎖に入ったり飼料の原料として使用されないよう，十分なリスク管理措置（農場段階でのサーベイランス，屠畜場での検査，SRMの除去，肉骨粉の給与防止など）を実施するとともに，英国での失敗例を踏まえ，政府と国民との間で適切な情報の共有を行い，消費者の信頼を確保することが必要となる．したがって，2003年に設立された内閣府食品安全委員会におけるリスクコミュニケーションはきわめて重要である．

おわりに

過去10年の間に，プリオン病の研究は急激に進展した．BSE発生の前にTSEの研究の蓄積が存在し，そのためにBSEの公衆衛生対策は早急に進展した．分子生物学の技術により，プリオン病の解析も非常に進展した．PrPの蓄積をTSEの中で，最も重要な特徴と位置づけたことにより，大量の迅速検査が可能となった．大量の迅速検査の存在により，TSEのリスクマネージメントが大きく進展した．この方向は，将来TSEの生前診断の可能性追

求の方に向かうことであろう．もし現在の研究速度が維持されるのであれば，TSE の免疫学的な治療の可能性が求められるであろう．これは，TSE のリスクマネージメントにとって，さらに重要な点である．そのための基礎情報として，TSE の発病機構の解析は重要である．　　　　　　［小野寺　節］

参考文献

1) Brown DR : Cooper and prion disease, *Brain Res Bull*, **55**(2) : 165-73, 2001.
2) Weissmann C, Flechsig E : MRC Prion Unit, Department of Neurodegenerative Disease, Institute of Neurology, London, *UK Br Med Bull*, **66** : 43-60, 2003.
3) Kuwahara C, et al : Prions prevent neuronal cell-line death, *Nature*, **400**(6741) : 225-226, 1999.
4) Sakudo A, et al : Impairment of superoxide dismutase activation by N-terminally truncated prion protein (PrP) in PrP-deficient neuronal cell line, *Biochem Biophys Res Commun*, **308** : 660-667, 2003.
5) Brotherston JG, et al : Spread of scrapie by contact to goats and sheep, *Comp Pathol*, **78** : 9-17, 1968.
6) Fraser H, et al : Diversity in the neuropathology of scrapie-like diseases in animals, *Br Med Bull*, **49** :792-809, 1993.
7) Bate C, Williams A : Detoxified lipopolysaccharide reduces microglial cell killing of prion-infected neurons, *Neuroreport*, **15** : 2765-2768, 2004.
8) Ford BJ : Mad Cow Disease and the Risk to Mankind, Cow & Wyman Ltd, Reading, 1996.

Ⅱ 感染症（寄生虫）

7 巨大寄生体が宿主から排除される仕組み

1. 巨大寄生体

　寄生虫には日常生活の基準からいっても巨大なものがあり，例えば国内でもっとも頻繁に経験するサナダムシである広節裂頭条虫は体長10mに達し，中東からアフリカにかけて有史以来知られている線虫のメジナ虫は，メスで長さ80cmのものが報告されている．宿主が大きくなればそれにつれて寄生虫も大きくなり，マッコウクジラの腸に寄生するサナダムシ Hexagonoporus physeteris は長さ30mを超え，やはりマッコウクジラの胎盤に寄生する Placentonema gigantissima は，線虫ながら太さ2.5cm長さ8mという巨大さである．
　しかしながら本章でいう「巨大寄生体」とは，「リンパ球や顆粒球などの免疫担当細胞に比べて大きい寄生生物」という意味であり，必ずしも上にあげたような巨大生物を指すわけではない．生物学的には主に吸虫，条虫，線虫に属し，いわゆる蠕虫とよばれるものである．これらのなかで実験的研究が行われているものは，体長は1〜2cmまでのものがほとんどである．

2. 免疫応答と排除

　排除（expulsion）とは，寄生虫が宿主から強制的に立ち退かされるということであり，必ずしも虫が殺されることを意味しない．ただ，自然な経路で虫体が体外へ出ていく出口は自ずと限られているので，排除とは事実上腸管寄生虫に対して用いられる言葉になっている．実質臓器や結合組織に寄生する虫体は体外に排出されるわけではなく，細菌などと同じように炎症細胞による処理が行われる．
　多くの寄生虫疾患は慢性感染症であり自然治癒しない．再感染も往々にしてみられる．例えば回虫や蟯虫，住血吸虫では感染のたびに薬剤で駆虫しなければならないし，フィラリアや無鉤条虫，肝吸虫などの寿命の長い寄生虫は放置しておけば何十年と感染したままである．とすると，そもそも寄生虫に対して免疫は獲得されず，虫体に対する防御も成立しないのではないかと考えても不思議ではない．ところが1920〜30年代にかけてヒツジで腸管線虫症が自然治癒する現象が報告され，寄生虫感染に免疫は成立しないという考えは改められた．そして，腸管線虫症の自然治癒や再感染抵抗性の獲得，またそれらがT細胞依存性であることが実験動物で確認され，寄生虫感染症が感染免疫へ仲間入りした．
　それ以来，自然治癒しない住血吸虫症やフィラリア症についても，実験的あるいは臨床的な感染免疫の研究が進められてきた．今日では，同じ寄生虫に再感染したり慢性化したりするのは免疫系が作動しないからではなく，免疫系の攻撃手段を寄生虫が回避しているからだと考えられている．はなはだしい場合には，寄生虫にとって宿主の免疫応答は発育に必要ですらある．線虫などの寄生虫に対して生体防御が有効な場合，ウイルスや細菌に対するのとは違った仕組みが用いられており，寄生虫に対する防御応答を研究することで免疫系の巧妙な仕組みを知ることができる．
　寄生虫感染における病理像の特徴はいわゆるTh2優位の炎症であり，T細胞が分泌するサイトカインである interleukin (IL)-3, IL-4, IL-5, IL-9, IL-13 などが重要な役割を演ずる．エフェクター細胞は，実質臓器や結合組織内に存在する虫体に対してはマクロファージ，好中球，好酸球などで，これらの細胞がすばやく虫体を取り囲み，基本的に細菌感染などと似た機構により寄生虫の殺滅が行われる．これに対して腸管内の寄生虫に対する応答では，粘膜肥満細胞（mucosal mast cell）と杯細胞（goblet cell）による，多糖類を介したきわめて特徴的な虫体の排出（排除）が行われる．

3. 組織内の寄生虫に対する防御応答

　一般に，腸管外に蠕虫類が寄生すると虫体周囲には好酸球が集積し，末梢血中にも好酸球が増加する．これは臨床的にも寄生虫（蠕虫）感染を疑わせる重要な所見である．線虫類の多くと条虫類のすべてにおいて，成虫の寄生部位にかかわらず幼虫は腸

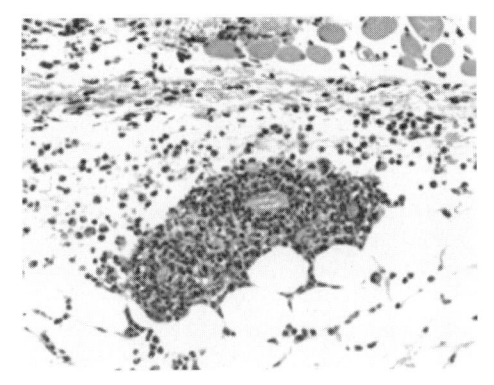

図1 皮下結合織を進むベネズエラ糞線虫の幼虫
虫体周囲に, 好酸球を中心とした細胞浸潤がみられる.
幼虫は体長 0.5～0.6 mm, 体幅 16～19 μm.

管外に寄生する. たとえばネズミ類の腸管寄生線虫で, 実験研究によく用いられるベネズエラ糞線虫 (Strongyloides venezuelensis) は, 幼虫が経皮感染し皮下結合織から血流に乗って肺に至り, ここで気道に移って腸管に下りてくる. やはり腸管線虫の Nippostrongylus brasiliensis も同様である. 回虫も, ヒトが成熟虫卵を飲み込むと腸内で孵化した幼虫がそのままそこで成熟するのではなく, 小腸から肝臓, そして肺へと移動しやはり気道から消化管へ移って小腸へたどり着く. このような幼虫の行動は体内移行とよばれる. また, ヒトの消化管で成虫にならないエキノコックス (Echinococcus multilocularis) の幼虫 (多包虫) は肝臓に, マンソン裂頭条虫 (Spirometra erinaceieuropaei) の幼虫 (マンソン孤虫) は皮下結合織などに寄生する.

好酸球は T 細胞性のサイトカインである IL-5 によって分化と活性化が起きるので, 好酸球の重要性は IL-5 のノックアウトおよびトランスジェニックマウスで評価されてきた. 主に腸管寄生線虫を用いた実験結果をまとめると, 好酸球が組織中の虫体を破壊するかどうかは寄生虫と宿主の組み合わせによって決まり, 好酸球は寄生虫の宿主適合性に大きく関わっていることがわかる. ベネズエラ糞線虫や N. brasiliensis をマウスに感染させると, 皮下を進む幼虫の周囲には好酸球が浸潤するが (図1), 幼虫は小腸に到達し, 定着して成熟する. しかしマウスの中で成熟できない広東住血線虫 (Angiostrongylus cantonensis) の幼虫をマウスに投与すると, 虫体周囲に激しい好酸球性炎症が起きて幼虫は死滅する. 広東住血線虫の死滅は IL-5 ノックアウトマウスでは起こらないので, 好酸球は虫の破壊に重要であると考えられる. また, ベネズエラ糞線虫や N. brasiliensis でも, 再感染ではほとんどすべての幼虫は体内移行の際に殺されるが, IL-5 ノックアウトマウスでは再感染でも幼虫は破壊を免れる. つまり虫体が破壊されるような条件の時には好酸球は一定の役割を果たす.

一方, IL-5 トランスジェニックマウスに N. brasiliensis やベネズエラ糞線虫を感染させると, 初感染であっても体内移行の段階でほとんどの幼虫が死滅する. つまり IL-5 による好酸球の活性化があれば, 適合宿主の中でも幼虫は破壊されうるのである. ところで, イヌ回虫 (Toxocara canis) の幼虫は IL-5 トランスジェニックマウスの中でも正常マウス以上に破壊されることはない. イヌ回虫は回虫の仲間で, 仔イヌの中では成熟して成虫になるが, ネズミなどの動物が虫卵を飲み込むと体内移行の途中で発育が止まり, 筋肉や中枢神経内に長期にわたって寄生を続ける. そしてこのような感染ネズミを雌イヌが食べると, 雌イヌの中でも幼虫は生存し続け, 妊娠時に胎仔に移行して成熟できる. つまりイヌ回虫の幼虫にとってマウス内に長期間いることは種の保存上有利なので, たとえ好酸球が活性化されても, それに耐えうるようになっていると考えられる.

寄生虫側の対抗手段としては宿主の炎症反応を抑制することが考えられるが, 実際にマンソン孤虫は, リポポリサッカライド刺激を受けたマクロファージのシグナルトランスダクションを抑制し, 炎症性サイトカインの分泌を抑える物質を分泌していることが知られている.

4. 腸管寄生虫の排除

排除の研究はネズミ類に寄生する腸管線虫において最も進んでおり, N. brasiliensis, ネズミ糞線虫 (Strongyloides ratti), ベネズエラ糞線虫 (S. venezuelensis), 旋毛虫 (Trichinella spiralis) などが好んで用いられる. 以下に, 腸管からの虫体排除のメカニズムについて, エフェクターとしての作用が確認されている抗体, 粘膜肥満細胞, 小腸杯細胞について述べる.

5. 抗 体

ウイルスや細菌感染症の中には抗体単独で治癒が可能なものがあるが, 蠕虫類の感染では抗体のみでの感染防御は通常起こらない. 蠕虫感染時には好酸

球増多とともに非特異的に血中 IgE が上昇するが，IgE も寄生虫の排除に役立っているという証拠はあまりない．抗体が単独で虫体を排除できると証明されているのはラットにおける旋毛虫の急速排除 (rapid expulsion) の系である．これは，旋毛虫に感染している母親ラットの乳を飲んでいる仔ラットに旋毛虫の幼虫を投与すると，数分以内に虫体が排除されてしまう現象をいう．旋毛虫は幼虫が経口的に感染し，小腸内で幼虫が腸管上皮細胞に侵入して成熟し細胞内寄生する．母ラットの母乳の中には幼虫表面に発現している特殊な糖 (tyvelose) に結合する抗体があり，この抗体が幼虫の仔ラットの腸管上皮細胞内への侵入を阻害する．

6. 粘膜肥満細胞

肥満細胞による虫体排除が証明されているのはネズミの糞線虫類である．マウスやラットなどの実験動物では肥満細胞は大きく2つのグループに分けられ，1つは結合織肥満細胞 (connective tissue mast cell)，もう1つは粘膜肥満細胞 (mucosal mast cell) である．結合織肥満細胞は感染の有無とは関係なく全身に存在するが，粘膜肥満細胞は寄生虫感染などのときだけ，T 細胞依存性に骨髄の前駆細胞から分化して粘膜に出現する．顆粒内容物にも差があり，結合織肥満細胞はヘパリンやヒスタミンを，粘膜肥満細胞はヘパリンではなくコンドロイチン硫酸をもつ．粘膜肥満細胞は mouse mast cell protease-1：mMCP-1 という酵素を産生し，活性化とそれに伴う脱顆粒に際してこの酵素を血中に放出するので，血清 mMCP-1 値は粘膜肥満細胞の活性化マーカーとして用いられる．

マウスにおいて，粘膜肥満細胞とネズミ糞線虫あるいはベネズエラ糞線虫の排除の関係はいくつかの系で示されてきた．粘膜肥満細胞は，骨髄幹細胞から幹細胞因子 (stem cell factor：SCF) や TGF-β とともに T 細胞由来のサイトカインである IL-3 や IL-4, IL-9 によって分化する．SCF レセプターに異常のある W/W^v マウス，あるいは IL-3 ノックアウトマウスにネズミ糞線虫あるいはベネズエラ糞線虫を感染させると，粘膜肥満細胞の反応は弱く，排除が遅れる．W/W^v マウスに IL-3 ノックアウト遺伝子を導入すると粘膜肥満細胞の応答はさらに悪くなり，排除もそれに応じてさらに遅延する．逆に，本来排除できないヌードマウスに IL-3 を投与してあらかじめ粘膜肥満細胞を誘導しておくと，ヌード

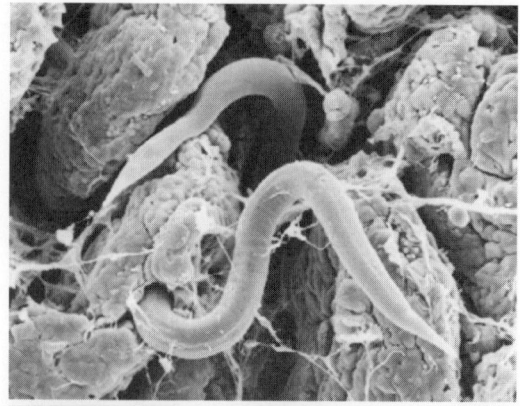

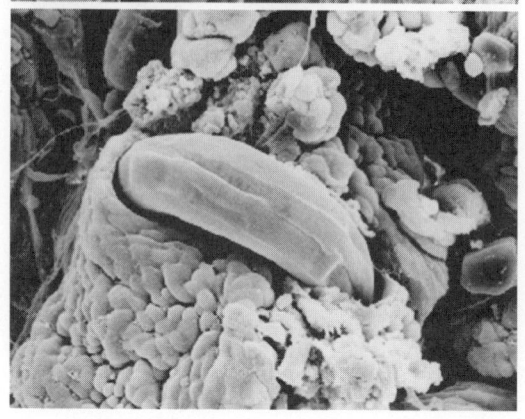

図2 小腸粘膜のベネズエラ糞線虫の成虫
上：上皮にトンネルを掘って進む成虫，下：小腸上皮から脱出し，再侵入する成虫．成虫は体長 2.0～2.5 mm，体幅 40 μm．

マウスは糞線虫類を排除するようになる．

ネズミ糞線虫あるいはベネズエラ糞線虫の排除において重要なことは，排除に際して虫体それ自体はダメージを受けておらず，粘膜の性質が寄生に適さなくなっているということである．これは，排除されつつある時期の虫体を感作されていないマウスの腸管へ外科的に移入してもまったく問題なく定着できるのに対し，逆に成熟したばかりの元気な虫体を排除の時期の腸管に移入すると，ほとんど定着できないことからわかる．元気な虫体がどうして排除されるのかはベネズエラ糞線虫で研究され，排除の責任物質は粘膜肥満細胞の顆粒に含まれるコンドロイチン硫酸であることが明らかにされた．

ベネズエラ糞線虫の成虫をマウスの小腸に外科的に移入すると，すぐに腸管粘膜の上皮間に侵入して上皮層内にトンネルを作って定着する (図2). ところが，あらかじめ粘膜肥満細胞を誘導しておいたマウスの小腸上皮には，ベネズエラ糞線虫は侵入す

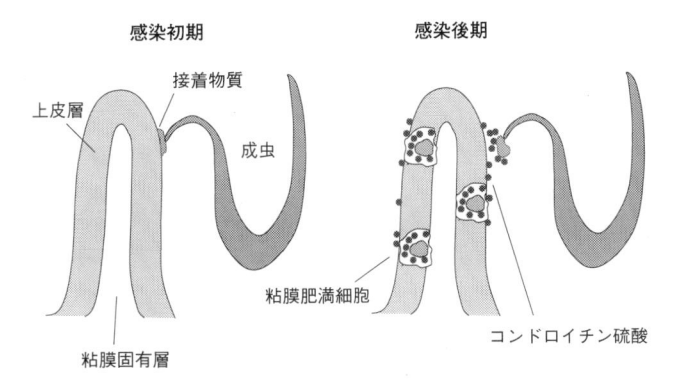

図3 粘膜肥満細胞のコンドロイチン硫酸によるベネズエラ糞線虫の排除
小腸上皮の粘膜肥満細胞が脱顆粒すると，コンドロイチン硫酸が成虫の接着物質に結合して上皮への接着侵入を阻害し，虫体は滑り落ちる．

ることができない．同様に，いろいろな種類の硫酸化多糖類とともに虫体を移入しても，やはり虫は粘膜にもぐることができない．ベネズエラ糞線虫の成虫は口から粘着性のある接着物質を分泌していて，この物質でまず上皮表面に結合し，それから侵入する．ところが，接着物質自体がコンドロイチン硫酸をはじめとする硫酸化多糖類にきわめて強く結合するため，粘膜肥満細胞が上皮層に存在すると，放出されたコンドロイチン硫酸が接着物質と上皮細胞の結合を阻害して虫は上皮細胞に接着できなくなり，引き続いて起こるはずの上皮へのもぐり込みもできなくなってしまうのである（図3）．

虫が腸上皮に結合するのが最初に定着するときだけならば，その後いくら表面への接着ができなくなっても，上皮内にすでに入ってしまった虫には関係ないはずである．ところが，走査電子顕微鏡で感染粘膜を観察してみると，虫がいったん粘膜から脱出し再進入している像がしばしばとらえられる（図2）．つまりベネズエラ糞線虫の成虫は，腸管粘膜を休みなく前進し続けていて，上皮からの脱出と再侵入を繰り返していると考えられる．粘膜肥満細胞が出現すると，絨毛上皮に再侵入しようとしたときに上皮へ接着し損なって虫体は排除されていくのである．旋毛虫もやはり粘膜肥満細胞によって排除されるが，この寄生虫も上皮からの脱出と再侵入を繰り返しており，同様のメカニズムで排除されると考えられる．

マウスにおける粘膜肥満細胞の誘導がT細胞依存性であることは古くから知られていたが，ベネズエラ糞線虫感染の系では，産生されるサイトカインも含めてさらに詳しく調べられている．正常マウスにベネズエラ糞線虫を感染させると感染7日後以降には抗原特異的なTh2細胞の分化が起こり，IL-3，IL-4，IL-9が大量に産生されて粘膜肥満細胞が骨髄から誘導され，感染10～12日後には排除が完了する．ところが，これより早い段階において感染マウスではIL-18の産生がみられ，これがIL-2とともにまだ抗原に感作されていないCD4陽性T細胞に作用してIL-3，IL-4，IL-9をつくらせる（図4）．

ベネズエラ糞線虫の幼虫は肺に感染3～4日後に到達し，ここから気道を逆行して感染4～5日後に小腸粘膜へと下りてくる．気道上皮および小腸上皮はIL-18を産生することが知られているので，おそらく幼虫からの刺激を受けた上皮細胞がIL-18を分泌し，これにより抗原感作前の未分化T細胞がIL-3，IL-4，IL-9を産生して粘膜肥満細胞の分化を促すと考えられる．実際，抗原特異的Th2が分化しないSTAT6ノックアウトマウスでも時間はかかるものの粘膜肥満細胞が出現して虫体の排除は起きるし，IL-18ノックアウトマウスでは正常マウスに比べて排除が2～4日遅れる．IL-18を介した反応は，強力なTh2が出現する以前の初期防御に重要であると考えられている．

7．杯細胞

杯細胞によって排除される腸管寄生虫の代表は*N. brasiliensis*である．杯細胞は正常の小腸粘膜にも存在するが，*N. brasiliensis*の排除の時期には杯細胞がT細胞依存性に増加する．また，感染時には杯細胞数が増加するだけでなく，産生する粘液の性質も正常時とは異なっており，排除の時期ではレ

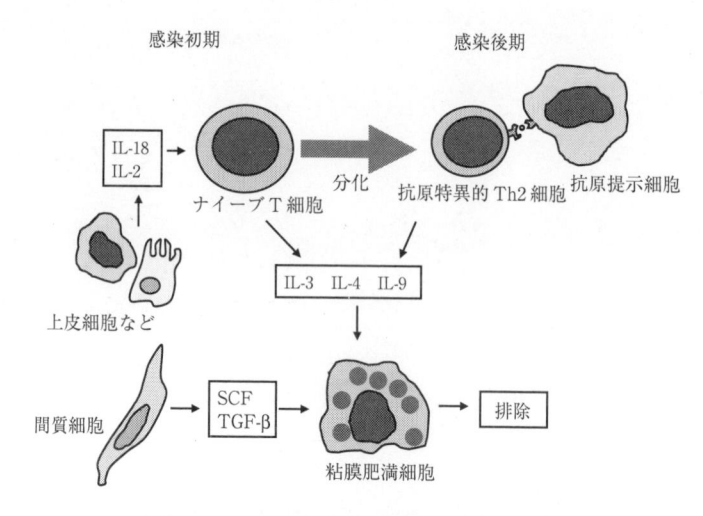

図4 粘膜肥満細胞の誘導におけるT細胞の役割
ナイーブなT細胞も，抗原特異的なTh2細胞に分化する前に粘膜肥満細胞の分化誘導を促すサイトカインを分泌する．

クチンへの結合性が変化する．ラットにおける排除時には粘液はN-アセチルガラクトサミン，N-アセチルグルコサミン，そしてシアル酸を認識するレクチンに結合するようになり，正常時にはみられない構造の，シアル酸を含む糖鎖が粘液から回収される．マウスにおいても排除の時期の粘液はシアル酸を認識するレクチンと結合するようになる．

構造の変化した粘液がどのようにして*N. brasiliensis*を排除するのかはまだ明らかにされていないが，排除の時期の虫体は粘液によって腸絨毛との密着を阻害されているのが観察されており，おそらく虫体と上皮表面の結合を阻止するようなメカニズムが働いているものと考えられる．マウスにおいては杯細胞の増加および粘液の変化はT細胞由来のIL-13が重要であることが知られている．

杯細胞による排除は*N. brasiliensis*だけで起こるわけではない．ベネズエラ糞線虫はハムスター類では杯細胞粘液によって排除される．ハムスターにベネズエラ糞線虫を感染させると肥満細胞も杯細胞も増加するが，マウスやラットと違って増加が排除と相関しているのは杯細胞の方である．ハムスターの粘液は硫酸化されており，しかも小腸粘液の硫酸化の程度が強いハムスター（チャイニーズハムスターとロシアンハムスター）はベネズエラ糞線虫をすばやく排除し，硫酸化が比較的弱いハムスター（ゴールデンハムスターとキャンベルハムスター）は排除が遅いことから，ハムスターでは小腸杯細胞が硫酸

化多糖類を産生し，マウスやラットにおける粘膜肥満細胞の役割を演じていることがわかる．

まとめ

腸管からの寄生虫の排除は，粘膜肥満細胞や杯細胞から放出される多糖類の作用により，虫体の粘膜への侵入や密な結合を阻害して「滑り落とす」ことで達成されている．寄生虫の体表面は固いクチクラなどで守られている上に腸管内はリンパ球やマクロファージなどの免疫担当細胞が活躍できる環境ではないので，これはきわめて巧妙かつ合理的な生体防御反応であるといえる．　　　　　　［丸山治彦］

参考文献

1) Maruyama H, Yabu Y, Yoshida A, Nawa, Y, Ohta N : A role of mast cell glycosaminoglycans for the immunological expulsion of intestinal nematode, *Strongyloides venezuelensis*, *J Immunol,* **164** : 3749-3754, 2000.
2) Maruyama H, Nawa Y : Immunology of Nematode Infection. In : Lee D, editor : The Biology of Nematodes, pp.457-481, Taylor & Francis, London, 2001.
3) Sasaki Y, Yoshimoto T, Maruyama H, Tegoshi T, Ohta N, Arizono N, Nakanishi K : IL-18 with IL-2 protects against *Strongyloides venezuelensis* infection by activating mucosal mast cell-dependent type 2 innate immunity, *J Exp Med,* **202** : 607-616, 2005.

II 感染症（寄生虫）

8 寄生虫感染とアレルギー

　寄生虫というとかつて我が国で広く蔓延していた蛔虫や鉤虫のようなものの印象が強い．このような人体寄生虫は多細胞からなり，まとめて寄生性蠕虫とよばれる．蠕虫は生物学の分類でいう線虫，吸虫，条虫の三者の総称である．線虫は雌雄異体で，断面が円形を成し，蛔虫，鉤虫，蟯虫，フィラリアなどが含まれる．吸虫は住血吸虫を例外として成虫は雌雄同体のへら状でその断面は扁平である．また吸虫は一般的に淡水棲の貝や魚を中間宿主とした生活史をもつ．条虫はサナダムシともよばれ，成虫は雌雄の生殖系をもつ体節が複数連なって個体をなし，その断面は扁平である．

　寄生虫には原虫と称される単細胞の原生動物もある．肉眼では見えないことから寄生虫としての原虫の認識は薄いが，疾患としては重要なものが少なくない．マラリア，アメーバ赤痢，睡眠病，トキソプラズマ症などが原虫による疾患である．これらの寄生原虫による疾患には輸入感染症と日和見感染症として注目されるものが含まれる．我が国の現状では蠕虫症より原虫症のほうが身近な寄生虫症といえるかもしれない．一方，熱帯地におけるマラリアをはじめとするいくつかの原虫症は流行地での人々の生活に大きな脅威となっており世界規模で早急な対策が強く望まれている．

　寄生虫を原虫と蠕虫に分けて捉えることは，単細胞と多細胞という違いに加えて，それぞれに対する免疫応答の違いからも都合がよい．CD4陽性のヘルパーT細胞はそのサイトカイン産生能からTh1とTh2に区別される．Th1はIFN-γやIL-2を産生する．原虫とくに細胞内寄生虫の感染ではTh1応答が誘導される．Th2はIL-4，IL-5，IL-13などを産生する．蠕虫感染ではTh2応答が強く誘導される．IL-4やIL-13は高IgE血症，IL-5は好酸球増多を惹起し，この2つの症状は蠕虫感染に特徴的で，蠕虫症の診断のきっかけとなる．一般に寄生虫感染で高IgE血症と好酸球増多がみられるというのは，蠕虫感染に限ってのことである．上記の理由から原虫感染ではこれらの症状はみられない．

　アレルギーとは抗原に2度目以降に接触したときに生ずる1度目と異なる生体反応である．この反応は生体防御としての免疫応答と本質的に変わりはないが，生体に不都合で組織障害を伴う．寄生虫感染によるアレルギーを考えるとき，宿主反応は生体に有利な防御と不利な組織障害の両者が入り交じり明瞭な区別ができないことが多い．ここでは細胞内寄生原虫に対するTh1応答と防御，次に蠕虫感染によるTh2応答と防御について述べ，さらに蠕虫感染がアレルギー疾患におよぼす影響についての知見を紹介する．

1. 細胞内寄生原虫とTh1応答

　細胞内の原虫は宿主の防御機構から逃れることで寄生を成立させている．ここでいう宿主細胞とはマクロファージである．初感染の時，外界から侵入した虫体はまずマクロファージの膜でできたparasitophorous vacuole: PVにつつまれて細胞内にみられる．宿主はPVとリソソームの融合によってPV内の虫体を殺滅しようとする．原虫はこの殺滅から逃れるために大別して3つの動態をとる．そのいずれの動態をとるかは原虫の種によって決まっている．トキソプラズマの場合はPVとリソソームとの融合を阻止する作用をもつことでPV内で増殖する．トリパノソーマはPVとリソソームとの融合が起こる前にPVから抜け出してマクロファージの細胞質に移動し，殺滅から逃れ増殖する．リーシュマニアではPVとリソソームの融合が起こるが，虫体はリソソーム内の酵素に耐える表面構造をもつことで生き抜き，さらに虫体が変態をして発育型が変わることで増殖できるようになる．宿主に獲得免疫が賦与されなければ，原虫は増殖してマクロファージを破壊し，次々と感染と増殖が繰り返される．この機序は原虫に限ったものではなく細菌の感染でも同様の現象がみられる．

　これらの原虫感染による獲得免疫がTh1応答である．Th1細胞の活性化はIFN-γをはじめとする

サイトカインを介してマクロファージの活性化をもたらす．トキソプラズマの感染ではマクロファージの活性化がPVとリソゾームの融合を促し，虫体を殺滅する．

Th1応答が感染防御を担うことを強く一般に知らしめたのは，皮膚リーシュマニア症の病原体 *Leishmania major* 感染マウスの一連の実験である．*L. major* 感染による皮膚病変の進展はマウスの系統によって異なる．C57Bl/6マウスでは，皮膚病変が形成されるがしばらくすると縮小し治癒をみる．BALB/cマウスでは病変は感染の経過とともに大きくなり，縮小することはない．この現象はTh1かTh2かのいずれが誘導されたかによる違いで説明される．C57Bl/6マウスでは感染の初期は十分な防御能がないため，虫体は増殖しある程度の皮膚病変を形成するが，Th1細胞の誘導に伴ってIFN-γなどの産生がみられ，マクロファージ活性化による防御が発現し，その結果として虫体の増殖が抑制され，病変は縮小する．BALB/cマウスでは感染によって誘導されるのはTh2細胞である．Th2細胞はTh1細胞の分化と機能発現を抑制することから，マクロファージ活性化が抑制されることで虫体の増殖を許すことになり，病変の進展が続く．これらの知見はTh1細胞の誘導により防御の獲得と病変の治癒がもたらされることを示している．したがってこのような感染症はTh1細胞の免疫記憶を賦与するワクチンを開発することで予防が可能である．

中南米でみられる皮膚リーシュマニア症の病原体に *L. amazonensis* がある．*L. amazonensis* をマウスに感染させると *L. major* の場合と異なりBALB/cマウスとC57Bl/6マウスのどちらも進展性の病変を形成する．すなわち虫体の増殖能のほうが宿主の防御能に優っている．このような感染症では生体が一般の環境で発揮するCD4T細胞による防御発現では対応できそうもない．感染症への対応には薬剤などもあるが，免疫系の操作によってマクロファージの防御能を増強させ治療する方法も考えられる．

2. 蠕虫とTh2応答

高IgE血症は蠕虫感染の特徴の1つである．その機序は先に述べたようにTh2細胞の誘導によるIL-4やIL-13の産生による．これらのサイトカインはB細胞をIgE産生細胞へと運命づける．我々の経験から我が国の蠕虫症における総IgE値は1,000～5,000 IU/m*l* が一般的である．アトピー性皮膚炎にみられるようなIgEの高値は少ない．

好酸球増多も蠕虫感染の特徴で，末梢血の好酸球増多は診断のきっかけとなる．Th2免疫応答によるIL-5の産生が好酸球増多の主要な原因である．IL-5は好酸球の分化と活性化の因子として強力である．また蠕虫の虫体成分に好酸球遊走活性が知られている．これは免疫系を介さずに虫体成分が好酸球に直接に作用し遊走を引き起こす[1]．好酸球は骨髄で産生され血液を介して組織へと運ばれ，そこに長く留まる．末梢血中の好酸球の半減期は短いことから，末梢血で好酸球増多がみられるのは蠕虫に対する応答が活発であることを反映している．

好酸球はその体内動態から組織が機能発現の場と考えられる．肺では，宮崎肺吸虫症で胸水に多数の好酸球がみつかる．熱帯性好酸球増多症はリンパ管寄生のフィラリアによって起こるものだが喘息様症状を伴う．蛔虫などの幼虫が肺に移行するとpulmonary infiltration with eosinophilia：PIE症候群をみる．消化管ではアニサキス幼虫の感染によって虫体周囲に好酸球性肉芽腫の形成がある．皮膚では顎口虫の移行した場所に多数の好酸球浸潤がみられる．脳脊髄液では広東住血線虫の感染で好酸球増多をみる．

Th2応答は蠕虫感染に対する防御を担っているが，その発現機構は多様である．IgEが蠕虫感染防御に関与することがヒトの住血吸虫症の疫学研究から示唆されたが，IgEがどのような機序で防御を発現するかは必ずしも明らかではない．*in vitro* の実験から住血吸虫の幼虫に対してIgE抗体と好酸球による抗体依存性殺滅（ADCC）が知られている．蠕虫を認識した抗体に，その抗体のFc受容体をもつエフェクター細胞が結合し虫体に傷害を与える．この反応がIgE抗体と好酸球によるとするのは蠕虫症の特徴的反応からして合理的である．仲介抗体はIgEに限らずIgGでもよい．エフェクターとしての好酸球はその細胞内顆粒に多量で強力な傷害分子を含み，それを放出することで蠕虫の強固な表面構造を壊す．これはアレルギーで好酸球が気管支をはじめとして組織障害を起こすことと類似している．

IgE欠損のマウスやラットでは旋毛虫に対する防御が低下し，IgE依存性の防御の発現が考えられる．さらにIgE産生を制御するアトピー遺伝子が

旋毛虫の感染防御を規定していることが知られている．この事実はIgEによるアレルギーの本来の役割は蠕虫感染に対する防御機構であることを示唆している[2]．

Th2応答は消化管寄生線虫の防御にも関与している．蛔虫感染者では末梢血単核球を蛔虫抗原と培養した場合のTh2サイトカイン産生量が多いことと感染虫体数が逆相関するという．動物実験ではTh2サイトカインによって活性化された杯細胞やマスト細胞が，放出する粘液多糖の構成を変化させたり消化管内の寄生環境を変化させて虫体を排除することが知られている[3]．

3. 蠕虫感染のアレルギー発症への影響

花粉症をはじめとするアレルギー患者の増加が話題となっている．アレルギー発症は遺伝素因と環境要因に大きく依存している．遺伝素因は短期間に変わるものではない．そこで環境要因に目が向けられた．その中で寄生虫（蠕虫）感染の減少がアレルギーの増加の原因として注目されることになった．経時的にみると確かにアレルギー患者の増加と蠕虫症の減少とは相関している．しかしこの相関が両者の直接の関係の結果であるかについては慎重な検証が必要である．

寄生虫（蠕虫）感染がアレルギーを抑制することは開発途上国における疫学調査によって示唆されている．今でも開発途上国ではアレルギー患者が少ない．しかしながらこれらの疫学調査でアレルギーを抑制しているのは蠕虫感染のみなのか疑問が残る．蠕虫が感染している人々は細菌やウイルスの感染も受けている可能性が高い．

蠕虫感染によるアレルギー発症への影響についてはいくつかの観点がある．まずアレルギーの発現機序からみた蠕虫感染の影響について述べる．筆者らが九州で行った疫学調査の結果はこの観点から解釈するとわかりやすい．アレルギーの発症はIgEの産生とそれに続くマスト細胞からの化学伝達物質の放出の2段階で起こる．この過程からみると蠕虫感染がアレルギーの発症を修飾する可能性は2つある．第1はIgE産生の亢進で第2は高IgEによるIgE受容体の占拠である．

第1の可能性は蠕虫感染によるIgE産生の抗原非特異的な増強でpotentiationとよばれている．蠕虫感染によってもちろん蠕虫抗原に特異的なIgE抗体の産生が起こるが，蠕虫抗原と無関係な種々の抗原に対するIgE抗体が多量に産生される．蠕虫感染者の総IgEのうち蠕虫に特異的なIgE抗体は多くても2割以下である．Th2応答からみると，蠕虫感染によって強く産生されたIL-4やIL-13がアレルゲンに反応したB細胞をことごとくIgE産生細胞へと分化させてしまう．これは多クローン性IgE B細胞活性化である．potentiationはIgEクラスに限定した現象である．その理由はIgE産生が他のIgクラスと比べて高濃度のIL-4やIL-13を必要とすることによる．またIgEが他のIgクラスよりきわめて少量であることから，同数のB細胞が分化して抗体を産生しても，増加の比率が大きく表現されることにもよる．すなわち蠕虫感染によって各種のアレルゲンに対するIgE抗体の産生が起こり，アレルギーは増悪することになる．

第2の可能性はpotentiationによって産生された多量のIgEがマスト細胞上のIgE受容体（$Fc\varepsilon R$）を占拠してしまうため，アレルゲンに特異的なIgE抗体の$Fc\varepsilon R$への結合が阻害される現象である．したがってマスト細胞からの化学伝達物質の放出が抑制され，アレルギーの発症は抑えられる．最近の研究では，高IgE状況下のマスト細胞では$Fc\varepsilon R$数が増加することも報告されており，$Fc\varepsilon R$の占拠によるアレルギーの抑制は疑わしいとする考えもある．我々のラットを用いた実験では，蠕虫感染によって確かにマスト細胞上の$Fc\varepsilon R$の増加がみられた．しかしながら感染ラットの皮膚アレルギー反応は強く抑制された．potentiationによって増加したIgE量の方が$Fc\varepsilon R$数の増加を凌駕したことになる．

蠕虫感染がアレルギーを修飾する上記の2つの可能性はいずれも事実であることが動物実験によって証明されている．動物実験ではそれぞれの仮説が証明しやすい条件が設定されている．それでは日常生活をしている人ではどうなのかというのが問題である．我が国をはじめとして先進国では蠕虫症の集団発症はきわめて稀である．ところが数年前南九州でブタ蛔虫のヒトへの感染がかなりの高頻度にみられることがわかった．そこで我々はブタ蛔虫の感染がアレルギー性鼻炎におよぼす影響についての疫学調査を行った[4]．調査が行われた地区のブタ蛔虫抗体陽性者は住民の34%と高率であった．ブタ蛔虫は人体内で成虫に発育できず幼虫のままで寄生し，不顕性感染が多いと思われるが，発症すれば好酸球増多を伴う肺や肝の障害ならびに発熱や咳がみられ

II 感染症（寄生虫）

図1 ブタ蛔虫感染とハウスダストによるアレルギー性鼻炎

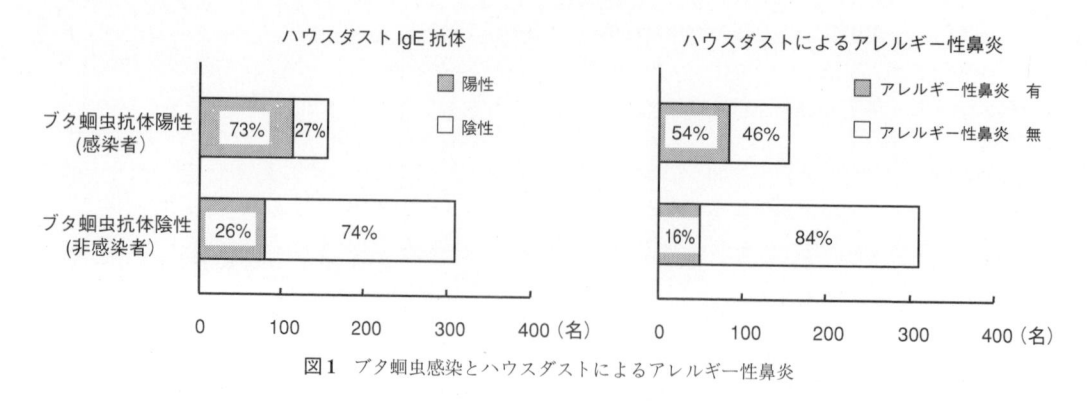

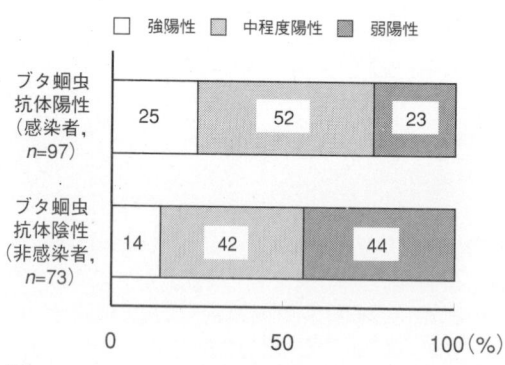

図2 ハウスダストIgE抗体保有者のハウスダストによる皮内反応

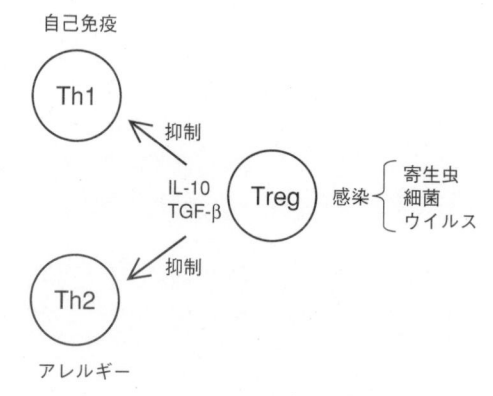

図3 Tregによるアレルギーの抑制

る．診断は虫卵の排出がないことから抗体の検出による．ブタ蛔虫抗体陽性は現在と過去の感染を反映しているが，疫学調査では一括して感染者とみなした．

ハウスダストによるアレルギー性鼻炎についてみると，ハウスダストIgE抗体の保有率は感染者で156名中114名で73％にもおよぶが，非感染者では310名中82名と26％にとどまった．ハウスダストによるアレルギー性鼻炎の有病率は感染者で54％であったが非感染者では16％であった．IgE抗体保有率とアレルギー性鼻炎の有病率とのいずれも感染者の方が3倍の頻度で多い（図1）．スギ花粉症についてはIgE抗体保有率とスギ花粉症有病率ともに感染者の方が2倍の頻度であった．この結果から，まずブタ蛔虫感染がIgE抗体の産生を亢進させていることがわかる．先に述べた第1の可能性である．このことは抗スギと抗ハウスダストの一方または両方の抗体の保有率が感染者で74％に達するのに比して非感染者で35％と少ないことからも明らかである．次にアレルゲンに対するIgE抗体保有率とアレルギー有病率が相関していることが

わかる．すなわちブタ蛔虫の感染はアレルゲンに対するIgE抗体の産生を亢進させ，その結果としてアレルギー性鼻炎の発症を促したのである．蠕虫感染はアレルギーの増悪因子ということになる．

それではブタ蛔虫感染によってアレルギーの抑制は起こらないのか．ハウスダストIgE抗体保有者のみを選び出し，アレルギー性鼻炎の有病率を調べた．アレルギー性鼻炎の有病率は感染の有無で明らかな差がみられない．この結果はアレルギー性鼻炎の有無という定性的なものであることから，次に症状の強弱という定量的観点からも検討した．ハウスダストIgE抗体保有者にハウスダスト抗原による皮膚反応を行い反応の強弱をみた．図2にみるように感染者の方が非感染者よりもむしろ強い反応を示している．これらの事実から蠕虫感染によるアレルギーの抑制は否定的である．

開発途上国でアレルギー発症が少ないことはregulatory T細胞（Treg）の活性化で説明することもできる．TregはIL-10やTGF-βを産生することでTh1とTh2の両者の誘導を抑制する（図3）．先進国ではアレルギーが増加しているがTh1

による自己免疫疾患も増加がみられる．Tregの活性化はこの現象を説明できる．蠕虫感染とTregの関係を示唆する疫学調査が報告されている．住血吸虫症やフィラリア症ではIL-10の産生亢進に伴ってハウスダストなどによるアレルギー症状が抑制される．我が国での疫学調査で蠕虫感染はアレルギーを増悪したことと開発途上国でのアレルギー抑制との違いはTregの活性化の条件にあるらしい．Tregの誘導には多数の蠕虫が慢性感染することが必要と考えられている．また蠕虫に限らず細菌やウイルスの慢性感染もTregの活性化にかかわる[5]．開発途上国ではこれらの感染症が相まってTregを活性化しアレルギーを抑制している．我が国では清潔な環境下に少数の蠕虫が短期間感染しているためにTregの活性化に至らずTh2応答の亢進として表現されると解釈できる[4]．

［渡辺直煕］

参考文献

1) 吉村堅太郎：寄生虫感染と好酸球，日本における寄生虫学の研究，**6**：361-389，1999．
2) Watanabe N, Bruschi F, Korenaga M：IgE: a question of protective immunity in *Trichinella spiralis* infection, *Trends Parasitol*, **21**：175-178, 2005.
3) Finkelman FD, Urban JF：The other side of the coin: the protective role of the TH 2 cytokines, *J Allergy Clin Immunol*, **107**：772-780, 2001.
4) 渡辺直煕：寄生虫感染とアレルギー疾患，アレルギー科，**21**：173-177，2006．
5) Yazdanbakhsh M, Kremsner PG, van Ree R：Allergy, parasites, and the hygiene hypothesis, *Science*, **296**：490-494, 2002.

II 感染症（寄生虫）

9 寄生虫ミトコンドリアにおける低酸素適応機構

1. 寄生虫のエネルギー代謝

寄生虫は大きく分けて蠕虫と原虫の2種に大別される．前者は多細胞の寄生性動物であり線虫（回虫やアニサキスなど），吸虫（日本住血吸虫や肺吸虫など）およびサナダムシとよばれる条虫（広節裂頭条虫やエキノコックスなど）の3種がある．一方，後者はマラリア原虫や赤痢アメーバなど単細胞の寄生虫であるが，細菌とは異なり，核をもち食胞やミトコンドリア，またヒドロゲノソームなどのオルガネラを含んでいる．我々哺乳類をはじめとする好気性生物では酸化的リン酸化によって効率よくATPを合成する（図1左）．一方，寄生虫は巧みな生物戦略によって宿主のもつ生体防御機構から逃れ，また酸素分圧の低い宿主内の環境に適応し，特殊なエネルギー代謝経路を発達させて自己を複製し，増殖する．

2. 蠕虫のエネルギー代謝

蠕虫類のエネルギー代謝については特に回虫や糸状虫などの線虫類，また住血吸虫や肺吸虫などの吸虫類に関して研究が進められている．中でも以下に述べる回虫のエネルギー代謝は最も研究が進んでいる．

1) 回虫の生活環と呼吸鎖の変動

回虫は最もよく知られた寄生虫であり，古くからヒトや家畜の寄生虫の代表として研究の対象となってきた．回虫成虫は我々哺乳類の小腸に生息し，雌は1日に20～40万個の受精卵を産出する．虫卵は糞便とともに排出され，通常の温度環境では約

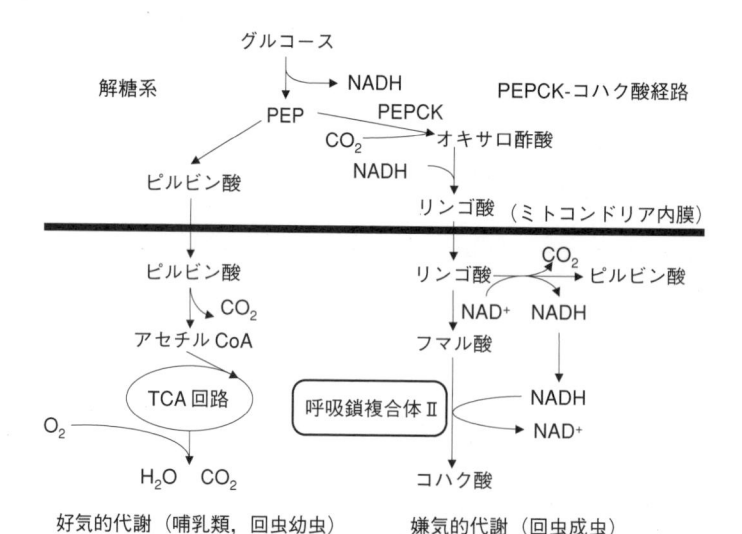

図1 哺乳類と回虫のエネルギー代謝
グルコースから解糖系で生成したホスホエノールピルビン酸（PEP）は宿主哺乳類や回虫幼虫の好気的代謝ではピルビン酸キナーゼによってピルビン酸となり，アセチルCoAを経てTCA回路によりCO_2と水に分解される．これに対して回虫成虫ではPEPCKによりCO_2を固定し，オキサロ酢酸を生成する．オキサロ酢酸はリンゴ酸脱水素酵素の逆反応によりリンゴ酸となってミトコンドリア内へと輸送され，ピルビン酸とフマル酸を生じる．そしてリンゴ酸からピルビン酸を生成する際に形成されたNADHの還元当量を用いて複合体IIのキノール-フマル酸還元酵素活性によりフマル酸はコハク酸へと還元される．

9 寄生虫ミトコンドリアにおける低酸素適応機構

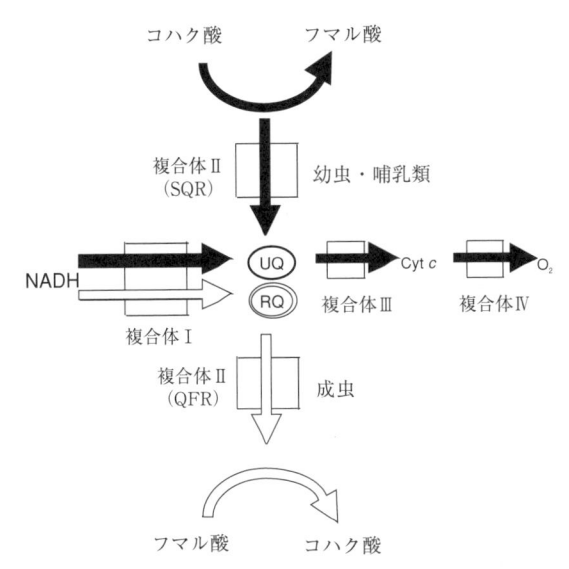

図2 回虫の生活環における呼吸鎖の変動
発生に酸素を必要とする幼虫の呼吸鎖は哺乳類ミトコンドリアと同一である（黒矢印）．一方，成虫のNADH-フマル酸還元系ではNADHからの還元力は呼吸鎖の脱水素酵素であるNADH-ロドキノン還元酵素複合体（複合体I）によって低電位のロドキノンに伝達され，最終的に複合体IIのQFR活性によってフマル酸を還元しコハク酸を生成する（白矢印）．UQ：ユビキノン，RQ：ロドキノン，Cyt c：シトクロム c．

図3 ユビキノンとロドキノンの構造
ロドキノンではユビキノンの1つのメトキシ基がアミノ基に変わっており，そのため酸化還元電位がユビキノンの+100 mVから-63 mVに低下している．光合成細菌などではフマル酸還元にロドキノンを用いているが，大腸菌などでは低電位のナフトキノンであるメナキノンを利用している．

2～3週間で感染可能な第3期幼虫（L3）を含む成熟卵となる．これが宿主に経口的に摂取されると小腸に達し，ここで初めて孵化する．孵化した幼虫は腸壁内に侵入し，肝臓，肺，気管，咽頭から再び食道，胃を経て最終的に小腸へ到達し成虫となる．小腸は P_{O_2} が2.5～5%と外界に比べ約1/4と低酸素分圧の環境になっており，成虫のエネルギー代謝は幼虫や宿主と大きく異なっている．すなわち成虫においては糖の嫌気的分解経路であるphosphoenolpyruvate carboxykinase：PEPCK-コハク酸経路（図1右）が作動しており，低酸素条件下でもATPの産生が可能になっている[1]．この系は回虫ばかりでなく多くの寄生虫にみられるが，嫌気条件下でのエネルギー転換反応を必要とするカキの閉殻筋や潮干帯の二枚貝などにも報告されており，エネルギー代謝系における環境適応という点で一般性の高い経路と考えられる．PEPCK-コハク酸経路の前半は哺乳類同様に解糖系であり，ホスホエノールピルビン酸（PEP）を生成する．哺乳類などにおける好気的代謝ではPEPはピルビン酸キナーゼによりピルビン酸となり，アセチルCoAを経てTCA回路により CO_2 と水に分解される．これに対して回虫成虫ではPEPCKにより CO_2 を固定し，オキサロ酢酸を生成する．オキサロ酢酸はリンゴ酸脱水素酵素の逆反応によりリンゴ酸となってミトコンドリア内へと輸送され，ピルビン酸とフマル酸を生じる．そしてリンゴ酸からピルビン酸を生成する際に形成されたNADHの還元当量を用いて，フマル酸はコハク酸へと還元される．この経路の最終ステップであるコハク酸の生成には回虫成虫ミトコンドリアに特有な嫌気的電子伝達系であるNADH-フマル酸還元系が関与している（後述）．この成虫ミトコンドリアの呼吸鎖電子伝達系には末端酸化酵素であるシトクロム c 酸化酵素（複合体IV）は検出されず，ユビキノール-シトクロム c 還元酵素（複合体III）の含量もきわめて低い．一方，その発生に酸素を必要とする回虫の幼虫ではエネルギー代謝は好気的であり，受精卵を通気培養して得たL3幼虫の呼吸鎖電子伝達系の構成は哺乳類とほぼ同様である（図2黒矢印）．また脱水素酵素複合体と電子の授受を行う低分子の電子伝達体であるキノン類も大きく変化する．好気的代謝を行っている幼虫では哺乳類同様にユビキノンが機能しているが，成虫では酸化還元電位の低いロドキノンが主成分となりNADH-フマル酸還元系の構成成分として重要な役割を果たしている（図3）．このように回虫はその生活環において環境の酸素分圧の変化に対応し，呼吸鎖を大きく変動させて適応している．

2）NADH-フマル酸還元系と複合体II

回虫成虫の嫌気的エネルギー代謝に中心的な役割を果たしているPEPCK-コハク酸経路の最終ステップはNADH-フマル酸還元系によって触媒されている．この系においてはNADHからの還元力はNADH-ユビキノン還元酵素複合体（複合体I）によって低電位のロドキノンに伝達され，最終的に複合体IIによってフマル酸を還元しコハク酸を生成

する（図2白矢印）．この系の特徴は酸素を利用せずに複合体Iの共役部位を駆動しATPを合成することができる点であり，回虫以外にも多くの寄生虫ミトコンドリアや嫌気性細菌に存在している．大腸菌には2種の複合体IIがあり，嫌気的条件下では*frd*オペロンにコードされるキノール-フマル酸還元酵素（QFR）が誘導される．ここではNADHやグリセロールからの還元力は低ポテンシャルのナフトキノンであるメナキノンへ伝達され，最終的にQFRによってフマル酸へと渡される．一方，好気的な条件下では*sdh*オペロンにコードされコハク酸の酸化を触媒するコハク酸-ユビキノン還元酵素（コハク酸脱水素酵素複合体：SQR）が誘導される．SQRは呼吸系の脱水素酵素であると同時にTCA回路の酵素でもあり，好気的エネルギー代謝において両者を直接結ぶ接点となっている．このように大腸菌は2つの異なる酵素（複合体II）をもち，環境の酸素分圧に対応してこれらの合成を制御し，エネルギー代謝の恒常性を維持し適応している．回虫はやはり異なる複合体IIをもち環境に適応しているが，その実体は細菌とは大きく異なっている．

複合体IIはコハク酸とフマル酸の酸化還元を触媒する酵素複合体の総称であり，細菌では細胞質膜に，また真核生物ではミトコンドリア内膜に局在している．そのサブユニット構造は種を通して共通で，基本的に4つのポリペプチドから構成されてい

る（図4）．分子量約70 kDaの最も大きいサイズのサブユニット（Fp）は補欠分子族としてFADを含み，これと分子量約30 kDaで3種の異なるタイプの鉄-硫黄クラスターを含むIpサブユニットから，比較的親水性の触媒部位が形成されている．この触媒部位はSQRではコハク酸からphenazine methosulfate：PMSなど水溶性の電子受容体への，逆にQFRでは水溶性の還元型methyl viologen：MVからフマル酸への電子伝達を担っている．この触媒部位が膜に安定に局在するためには約15 kDaと13 kDaから構成される2種の小さな疎水性のサブユニットが必要であり，多くの酵素でヘム*b*を含むことからシトクロム*b*サブユニット（CybLおよびCybS）とよばれている．この疎水性のシトクロム*b*は複合体IIとユビキノンやロドキノンなど膜中に存在する疎水性の電子伝達成分との電子の授受にも必要であり，全体としてはシトクロム*b*が膜アンカーとして膜内に局在し，触媒部位はミトコンドリアではマトリックス側に，細菌では細胞質側に突出した形をとっている．

高いQFR活性を示す回虫成虫の複合体IIに関して，これまでに，以下の特徴が明らかになっている．Fpは細菌からヒトまで非常に保存性の高いサブユニットであり，基質であるコハク酸やフマル酸，補欠分子族であるFADの結合に関与する領域のアミノ酸配列は特によく保存されている．注目すべき点は，成虫複合体IIは高いQFR活性を示すに

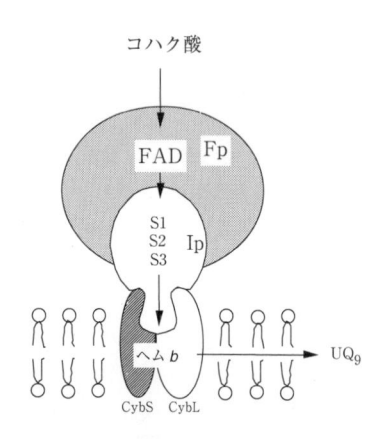

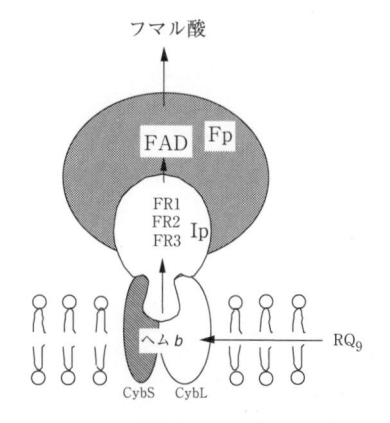

図4 複合体IIの幼虫型および成虫型複合体IIのサブユニット構造
幼虫型（左）は哺乳類同様コハク酸酸化を触媒するが（SQR），成虫型（右）では逆反応のフマル酸還元酵素（QFR）として機能する．IpおよびCybLは両者で共通だが，FpおよびCybSはそれぞれ異なったサブユニットから構成されている．S1〜S3, FR1〜FR3は3種類の鉄-硫黄クラスター．

もかかわらず，その一次構造は大腸菌 QFR よりは SQR により近いことである．Ip は 2 Fe-2 S，4 Fe-4 S および 3 Fe-4 S の 3 種の異なる鉄-硫黄クラスターを含んでおり，これらの結合に関与する領域はフェレドキシンにみられるシステインに富んだアミノ酸配列をもっている．EPR による解析から回虫成虫の 3 Fe-4 S クラスターは大腸菌 QFR 同様に酸化還元電位が SQR に比べて低く，低電位の還元型ロドキノン（酸化還元電位は-63 mV）からフマル酸（$+30$ mV）への電子伝達を容易にしていると考えられるが，その結合部位周辺の一次構造はやはり SQR に似ている．回虫成虫 QFR の一次構造が SQR に近い事実から，これが嫌気性細菌の QFR に直接由来するのではなく *C. elegans* のような自由生活性の線虫の SQR に由来すると考えられる．

膜アンカーであるシトクロム b は種特異的性質が強く，一次構造も種間でかなり異なっているが，機能的に重要なアミノ酸残基や膜内での配向性は保存されている．2 つのサブユニットは両者ともに 3 回膜を貫通する非常に疎水的な性質をもっており，補欠分子族であるヘム b は Cyb L と Cyb S の膜貫通部分に局在する 2 つのヒスチジン残基に架橋する形で結合している．シトクロム b は幼虫ではユビキノン，成虫ではロドキノンとの電子の授受を行うサブユニットであり，キノン類との相互作用という観点からも重要なサブユニットである．酸化還元滴定の解析から回虫成虫複合体 II のシトクロム b（シトクロム b_{558}）の酸化還元電位は-34 mV で，哺乳類であるウシのシトクロム b_{560} の-185 mV に対して高く，この性質も低電位のロドキノンからの電子伝達を容易にしている．

3．原虫のエネルギー代謝

原虫は単細胞でその増殖速度が早く，またサイズが小さく肉眼では観察できない点で，いわゆる微生物である．マラリアや赤痢アメーバなど，治療を行わないと致死的な症状を呈する寄生虫症も，ほとんどが原虫症である．

1）トリパノソーマ

寄生性原虫の中で最も研究が進んでいるのは鞭毛虫類に属するアフリカ型トリパノソーマ（*Trypanosoma brucei brucei*）である．*T. b. brucei* とその近縁種はツェツェバエによって媒介されるアフリカ睡眠病の病原体であり，ヒトの寄生虫感染症としてばかりでなく，動物，特に家畜の感染がアフリカの食糧問題における蛋白源の中心的な問題となっており，その対策が急がれている．鞭毛虫類は一般に 1 個の細胞当たり 1 つのミトコンドリアをもち，そこには RNA editing で知られているキネトプラスト DNA が局在している．*T. b. brucei* のミトコンドリアはその生活環においてその構造と機能を大きく変化させる．ベクターであるツェツェバエ中のプロサイクリック型では ATP 合成は酸化的リン酸化によって行われ，呼吸鎖や ATP 合成酵素を含みクリステの発達したミトコンドリアが機能している．一方，宿主哺乳類の血液中に生息するトリポマスティゴート型では解糖系によるエネルギー代謝が主となるが，これはグリコソームとよばれる特殊なオルガネラ中で進行する．グリコソーム中には解糖系の酵素が通常の細胞内の 100 倍以上の濃度で含まれ，高い効率の反応が行われている．この解糖系の進行のためには生成した NADH の再酸化が必要であるが，これにはミトコンドリアに存在するシアン耐性のグリセロール-3-リン酸酸化系（図5）が重要な役割を果たしている[2]．この系はグリコソームで生成されたグリセロール-3-リン酸をグリセロール-3-リン酸脱水素酵素，ユビキノン，シアン耐性酸化酵素（alternative oxidase）から構成される電子伝達によって酸化する系であり，ミトコンドリア内膜に局在している．このグリセロール-3-リン酸酸化系は宿主には存在せず，抗トリパノソーマ薬スラミンの阻害部位とされている．この系の末端酸化酵素であるシアン耐性酸化酵素は哺乳類やベクター中のプロサイクリック型のミトコンドリアに存在するシアン感受性のいわゆるシトクロム c 酸化酵素とは全く異なった構造をもっており，補欠分子属としてヘムではなく鉄を含んでいると考えられている．

2）マラリア原虫[3]

マラリアはハマダラカによって媒介されるマラリア原虫が赤血球内に寄生し発症する原虫感染症であり，特有の熱発作とそれに続く貧血，脾腫が主な症状である．特効薬であったクロロキンに対する薬剤耐性マラリア原虫や媒介蚊の出現によりその死亡者は年間 300 万人以上と推定され，最も重要な再興感染症の一つである．ヒトに感染するマラリア原虫には 4 種類あるが熱帯熱マラリア原虫（*Plasmodium farciparum*）と三日熱マラリア原虫 *P. vivax* が大部分を占める．蚊の体内で雌雄の配偶体が接合した後，感染型になったスポロゾイトが唾液腺に現れ，吸血時にヒト血液中に移行する．スポロゾイトは数

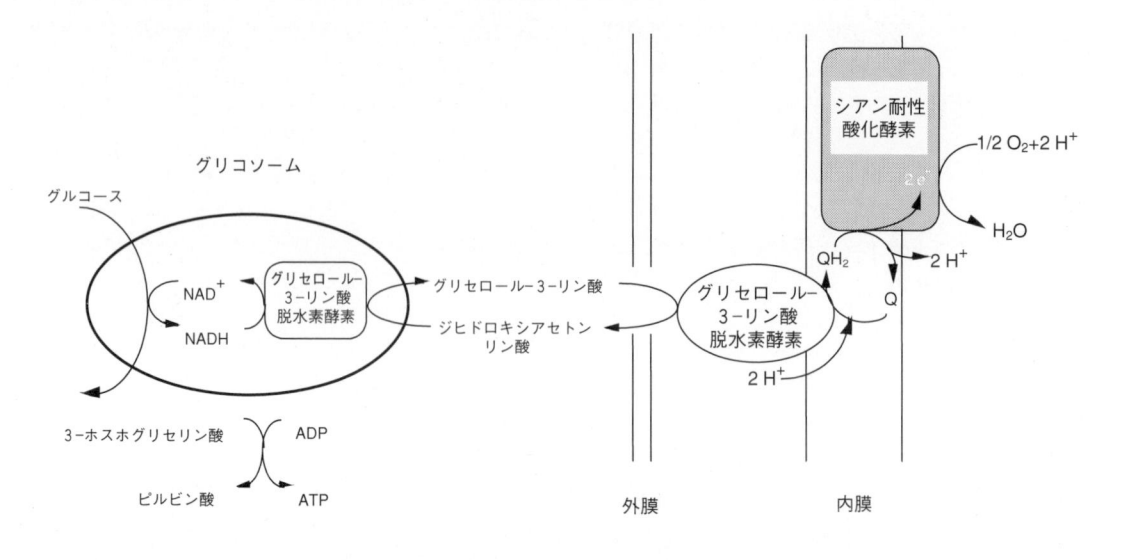

図5 血流型アフリカトリパノソーマのエネルギー代謝
グリコソームの解糖系に由来するNADHの還元力は最終的にミトコンドリアのグリセロール-3-リン酸酸化系で再酸化される．この酸化系の末端酸化酵素であるシアン耐性酸化酵素は，還元型ユビキノン（キノール）から酸素への電子伝達を触媒する．アスコフラノンはこのシアン耐性酸化酵素を特異的に阻害する．

分の内に肝臓に到達し，肝実質細胞に侵入する．肝細胞内で赤外型原虫となり，分裂を繰り返して約5〜7日で数千から数万のメロゾイト（娘虫体）となって細胞を破壊する．メロゾイトは血中に放出され赤血球に侵入する．赤血球型は環状体，栄養体，分裂体と発育に伴い形態が変化し，48時間後には8〜24個のメロゾイトが形成され，一定の周期性をもって多数の赤血球を一挙に破壊する．メロゾイトは数十秒の間に新しい赤血球に侵入し増殖サイクルを繰り返す．一部の赤血球型原虫は性的に分化して生殖母体となり，これが蚊の吸血時に蚊の体内に入り新たな感染源になる．生殖母体は蚊の中腸で受精した後，10日〜2週間程度で感染力をもったスポロゾイトになる．

マラリア原虫のミトコンドリアはその生理的意義は不明であったが，熱帯熱マラリア原虫ミトコンドリアDNAの塩基配列が決定され，また生化学的な解析がある程度可能となったことから，その特異的な性質が明らかになってきた．マラリア原虫ミトコンドリアDNAは6,000塩基対と短く，蛋白質としてはシトクロムbおよび末端酸化酵素であるシトクロムc酸化酵素のサブユニットIとIIIの遺伝子の3種のみで，リボソームRNAは分断されておりtRNAはない．また，マラリア原虫には35,000塩基対の環状DNAをもつアピコプラストというオルガネラがあり，その配列は葉緑体に似ている．多重膜構造である点などからマラリア原虫が属する胞子虫類の祖先の細胞に，藻類が二次的に共生したものと考えられている．両オルガネラはマラリア原虫の増殖に必須であり，薬剤の標的としても注目されている．

3) ミトコンドリアをもたない寄生原虫[4]

寄生性原虫の中にはミトコンドリアをもたないものも数多く存在する．例えばアメーバ性赤痢の病原体である赤痢アメーバ（*Entamoeba histolytica*），下痢症を起こすランブル鞭毛虫（*Giardia lamblia*）また膣トリコモナス（*Trichomonas vaginalis*）などである．これらの原虫はいずれも酸素分圧の低い嫌気的な環境に生息し，以前はランブル鞭毛虫や膣トリコモナスはミトコンドリアをこれまでに一度ももったことのないグループと考えられていた．しかし核にコードされておりミトコンドリア由来と考えられているバリル-tRNA合成酵素がこれらの原虫にも存在することがわかり，一度はミトコンドリアをもっていた時期があり，現在ではこれを失っているということが明らかになった．また，最近の研究から，膣トリコモナスは，ヒドロゲナーゼを含むヒドロゲノソームとよばれるオルガネラを

もっていることがわかってきた．また，ゴキブリの腸管に寄生する繊毛虫のヒドロゲノソームにゲノムDNAが見つかり，このオルガネラがミトコンドリアと共通の祖先から出現したことが明らかになっている．ヒドロゲナーゼは水素イオンを還元して分子状水素を放出する酵素であるが，これを含む代謝系は，解糖系によりグルコースから生成したピルビン酸を基質として酢酸を生成し，その間に基質レベルのリン酸化反応によってATPを合成する．これらの原虫の酵素は嫌気性細菌の系と非常によく似ており，遺伝子の水平移動によって獲得されたと考えられる．

さらに，赤痢アメーバやランブル鞭毛虫にもマイトソームとよばれるミトコンドリア由来と考えられるオルガネラがあることもはっきりしてきた．このように寄生虫は宿主と同じ好気的呼吸鎖に加え，細菌や植物の系を取り込んで自分のものとし，さらに代謝系を進化させて宿主内の環境に適応し，生活環を維持している．

4. 化学療法剤の標的としての寄生虫ミトコンドリア

宿主と異なった寄生虫の嫌気的ATP合成系は選択毒性の高い化学療法剤の標的として期待されるが，本稿で述べた蠕虫のNADH-フマル酸還元系は多くの寄生虫がもつことからも注目されており，実際に抗蟯虫薬ピルビニウムパモエートの標的である．また，回虫複合体Iの特異的阻害薬であるナフレジンはヒツジの腸管寄生虫である捻転胃虫（*Haemonchus contortus*）に動物実験レベルでも有効性を示す．

原虫においても，最新の抗マラリア薬であるアトバコン（Atovaquone）の作用点がミトコンドリア電子伝達系のシトクロムbと考えられている．また，トリパノソーマのシアン耐性酸化酵素も宿主がこれをもたない点から，以前より阻害薬のスクリーニングが進められてきた．我が国で見出されたアスコフラノンは酵素レベルでのIC$_{50}$が1 nM以下と非常に低濃度で特異的な阻害作用を示し，ケニアで

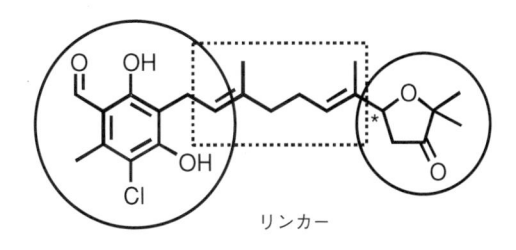

図6 アスコフラノンの構造

アスコフラノンは糸状菌が産生する化合物で，初期には抗癌剤として開発された．芳香環，リンカーおよびフラノン環の3つの部分から構成されている．全合成法が確立しており，各種誘導体による構造活性相関の解析を進められており，芳香環の重要性が明らかになっている．

行っているヤギを用いた感染治療実験でもその劇的な効果が明らかになっている（図6)[5]．さらに赤痢アメーバ症の特効薬として知られているメトロニダゾールは膣トリコモナスやランブル鞭毛虫症にも有効だが，その標的は原虫のヒドロゲナーゼ系である．メトロニダゾールは，この系の構成成分の1つである還元型フェレドキシンにより還元されて活性化され，生じたラジカルが原虫を殺滅する．

このように寄生虫のもつ特殊なエネルギー代謝系は今後も新規抗寄生虫薬の開発の標的として重要な位置を占めると考えられる． ［北　潔］

参考文献

1) 北　潔著，渡邊　武，柳　雄介，満屋裕明編：感染症を制御する，pp. 27-40，南山堂，東京，2005．
2) Nihei C, Fukai Y, Kita K : Trypanosome alternative oxidase as a target of chemotherapy, *Biochim Biophys Acta* **1587** : 234-239, 2002.
3) 渡邊洋一，北　潔：寄生虫のミトコンドリアDNA，蛋白質・核酸・酵素，**150**：1817-1821，2005．
4) 橋本哲男：ミトコンドリアを持たない真核生物の起源と進化，蛋白質・核酸・酵素，**150**：1829-1830，2005．
5) 北　潔：地球レベルの創薬，ファルマシア，**40**：909-913，2004．

II 感染症（寄生虫）

10 赤内型マウスマラリア感染における自然免疫応答

マラリアは細胞内寄生性のプラズモディウム属原虫によって引き起こされる疾患で，人類を脅かす最も重要な寄生虫症の1つである．マラリアに対する免疫は再感染を繰り返すことによってようやく賦与されるが，疾患そのものを抑制できるほどの防御免疫を確立するには何年もかかり，しかも持続しない．これまでにワクチンについてきわめて多くの研究がなされているものの，ただ1つとして実用化されている物はない．それというのも，我々は，いかにしてマラリア原虫が宿主と安定な関係を保つのか，いかにして宿主の免疫応答は制御不能にも思えるこの原虫の増殖を抑制できるのか，その詳細が未だ不明だからである．確かなことは，最終的な原虫のクリアランスに関わる免疫は細胞性免疫と液性免疫の両方に依存するということである．では，効果的な適応免疫を得るにはどのようにしたらよいのだろうか．近年，自然免疫に関する研究が進み，自然免疫と適応免疫との関連が詳しく調べられるようになってきたが，マラリアにおける自然・適応免疫の関連についてはまだ研究が緒に就いたばかりである．本稿では，マラリアにおける自然免疫に関与する細胞の応答と役割について，マウスモデルで得られている最近の知見を概説する．

1. マウスマラリアモデルの有用性

マラリアにおける防御免疫機構あるいは病態の発症機構を解明しようとする時，患者末梢血や剖検例から得られたサンプルを用いた研究では得られる情報に限りがあることから，その詳細な検討には特に動物モデルが有用である．1940年代後半から1960年代にかけてアフリカの低木密生林に生息する野ネズミ（*Grammomys*属や*Thamnomys*属）から相次いで分離されたネズミマラリア原虫が，実験用のマウスやラットに適応されマラリア研究に供されるようになった．それらの原虫のうち，*Plasmodium berghei, P. yoelii, P. chabaudi, P. vinckei*の4種はその後多くの研究室で使用されるようになり，さまざまな近交系マウスを宿主として用いる実験系は，赤内型および赤外型マラリア原虫感染の免疫生物学を研究する上で大いに役立っている．マウスモデルを用いて得られた知見は最終的にはヒトマラリアを理解するために用いられるのだが，ただ1種のマウスモデルで得られた結果のみを捉えてヒトマラリアにおける防御機構や病態発症機構について結論づけることはできない．なぜなら，周知のごとくマウスとヒトの免疫系は多くの点で異なることが明らかにされており，また，ネズミマラリア原虫とヒトマラリア原虫の生物学的性状も異なるからである．しかし，それらすべてを考慮するとしても，マウスのマラリア原虫感染に対する応答の詳細な研究が，マラリアにおけるヒトの応答の生物学を理解するために数多くの情報を提供していることは確かである．例えば，防御免疫機構や免疫病理に関与する各種細胞サブセットやサイトカインなど，また，感染の感受性を制御する遺伝子などについては，まず，マラリアのマウスモデルにおいて同定され，次いでヒトマラリアでその存在・機序などが確認されたものも多い．

2. マラリア感染防御における自然免疫の重要性

マウスマラリア原虫が引き起こす赤内型マラリアの病態や致死性はそれぞれの原虫の種や株によって異なるが，これらの違いは原虫間の遺伝的多様性や宿主として用いられる近交系マウス種間の相違によっても左右される．上述した4種のマラリア原虫の強毒株や弱毒株を用いたこれまでの研究によれば，原虫感染後の宿主免疫応答にも各々違いが認められる．例えば，*P. yoelii*は防御免疫機構において抗体への依存性が強いが，*P. chabaudi*や*P. vinckei*はT細胞を主体とした細胞性免疫への依存性が強いと考えられている（表1）．このことは，*P. yoelii*感染系がワクチン開発の基礎研究に，*P. chabaudi*感染系がマラリアのT細胞免疫応答の研究に頻用されてきたことと無関係ではない（ちなみに，*P. berghei* NK 65は化学療法剤のスクリーニングなど

表1　赤内型マラリア免疫の研究によく用いられるネズミマラリア原虫の免疫生物学的・病態的特徴

種	株	感染赤血球	病原性	免疫応答 感染初期	免疫応答 感染後期
P. berghei	NK 65	網状赤血球	強毒		
P. berghei	ANKA		致死性		
P. berghei	XAT	網状赤血球	弱毒		
P. yoelii yoelii	17 X(NL)	網状赤血球	弱毒	体液性免疫	
P. yoelii yoelii	17 X(L)	成熟赤血球	強毒	体液性免疫	
P. chabaudi chabaudi	AS	成熟赤血球	強毒/弱毒[*1]	細胞性免疫	体液性免疫が必要
P. chabaudi adami	556 KA	成熟赤血球	弱毒	細胞性免疫	体液性免疫が必要
P. vinckei vinckei		成熟赤血球	強毒		
P. vinckei petteri			弱毒[*2]	細胞性免疫	体液性免疫が必要

[*1]：宿主の株による，[*2]：強毒になりやすい

に多用されてきた）．

マウスの赤内型マラリアでは，急性期の原虫増殖を抑制できるかどうかでその後の重症度・死亡率が決まる場合が多い．急性期の原虫血症の制御には，マクロファージ，NK 細胞，CD 4$^+$T 細胞，IFN-γ が関与し，慢性期の原虫排除や治癒には Th 1 タイプの抗体である IgG 2 a が関与する．IL-12 を初めとするさまざまなサイトカインが協同して最終的に Th 1 細胞を増殖させるが，IFN-γ が赤内型マラリアの防御免疫において中心的なエフェクターサイトカインであると考えてよい．これらのことは赤内型マラリアに対する宿主抵抗性に関しては Th 1 タイプの適応免疫が重要であることを意味する．

赤内型マラリアにおいて効果的な適応免疫が発動されるには，それ以前の自然免疫が重要であることはいうまでもない．樹状細胞，単球・マクロファージ，$\gamma\delta$T 細胞など自然免疫に関与する細胞と赤内型マラリア原虫とが，感染初期に効率的かつ相互に関わり合うことが，その後の原虫増殖を抑制・排除し治癒に至るのに重要であることが，P. chabaudi や P. yoelii 感染系において示唆されている．マラリア原虫感染における自然免疫関連細胞の重要性について，比較的研究の進んでいるこれら 2 種のマラリア原虫感染系に加え，筆者らが P. berghei 感染系によって得ている最近の知見をもとに考察する．

3. マラリア感染免疫における樹状細胞の役割

マラリア原虫の感染初期に，自然免疫に関与する細胞が赤内型原虫に応答し相互に作用しあうことが，その後の効果的な適応免疫応答を宿主に惹起させる上で重要である．マラリアのマウスモデルを用いた研究によって，赤内型マラリアに対する防御免疫が惹起される際に，樹状細胞が重要な役割を担っていることが明らかとなってきた．では，樹状細胞はどのようにマラリア感染免疫の初期に影響を及ぼすのだろうか．2001 年に Langhorne のグループは，骨髄由来の樹状細胞を用いた in vitro の実験により，P. chabaudi AS のシゾントが樹状細胞に MHC クラス II 分子や共刺激分子の CD 40 や CD 86 を発現させて，炎症性サイトカインの IL-12, TNF-α, IL-6 を産生させることを見出した．SCID マウスや RAG ノックアウトマウス，CD 40 ノックアウトマウスから調製した骨髄由来樹状細胞もこれらのサイトカインを産生したことから，P. chabaudi AS に対する樹状細胞のサイトカイン応答は T 細胞や NK 細胞の存在や CD 40 の発現には依存しないことが示唆された．

一方，マラリア感染では脾臓が防御免疫応答において重要な役割を果たす．例えば，摘脾されたマウスに P. berghei や P. chabaudi の弱毒株を感染させると，本来は自然に排除されるべき原虫がいずれも排除されない．このことは，赤内型マラリア原虫に対する免疫応答が行われている最前線の「場」としての脾臓の重要性を示している．そこで，骨髄から培養によって得た樹状細胞ではなく，マラリア原虫感染後のマウスの脾臓内の樹状細胞が初期免疫にどのように関与するのかが興味深い．P. yoelii 17 X 弱毒株感染マウスの脾臓から分離した各種細胞を用いた Avery のグループの研究（2002 年，2004 年）によれば，CD 11 b$^+$ マクロファージや B 220$^+$B 細胞ではなく，脾臓の CD 11 c$^+$ 樹状細胞こそがナイーブ T 細胞による高レベルの IL-2, IFN-γ, TNF-α 産生を刺激する細胞であった．CD 11 b$^+$ マクロファージは CD 4$^+$T 細胞の増殖や IL-2 産生をむしろ抑制する可溶性因子を産生した．感染マウスから分離した CD 11 c$^+$ 樹状細胞は P. yoelii 17 X

特異的なT細胞ハイブリドーマを刺激して高レベルのIL-2を分泌したことから，これらの応答は抗原特異的であるといえる．さらに，感染マウス脾臓由来の骨髄球系樹状細胞もリンパ球系樹状細胞もIL-2, IFN-γ, TNF-α, IL-12 p 40を産生し，IL-12依存的な機構を通してCD 4$^+$T細胞によるIFN-γ産生を誘導することが明らかになった．したがって，マラリア原虫によって活性化された樹状細胞は，共刺激分子を発現し炎症性サイトカインを産生してナイーブT細胞の活性化に関与し，赤内型マラリアに対して防御能があるTh 1細胞媒介性の免疫応答を誘導するといえる．一方，Leisewitzらは，2004年に，*P. chabaudi*感染後5日目にCD 11 c$^+$樹状細胞が脾臓の辺縁帯からCD 4$^+$T細胞が多い小動脈周囲リンパ鞘（PALS）領域に移動し，共刺激分子のCD 40, CD 54, CD 86の発現やIFN-γ産生を増強させていることを観察している．この時，脾臓内のマクロファージやB細胞は，増殖するものの赤脾髄に留まっている．

4. 樹状細胞とマラリア原虫感染赤血球

マラリア原虫に対する免疫応答を開始するために，樹状細胞は血中あるいは脾臓中に存在する可溶性マラリア原虫抗原やマラリア原虫感染赤血球を認識して取り込み，その後，抗原をプロセッシングして他の免疫担当細胞に提示しなければならない．マラリア原虫は赤内型ステージの多くを赤血球内で過ごす．そこで樹状細胞が原虫抗原を認識するにあたって，成熟シゾント形成後に感染赤血球が壊裂してマラリア原虫抗原が放出されるまで待つ（マウスマラリア原虫で24時間，ヒトマラリア原虫で48〜72時間）のではなく，感染赤血球そのものを取り込むことができればきわめて効率的である．この樹状細胞による感染赤血球の取り込みについては熱帯熱マラリア原虫や*P. yoelii*感染赤血球で報告があるが，2006年にStevensonのグループは，*P. chabaudi*感染系についてCFSEラベルした赤血球を用いて詳細に調べた．その結果，骨髄由来樹状細胞も脾樹状細胞も非感染赤血球よりも原虫感染赤血球を好んで取り込み，この取り込みには一部アクチン重合が関与していることを明らかにした．さらに脾樹状細胞によるこの選択的な感染赤血球の取り込みは，*P. chabaudi*感染後増強され，MHCクラスIIや共刺激分子の発現，IL-12産生，CD 4$^+$T細胞増殖やIFN-γ産生に関与していることを見出した．これらの結果は，樹状細胞が赤内型マラリアに対する防御免疫を開始する際に重要な役割を果たしていることの1つのエビデンスであり，樹状細胞と感染赤血球との初期の相互作用が，結果的に樹状細胞を活性化し防御能のあるTh 1タイプ免疫応答の誘導へと結びつけることを示唆している．

5. マウスマラリアにおける樹状細胞ワクチンの試み

*P. yoelii*や*P. chabaudi*の赤内型感染においては宿主の樹状細胞の機能が阻害されることはないとする説が優勢である．すなわち，マラリアのマウスモデルにおいては*in vivo*や*in vitro*で活性化された樹状細胞は，抗原特異的なT細胞依存性の免疫応答を刺激するためにマラリア原虫抗原を提示し，共刺激分子を発現し，炎症性サイトカインやケモカインを産生する．したがって，活性化された樹状細胞をワクチンとして用いる可能性が考えられる．Plebanskiのグループは，2004年に，マラリア原虫感染赤血球で刺激した樹状細胞を移入したマウスが，赤内型の*P. yoelii* YMや*P. chabaudi* AS致死感染系で生残することを見出した．抗原で刺激した樹状細胞の移入により惹起されるこの防御免疫は，同種間だけでなく異種原虫間でも起こり，再感染後のマラリア原虫特異的IFN-γやIL-4産生とともに特異的な抗体産生をも誘導した．IL-12 p 40ノックアウトマウスでは*P. yoelii* YM感染後の防御は認められなかったので，樹状細胞誘導性のこの防御免疫は宿主のIL-12発現に依存していると考えられる．また，原虫抗原で刺激した樹状細胞で免疫したマウスから単離した脾臓T細胞の方が，抗原刺激しなかった樹状細胞を免疫したマウス由来のT細胞に比べて防御能が強かったので，樹状細胞移入により惹起されるこの防御免疫においては，抗原特異的T細胞が重要な役割をもつことがわかる．しかし，原虫抗原刺激した樹状細胞移入により死を免れて生残したマウスがなおも高い原虫血症を示していた点や，通常*P. chabaudi* AS感染に対しては抵抗性のC 57 BL/6マウスで高い致死率を示しているなど検討すべき点も多い．Stevensonのグループは，最近，非感染マウス由来の脾樹状細胞を*P. chabaudi* AS感染赤血球で*in vitro*刺激した後，感染抵抗性のC 57 BL/6マウスと感受性のA/Jマウスにそれぞれ移入すると，両者ともに，強い防御免疫が誘導できたことを明らかにしている．

6. マラリア感染におけるマクロファージの役割

マラリア原虫に感染すると免疫応答が抑制されるが，マクロファージが赤内型マラリアにおいて免疫抑制に関与することは広く知られている．P. yoelii 17XやP. chabaudi AS感染マウス由来のマクロファージは，T細胞の増殖やT細胞増殖因子であるIL-2の産生を抑制する．Averyのグループは，P. yoelii 17X感染マウスの脾細胞がIL-2産生を阻害する物質を産生することを見出した（2002年）．この阻害物質の成分の実態はまだ明らかではないが，一酸化窒素（NO）やプロスタグランジンE_2（PGE_2）やTGF-βとは異なる．また，脾細胞からCD11b$^+$細胞を除去すると阻害活性が消失した．その後彼らは感染マウスの脾臓から各種細胞を精製し，CD11b$^+$CD11c$^-$マクロファージがT細胞によるIL-2産生を抑制する中心となる細胞であることを明らかにした（2004年）．しかし，この感染マウス由来のCD11b$^+$マクロファージは，ナイーブT細胞のIFN-γやTNF-α産生の阻害はできなかった．つまり，赤内型マラリア感染状況下においてマクロファージは，過剰なT細胞増殖を制限してマラリア病態を予防する上で重要な免疫制御機能を果たしている一方で，IFN-γ産生の抑制はせずその結果としてTh1細胞の分化を促進しているといえる．

マラリア感染におけるマクロファージの抑制効果はT細胞応答に限ったことではない．マラリア原虫感染でIL-12はIFN-γと協同して病態に対して防御的な働きを示すことがあるが，P. berghei ANKA感染マウスではマクロファージのIL-12 p70産生が非感染マウス由来マクロファージに比べて低い．原虫感染後のマウスの腹腔マクロファージで調べると，IL-12 p35と異なりIL-12 p40の遺伝子発現が著しく抑制されている（Xuら，2001年）．この阻害は感染赤血球と接触したマクロファージとの相互作用で誘導され，可溶性抑制因子のIL-10に媒介される．一方，P. chabaudi AS感染において感染抵抗性のC57BL/6マウスと感受性のA/Jマウスを比較すると，脾マクロファージによるIL-12 p70産生に大きな違いがある（Samら，1999年）．IL-12 p40やIL-12 p35遺伝子の発現はどちらも同様に高いのだが，マクロファージによるp70蛋白（生物学的活性がある）の産生は，抵抗性マウスが感受性マウスよりも有意に高い．これに対して，マクロファージによるp40蛋白のin vitroでの産生は有意には上昇しない．マクロファージによるIL-12産生は，赤内型マラリアにおいてTh1かTh2応答かのどちらかを決定づける．赤内型マラリアに対して防御的なTh1タイプ免疫を誘導するIL-12産生が低い（感受性マウスで認められる）ことを阻害ととれば，これはIL-12 p70蛋白分泌レベルでのマラリア原虫による免疫回避のための戦略の1つと考えることができるかもしれない．

7. マラリア感染における$\gamma\delta$T細胞の役割

赤内型マラリア原虫感染では，脾臓，肝臓あるいは血中で$\gamma\delta$T細胞が増殖することが知られている．しかし，モノクローナル抗体で$\gamma\delta$T細胞を除去したマウスや$\gamma\delta$T細胞欠損マウスを用いた研究によれば，P. chabaudi AS, P. chabaudi adami, P. chabaudi chabaudi CB感染のいずれも，$\gamma\delta$T細胞がなくてもマウスは感染を制御し最終的に治癒する．このことから，P. chabaudi感染系では防御免疫における$\gamma\delta$T細胞の役割の重要性はさほど大きくないと考える研究者も多い．しかし，Weidanzのグループは，1994年以来，B細胞と$\gamma\delta$T細胞のダブルノックアウトマウスや，B細胞欠損マウスからモノクローナル抗体で$\gamma\delta$T細胞を除去する手法により，主にP. chabaudi adami感染系を用いて$\gamma\delta$T細胞の防御的役割について研究を続けている．彼らの研究によると，B細胞欠損あるいは除去マウスに本原虫を感染させるとマウスは単峰性の原虫血症のピークを示しその後原虫増殖は抑制されるが，これらのマウスから$\gamma\delta$T細胞が除かれると感染は増悪し，高い原虫血症を示し続ける．さらに，P. chabaudi adamiを感染させたB細胞欠損マウスは，$\gamma\delta$T細胞の増殖の割合が正常マウスに感染させた時より数倍多い．LanghorneのグループもP. chabaudi AS感染系について同様の結果を得ている．これらの結果は，① P. chabaudi系のマラリア原虫感染では原虫の排除にB細胞は重要ではない，② B細胞がない場合の原虫増殖の抑制には$\gamma\delta$T細胞が必須である，ことを示し，さらには，③ $\gamma\delta$T細胞による原虫排除には抗体が関与しない，ことを示唆する．しかし，どのようにして$\gamma\delta$T細胞が赤内型マラリアの防御免疫あるいは病態に関与するのかを知ろうとする時，免疫不全状態の宿主からさらに標的とする細胞（この場合，$\gamma\delta$T細胞）を欠損

あるいは除去することによって結論を導き出そうとする手法には議論の余地が残るかもしれない．なぜなら免疫不全の部分が他の表現形で補われている場合（この場合，正常マウスでは認められない，感染後のγδT細胞の異常増殖）が多いからである．そこで，コントロールの感染に免疫の正常なマウスを用いてγδT細胞について調べられる（すなわち，γδT細胞の役割がより明確な）マラリア感染モデルがあれば有用であろう．筆者らはP. berghei NK 65（強毒株）の放射線照射によって得られた弱毒株原虫 P. berghei XATを用い，この原虫をCBA/JNマウスに感染するとP. chabaudi 感染系と同様，回復期にγδT細胞が増殖することをまず見出した．さらに，本原虫感染マウスから抗体でγδT細胞を除去すると，マウスは原虫を排除できず高い原虫血症を示したまま多くがやがて死亡した．γδT細胞除去マウスと未処理マウスとのサイトカイン応答と原虫特異的抗体を調べることにより，P. berghei XATマラリアにおいて本原虫のクリアランスにはγδT細胞が必須であり，γδT細胞はTh1応答をエンハンスすることにより防御に関わることを明らかにした．γδT細胞の活性化は樹状細胞に依存し，また樹状細胞の成熟化が活性化γδT細胞で増強されるなど，γδT細胞と樹状細胞

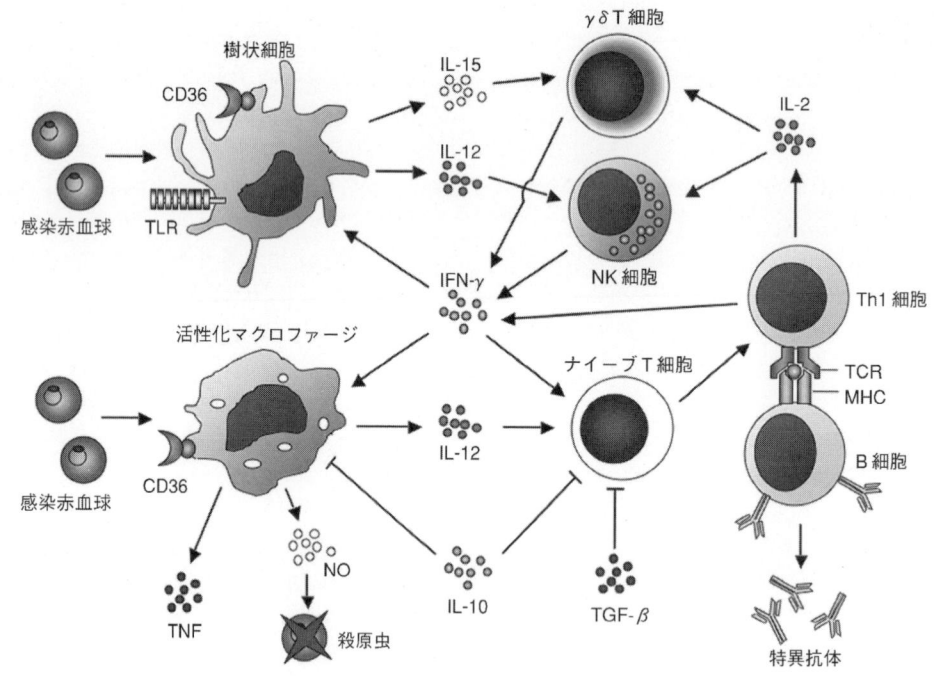

図1 赤内型マラリアにおける自然免疫と適応免疫の関連（文献[5]を一部改変）

赤内型マラリアにおいて，自然免疫に関与する細胞が産生するサイトカインが，どのようにして適応免疫の制御に関わるかを示す推察を含めた概念図．まず，樹状細胞はTLRやCD 36などのパターン認識レセプター（PRRs）によって原虫のリガンドを認識する．樹状細胞は，この刺激とIFN-γなどの炎症性サイトカインに応答して成熟化し，脾臓に移行する．樹状細胞の成熟化は，MHCクラスII分子やCD 40, CD 80, CD 86，や接着分子の発現，IL-12などのサイトカインの産生と関連している．IL-12はNK細胞を活性化してIFN-γを産生させ，Th 1細胞の分化を誘導する（IL-15もNK細胞を活性化させるがIL-12への依存度が強い）．NK細胞により産生されたIFN-γは，また，樹状細胞の成熟化を誘導し，原虫抗原特異的なナイーブCD 4+T細胞のクローン増殖を促進する．抗原特異的Th 1細胞により産生されたIL-2は，NK細胞を活性化してIFN-γをさらに産生させる．産生されたIFN-γはさらに樹状細胞の成熟化を誘導し，マクロファージを活性化させて，適応免疫応答をさらに増強する．したがって，IFN-γがマラリアにおける自然免疫と適応免疫の橋渡しをするキーサイトカインである．IL-10やTGF-βは，自然・適応免疫応答の両方を抑制的に制御する．NK細胞はP. chabaudi AS感染で，γδT細胞はP. berghei XAT感染で特に重要な役割をもつ．
TLR：Toll様レセプター，NO：一酸化窒素，TCR：T細胞レセプター．

は相互に制御しあっているとされる．この感染モデルを用いてマラリア感染における$\gamma\delta$T細胞と樹状細胞の両方向性のcommunicationについてさらに検討を進めている．

一方，P. yoelii 17 X 弱毒株感染における$\gamma\delta$T細胞の役割については，$\gamma\delta$T細胞欠損マウスを用いた感染実験の結果が，①コントロールマウスと違いがない(Tsujiら，1994)，②有意に低い(Kopacz & Kumar, 1999)など，研究者によって結果が異なっており一定した見解が得られていない(彼らは同じ遺伝的背景のマウスを用いているのだが)．そうした中で，Aboのグループは(2005年)，P. yoelii 17 X 弱毒株感染回復期に抵抗性DBA/2マウスの肝臓にCD3^{int}B220^+の$\gamma\delta$T細胞(胸腺外T細胞)が著増し，感受性のC 57 BL/6マウスと比べてその細胞数が有意に多いことを見出した．抗体投与によりDBA/2から$\gamma\delta$T細胞を除去してP. yoelii 17 X を感染させたところ原虫血症が増悪したことから，この胸腺外T細胞が抵抗性に関わる細胞であろうと考察されている．赤内型マラリアにおける$\gamma\delta$T細胞の役割の詳細についてはまだ不明な点が多く，今後さらなる研究が必要である．

おわりに

自然免疫に関連する細胞――樹状細胞，マクロファージ，$\gamma\delta$T細胞――のマラリアにおける応答・役割について，マウスモデルで得られている最近の知見をもとに概説した．自然免疫に関与する細胞としては他にナチュラルキラー(NK)細胞やNKT細胞などがある．特に，NK細胞は樹状細胞によって活性化され，活性化されたNK細胞はサイトカインを介してあるいは接触により樹状細胞を制御するなどの相互作用があり，関心が集まっている．マラリアにおける樹状細胞-NK細胞間相互反応に関する報告は今のところきわめて少ないが，P. chabaudi 感染モデルを用いているラボを中心に，現在，盛んに研究がなされている．マラリア感染における自然免疫と適応免疫との関連性や相互制御機構などが解き明かされつつある(図1参照)．

[小林富美惠]

参考文献

1) Cox FEG: Major animal models in malaria research: rodent, In: Wernsdorfer WH, McGregor I, editors, Malaria—Principles and Practice of Malariology—, pp. 1503-1543, Churchill Livingstone, 1988.
2) Engwerda CR, Beattie L, Amante FH: The importance of the spleen in malaria, Trends in Parasitology, **21**: 75-80, 2005.
3) Langhorne J, Albano FR, Hensmann M, Sanni L, Cadman E, Voisine C, Sponaas A-M: Dendritic cells, pro-inflammatory responses, and antigen presentation in a rodent malaria infection, Immunol Rev, **201**: 35-47, 2004.
4) Riley EM, Wahl S, Perkins DJ, Schofield L: Regulating immunity to malaria. Parasite Immunol, **28**, 35-49, 2006.
5) Stevenson MM, Riley EM: Innate immunity to malaria, Nat Rev Immunol, **4**: 169-180, 2004.

III 感染症（エイズ感染と生体防御）

11 HIV-1の細胞傷害性T細胞からの逃避機構

体内に侵入したウイルスから身を守ることができるのは，ヘルパーT細胞（CD 4⁺T細胞）や細胞傷害性T細胞（CD 8⁺ cytotoxic T lymphocyte：CTL）を中心とした細胞性免疫や，B細胞による液性免疫が働いているからである．多くのウイルスは，この免疫応答によって生体内から排除される．なかでも，CTLは感染細胞を傷害し，より直接的にウイルスの排除に働く重要な細胞である．しかし，ヒト免疫不全ウイルスタイプI（HIV-1）はこのような免疫系が働いているにもかかわらず，生体内から排除されることはなく，慢性持続感染が成立する．そして，抗HIV治療を行わなければ，通常数年で免疫系組織は破壊されエイズを発症してしまう．近年，さまざまな研究から，HIV-1感染症においてもCTLがHIV-1の排除に重要な役割を果たしていることが明らかになってきた．しかし，HIV-1に対する免疫系がなぜHIV-1を完全に排除することができないのか，いまだ明らかではない．

1. HIV-1感染症におけるCTLの働き

CTLが，HIV-1の排除に重要な役割を果たしていることは，いくつかの報告から強く示唆されている．テトラマー（4量化した可溶型ペプチド・HLA複合体）を用いた解析からHIV-1感染初期に，末梢血中のHIV-1量とHIV-1特異的CTLの数が反比例することが示された．このことから，CTLがHIV-1の増殖を抑制していると考えられる．また，HIV-1に感染しているにもかかわらず長期間にわたりエイズを発症しない患者では，高いCTLの抗ウイルス活性が維持されていることが明らかにされた．さらに，HIV-1に高頻度に曝露されるハイリスク集団の中には，HIV-1特異的CTLの活性が認められ，HIV-1の感染を免れるケースがあり，CTLがHIV-1の増殖を抑制している可能性を示している．動物モデルを用いた実験では，サルに抗CD 8抗体を投与した後にサル免疫不全ウイルス（SIV）に感染させると，病態が著しく悪化することから，SIV感染ではCTLがSIVの排除に重要な役割を果たしていることが明らかとなった．

免疫遺伝学的な解析からもCTLの働きを示唆する報告がなされている．CTLによる免疫応答はヒト白血球抗原（human leukocyte antigen：HLA）に依存（HLA拘束性）している．CTLがHIV-1の排除に重要な役割を果たしているならば，患者のHLAハプロタイプによってHIV-1感染症の病態が異なる可能性が考えられる．ヒトのHLAクラスI抗原は主に2対からなるHLA-A，B，Cの3種類のアリルから構成されている．つまり，1人のヒトは最大6種類のアリルをもつことになる．アリルの種類が多いほど，提示できる抗原ペプチドの種類も多くなり，より多様な抗原に特異的なCTLの応答が起き，宿主にとって有利に働くことが予想される．事実，同一のアリルをもつ人（homozygote）は，異なったアリルをもつ人（heterozygote）よりもエイズへの進行が早いことが報告されている．また，HLA-B 57，HLA-B 27，HLA-B 51は病態進行の遅延とHLA-B 35，HLA-B 53は病態の早期進行と相関があることが報告されている（図1）．これらは，CTLがHLAクラスI抗原を介してHIV-1の排除に関わっていることを示唆している．

2. CTLによるウイルス抗原の認識

CTLが，ウイルス感染細胞を傷害するのは，細胞表面に提示されたウイルス由来の蛋白質断片（エピトープ）を認識するからである．ウイルス感染細胞の細胞質内では，合成されたウイルス蛋白がプロテアソームに運ばれ，9〜15アミノ酸からなるペプ

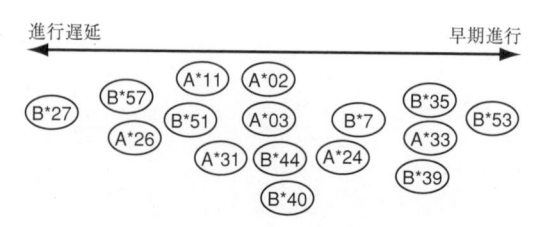

図1 HLAハプロタイプと病態進行の相関
日本人に多いHLAハプロタイプを中心に示す．

チドになる．プロテアソームで分解されたペプチドは transporter associated with antigen processing: TAP とよばれる輸送体を通って粗面小胞体（endoplasmic reticulum: ER）に運ばれる．ERに運ばれたペプチドは，アミノペプチダーゼによって主要組織適合性複合体（major histocompatibility complex: MHC，ヒトの場合は HLA）クラスI分子との結合に適した8あるいは9アミノ酸からなるペプチドになる．これらのペプチドは，ER内でMHCクラスI抗原の重鎖およびβ_2マイクログロブリン（β_2m）に結合して安定したMHCクラスI分子を形成する．その後，ゴルジ体を介して細胞膜表面に輸送される．抗原特異的CTLは，T細胞レセプター（TCR）を介してウイルス感染細胞表面に出てきたMHCクラスI分子-ペプチド複合体を認識する．これにより，シグナルが細胞内に伝達され，CTLの抗ウイルス機能を発現させると考えられている．HIV-1感染細胞においてもこの機序は同様である．HIV-1特異的CTLは，抗原認識によりシグナルが細胞内に伝えられると，パーフォリンやグランザイムといった細胞傷害性因子を細胞外に放出する．これらの因子は，HIV-1の増殖の場である感染細胞を傷害し排除する．さらに，CTLはサイトカインを産生し，HIV-1の細胞内への侵入やHIV-1自体の増殖を抑制することができる．

3. HIV-1 ゲノムの変異による CTL からの逃避機構

それでは，なぜHIV-1はCTLから逃避することができるのだろうか．HIV-1ゲノムは非常に変異性が高い．HIV-1の増殖能（$\sim 10^9$子孫粒子/1日），変異率（10^{-5}塩基置換/塩基）とHIV-1のゲノムサイズ（約10^4 kb）を考慮すると，計算上は，ゲノム上のいずれかの塩基に変異をもつウイルスが毎日複製されていることになる．HIV-1は，さまざまな変異によって抗HIV阻害剤に対して耐性を獲得することが知られているが，CTLの免疫応答に対してもCTLエピトープ領域あるいはその隣接領域（flanking region）に変異を獲得してCTLから逃避することが明らかになってきた（図2）．

エピトープ領域の変異は，2通りの方法でCTLから逃避すると考えられている．第1に，エピトープ領域に変異を獲得するとHLAクラスIとの結合力が低下する．そのため，感染細胞表面に提示される抗原量が減少する．第2に，エピトープ領域の変異はTCRとの相互作用に影響を及ぼす．TCRは，

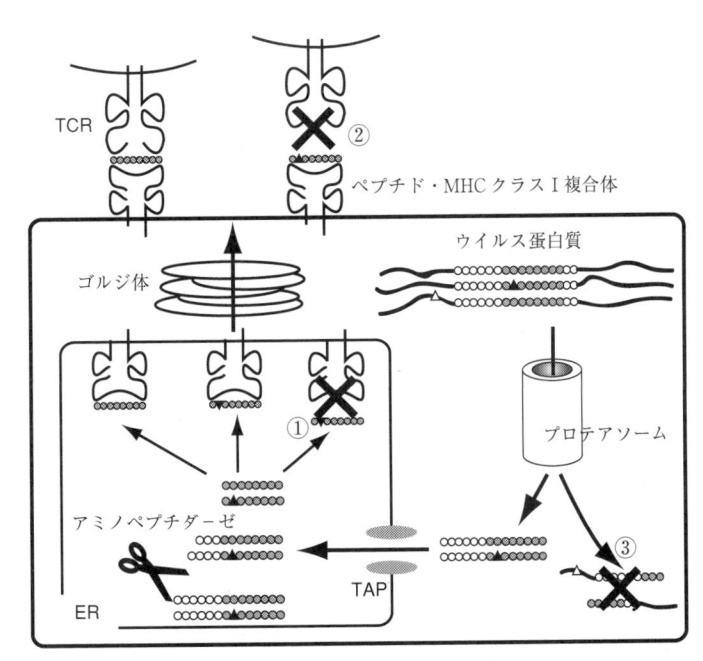

図2 変異獲得による CTL からの逃避
HIV-1は，CTLエピトープ領域およびその隣接領域に変異を獲得し，CTLから逃避する．①HLAクラスIとの結合力が低下，②TCRとの相互作用に影響，③ペプチド生成過程への影響．

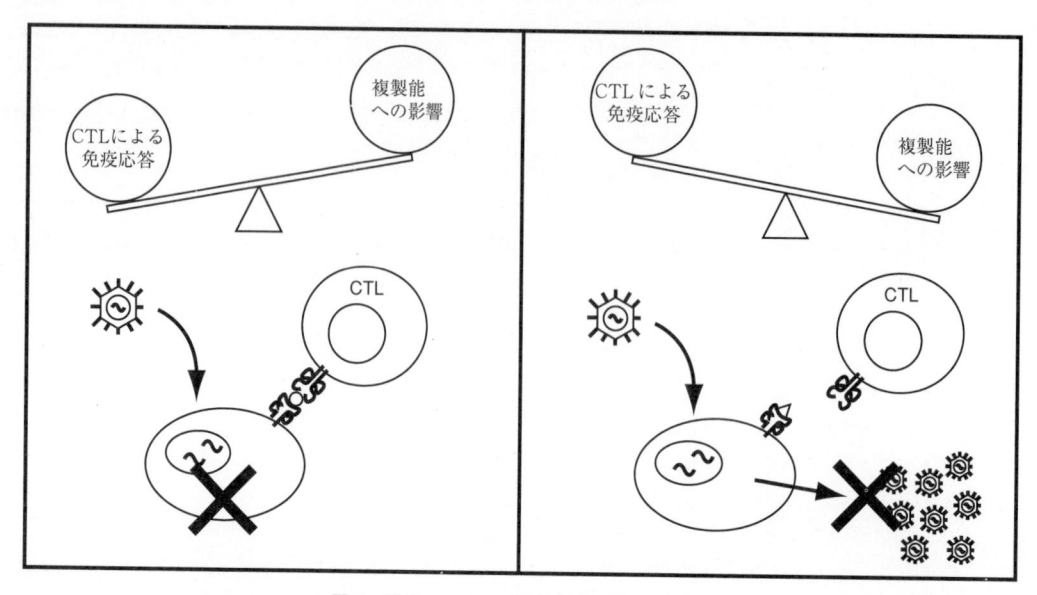

図3 CTLエスケープ変異獲得に関わる要素
CTLによる免疫応答とHIV-1の複製能への影響のバランスがCTLエスケープの出現に関わっている．CTLから逃避することができない（左）．変異によりCTLから逃避できるが，HIV-1の複製能が低下（右）．

HLAクラスI分子とそれに結合したペプチドのアミノ酸残基に結合すると考えられている．どちらの場合も，TCRを介したHLAクラスI分子-ペプチド複合体の認識を著しく阻害する．そのため，CTLは細胞傷害活性やサイトカイン産生活性をまったく，あるいは十分に示さなくなる．また最近，CTLエピトープの隣接領域の変異によってもHIV-1はCTLから逃避することが報告された．エピトープの隣接領域に変異が起きると，ペプチドを生成する過程で，蛋白質の切断場所が変化することがある．これにより，CTLが認識していたエピトープペプチドが生成されなくなり，もちろん細胞表面にも提示されない．以上のことから，HIV-1ゲノムの変異によるCTLからの逃避は，エピトープ領域だけに留まらず，その隣接領域を含め広い範囲で起きていると考えられる．

4. HIV-1の適応度

HIV-1は，エピトープ領域およびその隣接領域に変異を獲得してCTLから逃避する．しかし，HIV-1ゲノムは，無制限に変異を獲得するわけではない．HIV-1ゲノムが変異を獲得する際に大きく関わる因子の1つにHIV-1の複製効率への影響がある．通常，遺伝子や蛋白質に変異が起きると，機能的な制約を受ける場合があるが，HIV-1ゲノムや蛋白質は，この機能的制約に対して非常に許容的である．しかし，CTLのエピトープ領域での変異がHIV-1の許容範囲を越えていた場合，CTLエスケープ変異はHIV-1の増殖効率に影響を与える可能性がある．その結果，このようなエスケープ変異をもったウイルスは，たとえCTLから逃避することができても，体内で効率的に増殖できないことが予想される．

SIV感染サルやHIV-1感染者での解析から，CTLエスケープ変異によって複製効率が低下したウイルスがMHCの異なる個体に伝播した場合，こうしたウイルスはCTL応答から解放されるため，変異はもとに戻り複製効率も回復することが報告されている．一方，共通のMHCをもった個体に伝播させたときには，変異は保存され続ける．このことは，CTLエスケープ変異の出現は，CTLによる免疫選択圧（immune pressure）とHIV-1複製効率への影響との微妙なバランスの上に成り立っていることを強く示唆している（図3）．しかし，CTLによる免疫選択圧とHIV-1の増殖効率だけでは説明のつかないケースも存在する．これはCTL以外にも，抗体や自然免疫あるいは他の抗ウイルス因子などさまざまな要素がHIV-1の増殖抑制に関わっているためだと考えられる．そのため，HIV-1のエスケープ変異の獲得と包括的な抗HIV-1免疫

5. 変異ウイルスに対するCTLの誘導

CTLエスケープ変異は，HIV-1感染細胞に対するCTLの認識に大きな影響を与える．しかし，HLAクラスI分子への結合力を低下させる変異やペプチド生成を阻害する変異とは異なり，TCRとの相互作用に影響する変異ではエピトープは感染細胞表面に提示される．このようなCTLエスケープ変異に対して，我々の免疫系は新たなCTLを誘導し得ないのだろうか．残念ながら，CTLエスケープ変異に対して新たなCTLを誘導することは難しい．インフルエンザウイルスに対する抗体産生でよく知られているが，あるウイルス株に初感染すると，それによる免疫抗体がその後の免疫機能を支配してしまう（抗原原罪：original antigenic sin）．そのため，新たなウイルス株（変異型）に感染しても，そのウイルスに対する免疫刺激が減弱されてしまい，新たな免疫が十分に誘導されないことが報告されている．動物モデルやタイプの異なる複数のHIV-1に重感染した症例（superinfection）から，CTLにおいても同様のことが報告されており，CTLエスケープ変異を獲得したエピトープに特異的なCTLは新たに誘導されにくい．機序ははっきりと明らかにされていないが，最初の抗原に特異的なCTLは変異を獲得したウイルスに対して抗ウイルス活性を発現しないが，何らかの刺激を受けていると考えられる．変異エピトープに特異的なTCRをもつナイーブCTLは非常に少ないため（10^6細胞に1つ），競合の結果，なかなか抗原に出合うことができず増殖することができないと考えられる．もちろん，変異エピトープに特異的なCTLの誘導は皆無ではないが，HIV-1の排除にどの程度関与しているのかについてはさらなる解析が必要である．抗原原罪をいかに回避するかということは，有効なワクチンを開発する上できわめて重要な課題である．

6. HLAクラスI抗原の発現低下によるCTLからの逃避機構

HIV-1のCTLからの逃避機序はエスケープ変異の獲得だけではない．CTLエスケープ変異獲得とは別に，HIV-1はNef蛋白によるHLAクラスI抗原の発現低下によってもCTLから逃避することが示唆されている（図4）．Nef蛋白は，多様な機能を備えた分子であり，HIV-1の病原性を維持するために必須である．実際，Nef遺伝子欠損ウイルスに感染した患者では長期間にわたりエイズを発症しないという報告がある．Nefの機能の1つに，HIV-1感染細胞表面のHLAクラスI抗原の発現低下が知られている．HLAクラスI抗原の発現が低下すると，HIV-1由来抗原の提示量が低下し，これによりCTLの細胞傷害活性からHIV-1感染CD4$^+$T細胞が逃避することが試験管内の実験から明らかにされている．NefによるHIV-1の逃避機序は非常に巧妙である．なぜならNefは，HLA-AおよびHLA-Bを選択的に低下させるが，HLA-Cの発現は低下させない．HLA-Cは，NK細胞が認識する抗原の1つであり，HLA-Cの発現まで低下すると感染細胞はNK細胞の標的となってしまう．HIV-1は，HLAクラスI抗原のうちHLA-AおよびHLA-Bの選択的な発現低下によって，NK細胞とCTLの両方から逃避していると考えられる．しかし，NefによりHLAクラスI抗原の発現が低下したHIV-1感染CD4$^+$細胞でも，CTLのサイトカイン産生を誘導することが可能であることが明らかにされている．そのため，生体内においてNefによるHLAクラスI抗原の発現低下が，HIV-1のCTLからの逃避にどの程度関わっているかは明らかではなく，病態進行との関わりを解明するさらなる研究が期待される．

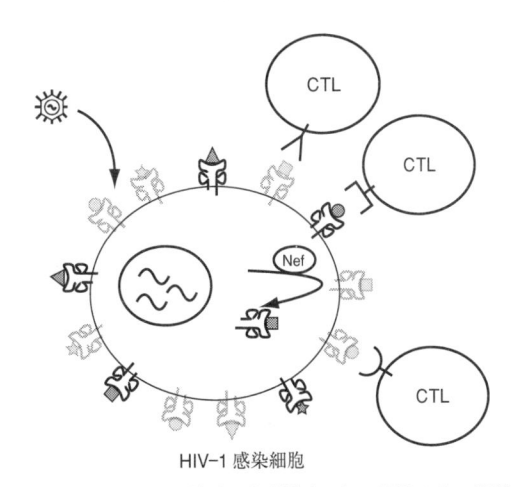

図4 HLAクラスI抗原の発現低下によるCTLからの逃避
HIV-1感染細胞ではNefにより細胞表面のHLAクラスI抗原の発現量が低下する．そのため，HIV-1特異的CTLは，ウイルス蛋白質由来の抗原を見つけることが困難になる．その結果，CTLは感染細胞であると認識しにくくなる．

おわりに

HIV-1が備えるCTLからの逃避機序としてCTLエピトープおよびその隣接領域の変異とNefによるHLAクラスI抗原の発現低下について述べてきた．1つのエスケープ変異獲得によってエイズの発症に至ったケースは，確かにエスケープ変異の出現がHIV-1の逃避機序として重要であることを強く示唆している．しかし，多数のエピトープを認識するCTLが生体内に存在していると考えられている．そのため，この2つの逃避機序だけでは，何年にもわたり免疫反応とHIV-1との間でバランスがとれていた状態が，突然HIV-1の増殖に転ずる機序を説明することはできない．その他に，アポトーシスによるCTLの減少やCTLの機能障害（パーフォリン量の低下・分化異常）がHIV-1の逃避に関与している可能性が報告されている．しかし，どれも単独ではHIV-1の逃避機序を説明することが難しく，病態の進行にどれほど関与しているか定かではない．おそらく，HIV-1のCTLからの逃避は複合的な機序によって制御されていると考えられる．今後は，HIV-1がヒト免疫応答に与える影響を統合的に解析することにより，CTLによるHIV-1の制御機構と破綻のメカニズムの解明が期待される．

［藤原　守］

参考文献

1) McMichael AJ, Phillips RE: Escape of human immunodeficiency virus from immune control, *Annu Rev Immunol*, **15**: 271-296, 1997.
2) Goulder PF, Watkins DI: HIV and SIV CTL escape: Implications, for vaccine design, *Nat Rev Immunol*, **4**: 630-640, 2004.
3) Kiepiela P, Leslie AJ, Honeyborne I, Ramduth D, Thobakgale C, Chetty S, Rathnavalu P, Moore C, Pfafferott KJ, Hilton L, Zimbwa P, Moore S, Allen T, Brander C, Addo MM, Altfeld M, James I, Mallal S, Bunce M, Barber LD, Szinger J, Day C, Klenerman P, Mullins J, Korber B, Coovadia HM, Walker BD, Goulder PJ: Dominant influence of HLA-B in mediating the potential co-evolution of HIV and HLA, *Nature*, **432**; 769-775, 2004.
4) McMichael AJ: News and views: The original sin of killer T cells, *Nature,* **394**: 421-422, 1998.
5) Frelinger JA, Takiguchi M: Immunodominance —The choice of the immune system, pp. 209-231, WILEY-VCH Verlag GmbH & Co. KGaA, 2006.

III 感染症（エイズ感染と生体防御）

12 IgM抗体とHIV感染防御

　IgM抗体は自然抗体として補体系とともに体液中に常在している．IgM抗体は感染性微生物などの異物の侵入に対していち早く反応し，強力な補体活性化を誘導して異物の破壊排除を促す．また，自己の細胞には補体制御膜因子群の発現により補体活性化や膜傷害複合体形成が制御されているが，IgM抗体はその制御機能をオーバカムして補体活性化を誘導し，異常細胞を排除に導くことができる．さらに，IgM抗体にはIgGなどの他のサブクラスにはないアポトーシス誘導活性が認められ，アポトーシスによる異常細胞の排除能があることもその特徴とされるに至っている．

　IgM抗体の欠失マウスの解析などとも相まって，自然抗体IgMの感染防御における重要性がその分子機構とともに解き明かされ始めている．我々はHIV感染症におけるヒトIgM抗体の感染防御への関与と，その治療への応用の可能性を検討しており興味ある知見を得ている．

1. 自然抗体IgMの感染防御活性

　IgM抗体の多くは腹腔内CD5^+B1細胞により産生されるが，抗原によってはその一部は脾臓内CD5^-B2細胞によっても産生されることが認められている．実験的に抗原や細菌フリーのマウスとの比較においても自然抗体の量やパターンは変わらないので，内的および外的要素というよりも固有に決定されていると考えられる．さらに遺伝的背景が重要である．例えばvesicular stomatitis virus：VSVに対する自然抗体価は近交系マウス間で8〜32倍の系統による差異を生じており，これらの抗体は体細胞突然変異をほとんど受けておらず，germlineの可変領域によってコードされている．さらに，これらの多くがIgM抗体であり（IgAやIgGの報告もある），その結合親和性は$5×10^{-3}〜5×10^{-11}$と広範なレンジを示す特徴がある．

　自然抗体はidiotypic-anti-idiotypic network theoryにおいて論じられたごとくに，古くよりその存在と重要性が知られているが，その特異性の低さと不安定さのために，抗体研究の歴史の中で，研究の対象から外されてきた感がある．しかし，自然抗体が種々の自己あるいは外来抗原に反応することにより，全身性エリテマトーデス（SLE）や自己溶血性貧血のような自己免疫疾患に深く関与しているであろうことは否定できない．さらに，本来的に生体が感染や侵襲に対する初期防御機構の要として進化させてきた補体系と並んで，自然抗体IgMは高等動物における免疫グロブリンスーパーファミリーに属する重要な生体防御常備因子である（表1）．

表1 自然抗体IgMの感染防御機構

A．病原体に結合して中和
B．補体系の活性化
補体依存性の細胞溶解：補体制御膜因子群の機能をオーバカム
脾臓内のmerginal zoneに抗原を集積 ── → T細胞非依存性の抗体産生
B細胞の活性化 ── → T細胞依存症の抗体産生
C．抗原抗体複合体の形成および脾臓での排除
ウイルスや細菌の増殖の抑制
二次リンパ系器官による免疫応答の全般的な増強
D．感染細胞のアポトーシス

感染防御は直接病原体と結合したり，間接的に補体系を活性化して行われる．さらに特異的抗体産出を増強して，効率よく感染を制御する．自然免疫の発動が獲得免疫への橋渡しとなる．さらにアポトーシスを誘導する場合がある．

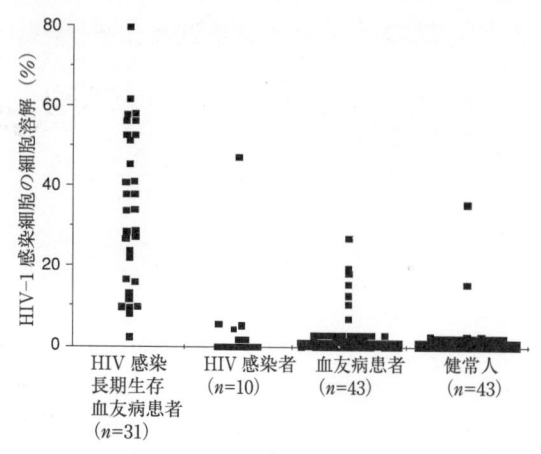

III 感染症（エイズ感染と生体防御）

図1 HIV 感染細胞に補体依存性細胞死を誘導するヒト血清
HIV 感染長期（10年以上）生存血友病患者，HIV 感染者（3年くらい），血友病および健常人の血清の HIV-IIIB 感染 MOLT 4 細胞に対する補体依存性細胞傷害活性を検討した．長期生存感染者においては特に高い細胞傷害活性が示された．

2. 抗糖鎖 IgM 自然抗体による補体依存性 HIV 感染細胞死

我々は健常人血清中の約2%に HIV-1 感染細胞を補体反応依存的に破壊する活性があることを見出した[1]．また，HIV 感染者の中でも，不幸にして頻回輸血により感染した血友病患者の中で，経過の良好であった10年以上長期生存者の血清を検討したところ，80%以上の血清で HIV 感染細胞に対する強い細胞傷害活性が検出された（図1）．この細胞傷害活性は HIV 感染細胞に反応する IgM 抗体量との間に高い相関を示した（図2）．さらに，これらの IgM 抗体の多くは抗原としてガングリオシド GM_2 を認識することを確かめた．そこで，HIV-IIIB 株を用いた感染細胞での GM_2 発現動態を FACS にて解析したところ，感染細胞特異的に GM_2 抗原の膜への発現誘導が確認された．感染細胞の糖脂質解析を行った結果でも，中性糖脂質における糖脂質プロファイルは非感染細胞との間に大きな差異を認めなかったが，酸性糖脂質解析において，感染細胞における明瞭な GM_2 の発現誘導が確認されたので，HIV-IIIB 株感染により誘導される糖脂質変化においては，GM_2 発現がメジャーな変化であると結論された[2]．細胞は種特異的補体制御膜因子群を発現しており，補体反応から自身を保護しているが，HIV-1 感染を受けると，特に膜傷害複合体形成阻止因子である HRF 20/CD 59 の顕著な発現低下が起こり，IgM 抗体による強力な補体活性化能が優位となって，膜傷害複合体形成による細胞破壊が誘起されると考えられた．さらに，HIV 感染患者血清中の抗 GM_2-IgM 抗体量は，CD 4 カウントと正の相関を，また，HIV-RNA ロードと負の相関を示し，感染者体内における，感染細胞反応性 IgM 抗体の重要性が示唆された（図3）．

3. ヒト抗 GM_2-IgM モノクローナル抗体の HIV 感染防御効果

ヒトメラノーマ患者末梢リンパ球より EBV を用

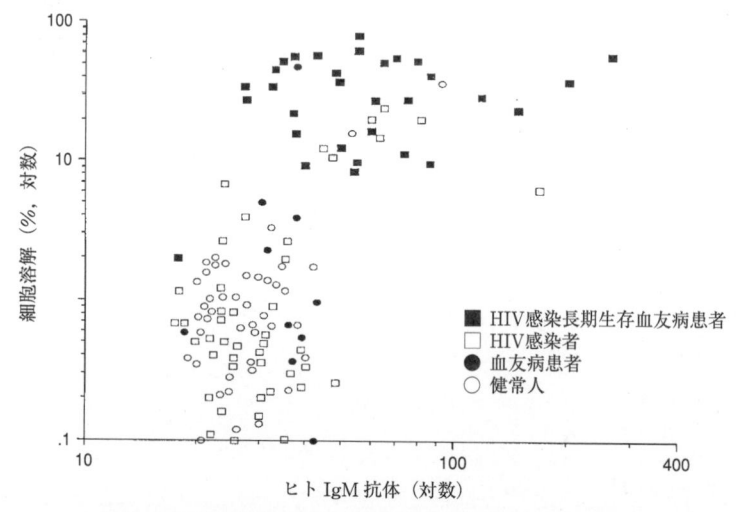

図2 HIV 感染細胞反応性の IgM 抗体量と細胞傷害活性の相関
血清中の感染細胞反応性 IgM 抗体量を FACS 解析した．感染細胞反応性 IgM 抗体量は細胞傷害活性との間に高い相関を認めた．

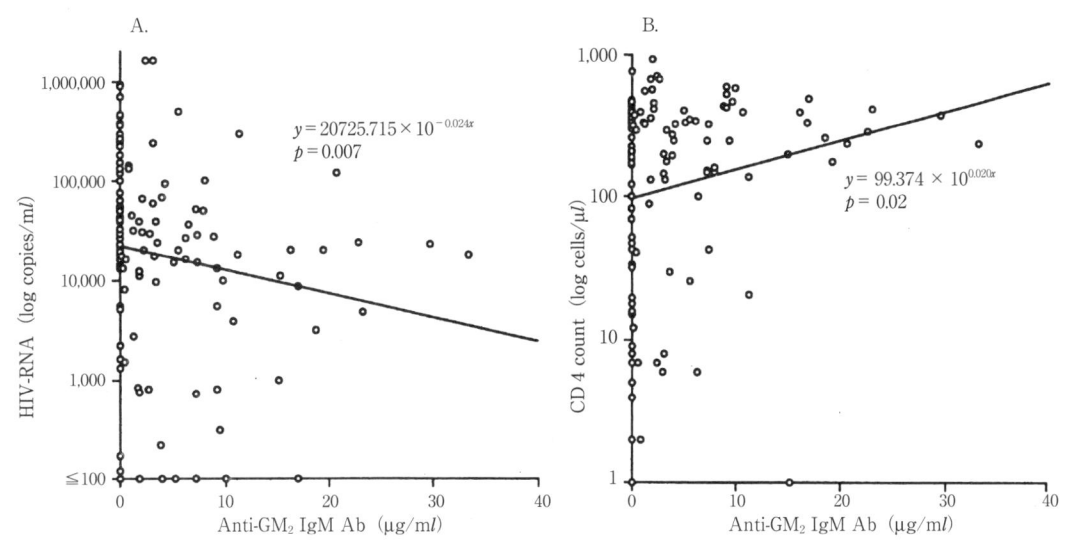

図3 HIV 感染患者血清中の抗 GM_2-IgM 抗体量と HIV-RNA 量および CD 4 陽性細胞数との相関
A. HIV-RNA 量と抗 GM_2-IgM 抗体量の間には正の相関が認められた．B. CD 4 陽性細胞数と抗 GM_2-IgM 抗体量の間には負の相関が認められた．GM_2-IgM 抗体が感染防御に機能することが示唆された．

いて樹立された，ヒト抗 GM_2-IgM モノクローナル抗体 L 55 を用いて，抗 HIV 活性の検討を進めた[3]．L 55 はヒト血清中自然抗体と同等の補体依存性細胞死を誘導できることが確認された．また，これらの抗 GM_2-IgM 抗体は感染細胞のみならず，ウイルス粒子に対しても，強い溶解活性を示すことが判明した．感染母体と感染粒子の両方を同時に破壊することにより，有効な感染阻止効果が誘導されると期待され，実験室株での感染拡大に対して強力な阻止活性が得られた．そこで，HIV 感染者の末梢血リンパ球を用いての *ex vivo* での抗 HIV 活性の検討を行った．5 例の患者末梢血リンパ球より CD 8 陽性細胞を除去した後に L 55 を添加して，抗 CD 3 抗体と IL 2 存在下にリンパ球培養を行い，培養上清中の p 24-HIV コア蛋白量を測定した．3 例の患者リンパ球でウイルスの検出が可能となり，その 3 例すべてにおいて，L 55 は高い感染拡大阻止効果を示した．さらに，AZT の併用により，ウイルスは検出限界以下に抑制され，強力な相乗効果が認められた．このような，膜傷害活性を発現するモノクローナル抗体と中和抗体を組み合わせた抗体治療効果，あるいは化学療法との併用効果なども今後期待される（図 4）．

4. ヒト染色体導入マウスを用いた抗 HIV-ヒト IgM 抗体クローンの樹立

HIV 感染細胞に特異的に反応するヒト IgM モノクローナル抗体を得るために，ヒト免疫グロブリン遺伝子を含むヒト染色体導入マウス（Trans-chromosome mouse，キリンビール社）を感染細胞で免疫して IgM 抗体産生ハイブリドーマを樹立した．それらのうちのクローン 2 G 9 と 9 F 11 の解析を進めている．

2 G 9 は感染細胞特異的に反応するが，不思議なことに補体依存性の細胞障害活性は全く誘導できない．しかし，補体存在下あるいは非存在下に関わりなく，2 日間培養により，感染細胞が抗体反応依存的に死滅することが認められた．この細胞死は TUNEL 法で検出される DNA fragmentation を主徴としたアポトーシス死であることが確認された．2 G 9 遺伝子の解析結果では，補体活性化能を有する他の Ig 遺伝子との間に，その定常領域に差異は認められておらず，この抗体の生物活性の違いには，抗原分子のオリエンテーションが影響を及ぼしているものと推察される．2 G 9 は潜伏感染細胞株である OM 10.1 細胞や U 1 細胞にも反応性を示し，アポトーシスを誘導できるので，HIV がプロウイルス化して潜んでいる細胞をも認識して，生体から排除できる可能性を示唆しているものと考えられ，HAART 治療では効果を発揮できない潜伏感染細胞を排除し HIV 感染症の完治にも繋がるものと期待される．

9 F 11 抗体は強力な補体活性化を誘導し細胞破壊を起こすヒト IgM 抗体である．9 F 11 抗原は HIV

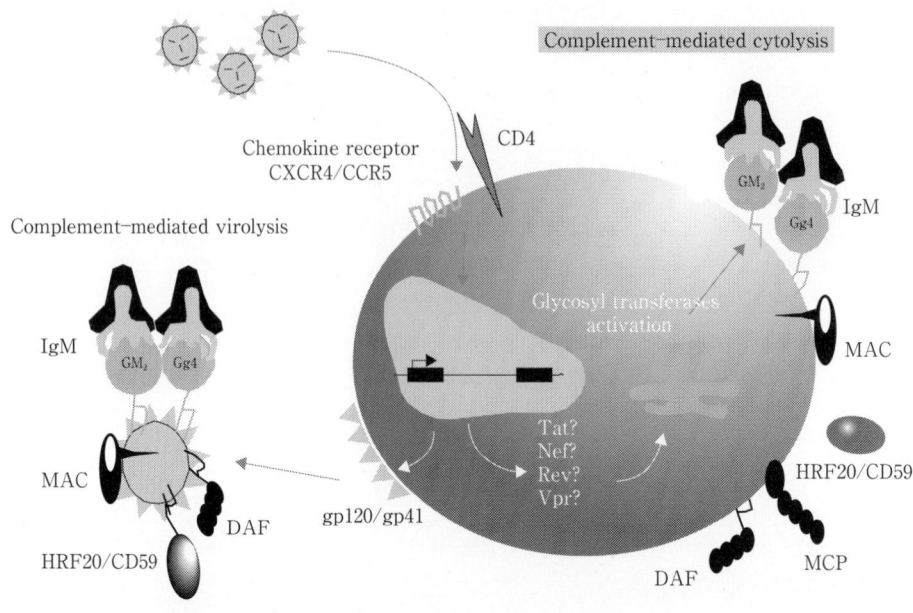

III 感染症（エイズ感染と生体防御）

図4　抗糖鎖 IgM 抗体による抗 HIV 活性の概要
HIV-1 感染により新たに発現誘導される糖鎖抗原 Gg4 やガングリオシド GM_2 に対する IgM 抗体が自然抗体として健常人血清中に存在する．これらの IgM 抗体は補体制御膜因子の制御機能を打破して補体依存性の細胞死を誘導する．さらにウイルス粒子溶解も同時に誘導し強力な抗 HIV 活性を示す．モノクローナル抗体でも同様の活性が誘導できる．

感染のみならず，活性化 T 細胞に誘導発現されるので，白血球分化抗原の1つと考えられたが，遺伝子発現クローニング法により，SWAP-70 が 9F11 抗原として同定された．SWAP-70 分子はシグナル伝達に関与する細胞質内蛋白であるが，白血球系細胞の活性化に伴い，細胞膜直下に移行し，その分子の一部が細胞膜上に発現されるものと考察される．9F11 抗体は HIV 感染者の末梢血 CD4 陽性細胞に反応性を示し，その ex vivo 解析により，広範に高い抗 HIV 活性を示すことが HIV-p24，HIV-plasma RNA および HIV-DNA 解析によって確認されている．また，9F11 抗原は SIV 感染サルの末梢血リンパ球にも発現誘導が認められたので，SIV 感染サル3頭を用いて，9F11 抗体の in vivo 投与実験を試みた．IgM 抗体は皮下投与における血管内移行は困難と予測されるので，静脈内投与にて1週間に3回投与のスケジュールにてトライアルした．その結果，3頭中の1頭は2回目投与後にショック死し，他の1頭は3回目投与後に軽度のショックを誘発した．このように，予測されたことではあるが，IgM 抗体は強力な補体活性化を誘導して MAC 形成による感染細胞破壊やウイルス粒子破壊を引き起こし抗 HIV 活性を示す．しかし，それと

ともに，補体活性化副産物であるアナフィラトキシン C5a を大量に生産し，ショック反応をも誘導するので，IgM 抗体の in vivo 使用においては，C5a の活性制御を行うことが基本的に重要であると考えられる．その点に留意して，我々は現在，アナフィラトキシン阻害ペプチドの開発研究を併せて行っている．

5. ヒト免疫グロブリン遺伝子導入マウスを用いて樹立した抗 Nef-IgM 抗体クローン

リコンビナント Nef を TC マウスや KM マウスに免疫し，HIV 感染細胞に反応する IgM 抗体 3B4B や CF8 クローンを樹立した[4]．Nef は HIV 感染初期に発現する HIV 遺伝子産物であり，我々や，他の研究グループからも，Nef 蛋白の膜表面への部分的表出が報告されている．作製した膜上 Nef に反応する抗体の反応エピトープの解析をペプチドアレイ法を用いて進めたところ，新たなエピトープが検出されており，Nef 分子が多点的な膜表出をしていることが確認された．その新たな認識エピトープ部分は低可変部位に属するので，広範囲の HIV ストレインへの適応が期待できる．また，これらの抗 Nef 抗体は HIV 感染細胞に対する特異性が確保

されており，種々の潜伏感染細胞株への反応性も確認されている．さらに，CF8や3B4B抗体は補体非依存性にも抗HIV活性を示すことが確認されている．Nefは多くのシグナル伝達系の分子などど会合することが知られており，また，IgM抗体によってはアポトーシス誘導活性が認められることより，これらの可能性を含めて，現在，本IgM抗体により誘導される抗HIV効果の発現機序についての解析を進めている．

まとめ

AIDS治療を目指しての免疫学的治療法の開発は，HIV-1ウイルスの特異的エピトープをねらって行われてきた．しかし，中和抗体の例でよく知られるように，HIV-1の高度変異性によって長期的な有効治療が困難となる問題があげられる．これは，化学療法においても同様であり，治療の長期化や不完全性はさらなる耐性ウイルスの生産を加速することに繋がる．よって，ウイルス感染によって二次的に誘導される異常を標的にしたり，あるいは，ケモカインレセプターなどの生体側の分子を標的にした抗体の適用も試行されている．我々は，HIV感染によりT細胞に発現誘導されるガングリオシドGM$_2$を中心とした，HIV感染細胞に反応するIgM抗体の存在の重要性を指摘してきた．また，感染の初期段階に発現するNef蛋白やHIV-1感染による細胞膜変化を標的としたさらなる細胞死誘導型IgM抗体を作成し，抗HIV効果の検討を重ねてきた[5]．現在，潜伏感染細胞の検出と排除への挑戦がクローズアップされ始めており，IgM抗体の感染症制御における重要性を強調したい（図5）．

IgM抗体は現存する最強の補体活性化蛋白であると同時に，抗原分子の強力なクロスリンカーとして作用し，細胞内シグナルを誘導しアポトーシスを誘起する蛋白でもある．感染症や悪性腫瘍などへの広範な応用が可能であり，IgM抗体が保有する独自の生物活性を有効利用するための研究と技術の進歩が期待される．

[岡田則子]

参考文献

1) Okada N, Wu X, Okada H: Presence of IgM antibodies which sensitize HIV-1 infected cells to cytolysis by homologous complement in long term survivors of HIV-infection, *Microbiol Immunol*, 41: 331-336, 1997.
2) Wu X, Okada N, Momota H, et al: Complement-mediated anti-HIV-1 effect induced by human IgM monoclonal antibody against ganglioside GM 2, *J Immunol*, 152: 533-539, 1999.
3) Okada N, Okada H: Human IgM antibody therapy for HIV-1 infection, *Microbiol Immunol*, 43: 729-736, 1999. Review.
4) 河合正博，岡田則子：HIV-1感染症―モノクローナル抗体療法の位置づけ，日本臨牀，60: 570-577, 2002.
5) 岡田則子：AIDSに対する抗体療法，*Mol Med*, 40: 1226-1231, 2003.
6) 岡田則子：HIV感染症におけるIgM抗体療法の可能性，*Medical Tribune*, 38: 67, 2005.

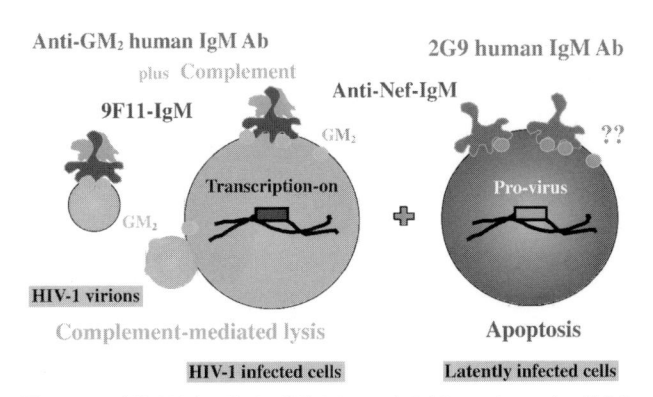

図5 HIV感染症治療に適用が期待されるヒトIgMモノクローナル抗体[6]
ヒト抗GM$_2$-IgMモノクローナル抗体や新たに作製したヒトIgMモノクローナル抗体9F11はHIV-1慢性感染細胞やHIV-1粒子に反応して補体依存性の細胞死を誘導し強力な抗HIV活性を示す．また，潜伏感染細胞にも反応性を示すヒトIgMモノクローナル抗体2G9や，抗Nef-IgM抗体CF8はアポトーシスなどを誘導して，抗HIV効果を発揮する．

―――― III 感染症（エイズ感染と生体防御）

13 エイズワクチン

　HIV/AIDSが認識された1981年以来およそ2,500万人がAIDSにより死亡している．2005年の時点で，全世界のHIV-1感染者数はおよそ4,030万人にのぼる．2005年の新規HIV-1感染者数は490万人であり，AIDSによる死亡者数は310万人である．近年，抗HIV薬が進歩し，それらを用いた多剤併用療法により，かなりAIDSの発症を抑えられるようになってきた．しかし，それでもこれらの数値は増加し続けている．

　RNAウイルスであるHIV-1は，10種類以上のサブタイプの中に分けられ，サブタイプAは中央アフリカとインドの一部，サブタイプBは南北アメリカとヨーロッパ，サブタイプCはアフリカ南部と東南アジアなどが主な流行地域で，日本の血液製剤や同性間性行為感染はサブタイプBである．この他，D，E，F，G，H，J，Kなどがある（図1）．

　HIV-1の感染拡大を予防する策として，HIV撲滅キャンペーン，コンドーム教育，清潔な注射針の供給，カウンセリング，母子感染を減少させる抗HIV薬の配給，安全な血液の供給などが行われている．HIV-1の感染拡大を予防するこれらの策と同様に，過去にウイルスをはじめとした感染症の拡大を阻止してきた「ワクチン」の開発は重要な課題である．

1. エイズワクチン開発へのアプローチ

　ポリオ，麻疹や天然痘には弱毒変異株ウイルスワクチン（生ワクチン）が世界中で使われ伝染を阻止することができ，現在，ポリオや天然痘等の疾患は制圧されつつある．不活化ウイルスワクチン（死菌ワクチン）は，ポリオやインフルエンザウイルスの感染防御に非常に有効であり，特にインフルエンザワクチンとして，毎年予想されたウイルス株で生産され幅広く使用されている．B型肝炎ワクチンとして，ウイルスサブユニットの精製蛋白質が有効性を発揮している（サブコンポーネントワクチン）．

1）エイズワクチン開発の困難な点

　エイズワクチンの作製が困難である主な理由は，①HIV-1は標的細胞に感染すると，ウイルスゲノ

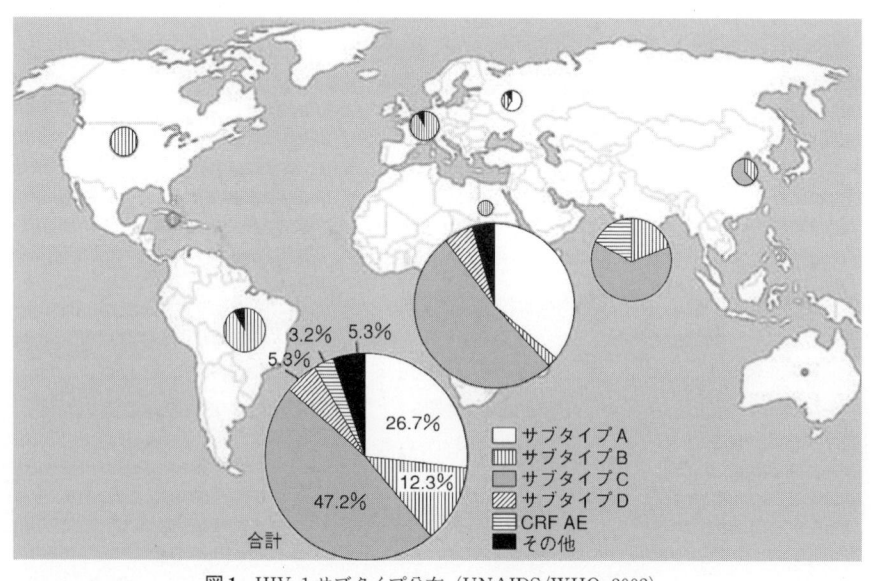

図1　HIV-1サブタイプ分布（UNAIDS/WHO, 2002）

ムが細胞内の染色体の中に組み込まれるため、体内から簡単には排除できない、②HIV-1は、いったん細胞内に入ると中和抗体が作用しなくなり、また、RNAウイルスであるため、頻回の遺伝子の変異が起こり、免疫原性も一定しないことから、それに対応できるワクチンは多くのエピトープを含まなければいけない、③感染の機会を予想できないため、長期にわたり高い予防的免疫の維持が必要である、などがあげられる。

2) HIV感染モデル動物

エイズワクチンの開発が進まない原因として、モデル動物の種類や数、感染実験の判断基準などの問題があげられる。HIV-1は、ヒト以外ではチンパンジーのみが感受性をもっている。しかし、コストの高さ、倫理的な問題などにより、実際にはほとんど使用されていない。

感染実験が行える小動物モデルとしては、免疫系が欠如しているsevere combined immunodeficiency：SCIDマウスにヒトリンパ系細胞を定着させた後、HIV-1を接種することで感染させることができる系（SCID/hu）がある。しかし、SCIDマウスの中でのヒトのリンパ球の生存は約2週間のため、このモデルでは限られた機能しか検討できない。その他、HIV-1とマウス白血病ウイルスやワクチニアウイルスのキメラウイルスとマウスを使用する系もある。

HIV以外でAIDSを引き起こす原因ウイルスとしては、simian immunodeficiency virus：SIV（サル免疫不全ウイルス）、feline immunodeficiency virus：FIV（ネコ免疫不全ウイルス）などが知られている。最近では、アカゲザルやカニクイザルなどを使用し、エイズ急性感染モデルとしてSHIV（ヒトのHIV-1とサルのSIVのキメラウイルス）を使用する実験系がある。SIVは、HIV-1と最も類似関係が近いウイルスであるが、ほとんどの場合、AIDS様の免疫不全の発症がみられない。しかしあるMacaque monkey由来のSIVmacウイルスが、アカゲザルでヒトエイズに類似した免疫不全を発症することより、現在のところ慢性HIV感染向けのワクチン評価に多く用いられつつある。

しかし、感染実験の評価にかかわる要素として、感染させるウイルスの病原性、接種を受けるサルの種の感受性などが異なるため、判断に相違が出てしまう。したがって、感染実験で良い結果が出たとしても、慎重な検討とさらなる研究が必要になってしまう。

効果的なワクチンはいうまでもなく、弱毒株を使用したものであることは、天然痘・ポリオなどにみられる通りである。1990年代前半にnef欠損（さらにはアクセサリー遺伝子を取り除いた）のSIV弱毒変異株が病原性ワイルドタイプSIV株の感染を阻止しエイズワクチン候補として報告され話題になった。しかし長期観察の結果、この弱毒化変異SIV感染サルにエイズ発症が観察され安全性に疑いがもたれている。

2. 免疫原性について

1) 体液性免疫

ウイルスが細胞に進入する際、その進入を阻止するのに中和抗体は重要な役割を果たす。中和抗体が認識するエピトープは、ウイルスのenv配列に存在することが多い。HIV-1が細胞へ感染する際は、最初にCD4と結合するが、その結合にはgp120中の多くのエピトープが関与している。V3領域は可変領域であるが、ループ状の先端部分に高度に保存されている領域がある。

広範囲の中和抗体の誘導を目的として、gp120ではなくgp41の部分の立体エピトープを阻害する抗体が比較的多くのHIV-1を中和することが知られてきており、治療への可能性もある。

2) 細胞性免疫

HIV感染防御には細胞性免疫が重要である。細胞障害性T細胞（CTL）は、ウイルス蛋白が切断されてできたペプチドと自己の組織適合抗原（HLA）との複合体を認識して、ウイルス感染細胞を破壊する。HIV感染者体内のCTLを検証した結果、ウイルスのコア蛋白（Gag）が最も強く、逆転写酵素（Pol）、次にエンベロープ（Env）の順に強くCTLが誘導されている。

抗原特異的CD4^+T細胞の機能低下がCTLや抗体などの免疫応答を低下させ、結果としてウイルス増殖抑制機能が低下することが報告されている。また、長期間発症しない無症候HIV感染者では、HIV特異的CD4^+T細胞活性が高く検出され、CD4^+T細胞がウイルス抑制免疫機構における重要な役割を担っていることが推測される。

これらの結果から、強力なウイルス特異的CD8^+およびCD4^+T細胞を誘導するようなワクチンが重要である。

3. エイズDNAワクチン

DNAワクチンは，細胞性免疫が強く産生されるため，エイズワクチンだけではなくさまざまなワクチンにも導入されつつある．目的とする抗原遺伝子をプラスミドの強力な発現プロモーターの下流に挿入し，細胞内で抗原を発現させる．DNAワクチンの利点は，安全で，大量に生産しやすく，安定なことである．DNAワクチンは，CTLを主とする細胞性免疫誘導能は高いが，体液性免疫誘導能が比較的低く，プラスミドのプロモーターの改良や投与方法，アジュバントの検討など，いくつかの問題がある．一方，さまざまなサイトカインを挿入したプラスミドが作製され，アジュバントとしての効果も検討されている．

接種方法として考案されたのが，プライム・ブースト法である．これは，2種類以上のワクチンを組み合わせ接種する方法であり，1種類のワクチンを複数回接種するよりも強力な免疫応答を誘導することができる．プライミング用にDNAワクチンを，ブーストとしてさまざまなウイルスベクターワクチンとを組み合わせた接種方法が多く試されており，サルの感染実験で良好な結果がある．

4. ウイルスベクターワクチン

ウイルスベクターは，比較的大きなHIV蛋白発現遺伝子が挿入しやすく，安定であり，感染後細胞内で抗原の発現がプロセスされ，抗体，ヘルパーT細胞およびCTLの幅広い免疫応答が誘導されることが大きな利点である．

最も基礎データと臨床試験の蓄積がある代表的なウイルスベクターはポックスウイルスである．その中でもワクシニアウイルスは，天然痘の絶滅に大きな役割を果たしたワクチンである．このウイルスにHIV抗原を組み込んだワクチンは，HIV抗原特異的に免疫を強く誘導するという報告が数多くされている．しかし，ワクシニアウイルスなどの生ワクチンは時として，接種後に発熱や副作用がしばしばみられ，特に免疫力が低下しているヒトに接種した場合，ウイルス増殖のコントロールができずに重大な感染症に至ることがある．そこでさらに弱毒化したいくつかのポックスウイルスが研究されている．

その代表的な株にはmodified vaccinia virus Ankara：MVAがある．MVAは，ワクシニアウイルスアンカラ株を複数回継代した結果得られた株で，親株と比較すると，ウイルスゲノムにいくつかの大きな遺伝子欠損がみられる．その欠損によりMVAは，ヒトやサルの細胞には感染するが，増殖は抑えられるという特徴を獲得し，ワクチンとして使用するにあたり安全性の面で大きく進歩したといえる．MVAを用いたワクチンは，サルの実験系でSIVやSHIVの感染後の病原性を抑制することができた．同時にワクシニアウイルスであるカナリアポックスウイルスをベクターとして使用する試みも進んでいる．このウイルスは，臨床試験で安全性が確認され，比較的効率よくCTLと抗HIV抗体を誘導することが示された．その他にもいくつかの弱毒株も研究されているが，ヒトに投与した時，あまり免疫原性が強くなかった．

ウイルスベクターの中でも強力なCTLの誘導能を示したものがアデノウイルス（Ad）である．Adは多くの型に分類されており，型によっては増殖能

表1 エイズワクチンのベクターの種類と特色

	回収率	CTL誘導能	抗体産生能	安全性
DNA plasmid	+++	++	+	++
BCG	+++	++	+	++
L. lactis	+++	+	+	++
Rabies virus	++	+	++	不明
Flavivirus	++	++	++	不明
Leukemia virus	+	++	+	不明
Sendai virus	++	+++	+++	不明
VEE virus	++	++	++	不明
AAV	+	+++	++	++
Vaccinia virus	++	+++	++	++
Ad 5	+++	+++	+++	+
Ad 5/35	+++	+++	+++	++

+：普通，++：優れている，+++：きわめて優れている．

が高く，安全性に問題があった．しかし，現在ではその強い免疫誘導能を保持したまま，増殖能を欠損させた安全性の高いAdが作製され，注目をあびている．特に，Ad5型が免疫原性が最も強く，よく研究されている．

アデノ随伴ウイルス（AAV）は，動物ウイルスとしては最も小さいウイルスで，自身では増殖できず，Adとともに増殖する．そのため病原性がなく，生体内で長期に発現させることができることから，エイズワクチンとしての効果に期待がもてる．

また他にもさまざまなウイルスベクターが報告されており，一本鎖RNAウイルスベクター，特にセンダイウイルス（Sendai virus），セムリキ森林熱ウイルス（Semliki forest virus），ベネズエラ馬脳炎ウイルス（Venezuelan equine encephalitis virus）も動物実験系で高い免疫誘導能を示している（表1）．

5. 世界におけるエイズワクチン開発の現状

現在フェーズIの臨床段階にあるワクチン候補が17，フェーズI/IIの段階にあるワクチンが4つ（抗HIV細胞媒介性免疫を刺激する可能性のある現在フェーズIIbの段階にある有望なメルク社のアデノウイルス・ベクターワクチンも含む）ある．またフェーズIIIの段階にあるものは1つだけである（米国国立衛生研究所/国防総省のALVAC vCP 1521カナリアポックスベクター/AIDSVAXプライム・ブーストワクチンの臨床試験が現在タイで進行中）．

6. 筆者らの開発中のワクチン

筆者らは2005年に35型由来のファイバーを有するキメラ5型アデノウイルス（Ad5/35）をベクターとして用いたエイズワクチンを発表した．Ad5/35はファイバー部分のみを35型アデノウイルス（Ad35）に置換した5型アデノウイルス（Ad5）であり（図2），Ad5の長所である高い免疫原性と高いウイルス力価を保持しつつ，ファイバーの置換に由来する親和性の変化により（図3上）肝臓毒性の低減した（図3下）新しいウイルスである．我々はこのウイルスを用いたエイズワクチンを作製し，カニクイザルにおけるAd5/35ワクチンの有効性の検討を行った．まず，SIV（サル免疫不全ウイルス）のgagおよびpol遺伝子をコードするDNAワクチンを用いた初回免疫，gagおよびpol遺伝子

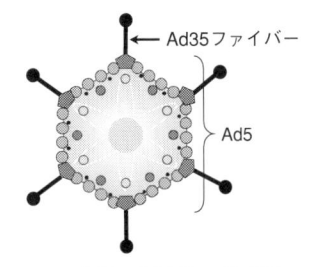

図2 Ad5/35の模式図

をコードするAd5/35ワクチンを用いた追加免疫を行い，SIV（キメラSIVであるSHIVも含む）特異的な免疫能を誘導した．

その後LD_{50}の20倍量のSHIV（HIVのエンベロープを有するキメラSIV）を感染させ，経時的に血中ウイルス量を測定した結果，非免疫コントロール群では高いウイルス量が検出された（図4左）が，DNAワクチンおよびAd5/35ワクチンを免疫した群（図4中央），Ad5/35ワクチンのみを免疫した群（図4右）では投与から5週後にはウイルス量が検出限界以下に抑えられることが明らかになった．この結果は，Ad5/35のエイズ予防ワクチン用ベクターとしての高い適性を示すものであり，同時にAd5/35ワクチンが有効性の高いエイズ予防ワクチンとなりうる可能性を示唆するものである．

一方で，HIVでは感染により宿主の免疫能が低

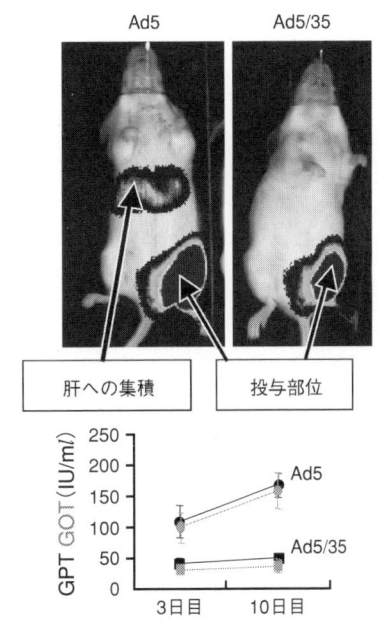

図3 Ad5/35投与後の局在（上）および肝臓毒性（下）

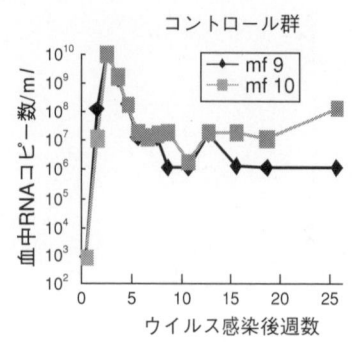

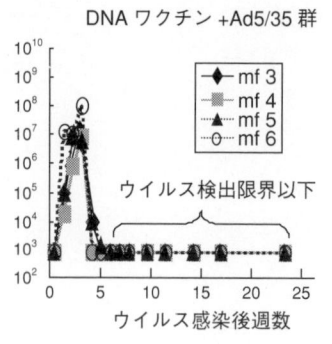

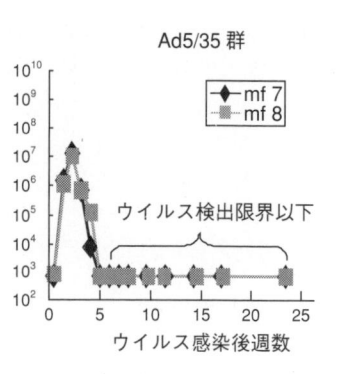

III 感染症（エイズ感染と生体防御）

図4 Ad 5/35 ワクチンによる感染予防効果

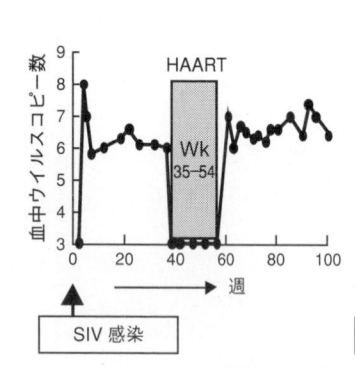

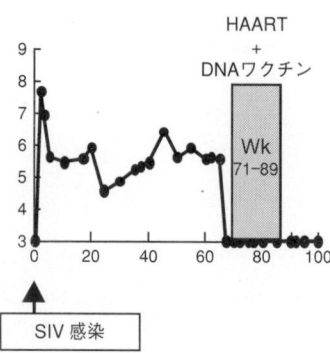

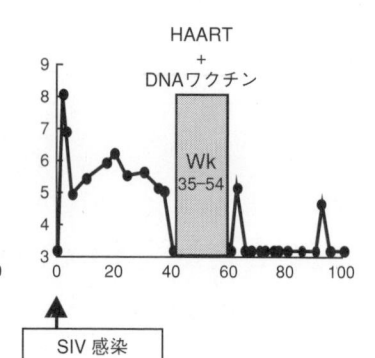

図5 HAART-DNA ワクチン接種併用療法の効果（Pavlakis ら，2004）

下するため，特異的免疫の誘導が奏効に不可欠であるワクチンは治療用としてはあまり注目されてこなかったが，2004 年の国際エイズ学会にて，Pavlakis らにより HIV 治療における HAART-DNA ワクチン併用療法の有効性を示唆するデータが発表された．これによると，通常 HAART をはじめとする抗レトロウイルス薬投与療法は投薬を中止すると再びウイルスは増加する（図5左）が，並行してワクチン接種を行うことで，投薬中止後もウイルスの再増殖が起こらなかった（図5中央，右）．

現在筆者らは中国医学科学院と共同で SIV を感染させたアカゲザルの系において，抗レトロウイルス薬を投与しながら Ad 5/35 ワクチンによるプライミングおよび MVA ワクチンによるブーストを行う免疫療法の有効性を検討中であり，期待通りの結果が出つつある．これらの結果をもとに，中国およびインドにて治療用ワクチンの臨床試験を開始する予定である．

7．エイズワクチンの今後

これまで種々のワクチンについて述べてきたが，約 7 年前 Desrosiers らが開発した nef 欠損弱毒生ワクチンが実質的にエイズワクチン開発史上で最も高い有効性を示したワクチンである．このワクチンを免疫したサルに SHIV を感染させると長期にわたりウイルスが出現しなかった．残念ながら感染から約 4 年後に SIV の出現が確認されたためこの弱毒生ワクチンはあまり注目されなくなったが，強い免疫能の誘導によって HIV の感染防御が可能であることを示すこの実験結果は，現在でもワクチン開発を目指す研究者たちにとって創案の支柱となっている．

これまでのエイズワクチン研究は予防ワクチンの開発を目指すものが主であったが，現在のところまだ最良のワクチン候補は見つかっていない．そのうえ，予防ワクチンはヒトにおける有効性の確認に約 10 年の期間が必要である．そこで筆者らは，需要の急迫性・臨床応用への進展までに要する期間などを考慮し，現在中国医学科学院などと共同で Ad 5/35 ワクチンと MVA ワクチンを使用した治療を目的とするワクチンの開発を進めているところである．

［篠田香織，奥田研爾］

参考文献

1) Desrosiers RC : Prospects for an AIDS vaccine, *Nat Med*, **10** : 221-223, 2004.
2) Koff WC, Johnson PR, Watkins DI, Burton DR, Lifson JD, Hasenkrug KJ, McDermott AB, Schultz A, Zamb TJ, Boyle R, Desrosiers RC : HIV vaccine design : insights from live attenuated SIV vaccines, *Nat Immunol*, **7**(1): 19-23, 2006.
3) Xin KQ, Jounai N, Someya K, Honma K, Mizuguchi H, Hayakawa T, Hamajima K, Saha S, Takeshita F, Okuda K, Honda M, Klinman DM, Okuda K : Prime-boost vaccination with plasmid DNA and a chimeric adenovirus type 5 vector with type 35 fiber induces persistent protective immunity against HIV, *Gene Ther*, **12** (24): 1769-1777, 2005.
4) Bukawa H, Sekigawa K, Hamajima K, Fukushima J, Yamada Y, Kiyono H, Okuda K : Neutralization of HIV-1 by secretory IgA induced by oral immunization with a new macromolecular multicomponent peptide vaccine candidate, *Nat Med*, **1** : 681-685, 1995.
5) UNAIDS/WHO : AIDS epidemic update, December 2005, UNAIDS, Switzerland, 2005.

III 感染症（エイズ感染と生体防御）

14 HIV感染症の治療と薬剤耐性

1. human immunodeficiency virus の発見と治療薬剤開発

1983年にフランスのリュック・モンタニエ博士と米国のロバート・ギャロ博士によりAIDSを引き起こす原因ウイルスHIV-1が分離・同定されその遺伝子配列が解明された．HIV-1の遺伝子はplus鎖のRNAであり，mRNA同様に5′のcap構造と3′のpoly A tailをもっている．遺伝子は全長約9.2 kbであり，1つのウイルス粒子内にRNA鎖を2本もっていることが知られている．HIV-1の遺伝子は宿主細胞に進入後，直接mRNAとしては機能せずウイルス粒子がもつ逆転写酵素（reverse transcriptase）によりDNA鎖に逆転写されることからその複製サイクルが始まる．逆転写反応で作られたゲノムDNAは細胞核に移動し，そこでインテグラーゼの働きにより宿主ゲノムに組み込まれる．組み込まれた遺伝子からは合計10種類の蛋白をコードする遺伝子が作り出される．この中でも *gag, pol, tat, rev, env* の5種類の遺伝子はHIV-1の複製に不可欠なものであり，治療薬剤の標的として研究されてきた．今日我が国において使用されている抗HIV-1薬剤は *pol* 遺伝子にコードされている2種類の酵素，逆転写酵素とプロテアーゼ，を阻害する薬剤である（表1）．また近年同じ *pol* 遺伝子にコードされている3番目の酵素，インテグラーゼを阻害する薬剤や，*env* 遺伝子にコードされているgp 41-gp 120を標的とした薬剤の開発が活発に行われている．

HIV-1感染症の治療薬剤は1986年のZidovudine（AZT）の開発・実用化で幕を開けた．この最初の抗HIV-1薬剤AZTはDNAの構成成分であるヌクレオシドと類似の構造をもっており，HIV-1複製サイクル初期に起こる逆転写反応の際に伸長するDNA鎖へ正常のヌクレオシドと競合して取り込まれ，DNAの伸長反応を阻害することからヌク

表1 現在使用されている抗HIV薬剤一覧

クラス	一般名（略表記）	商標名	認可年
ヌクレオシド型逆転写酵素阻害薬 (nucleoside analogue RT inhibitor：NRTI)	zidovudine（AZT）	レトロビル	1987
	didanosine（ddI）	ヴァイデックス	1992
	zalcitavine（ddC）	ハイビット	1996
	stavudine（d 4 T）	ゼリット	1997
	lamivudine（3 TC）	エピビル	1997
	emtricitabine（FTC）	エムトリバ	2005
	abacavir（ABC）	ザイアジェン	1999
	tenofovire（TDF）	ビリアード	2003
非ヌクレオシド型逆転写酵素阻害薬 (non-nucleoside RT inhibitor：NNRTI)	nevirapine	ヴィラミューン	1998
	efavirenz	ストックリン	1999
	delavirdine	レスクリプター	2000
プロテアーゼ阻害薬 (protease inhibitor)	saquinavir	インビラーゼ/フォートベイス	1997
	ritonavir	ノービア	1997
	indinavir	クリキシバン	1997
	nelfinavir	ビラセプト	1998
	amprenavir	プローゼ	1999
	fosamprenavir	レクシヴァ	2005
	lopinavir/ritonavir	カレトラ	2000
	atazanavir	レアタッツ	2003
	Darunavir/ritonavir	プレジスタ	未*

＊：米国では2006年に承認

A　ヌクレオシド系逆転写酵素阻害薬の耐性機序

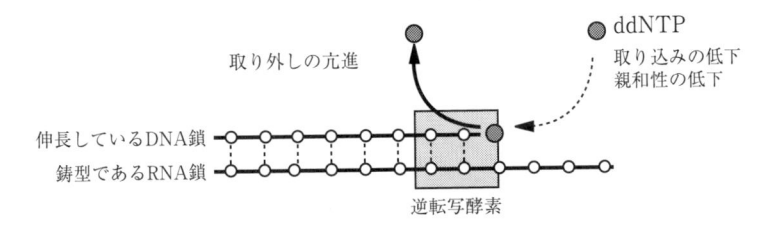

B　非ヌクレオシド系，プロテアーゼ阻害薬の耐性機序

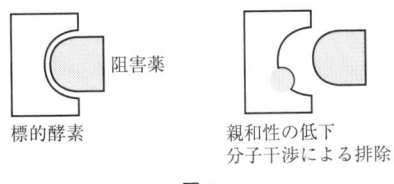

図1

レオシド系逆転写酵素阻害薬 (nucleoside analogue reverse transcriptase inhibitor : NRTI) とよばれている．NRTIは多数開発され，現在ではdidanosine (ddI), zalcitavine (ddC), stavudine (d 4 T), lamivudine (3 TC), 3 TC にフッ素が付与された FTC, abacabir (ABC) そして 2004 年に入り非環状構造をもち，かつリン酸がすでに 1 個付加されているヌクレオシド系の tenofovir が加わり合計 9 種類の薬剤が使用されている．NRTI に続いて逆転写酵素同様 HIV-1 の複製に必須な酵素であるプロテアーゼに対する阻害薬 (protease inhibitor : PI) が 1995 年に登場した．この年，サキナビル (saquinavir : SQV)，リトナビル (ritonavir : RTV)，インジナビル (indinavir : IDV) という 3 種類のプロテアーゼ阻害薬が実用化され，強力な多剤併用療法が可能となった．その後ネルフィナビル (nelfinavir : NFV)，アンプレナビル (amprenavir : AMP)，ロピナビル (lopinavir : LPV) そしてアタザナビル (atazanavir : ATV) が開発実用化されて現在に至っている．PI と前後して登場してきた 3 番目の薬剤は非ヌクレオシド系逆転写酵素阻害薬 (non-nucleoside analogue reverse transcriptase inhibitor : NNRTI) である．このタイプの薬剤は，その名が示すとおり，逆転写酵素を阻害する薬剤であるが，NRTI とは構造も阻害機序も異なっている．NNRTI は逆転写酵素の酵素活性中心近傍にある構造上の窪みにはまり込むことにより活性中心の構造を崩すことにより逆転写酵素活性を抑制する (allosteric inhibitor)．現在ネビラピン (nevirapine : NVP)，エファビレンツ (efavirenz : EFV)，デラベルジン (delaverdine : DLV) の 3 剤が認可されている．3 剤の中でも 2000 年に登場したエファビレンツは逆転写酵素と不可逆的に結合することから tight binding inhibitor とよばれ，殺菌剤としての使用も可能とされている．

2. 多剤併用療法とその限界

NRTI 2 剤に PI もしくは NNRTI を 1～2 剤組み合わせた多剤併用療法 (highly active antiretroviral therapy : HAART) は大変優れた治療効果を示し，HIV-1 感染者体内におけるウイルスの増殖をほぼ完全に抑制し，CD 4 陽性 T 細胞数の回復をも実現した．しかしながら HAART を受けている感染者体内における HIV-1 の減衰をウイルスの体内動態から推測した結果，体内のウイルスを完全に排除するためには少なくとも 73 年の治療が必要と算出され，HARRT をもってしても根治には程遠いことが明らかにされた．それでも HAART 導入後，欧米においては AIDS による死亡者数は顕著に減少し，HIV-1 感染症の予後は大きく改善された．しかし残念なことに，HAART の恩恵を得るのは容易ではなく，いったん治療をはじめたら HIV-1 感染者は厳格な服薬，95% 以上のアドヒアランスの達成が求められる．近年排泄・代謝の遅い新薬・新剤型の登場により，1 日 1 回の服用でのコ

ントロールが可能となり，随分と負担が軽減されたが，それでも終生飲むことには変わりはない．また，治療薬剤には深刻な副作用を示すものが多数あり，副作用のために服薬中止を余儀なくされる症例も多い．さらに治療薬剤に対して耐性を獲得したウイルスの出現も治療を妨げる大きな問題である．報告によれば初回治療患者の実に20～40%が，前述のような問題でウイルス増殖の抑え込みに失敗するとされている．その原因の中でも薬剤耐性ウイルスの出現はその後の治療薬剤の選択を大幅に制限するために深刻な問題となっている．

3. HIV-1薬剤耐性獲得の機序

HIV-1が治療薬剤耐性を獲得しやすい理由は2つあげられる．1つ目はきわめて活発なウイルスの新生である．HIV-1感染症は感染成立からAIDS発病まで5～10年という長い潜伏期があるため，一見緩慢な疾患のようにみえるが，感染者生体内において1日に10^{10}個にも及ぶ新たなHIV-1粒子が産生される活動的かつ消耗性のウイルス疾患である．2つ目は逆転写酵素の逆転写精度の低さにある．HIV-1の逆転写酵素はDNAポリメラーゼと異なりproof reading活性をもたないために逆転写の精度が低いことが知られている．RNAがDNAへの逆転写過程で変異を起こす頻度は30万塩基対に対して1回起こりうると推定されている．前述の活発なウイルス増殖と併せて考えると，少なくとも1カ所の変異をもったウイルスが1日に3×10^4個生み出される計算になる．このような易変異獲得性のために，HIV-1は感染者体内において多様性と可塑性に富む集団を形成している．このためHIV-1は治療薬剤中濃度が不十分のためHIV-1の増殖が抑えきれない状況におかれると，当該薬剤に対して耐性変異をもつウイルスの増殖と選択を容易に許すこととなる．そしてこのような薬剤が存在しつつも増殖が抑え切れていない環境でウイルスの複製が繰り返されることにより，時間とともに薬剤耐性に関与する変異がウイルスに集積し，薬剤耐性レベルが上昇していく．今日ほとんどの薬剤耐性変異は薬剤を投与されていない状況下ですでに多様性の範疇で存在していると考えられている．しかし一般的に薬剤耐性変異はウイルスの増殖能（replication capacity），適合性（fitness）が薬剤耐性をもたないウイルスに比べて低いために，薬剤非存在下では感染者体内で優位の集簇として生存することは困難である

ると考えられる．

4. 各薬剤クラスにおける耐性変異とその機序

一般に薬剤耐性変異は治療薬剤の標的であるそれぞれの酵素に出現してくる．NRTIとNNRTIは逆転写酵素に，PIではプロテアーゼにおいて耐性に関与する特有の変異が誘導される．現在知られている耐性変異の一覧を図2に示す．

1) NRTI耐性機序

NRTIの耐性化機序には2つの異なる機序の存在が知られている．1つは耐性変異の獲得によりNRTIの取り込みが低下する機序である（decreased uptake）．代表的なものでは逆転写酵素184番目のアミノ酸メチオニンがバリンに変わる（M184V変異）3TC耐性変異がこれに該当する．この機序による耐性の特徴として単独の変異できわめて高い耐性レベルを呈することがあげられる．M184V変異を獲得するとウイルスは3TCに対して数百倍以上の耐性になる．もう1つの耐性化機序は逆転写反応の際に取り込まれてDNAの伸張を阻害していたNRTIが取り外されてしまい，DNAの伸長が再開されてしまう機序である（excision, pyrophosphorolysis）．これに該当する代表的なものはAZTに対する耐性変異（thymidine analogue resistant mutation: TAM）のM41L, D67N, K70R, L210W, T215Y/F, K219Q/Eであり，AZT耐性変異獲得ウイルスでは，このような取り外し反応が野生株に比して起きやすいと考えられている．また興味深いことにAZT耐性変異を獲得すると3TC/FTC害のすべてのNRTIに対してもある程度の耐性を呈するようになることが知られており，ddNTPを取り外す反応はNRTIに共通して起こりうる主要な耐性化機序であると考えられる．この機序による耐性変異の特徴として，変異は単独では強い耐性を呈さないが，複数の変異の集積により相加的，相乗的に耐性度が上昇することが知られている．

2) NNRTI耐性化機序

NNRTIはNRTI剤とは全く異なった機序で耐性化する．NNRTIは逆転写酵素に直接結合する薬剤のため，薬剤耐性変異であるL100I, K103N, V106A/M, V108I, Y181CY, Y188CLH, G190A, P225H, P236Lはいずれも薬剤と逆転写酵素の結合部位に位置している．両者の結合親和性を低下させることにより耐性を呈する．したがっ

14 HIV感染症の治療と薬剤耐性

□ 一次変異：薬剤投与後最初に出現することが多い変異であり、かつ薬剤感受性に大きく影響を及ぼすもの。

□ 二次変異：一次変異に続いて出現してくる変異であり、一次耐性と組み合わさることにより耐性レベルを上げる（プロテアーゼのみ）．

図2　抗HIV-1薬剤と誘導される耐性変異のまとめ

69

て，耐性変異の獲得によって引き起こされる薬剤感受性の変化も大きく，単独変異で数百倍もの耐性を示すことが知られている．NNRTIの結合する窪みは小さいことから，3種類にNNRTIの耐性変異は重なっており，交叉耐性が著しいことが知られている．

3) PI耐性化機序

プロテアーゼ阻害薬はNNRTIと同様に，標的酵素に直接結合する薬剤であることから，薬剤耐性化機序は薬剤と酵素の結合親和性の低下である．したがって主要な変異の多くはプロテアーゼ活性中心近傍に集中している．これらの変異は特に耐性レベルに大きく影響を及ぼすことから primary mutation とよばれている．primary mutation には D 30 N, M 46 I/L, G 48 V, I 50 V, V 82 AFTS, I 84 V, L 90 M があり，L 90 M を除きいずれも活性中心周辺に位置している．PIではこの他薬剤結合部位から離れた部位にも薬剤投与に伴い変異が現れることが知られており，これらの変異は耐性レベルの増強だけでなく，primary mutation 獲得によるウイルスの増殖能の低下を補うことに関与していると考えられている．これらの変異は primary mutation に対比して secondary mutation とよばれている．この他に，プロテアーゼの基質である Gag の基質領域（cleavage site）にも変異が誘導されることが報告されており，耐性ウイルスの増殖能の補完に重要であると考えられている．

5. HIV-1の薬剤耐性検査とその適応

今日行われている薬剤耐性 HIV-1 を検出する方法には薬剤耐性遺伝子検査（genotyping）と薬剤感受性検査（phenotyping）という2つの手法がある．薬剤耐性遺伝子検査は治療薬剤の標的である逆転写酵素，あるいはプロテアーゼの遺伝子配列を解析することにより耐性の有無を調べる手法である．この検査の成立前提には各治療薬剤が特異的な点変異を標的酵素内に誘導するという事実がある．図2に見るように，薬剤はそれぞれいくつかの決まった耐性変異を誘導する．したがって誘導された耐性変異のパターンをみることによって，耐性を示す薬剤の判定が可能となる．薬剤により誘導される変異は単独であることもあれば，複数が組み合わさっていることもある．一般的に薬剤使用歴が長ければ長いほど耐性変異は集積していく．そして変異が複数あれば変異間の相互作用が生じ，それは往々にして薬剤耐性レベルの増強とウイルスの増殖能力の上昇として反映される．遺伝子検査は比較的簡単であることから薬剤耐性検査の主流となりつつあるが，耐性変異が多数集積してくると変異間の相互作用も複雑になり，遺伝子検査評価の前提である変異と薬剤耐性の対応関係が崩れてくる場合がある．遺伝子検査法の限界はこの点にある．多数の変異が集積した場合には遺伝子型からの評価と実際の臨床経過の間に乖離が生じてしまう．このような症例に対応しては次に述べる薬剤耐性感受性検査を併せて実施し，薬剤耐性遺伝子検査の結果と比較することも必要である．

もう一方の手法である感受性検査は遺伝子検査と異なり，実際に HIV-1 の薬剤感受性を試験管内で測定する直接的な評価方法である．この検査の成立には患者由来の HIV-1 を回収することが必要である．今日 HIV-1 の回収には患者末梢血中単核球を in vitro で健常人の末梢血リンパ球と混合培養し上清中に出芽・放出された HIV-1 を回収してくる方法，分子生物学的手法を用いて血漿中 HIV-1 粒子より抽出した HIV-1 RNA より HIV-1 を再構築させる方法など各種ある．感受性検査の実施には遺伝子検査と比較して高い技術力と費用が必要である．しかしながら，遺伝子検査において判定困難であったような多数の変異が集積した症例ではこの検査は威力を発揮する．感受性検査は直接に薬剤の効果を測定することから，理解しやすい結果を得ることができる．一般的に野生株の薬剤感受性と比較対照して，"何倍耐性"という数値で表現され，数値が大きいほど耐性レベルも高いことになる．このように，結果を理解しやすい反面，ウイルス分離の過程でさまざまな培養環境因子（細胞，培地，血清etc.）がウイルス集簇の選択に影響を及ぼすため，分離されたウイルスの集簇に歪みが生じてしまう可能性がある．すなわち，分離されてきたウイルス集簇と実際に感染者体内におけるウイルス集簇が完全に一致することは理論上あり得ない．極端な場合には生体内ではごくわずかしか存在していないウイルスが分離されることもあり得る．この点が感受性検査の限界である．また，検査結果が理解しやすいとはいうものの，臨床的に薬剤変更の指標となるべき閾値がはっきりしないため薬剤変更の判断は必ずしも容易ではない．

薬剤耐性検査を行うべき時期については欧米のガイドラインでは次の5つのタイミングが示されてい

る．すなわち，①急性感染，②慢性に経過しているHIV感染，③最初の治療が失敗した時，④その後の治療が失敗した時，⑤妊娠である．特に①に関しては薬剤耐性ウイルスが新規感染者に伝播しつつあることから重視されている．

薬剤耐性HIV-1遺伝子検査を評価するには，すべての臨床検査がそうであるように，耐性変異の基本的な知識と経験が必要である．個々の症例を詳細に検討し情報を集積していくことが肝心であろう．薬剤耐性を評価，そして対応するうえで重要なもう1つの事項は「薬剤耐性ウイルスの出現が当該薬剤の完全な無効を示しているわけではない」という点である．多数の耐性変異が集積し高い耐性レベルを獲得し，血中ウイルス量が高く維持されていたとしても，その時点で投与している薬剤により抑えられているウイルス産生は必ず存在し，薬剤を完全に中止した場合は血中ウイルス量の上昇，CD4陽性細胞の低下をきたすことが知られている．仮に薬剤耐性検査の結果のみを受けて短絡的に次々と薬剤を変更していけば，ウイルスが多剤耐性に陥るのを加速させることとなる．このような事態を避けるためには薬剤変更時期を血中RNAコピー数とCD4陽性細胞数の変動をみながら総合的に判定することが重要である．

［杉浦　亙］

IV 感染症（予測シミュレーション）

15 感染症シミュレーションの考え方

1. 背　景

多くの感染症大流行は予兆なしに現れる．1999年から急速に広がった米国のWest-Nile熱，2002～2003年のSARS, 2004～2005年の鳥インフルエンザ然りである．HIV流行も，初めは緩やかな広がりであったが，事の重大性に気づいた時にはすでに手のつけられないような大流行になっていた．

大流行は一見予兆なしに現れるが，本当は人が気づかない流行がある期間があって大流行になる．したがって，常時の感染症とそれに影響する状況のサーベイランス，疫学的解析により，予兆を早期に知ることが基本である．感染症サーベイランスはバイオテロの発見にも欠かせない．

大流行にもバイオテロにも，備え（preparedness）が必要である．しかし，どんな流行が起こるかわからなければ備えもできない．感染の広がりを予測し，それに基づき対策を立て，対策下の流行をさらに予測し，対策の修正をする，というサイクルの繰り返しに立った作業が必要である（図1）．

予測は，従来，病原体性質を考慮した過去の大流行の経験に基づき行われてきた．そこでは，上に述べたようなサイクリックな予測作業は無意識的に行われてきたと思われる．しかし，意識的に，しかも定量性を加え，この作業を行うことは容易ではない．また，社会構造，自然および都市環境などは過去の大流行時とは大きく変わっており，過去の経験からのみの予測には限界がある．

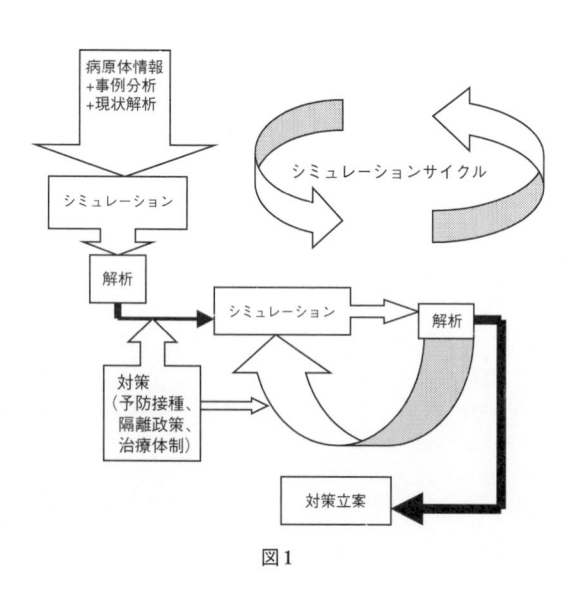

2. 感染症流行モデリング

上に述べたような経験にのみ基づく予測の欠点を補うために，数理予測が使われる．特に，近年開発の著しいコンピュータの利用が有効である．感染は，人あるいは動物から別の人あるいは別の動物に，直接あるいは，食物，水，空気，血液などを介して伝わるが，一つ一つの過程は確率的であり，非線形的（non-linear）である．非線形的な事象は，解析的な扱いには一般に不適切で，適当なパラメータを設定したコンピュータによる「実験」により適している．このような「実験」の結果から，過去の事例を検討しただけでは検討の対象にならなかった流行予測のパラメータが浮かび上がってくる可能性がある．このことは，本章に示されたいくつかの事例で理解できることと思う．面白いケースとして，コンピュータ実験が，理論的に予測できない状況の存在（それがどういう条件で起こるのかも含め）を結論する場合があるであろう．このような予測が理論的に不可能な状況がある場合への対応は，予測可能な場合とは別の考え方が要求されるはずである．

3. リンクとウェブ

現在の多くの数理モデルはRobert Mayのsusceptible, infected and recovery（SIR）モデルに発する．このモデルは感染者と未感染者の出会いがランダムであり，感染が一定の確率で起こる場合にはよく適合する．しかし，現実社会では人と人との出会いはランダムではない．1人の人をとっても，種々の人-人の繋がり（リンク）をもっている．例えば，職場での緊密で頻繁な接触，電車や劇場など

図1

での稀な接触，部屋や器具の共用を介した間接的接触，などである．感染症はこれらのすでにあるリンクの網の目（ウェブ）に乗って広がっていく．エイズは，医療事故を別として，男と女，あるいは男と男の性行為という特別なリンクを利用して広がり，異性間感染と同性間感染ではリンクの性質が異なり，したがって別のウェブを作っているはずである．

4. ウェブの中の感染症シミュレーション

このようなすでに人間社会がもつ種々のウェブを利用し，感染症の広がりをシミュレートすることはコンピュータを使えばある程度可能である．人のもつ他人への繋がりの数（link number）が，多くの場合，scale free の分布（Zip の法則がよい例）を示すことが示されている．このような分布の中での感染の広がりは，一定確率で起こるランダムな感染とは別の広がりを示すであろう．また，ワクチン投与において，ランダムな一斉投与にするのか，人との接触の多い（つまり link number の大きい）ハブ（hub）を選んでやるのか，一見後者がより有効にみえるが本当か，といった問題をコンピュータを用い試行実験をすることができる．link number の分布は社会構造，あるいは感染症の関わる web によって必ずしも scale free とは限らない．正規分布，Poisson 分布など，他の分布を示すこともあり得る．

上で触れたように，1つの感染をとっても，感染網（web）の中の link の強さは一定ではない．家族間，同一職場の人と人の link は電車で偶々遭遇する可能性のある人と人との link よりもはるかに強いはずである．同じ電車を利用しても時間帯の異なる人と人の link はさらに弱くなる．このような出会い頻度や密着度の違いはどう数理的に link のパラメータとして翻訳できるだろうか．

一方，これらを，感染に関わる一つの web の中で強度の異なる link があると考えるのか，あるいは異なった web の相互作用として考えるのか，という問題もある．Web 間の相互作用として，HIV 同性間感染は面白い例である．同性間性交渉は，それに関わる種々の社会活動の網の目の中に生まれる一つの特殊な web である．このような web は，例えば，麻薬中毒者社会の web，出会い系サイトの web，その他種々の web と重なり合っている可能性がある．web 間の相互関係をどうしたら数理的処理の対象にできるかを考えてみる必要がある．

かなりの感染症は SIR でかなりの程度にシミュレート可能と思われるが，感染症の広がりはより chaotic であり，初期条件のわずかな差がその後の広がりを大きく左右する性質をもっているように思われる．コンピュータを用いた流行シミュレーション（コンピュータ実験）はこのような解析を可能にする．

さらに，ワクチン接種，隔離などの対策に関わるパラメータを導入し，係数を変えることにより，対策のもたらす感染の広がりへの影響がチェックできる．モデル上で，対策結果をフィードバックしつつ，至適の対策条件を探ることが可能である．

結 語

数理的シミュレーションは現実との接点がない，実際の流行でモデルが実証できていない，というのが一般の批判である．これは一見妥当な批判のようにみえる．しかし，数理モデルは数理モデルで1つの世界があり，そこから，どのような問題あるいは視点が現実の世界に投げかけられるかということの方がはるかに面白い．

学級閉鎖はインフルエンザや食中毒流行時によくとられる手法であるが，その有効性が現実の流行事件を場として証明できるかというと必ずしもそうはいい切れない．いつ始めるか，いつ止めるか，一応の基準はあっても，事例ごとに一定しているわけではない．どうやってその有効性を実証できるのであろうか．どの条件が至適であると証明できるのであろうか．モデルの中でパラメータを変え，それがどのように患者数，流行の遷延に関係するのかをみることで，学級閉鎖の感染症対策上，今まで考えられていなかった重要な因子，考え方が出てくる可能性がある．このような意味で，数理的シミュレーションについて感染症対策の中で今までとは違った位置づけを考える時期にきていると思われる．

［吉倉　廣］

参考文献
Scale free ネットワークの解説として次の本が良い．
1) Barbasi A-L: Linked-The new science of networks, Perseus Publishing, Cambridge, Massachusetts, 2002.

IV 感染症（予測シミュレーション）

16 院内感染のモデリング

　病気を得たヒトの多くは，それが自己管理によって治らない，あるいは，治るかもしれないが長期間かかることもあり，また治るまでの間苦痛を伴う場合，その状態について医師に相談する．医師は，患者にほぼ的確な対策を提案し指示する．その指示の中に病院で寝泊りすることもある．その間すなわち入院している間に感染症にかかることを院内感染という．人間の感染症は，ヒトあるいは，その他のものから病原体がヒト体内に進入し，抵抗力が弱ければ成立する疾病である．病院内にて医療行為および入院中の生活において，医療従事者，器具，機器，壁，床，空気，リネン，食事などから病原体に被曝し，感染が成立した場合院内感染となる．したがって上記のものに付着あるいは浮遊している病原体が入院者の体内に侵入し抵抗力との関係で感染が成立することとなる．病原体としては，細菌，ウイルス，真菌，および異常プリオンなどがある．院内感染で細菌によるものは，特別な関心がもたれている．それは，院内感染の治療法に関わることである．すなわち各病原体は，それぞれ特徴のある治療法をもっているが，特に細菌感染の場合，発病したならその治療法として抗生物質を用いて行う．ところが，例えばこの物質に抵抗性のある細菌が出現するとこれに対する治療法が無効になることから病院全体の抗生物質の使用方法が，厳しくまたエチケットをもったルールで制御されていなければならない．現在ほとんどの優良な病院ではこれが行われているが，一部いまだに抗生物質使用制御が行われていないところもある．

　同じように制御されている2つの病院で院内感染の調査が報告されている．この2つの病院は，経営母体が同じで，診療科は，内科，外科，眼科，産婦人科，整形外科，耳鼻咽喉科，形成外科，皮膚科など同じものをもち疾病も，重篤さも同じで，同じ街に存在している．患者の病気の内容や，検査や治療内容がほぼ同じでその成績も著変なく滞在日数も同程度である．院内感染は，抗生物質の使用について制御されなければならない．制御を怠ると抵抗性の細菌が，病院環境に広まり院内感染の源となる．この2つの病院の患者から分離される，MRSAの感受性について調べてみてもほとんど一致している．異なるのは病床数で，大きい方が約1,000床，小さいほうが250床ほどである．この2つの病院で院内感染の頻度は，床数の大きい方が床数が小さい方より高いことが報告されている[1]．このデータは，院内感染の頻度に病院の床数が影響することを示唆するが，それを床数と院内感染の頻度に関して米合衆国の教育病院について調査がされている[2]．その結果は，同様で500床以上の病院では高い率で院内感染が起こっていた．

　さらにまた，病院内において院内感染のシミュレータをSIRモデルと確立的プロセスを利用してシステムを構築した．そのシミュレータを利用して，ベッド数を1つのパラメータとして1つの病院での大流行をシミュレーションした研究が報告されている．具体的には，100床のベッドをもつ病院，250床のベッドをもつ病院，500床のベッドをもつ病院，1,000床のベッドをもつ病院を各々100病院計算機内で確率的に発生させ，上記のシミュレーションを各々個別に行った．病院のすべてのベッドの半数の患者が，院内感染を受けた場合を大流行したと定義した上で上記のシミュレーションの結果を解析してみると，ベッド数に比例して大流行を起こす病院が増えていくことが判明した．

　このモデルから，院内感染についてベッド数が重

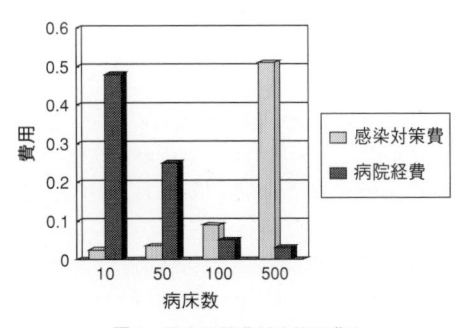

図1　院内対策費対病院経費[1]

要な主因子の一つであり，病院設計で十分に検討すべきであるという結論を得た．合理性の問題上大病院の方が経営は有利であると考えるが，一方院内感染を一定の頻度で抑えるためには却って大きな支払いを行わなければならない（図1）．すなわち中小の病院が存在せず，巨大病院のみが存在することは，院内感染費用まで考えに入れた場合，非常に不利な戦略であると考えられる．専門病院など，確立分布上ある程度同じ基本事象であってかつ，一定値をとらない分布ならば医療経済上最も適当な床数が存在する可能性があり，今後の検討課題である．

一方，巨大な病院においては，高度な院内感染の病棟閉鎖を考えるなどバーチャルな分割運営をするなどの必要が生じる．また中小病院のネットワーク（専門病院など）などがその代案と考えられる．このような問題点や対処法は，今後の検討課題である．

［山本健二］

参考文献

1) Yanaka Y, Tsusaka N, Yamamoto K : The more beds, the more Nosocomial infections, *Jpn J Infect Dis*, **52** : 180-181, 1999.
2) Jarvis WR, White JW, Munn VP, Culver TG, Thornsbery C, Hughes JM : Nosocomial infection surveillance, *Morbid Mortal Wkly Rep*, **33** (255) : 955-2155, 1984.

Ⅳ 感染症（予測シミュレーション）

17 感染症伝播のシミュレーション

感染症の出現を予測することは困難であるが，新型インフルエンザあるいはバイオテロなどが現実のものとなり，大きな被害が生じるリスクを無視できなくなってきている．リスクアセスメントの観点からも，もし感染症が出現したならばどのように推移するかを知っておく必要がある．そのためには過去の事例は貴重な情報を提供する．しかし，時の経過とともに社会環境は変わっており，また新型インフルエンザやバイオテロなどに適用できる情報は限られている．現在活用できる最良の方策は感染症伝播のシミュレーションである[1]．最近のIT技術の進歩がこのアプローチを可能とした．以下では，インフルエンザを想定した感染症の伝染モデルと伝播シミュレーションを紹介する．

1. シミュレーションモデル

1) SIRモデル

伝統的な感染症の伝染モデルとしてSIRモデルとよばれる数理人口学的なモデルがある[2]．Sはsusceptible，Iはinfected，Rはrecoveredまたはremovedの頭文字であり，感染する可能性のある人数，感染者数，感染から回復または死亡した人数である．SIRモデルでは人々を集団に分けて，各集団に属する人数を連続変数として取り扱う．集団分割の種類に応じてさまざまなモデルが提案されている．感染者は回復するが免疫を獲得せずに再び感染可能になるというモデルをSISモデル，潜伏期間を考慮したモデルをSEIRモデルという．Eはexposedの頭文字である．

SIRモデルは決定論的コンパートメントモデル（deterministic compartmental models）の一種で，方程式系は以下の形をしている．

$$\frac{dS}{dt} = -\beta \cdot S \cdot I, \quad \frac{dI}{dt} = \beta \cdot S \cdot I - \gamma \cdot I,$$

$$\frac{dR}{dt} = \gamma \cdot I$$

（β：感染率，γ：隔離率）

SIRモデルは多くの数理解析のアプローチの対象となってきた．数理解析の重要な成果として，基本再生産数（basic reproduction number）R_0についての$R_0 = c\beta D$という関係式が得られている．ここに，cは個人のコンタクト率，Dは感染期間で隔離率γの逆数である．基本再生産数は1人の感染者から感染する人数である．基本再生産数が1よりも大きいとき感染症の流行は拡大し，1よりも小さいとき流行は減衰することになる．ただし，基本再生産数の概念は，人々の集団が十分大きく，集団内の人々は均質で個人差はないなどのいくつもの理想的な状況のもとで成立するものである．基本再生産数は，流行の現実を反映しているものというよりも，流行の可能性の指標であると考えられる．

2) individual based model

決定論的コンパートメントモデルではコンパートメント内の人々の集団を均一とみなして連続変数で取り扱っている．これに対して，最近人々を連続変数として扱うのではなく，離散的な個人を基本単位として用いるindividual based modelとよばれるモデルの開発が進んでいる．individual based modelは人々の社会活動をコンピュータ内で模擬して，感染症の伝搬をシミュレーションする．このモデルは最近のIT技術の進展によって実現可能となった．

individual based modelは，誰が誰にコンタクトしたのかという，人と人のコンタクトをベースとする．人と人のコンタクトは伝染の因果関係でもある．感染症対策では感染パターンを支配する伝染の因果関係を理解することが重要である．individual based modelは因果関係に関与する人々の活動のディテールを取り扱うことができると考えられている．individual based modelでは人々の活動は確率過程あるいはイベント駆動プロセスによって記述される．確率過程には各種の社会統計を反映することができる．イベント駆動プロセスを用いるモデルでは，人々の活動をエージェントによってコンピュータ内で精密に模擬することができる．individual based modelを用いたケーススタディについては後

述する．

3) ネットワークモデル

人々を社会構造のネットワーク上にノードとして配置し，感染はネットワークを通じて生じるとするモデルをネットワークモデルとよぶ．近年，個人ごとのコンタクト数の分布がべき乗則に従うというスケールフリーネットワークとよばれるモデルに関心が集まっている．このモデルでは一般の人よりも非常に多くのコンタクトを行うハブとよばれる人々が重要な役割を担っており，ハブをネットワークから隔離すれば感染症拡大を防止できるという可能性が示されている．ネットワークモデルによる解析は離散数学によるもう1つの理論的アプローチである．

individual based modelから次のようにしてネットワークモデルを構成することができる．individual based modelの人に点を対応させる．家族は隣接する点とし関連の深い人ほど近くに配置する．次に，人と人のコンタクトごとに点間を結ぶリンクをはる．この結果，1つの社会構造のグラフができる．このグラフは，人々のコンタクトに対応するリンクによってノードが結びつけられている現実的なネットワークモデルになっている．逆に，ネットワークモデルに対してノードを少数の状態をもつ単純なエージェントとみなすことも行われている．なお，決定論的コンパートメントモデルからは，人々が均質に混合されて全員とコンタクトするので，すべてのノードがリンクで結ばれている完全グラフが得られる．完全グラフから出発してリンクを除去していく方法も考えられるが，人々の集団がある程度の規模になると除去すべきリンクが急増するという困難が生じる．

4) モデルの検証

感染症の伝染モデルには現実を単純化する仮定が用いられているので，モデルの妥当性の検証が重要である．シミュレーションの結果が過去のデータを再現したら，モデルは検証されたとしてよいのであろうか．シミュレーションの予測が実際と異なったらモデルは不適切なのであろうか．この問題に対するKoopmanミシガン大学教授の卓越した見解を以下に紹介する[3]．

モデルの検証には，サイエンスとしての理論の正当性のための検証（scientific theory model validation）と意志決定支援のためのツールとして用いるための検証（decision use model validation）の2つがある．理論の正当性のための検証では，他の科学分野での検証と同様に，モデルによる予測が現実の世界で生ずることを普遍的に説明することが求められる．しかし，感染症の伝染モデルの検証で必要なのはこの種の検証ではない．モデルの目的は感染症拡大防止の対策決定の支援である．感染症流行の特定の局面における特定の決定の妥当性が対象である．モデルに用いられる仮定は実世界を単純化しているが，それでも問題となる局面を忠実に反映する必要がある．忠実という意味はモデルに他の現実的な要件を加えても結果に影響がないことをいう．モデルの検証においては，モデルは必要なディテールを含んでおり意志決定の支援に用いることができることを示さねばならない．モデルは実世界を単純化しているので完全な検証というものはありえない．検証できるのは意志決定に対して齟齬をきたす仮定があるかどうかという点である．

2. ケーススタディ

1) 米国の感染症シミュレーションプロジェクト

米国ではMIDAS，CAMRAという感染症シミュレーションの大規模プロジェクトが進められている．MIDAS（Models of Infectious Disease Agent Study）は2004年春から始まったNIH/NIGMS（National Institute of General Medical Science）の予算のプロジェクトで，大学，国立研究所と情報系企業が参加している．プロジェクトの目的は，感染症拡大の予測と対策および病原とホストの相互関係のシミュレーションのためのコンピュータシステムを開発することである．

2005年秋にはEPA（Environment Protection Agency）とDHS（Department of Homeland Security）が，CAMRA（The Center for Advancing Microbial Risk Assessment）というコンソーシアムを立ち上げた．コンソーシアムは複数の大学によって構成されている．コンソーシアムの目的は，感染症リスクアセスメントのモデルとツールの開発および大学などの専門機関と地域社会の間の情報伝達のネットワークを築くためのナレッジマネージメントの実施である．

MIDASのケーススタディを以下に紹介する．いずれもindividual based modelを用いたシミュレーションである．

最初のケースは，天然痘による米国の都市へのバイオテロを想定したEubankらによるシミュレーションである（筆者らによる解説の邦訳あり）[4]．

シミュレーションはLANL（Los Alamos National Laboratory）で開発されたEpiSims（the Epidemiology Simulation Systems）というシステムを用いて行われた．EpiSimsは対象となる地域の住民一人一人の活動をコンピュータ内のエージェントによって精密に模擬する大規模なシステムである．シミュレーションでは，オレゴン州の都市ポートランドを現状のIT技術で可能な限り精密にモデル化した仮想ポートランドが構築された．モデル構築に際しては国勢調査などの社会統計のデータが用いられているが，車両の移動時間のような統計データのないものについては車両運行などのマイクロシミュレーションを実施してデータを採取している．シミュレーションの結果，ターゲットとなる人々を絞ったワクチン接種の早期実施が有効であることが示された．

次の2つのケースは，東南アジアの人々の日常生活をモデル化したもので，新型インフルエンザ流行封じ込めのシミュレーションである[5]．いずれのシミュレーションでも人々の活動は確率論的に取り扱われている．

Longiniらはタイ農村部の統計データをベースにして，5,625 km²の地域に住む50万人の人々を対象とするシミュレーションを行った．人々の年齢構成はタイの国勢調査を用い，年齢ごとに異なったコンタクト率を用いている．人々のコンタクトは家庭，学校，仕事場などでの緊密なコンタクトと市場，寺院などでの通常のコンタクトの2種類に分けて取り扱われている．また，医療機関の影響を検討するため，コンタクトが生じる場所としてベッド数40の病院もモデル化されている．シミュレーションでは感染者とコンタクトした人が処置されるTAP（targeted antiviral prophylaxis）と感染者の出た地域の人に処置を行うGTAP（geographically targeted antiviral prophylaxis，あるいはring prophylaxis）などの対策の効果が比較検討されている．

Fergusonらはタイおよびタイに隣接するカンボジアなどの国境から100 kmまでの地域を対象とするシミュレーションを行った．人々の年齢構成，家族の大きさ，学校，職場の大きさなどはすべてタイでの統計データを用いた．シミュレーションに際して，インフルエンザの病状の再評価を行い，実験感染データと整合するパラメータを決定した．流行の早期検知とTAP，GTAPなどの対策によるインフルエンザの封じ込めの可能性が示された．

3．我が国のケーススタディ

我が国のケーススタディとして，著者らが我が国の統計データを利用して作成したモデルによるシミュレーションを紹介する．最初のケースは学級閉鎖の効果を検討したもので，1つの町の規模での風邪の流行を対象とした．次のケースでは，通勤列車の影響を考慮して，大都市郊外でのインフルエンザの流行について検討した．郊外と大都市の間を通勤通学する人々による感染症拡大の脅威は，我が国にとって重大な問題である．

モデルの構成方法は次の通りである．最初に，対

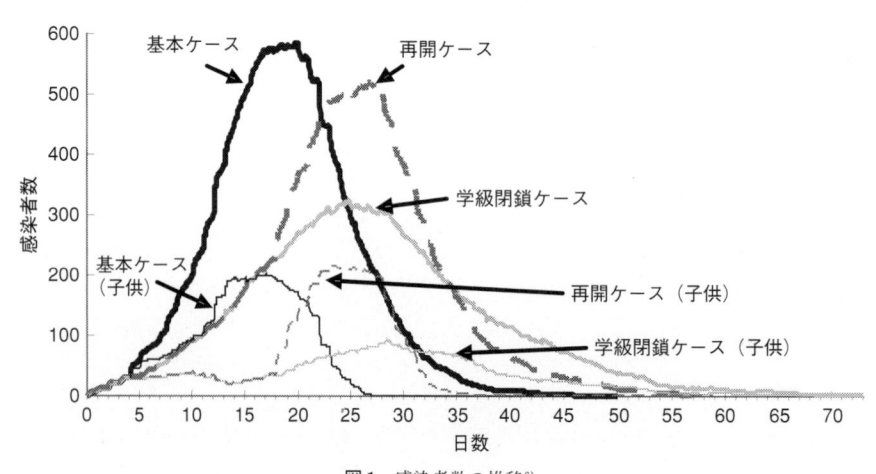

図1 感染者数の推移[6]
太い線は総感染者数，細い線は子供の感染者数を示す．

象地域の人口に相当するだけの人々を生成する．人々はそれぞれ独身者，カップルあるいは父親，母親と子供たちからなる家族に属している．次に，人々のコンタクトの発生する場所である家庭，学校，会社などを生成する．これらを感染場（Venue）とよぶ．最後に，人々の活動を設定する．人々の活動は在宅，通勤通学，会社勤務などからなる．各活動をイベントとよび，各人に1日のイベントヒストリーを割り当てる．人々はイベントヒストリーに従ってある感染場から次の感染場へ移動する．感染は感染場内での確率的なコンタクトによっ

て生じるものとする．感染の病状はシナリオで指定する．基本的なシナリオは感染ののち潜伏期を経て発病し一定期間たつと回復するというものである．

最初のケースでは，人口1,000人の町を対象に風邪の流行シミュレーションを行い学級閉鎖の効果を検討した．風邪は3日の潜伏期間，7日間の発熱ののち回復するものとした．発熱があっても大人は活動パターンを変えないとしている．シミュレーションの結果，感染は最初学校に通う子供の間に流行し，次に職場で感染した父親の間で流行した．流行の最後まで感染していたのは家庭で感染した母親で

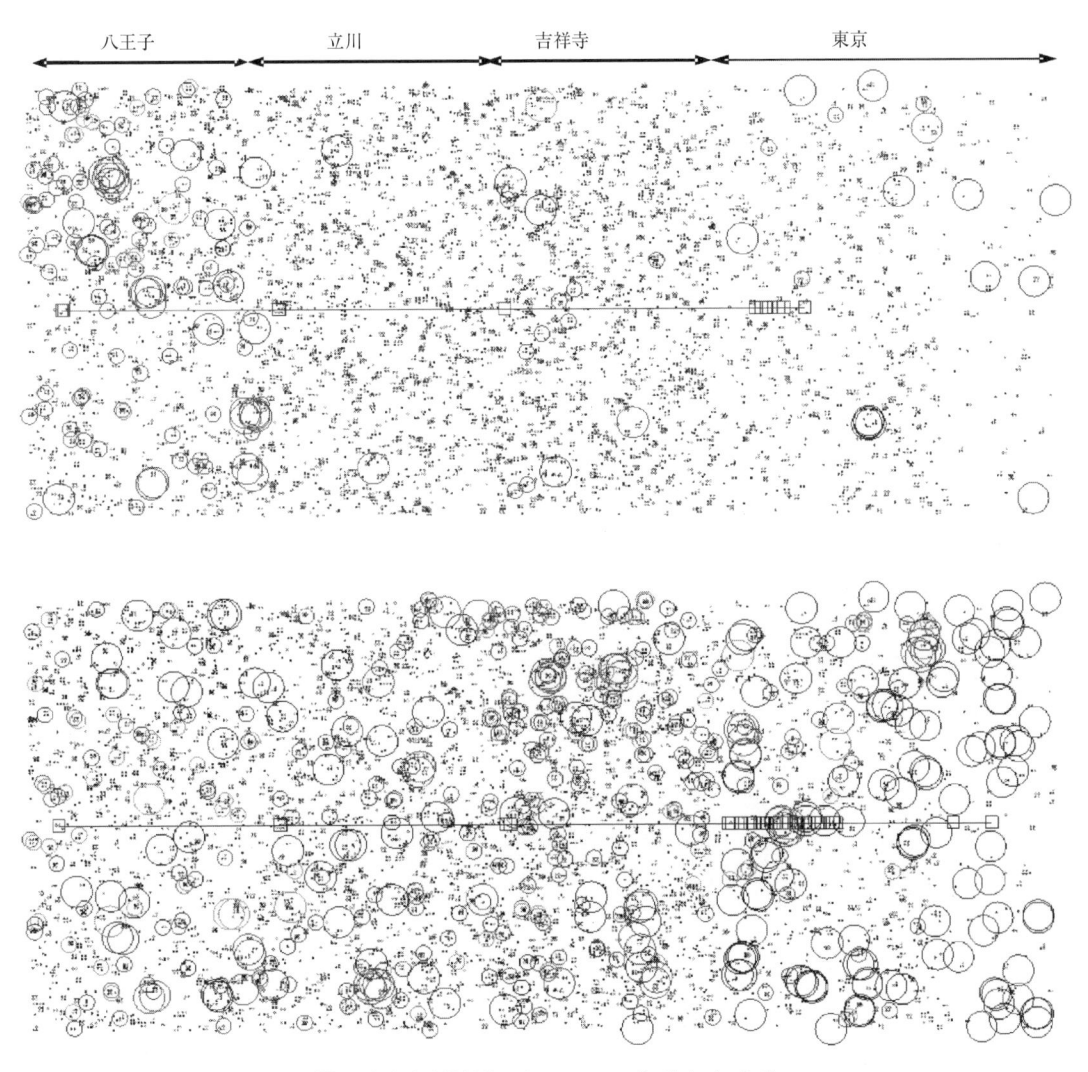

図2 仮想中央線沿線のインフルエンザの拡大（口絵1）
感染者が発病後4日で隔離されるケースである．大きな丸は新規感染者，小さな丸は発病者，点は非感染者を示す．列車中の感染者は四角で示されている．上段は流行発生後24日目午後5時の感染者の分布を示す．インフルエンザは八王子で流行しており，立川，吉祥寺，都内にも感染者が現れている．下段は流行発生後35日午後5時の感染者の分布を示す．都内で拡大した流行が吉祥寺，立川に伝播している．

あった．

　風邪が流行してから4日後に学級閉鎖を実施すると，図1に示すように感染者のピークは低くなり，総感染者数も学級閉鎖を行わない基本ケースに比べて約2割減少した．しかし，学級閉鎖を12日で打ち切ると，流行が再燃しピークが後ろにずれただけの結果となった．流行が終焉するまで学級閉鎖を続けるか，学級閉鎖で感染者数が低下しているうちにワクチン接種などの対策をとる必要があることが示唆されている．

　次のケースは，東京郊外を走る中央線の沿線を対象としたインフルエンザ流行のシミュレーションである．シミュレーションモデルとして，東京郊外の八王子，立川，吉祥寺の3つの駅と新宿駅と東京駅からなる仮想中央線沿線を構築した．人々は仮想中央線沿線に分布する家族に属している．ある人々は仮想中央線を利用して都内や沿線の他の町の会社や学校に通い，別の人々は地元の学校，会社に通う．インフルエンザの感染は学校や列車などの感染場で生じるものとした．

　モデルの詳細は次のとおりである．仮想中央線沿線の人口は，通勤，通学者に比例するものと仮定した．新宿駅と東京駅については仮想中央線からの通勤者，通学者だけをシミュレーションの対象とした．人々が感染するのは家庭，学校，会社，スーパー，通勤通学の列車内とした．家庭，学校，会社，スーパーは固定感染場，列車は可動感染場として扱われる．感染場ごとに異なったコンタクト率を設定した．家族構成は国勢調査，会社や学校の規模は自治体のデータ，中央線の交通量は国土交通省関連機関の調査データに基づいて決定した．人々に割り当てられているイベントヒストリーは，在宅，通勤通学，会社勤務，学校，スーパーでの買い物からなる．イベントヒストリーは国民生活時間調査を利用して決定した．インフルエンザの潜伏期間は3日とし発病後数日で隔離されるものとした．シミュレーションは総人数を8,800人にスケールダウンしたモデルで実施した．

　最初の感染者は八王子に住む父母と子供2人からなる4人家族のうちの1人の子供であるとした．この家族の父親の勤務地は八王子にあり，母親は専業主婦，2人の子供は別々の学校に通っている．シミュレーションの結果，インフルエンザは最初八王子の子供たちの間で流行した．学校が主たる感染場である．次に，八王子で発生したインフルエンザは通勤通学者により都内に伝播し，都内の会社，学校で流行が拡大した．その後，流行は中央線に沿って都内から吉祥寺，立川へと戻ってきた．発病4日後に隔離されるケースのインフルエンザ発生から24日目と35日目の午後5時の感染者の分布を図2に示す．大きな丸は新規感染者，小さな丸は発病者，四角は列車内の感染者，点は非感染者を示している．

　シミュレーションは科学技術振興調整費「新興再興感染症制圧のための共同戦略」プロジェクトの一環として（株）三菱総合研究所安全政策研究本部と共同で実施した．

おわりに

　新型インフルエンザのような新興感染症や天然痘によるバイオテロなどを想定したとき，感染症伝搬のシミュレーションの果たすべき役割は拡大防止策の策定支援である．ワクチン接種はどのような方針で行うべきか．対策発動までの時間的余裕はどの程度あるのか．このような課題に答えるためには，伝染モデルから感染に影響を与える可能性のあるディテールを省くことはできない．モデルは単純な方が望ましいが，単純すぎては意味がないのである．シミュレーションのためのモデルは十分に現実的でなければならない．

[安田英典，鈴木和男]

参考文献

1) Suzuki K, Yamamoto K, Yoshikura H : Focusing on assessment of risk to communities in international symposium on infectious agent transmission model building, *Jpn J Infect Dis*, **58**, S 1-2, 2005.
2) 稲葉　寿：数理人口学，p. 412, 東京大学出版会，2002, および Anderson RM, May RM : Infectious diseases of humans, p. 757, Oxford University Press, 1991.
3) Koopman J : Modeling infection transmission, *Ann Rev Public Health*, 303-326, 2004.
4) Eubank S, et al : Modeling disease outbreaks in realistic urban social networks, *Nature*, **429** : 180-184, 2004. 解説は，鈴木和男：日経サイエンス，**6** : 66-75, 2005.
5) Longini IM Jr, et al : Containing pandemic influenza at the source, *Science*, **309** : 1083-1087, 2005, および Ferguson NM, et al : Strategies for containing an emerging influenza pandemic in Southeast Asia, *Nature*, **437** : 209-214, 2005.
6) Yasuda H, Yoshizawa N, Suzuki K : Modeling on social spread from immunity, *Jpn J Infect Dis*, **58** : S 14-15, 2005.

Ⅳ 感染症（予測シミュレーション）

18 感染症流行の数理モデル

1. 感染症数理モデルの概要

　感染症の流行・蔓延に関する数理モデル研究の一般的な目的は，過去の疫学データと一致するモデルを構築して将来の流行を予測・制御することである．感染症数理モデルとは，端的にいって，感染の仕方のルールと，いろいろな感染状態にある個人や集団の構造に対して仮定を置き，これらを数式や図式で表して空間的，時間的変化を追跡するという研究形態である．したがって，どのようなルールと構造を設定するかによって，モデルの妥当性，有用性が問われることになる．

　数理モデルによる研究の利点の一つとして，費用と労力を節約して効率よく感染症の疫学的側面を調べることができるという点がある．感染症流行を動物を使って実験的に研究することはできるかもしれないが，現実的な臨床実験を行うのは倫理的には不可能であるといってよい．また，感染症流行の動態を十分に把握するためには，空間的にも時間的にも広範囲の大規模調査が必要である．感染症は地理的条件や季節，天候の影響を受けるし，その流行の周期は数年から数十年の単位である．したがって，統計的に質のよい疫学データを得るには膨大な費用と労力，時間を要する．数理モデルはこれらの困難を避けて研究を進めることを可能にし，疫学データの不足を補ってくれると期待できる．

　数理モデルのもう一つの利点は，我々に感染症に関する新しい洞察を与えてくれる可能性があるという点である．現実の疫学データには本質的には重要でないファクターも多く含まれていると考えられ，モデル研究ではそのような"ノイズ"を排除することができ，しかも一つ一つのファクターを個別に調べることができる．これにより，感染症というものをいろいろな視点から捉えることができるようになり，感染のメカニズムの解明に向けて新しい知見が与えられる可能性が期待される．

　いろいろな視点ということに関連して，数理モデルの特徴として，医学，数学，社会学，生態学などさまざまな異なる分野の知識や研究手法を利用する複合的な研究領域であるということがあげられる．たとえば，感染症の流行は生態系の一部と考えるとわかりやすくなる．生物の世界は捕食者と被捕食者で構成されているといってよいが，それぞれの種は複雑な相互作用をし合って個体数は変動している．感染症においても，感染源は捕食者，人は被捕食者に相当し，いかにその制御が難しいかが類推されよう．

　感染症の数理研究を遂行する際の問題点の一つは，モデル研究者と臨床医という両極間にある次のような問題の捉え方のギャップである．モデル研究者の視点では，シンプルなモデルで本質を捉えることを目指す一方で，質・量ともに十分といえる疫学データが少なく，モデル研究との比較検討が困難という不満がある．臨床医の視点では，感染症の流行には多くの要因があると捉え，各要因に応じて感染症対策を実行することを目指す一方で，モデル研究で構築されるモデルとそこから得られる結果は抽象的で，感染症対策のための具体的な方針が示されないという不満がある．このようなすれ違いをできるだけ小さくし，円滑に研究を進めることも数理モデル研究の重要な検討要素である．

2. 感染症数理モデルの分類

　感染症数理モデルには，さまざまなよび名のついたモデルがあって混乱するので，ここでまず分類しておく．現代の感染症数理モデル研究は，そのほとんどすべてが感染状態に基づくモデルの構築を基本としている．ここで感染状態とは，被感染可能（susceptible），感染可能（infectious），回復（recovered）が主なものであるが，その空間的，時間的変化を追跡するというのがモデル研究の一般的な手法である．英語表現の頭文字を取ってしばしばSIRモデルとよばれる．しかし，感染状態には，被感染（exposed），免疫獲得（immune）などの状態も考慮されることがあり，各感染症の特徴に応じてSIS，SEIRなどのバリエーションもあり得るの

で，この種のモデルを SIR モデルと総称するのは厳密には適切ではない．

方法論的に分類すると，決定論的（deterministic）モデルと確率論的（stochastic）モデルに分けることができる．決定論的モデルでは感染状態の時間変化が数式で表され，初期値などの境界条件が選ばれると答えが1つに決まる．後述するKermack-McKendrick モデルの定式化はその一例である．一方，確率論的モデルでは，感染症の伝播を確率過程とみなす．ある人がインフルエンザに罹っているとしても，その周りにいる人が全員インフルエンザをうつされるわけではなく，うつされる人もいればうつされない人もいる．人口が多い社会をモデル化する場合には，誰が誰を感染させたかという細かいことは粗視化されてしまうので決定論的モデルが有効だが〔感染者の均一混合（homogeneous mixing）を仮定しているともいえる〕，詳細が知りたいあるいは詳細に基づいてモデル化を行いたい場合には確率論は必要となってくる．この問題は次に述べるマクロとミクロのモデルとも関連してくる．

集団を扱うのか個人レベルで感染の仕方を調べるのかによって，マクロなモデルとミクロなモデルに分類することもできる．集団をいくつかの感染状態にクラス分けしてその変化を追う場合には，各クラスをコンパートメント，モデルをコンパートメントモデルとよぶことがある．おそらく歴史的理由でSIR モデルともよばれるが，先述のように SIR モデルは集団のモデル化だけに限られるわけではないので，狭義のSIRモデルと考えておいた方がよいだろう．一方，個人レベルでの感染を調べるにはネットワークモデルが有用である．ネットワークモデルでは，個人，小さな集団あるいは都市のつながりなどをネットワークとして表し，ネットワーク上での感染症の伝播が検討される．集団を扱うマクロなモデルはシンプルで便利であるという反面，感染者の均一混合（homogeneous mixing）の仮定の結果，さまざまな量が平均化されていて現実を反映していないことがある．ミクロなモデルでは社会構造の不均一性（heterogeneity）を容易に考慮することができるが，得られるデータは統計処理しなければならないので，それなりの労力を要する．したがって，どちらのモデルを採用するかは場合ごとに決める必要がある．

研究手法としての立場からは，解析的な数理モデルとコンピュータシミュレーションに大別することができる．解析的とは，簡単にいえば，方程式の解を微積分学や確率論に基づいて求めることを意味する．後者については，近年のコンピュータの発達に伴い，容易に感染症の伝播をシミュレート（模擬実験）したり，伝播の様子を可視化できるようになってきた．ただし，シミュレーションや可視化を行うことと理解することとは別である．ここでも，状況に応じた研究手法の選択が重要である．

3. 歴史的背景

感染症の数理的研究はすでに18世紀の半ば，スイスの理論物理学者 Daniel Bernoulli によって行われており（Bernoulli D: *Mem Math Phys Acad Roy Sci*, **1**, 1760），これが世界で最初の理論疫学であるとされている．ちなみに Bernoulli は，流体力学，物体の振動，確率論の分野で優れた業績を上げており，それぞれの基本的な考え方が現代の感染症数理モデルの研究においても，感染人口の流れのダイナミクス，感染症の周期的発生，感染の確率性といった側面を研究する上での基礎となっているといってよいかもしれない．

Bernoulli の後100年弱の間は大きな発展はみられなかったが，19世紀の中頃，William Farr がイギリスの天然痘による死亡者数に対してデータ曲線フィッティングを行い，統計学的研究を実施し（Farr W: *2nd Rep Regist Gen Eng*, **91**, 1840），John Brownlee がこの種の研究を発展させて免疫の統計学の基礎を築いた（Brownlee J: *Proc Roy Soc Edn*, **26**: 484, 1906）．

同じ頃，W.H. Hamer, Ronald Ross はそれぞれ麻疹，マラリアに着目し，感染症伝播のダイナミクスの研究に積極的に数学を応用した．Hamer は特に化学の分野で出てくる「質量作用の原理」を感染症の数理モデルに借用し，この研究分野を大いに発展させた．Ross はマラリアが蚊によって媒介されることを突き止めたことで有名だが，マラリアの感染に数理モデルを導入して新しい視点からの研究アプローチを試みた．

Hamer と Ross の後を引き継いで決定論的数理モデルの定式化を行ったのは Kermack と McKendrick で，彼らの数理モデルはしばしば Kermack-McKendrick モデルと称される．このモデルの方程式からは感染症の流行には被感染可能者数に閾値があることが示され，Kermack-McKendrick の閾値理論とよばれる（Kermack WO, McKendrick

AG : *Proc Roy Soc*, **A115** : 700, 1927).

Kermack-McKendrick モデルを大いに活用して，具体的な疫学データに基づく大々的な研究を展開したのがイギリスの Anderson と May である（Anderson R, May R: Infectious Diseases of Humans, Oxford, 1991）．彼らの研究は，具体的にどの感染症をどのように理解し制御するかということを目指しているという点で群を抜いている．Anderson と May は多くの後継者を育て，イギリスを初め各国で Anderson-May 流の感染症の数理的研究が活発に行われている．

一方，確率論的モデルも McKendrick の寄与が大きいが（*Proc Edinburgh Math Soc*, **14** : 98, 1926），Reed と Frost が考案したモデルが基本である．その後，Soper MA（*J Roy Stat Soc*, **A92** : 34, 1929），Wilson と Burke（*Proc Nat Acad Sci*, **28** : 361, 1942, ibid, **29** : 43, 1943），Bartlett（*J Roy Stat Soc*, **B11** : 211, 1949），Abbey H（*Hum Biology*, **24** : 201, 1952）の研究を経て，これまでに膨大な量の確率論的モデル研究が実施されている．

4. 基本再生産数（basic reproduction number）

基本再生産数 R_0 は，1 人の感染者が他の人を平均として何人感染させるかという量として定義される．疫学的研究に重要な指標であり，数理モデルにおける計算の基本となる．定義から明らかなように，$R_0 > 1$ では感染症は拡大化し，$R_0 < 1$ では鎮静化する．たとえばマラリアの場合，$R_0 = ma^2 bp^n / r \ln p$ と計算される．ここで m は人 1 人当たりの蚊の密度，a は 1 日に 1 匹の蚊に咬まれる人の数，b は感染能力のある蚊の割合，p は蚊の生存率，n は蚊が感染に関わらない期間，r はマラリアからの人の回復率である．

5. 決定論的（deterministic）モデル

感染の状態を S(susceptible)，I(infectious)，R(recovered) など必要とされるいくつかのクラスに分けて，各状態の人口の時間変化率を微分方程式で表すモデルのことである．人の集団をクラスにまとめて考えるので，各クラスをコンパートメント，この種のモデルをコンパートメントモデルとよぶことがある．コンパートメント間の人口の流れを図 1 に示す．決定論的モデルは Kermack-McKendrick タイプの微分方程式で記述される．その最も簡単な方程式は，

$$\frac{dx}{dt} = -\beta xy, \tag{1}$$

$$\frac{dy}{dt} = \beta xy - \gamma y = \beta y\left[x - \frac{\gamma}{\beta}\right], \tag{2}$$

$$\frac{dz}{dt} = \gamma y \tag{3}$$

と記述することができるが，これは図 1 を数式に置き換えて表現したものである．ここで x, y, z はそれぞれ被感染可能(S)，感染可能(I)，回復(R)の状態の人口を表す．式(1)の右辺は感染率を表す減衰項であり，減衰率が被感染可能者数と感染可能者数の積 xy に比例すると仮定している．化学における質量作用の法則と同じ考え方である．式(2)，(3)の各項は人口の増減を表す．係数 β, γ の値は疫学的調査から決めることができる．式(2)の最後の等

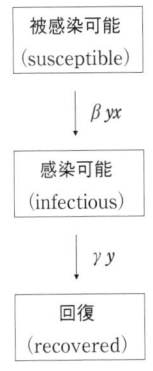

図 1　コンパートメントモデルの流れ図

被感染可能 (susceptible)
↓ βyx
感染可能 (infectious)
↓ γy
回復 (recovered)

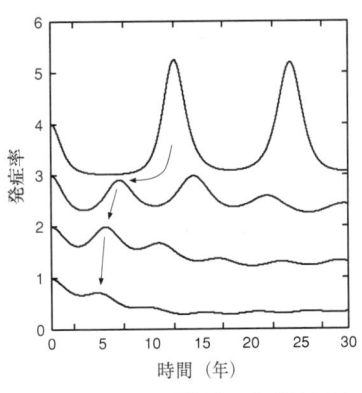

図 2　ワクチン接種開始後の先天性風疹症候群の発生率の計算例

接種を行わなかったときの発生率を 1 として，曲線は上から接種年齢 1 歳，6 歳，12 歳，18 歳の場合を示す．比較しやすくするために，各曲線の縦軸の基準を 1 ずつずらした．

式は，S状態の人口が γ/β を越えないと y の変化率が負であることを示しており，感染症はエンデミックなままにとどまるという形式になっている．これは Kermack-McKendrick の閾値定理とよばれる．このモデルは，コンパートメントの種類と数，それらのつながりの仕方を適切にデザインして，SEIR 型，SIS 型などに容易に拡張することができる．例として，SEIR モデルによる，ワクチン接種開始後の先天性風疹症候群の発生率の計算結果を図2に示す．

6. 確率論的（stochastic）モデル

時刻 t における被感染可能者数 X_t と感染可能者数 Y_t が (X_t, Y_t) から時刻 $t+1$ において (X_{t+1}, Y_{t+1}) に変化する確率は，被感染可能者が感染可能者に出会わない確率を q として，

$$P\{X_{t+1}, Y_{t+1} \mid X_t, Y_t\} = \begin{bmatrix} X_t \\ X_{t+1} \end{bmatrix} \left(1 - q^{Y_t}\right)^{Y_{t+1}} \left(q^{Y_t}\right)^{X_{t+1}} \quad (4)$$

と表される．これは Reed と Frost が考案したモデルで，確率論的モデルの基本である．これをもとに，さまざまな量が計算されるが，詳細は煩雑なのでここでは触れない．

次に述べるネットワークモデルでも，感染症の伝播を確率過程として扱い，コンピュータシミュレーションを行うときには乱数を利用して伝播の仕方をみる（モンテカルロ法）．したがって，広義の確率論的モデルといってよい．

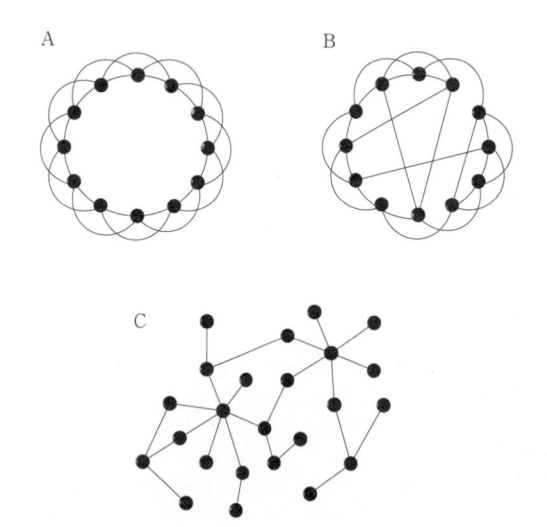

7. ネットワークモデル

カタルニア工科大学の R. Pastor-Satorras らは，スモールワールドやスケールフリーとよばれているネットワークに基づいたモデル研究を行い，感染症の流行に関する新しい描像を得た（*Phys Rev Lett*, **86**：3200, 2001）．そこでスモールワールドネットワークおよびスケールフリーネットワークについて説明しよう．

1998 年，D.J. Watts と S.H. Strogats はスモールワールドネットワークとよばれる新しい構造のネットワークを考案した（*Nature*, **393**：440, 1998）．スモールワールドとは，見知らぬ人同士が出会って話をしている間に共通の友人がいることがわかったというようなときに，よく「世の中は狭い」などというが，まさにこのような人のつながり，つまりネットワークのことをいう．数学的には次のように表現される．図3Aのように，まず黒丸で示したノード（たとえば人を表す）を n 本のリンクで他のノードと規則的に結合する（図では第1，第2隣接の4つのノードをつないでいる）．この状態ではどのノードも同等なので均一なネットワークである．この内のいくつかのリンクを張り替えて図3Bのように変更を加えたとする．すると離れていた2つのノードが結ばれ，結ばれたノードの付近にあるノード同士も近づくので，ネットワーク上のノード間の距離は全体的に小さくなって世界が狭くなる．Watts と Strogats のスモールワールドは，このような簡単な操作で作ることができるということで注目された．

ところがその後の研究で，各ノードがもつリンクの数の分布が現実の世界と異なっていることがわかってきている（A.L. Barabasi and R. Albert, *Science*, **286**：509, 1999）．実際には，リンクの数 n の分布が $f(n) = n^a$ のようなべき乗則の形を取ることが多い．このようなネットワークをスケールフリーネットワークという（図3 C）．スケールフリーとは，リンクの数のような量に平均値や半値幅などの特徴的なスケールがないという意味である．スケールフリーネットワークにはリンクの数が極端に多い少数のノードがあって，これがリンクの少ない他の多くのノードにつながってネットワークをスモールワールドにしている．そのため，このようなノードをハブ（hub）とよぶことがある．2003年のSARSの流行では，少数の感染者が感染を拡大させるのに

図3 スモールワールドネットワークとスケールフリーネットワーク

寄与したといわれているが，このような感染源がハブに相当すると考えることができる．

　ネットワークを用いた感染症数理モデルでは，仮想的ネットワークを構築し，各ノードの感染の状態の変化に対してシミュレーションを行い，統計的な情報を抽出する．先に紹介したPastor-Satorrasらは，ネットワークモデルによって感染症の伝播には閾値がないという結論を導き，KermackとMcKendrickの閾値理論と相入れない提唱を行った．しかしどちらが正しいのかはまだ結論は出ていない．

8. その他のモデルおよび研究手法

　モンテカルロ法，コンタクトプロセス，パーコレーションといった数学的方法が用いられる．また，交通網などの地理的条件，人の移動，年齢構造などの社会的条件，気候などの環境的条件を考慮した，より現実的なモデル研究も行われるようになってきている（Furgason NM, et al : *Nature*, **437** : 209-214, 2005, およびGermann TC, Kadan K, Longini IM, Macken CA : *PNAS*, **103** : 5935-5940, 2006）．

[尾又一実，山本健二]

参考文献

1) Anderson RM, May RM : Infectious diseases of humans, Oxford, 1991.
   実際の疫学研究に基づく数理モデルをまとめた決定版．
2) Daley DJ, Gani J : Epidemic modelling, Cambridge, 1999.
   数学的な詳細に興味がある研究者向き．
3) Diekmann O, Heesterbeek JAP : Mathematical epidemiology of infectious diseases, Wiley, 2000.
   同じく数学的な部分に興味がある研究者向き．練習問題つき．
4) Bailey NTJ : The biomathematics of malaria, Griffin, 1982.
   マラリアの数理モデル．一般的なモデル研究についての解説もある．
5) 寺本 英：数理生態学，朝倉書店，1997.
   感染症流行のモデル研究にも大変役立つ．
6) マーク・ブキャナン著，阪本芳久訳：複雑な世界，単純な法則，草思社，2005.
   最近のネットワーク科学についてわかりやすく解説．

V 微生物の産生物質

19 細菌の定着，侵入，細胞内寄生因子

　我々の身体には，口腔，気道，消化管，肛門，生殖器，眼など外界と交通する多くの部位があり，それらの開口部から容易に微生物が侵入する機会は多い．しかし直ちに感染が成立することはなく，細菌が宿主に感染を起こすためには，さまざまな菌側の病原因子が必要である．

　一般的には，まずある部位へ定着するための定着因子（adhesin, colonization factor）が必須である．気道には咳嗽反射や気管支繊毛があり，消化管には蠕動運動があるため，侵入した細菌はそれぞれ固有の定着因子を宿主の対応する受容体に結合させて排除されないようにしなければならない．生きた細菌を含む食品を摂取しても何ら感染に至らない理由のひとつに，そのような有用細菌は宿主へ定着するための装置をもたないことがあげられる．外部から侵入し粘膜面へ定着した病原細菌は増殖を開始するが，粘膜上皮は通常厚いムチンで覆われており，直ちに病的状態には至らない．腸管内には300種もの細菌が増殖しつつ総数10^{13}個以上の常在細菌叢がみられるが，健康体では普通感染に至らないのは，上皮細胞に侵入することも何らかの毒性物質を産生することもないからである．逆に病原細菌は，管腔内で毒素を産生したり，粘膜上皮細胞に侵入したり，さらに粘膜固有層を越えてより深部組織への侵襲を可能にする因子を有している．開口部に連絡する粘膜管腔と違って，組織内部は絶対無菌に保たれるべき部位である．そこへ侵入定着した菌が増殖すると，生体には炎症反応が惹起される．菌体成分の多くは，生体防御の第一線を構築するマクロファージに存在する異物認識レセプターであるToll-like receptor：TLRが認識するリガンドであり，種々のサイトカイン産生応答が起こる．その結果，白血球の浸潤や充血などに代表される炎症という病的状態をきたす．しかし炎症の本質は細菌の排除のための宿主防御機構であり，集合した食細胞は細菌を貪食し，活性酸素，リソソームに貯蔵された抗菌物質，また活性化マクロファージは窒素酸化物を産生して細胞内殺菌を行う．食細胞による細菌の貪食と細胞内殺菌はきわめて重要な初期防御機構であるが，莢膜を保有する細菌では食細胞の認識を免れるため，せっかく走化集合した好中球やマクロファージが殺菌作用を果たすことができない．肺炎球菌や化膿連鎖球菌の病原性には，そのような抗貪食作用が関わっている．また一部の細菌では，食細胞に貪食されても細胞内殺菌を免れる特殊な機構をもち，マクロファージ内で増殖して慢性炎症を持続させる．結核菌は細胞内殺菌をエスケープしつつ持続感染を起こす代表的な菌である．

1. 定着（付着）因子

　細菌の主な定着因子としては線毛と非線毛性定着因子がある．線毛は菌体周囲に無数に存在する径数nmのきわめて細い繊維状構造物で，グラム陰性菌に多くみられる．病原大腸菌や尿路病原性大腸菌の定着線毛がよく知られ，先端や周囲に特定の宿主糖蛋白へ結合特異性を示すアドヘジンが露出している．結合特性はマンノースで阻害されるもの（mannose-sensitive, MS線毛）と阻害されないもの（mannose-resistant, MR線毛）に分けられる．外膜にあるusher蛋白がリングを形成し，産生されたピリンの単位分子の重合を防ぐシャペロンがペリプラスムで外れてリングを通り，順次重合しながら外膜のリングから外側へ線維上に伸びていく．同じような下痢をきたす腸管毒素を産生する毒素原性大腸菌でも，ヒト固有のものとウシ固有のものでは微妙に線毛のアドヘジンの結合特性が異なるため，動物種が異なると感染を成立させることができない．

　一方，グラム陽性菌では，非線毛性の定着因子が機能することが多く，non-fimbrial adhesin：NFAとよぶ．化膿連鎖球菌の表層蛋白にはNFA活性を示すものがあり，フィブロネクチン結合性がある．肺炎球菌のsurface adhesin A（PsaA）は肺胞上皮のGalNac-Galに特異的に結合する．またグラム陰性球菌の淋菌は定着性線毛をもつが，外膜蛋白のうちOpaとよばれるものがNFAとして作用し，尿流により排除されない強い付着を可能にしてい

る.

2. 侵入因子

1) 接着因子を介した侵入

好中球やマクロファージなど異物識別貪食能を有する専門職的食細胞に菌が接触すると，その貪食機構により細胞質へ取り込まれる．しかし非食細胞系の上皮細胞などでは基本的に粒子状異物に接触しても貪食は起きないので，宿主細胞が取り込むことはない．線毛のアドヘジンが標的細胞表面に存在する特異的な糖蛋白に結合しても，取り込みに至るための細胞骨格の再編成を起こすシグナルが入らない．毒素原性大腸菌やコレラ菌は腸管上皮に付着して毒素を産生するが，上皮細胞へ侵入できないため，毒素による病的変化は起こすことができても，腸管上皮の病理的変化は起きない．しかし，細胞接着因子（cellular adhesion molecule：CAM）が菌側の付着因子に対応する場合には，CAMを通じて入ったシグナルは細胞内部での各種シグナル伝達機構を刺激し，細胞骨格の再編成を起こして取り込みが起こり，菌の非食細胞系細胞への侵入がみられる．CAMは細胞同士や細胞とマトリックス間の接着を担う分子で，インテグリン，カドヘリン，免疫グロブリンスーパーファミリー，セレクチンに大別される．

細胞内寄生菌の代表であるリステリア *Listeria monocytogenes* はグラム陽性菌で，その表層には細胞侵入に関わるInlAとInlB蛋白が発現している．

これらはともにロイシンに富むアミノ酸配列が繰り返す構造が特徴で，C末端側の疎水性領域で細胞壁ペプチドグリカンに結合している．InlAは800アミノ酸から成る蛋白で，腸管上皮細胞のような極性のある細胞への侵入に関与する．InlAのN末端側は宿主細胞のE-カドヘリンに特異的に結合する．E-カドヘリンは本来は同じ分子同士のCaイオン依存的な相互作用により細胞間の結合性を高めている．E-カドヘリンの細胞質内ドメインには制御蛋白であるβ-カテニンが会合し，アクチン結合蛋白であるα-カテニンが動員されてアクチン重合が起こる（図1）．その過程には，Rhoファミリー蛋白の活性化に関わるGTPase-activating protein：GAP）のひとつ，ARHGAP 10も関与している．また，細胞間結合に関与する分子のひとつ，vezatinも，E-カドヘリンとカテニンの複合体をモーターミオシンVIIAにアンカーすることで，リステリアのInlAを介した付着に続く侵入に関与するとされる．InlAの細胞侵入における重要性はヒト腸管由来細胞（Caco-2）などにおけるE-カドヘリンによる阻害実験で明らかにされ，その発現がみられないマウス腸管でもヒト型E-カドヘリンのトランスジェニックマウスでは関与することが証明されている．

リステリアは腸管から侵入して流血中へ入ると，マクロファージ系の細胞には貪食により取り込まれるので，食細胞への侵入にはE-カドヘリンは不要である．しかし肝臓のクッパー細胞内で増殖した菌

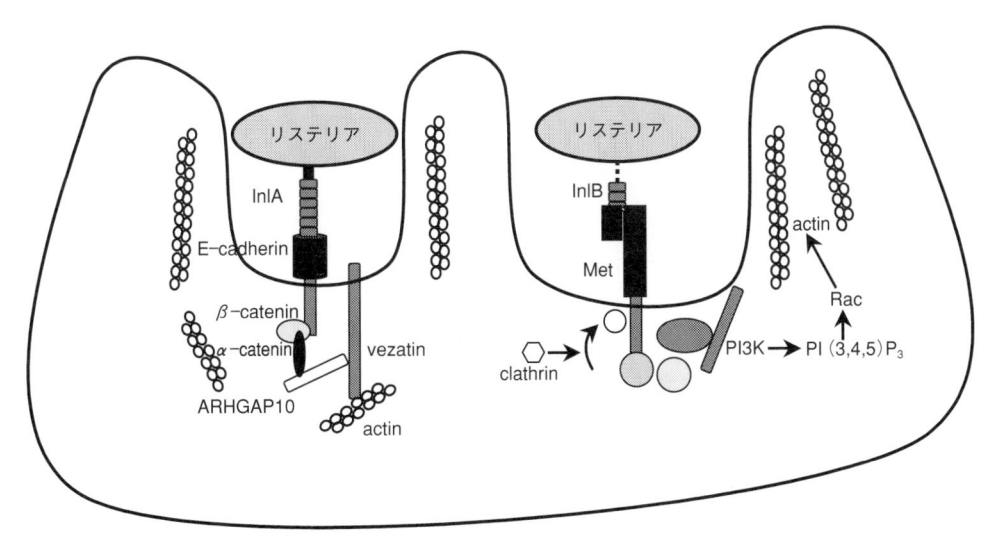

図1 上皮細胞や実質細胞におけるリステリアのインターナリンを介した侵入機構

は，E-カドヘリンが発現しない肝実質細胞へも侵入することができる．その際の細胞侵入に関与するものが同じインターナリンファミリーの InlB である．InlB は InlA と同様に LRR をもつが繰り返しは少なく，分子量もやや小さい．さらに，InlA の細胞壁への結合が強いのに対し，InlB の C 末端にはペプチドグリカン結合アンカーがなく，かわりに C 末端の GW リピートというドメインで細胞壁のリポテイコ酸に緩く結合している．この侵入因子に対して宿主細胞側レセプターとして機能するのは，hepatocyte growth factor：HGF レセプター Met である．Met は多くの臓器に存在するレセプターチロシンキナーゼで，とくに肝臓や胎盤の発達に関係している．これはヒトでのリステリア全身感染では肝臓や胎盤が侵されることとも符合する．Met の本来のリガンドは HGF であるが，リステリアの InlB には HGF との相同性は認められない．また，InlB の細胞 Met への結合は HGF 添加でも抑制されない．したがって InlB は Met の HGF 結合部位とは異なる部位に結合すると想定される．InlB が Met に結合するとチロシン自己リン酸化が起こり，Shc, Cbl, Gab 1 などのアダプター蛋白が会合する．その結果 PI 3 キナーゼである p 85/p 110 が活性化され，GTP 結合蛋白 Rac 1 が活性化されてアクチンの重合，細胞骨格再編成がみられる．HGF が Met に結合する際と同様に，InlB の Met への結合はクラスリン依存的な機序により Met のユビキチン化と取り込みを誘導し，レセプターが分解されると同時にリステリアも細胞内へと侵入することができる．もちろん，細菌の細胞内への侵入には，WASP 関連分子などの関与があるものと思われる．

2) III 型分泌装置と細胞侵入

非食細胞系細胞への定着および侵入と，病原性発揮を可能にする細菌側機構として近年注目されているものに，III 型分泌装置（Type III secretion system：TTSS）があげられる．細菌には現在 4 種の異なった分泌機構が知られており，その中で III 型分泌機構は分子遺伝学的には鞭毛遺伝子に由来するもので，種々の病原因子（エフェクター）を標的宿主細胞に注入することにより，貪食を示さない細胞に貪食の過程と同様の細胞骨格の変化を誘導したり，標的細胞に多様な細胞内変化を惹起するものである．病原大腸菌，サルモネラ，エルシニア，赤痢菌などの腸管病原細菌でその詳細が解明されてきた．

TTSS は 30～40 の遺伝子から構成される複雑な機構で，多くはそれぞれの菌種の病原性を規定する遺伝子座（pathogenicity island）に存在する．腸管病原性大腸菌（EPEC）では，locus of enterocyte effacement：LEE と名づけられた約 35 kbp の領域にあり，線毛を介した初期定着に続いてみられる強固な台座形成と組織傷害が可能となっている．TTSS の分泌装置は鞭毛の基部によく似ており，細菌の内膜と外膜にディスク状構造で固定され，EspA（EPEC-secreted protein：Esp）蛋白の重合体から成るニードル様構造をとる．その先端が標的

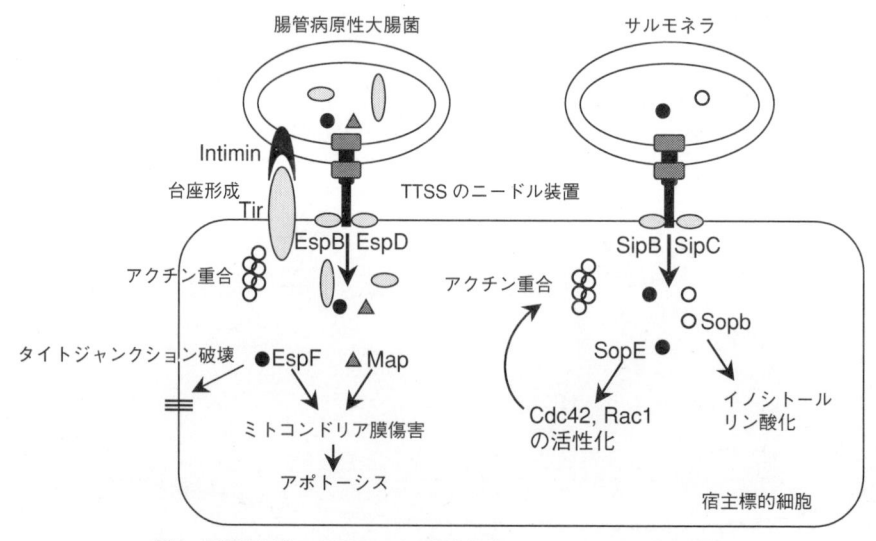

図2 腸管病原菌の TTSS による標的細胞へのエフェクター注入機構

細胞に達すると架橋構造となり，ニードルを介してTTSS遺伝子群のコードされた種々の蛋白が注入される（図2）．まずEspBとEspDが細胞側へ移行し，細胞膜に60 nm程度の孔が形成されるが，この2種の蛋白による孔形成はその後の各種エフェクター分子の宿主移行に必須である．同様の2種類の孔形成因子は，サルモネラ（SipB, SipC），赤痢菌（IpaB, IpaC）などでも同様で，トランスロケーターとよばれる．TTSSのニードル装置を介して注入されるエフェクターのうち，EPECでは分子量約6万のtranslocated intimin receptor : Tirは宿主細胞膜に局在する．一方，菌の外膜には免疫グロブリン様ドメインを有するintiminという蛋白が発現され，そのC末端部にはCタイプレクチン様ドメインがあって，宿主細胞膜に埋まったTirの細胞外へ露出した部分と強固に結合する．すなわち，EPECは自分の付着装置であるintiminに特異的なレセプターを自身で標的細胞に送り込み，膜上に発現したレセプターに結合するわけである．さらにTirはリン酸化され，菌の付着部位ではN-WASPとArp 2/3複合体の蓄積が起こり，結果的に局所的なアクチン重合と細胞骨格再編成が誘導されて，菌体全部が標的細胞に密着する台座（pedestal）が形成されるとその付着は完全なものになる．この他，種々のエフェクター分子が注入されると，腸管上皮の体とジャンクションの破壊，ミトコンドリア膜電位の変化や膜傷害に基づくアポトーシス誘導，細胞周期の停止などが起こり，上皮バリヤー効果が低下し，感染細胞の増殖停止や死滅が起きる結果，下痢や腸管出血，粘膜の壊死脱落などを呈すると考えられる．

サルモネラは著明な腸管上皮細胞侵入性を示す菌で，上皮に誘導ファゴサイトーシスを起こすためにアクチン細胞骨格に影響するエフェクター分子を多数保有する．SipB, SipCは細胞膜に孔を形成してトランスロケーターとして作用するだけでなく，カスパーゼを活性化してアポトーシスを誘導したり，アクチンの重合にも関与して細胞侵入を促進させたりする．重要なエフェクターとしてSopEがあり，Rhoファミリー蛋白であるCdc 42およびRac 1に作用して活性型のGTP結合蛋白に変換させる．その結果，上皮細胞の細菌付着部位近辺ではアクチン重合が誘導され，ラッフル膜形成が起こって付着したサルモネラを取り込むことになる．

3. 抗貪食因子による食菌の回避

定着，侵入した細菌は増殖を開始し，炎症を引き起こす．感染において最も重要な初期宿主防御は好中球やマクロファージなど専門的食細胞を動員した貪食と細胞内殺菌である．細菌の表層には多様な異物性リガンドがあり，それらはTLR, scavenger receptor : SRなど自然免疫レセプターで関知される．また表層菌体成分が宿主補体を活性化すると，C3bが菌体表面に沈着し，食細胞上の補体レセプター（CR 1, CR 3）に強固に結合する．もし菌体に対するIgG抗体が存在すれば，抗原抗体複合物は食細胞上のIgG Fc部分に対する3種のレセプター（FcRγ）できわめて強固に認識される．ところが，病原細菌のなかには，特殊な多糖体やポリペプチド性の厚い層を作って，これらの異物認識を回避するものが多くみられる．肺炎球菌や肺炎桿菌の多糖体莢膜（capsule）や化膿連鎖球菌のM蛋白などは，代表的な抗貪食因子である．また，食細胞による異物認識を回避するかわりに，集合した食細胞を積極的に傷害する場合がみられる．黄色ブドウ球菌はさまざまな蛋白毒素を産生する菌で，ロイコシジン（leukocidin）とよばれる白血球を特異的に崩壊させる蛋白を産生する株が多い．ロイコシジンは代表的な2成分毒素蛋白で，LukS/LukFから成るLukと，LukS-PV/LukF-PVから成るPanton-Valentine leukocidin : PVLがある．このうちLukには白血球に加えて赤血球も溶解する．ロイコシジンはS成分とF成分とが3：4または4：3に会合したヘテロヘプタマーで，その活性発現にはS成分のリン酸化が必須である．黄色ブドウ球菌の感染では化膿病巣に大量の膿がみられるが，これは炎症反応で集積した白血球が破壊され自己リソソーム酵素で消化された炎症性細胞の残骸である．

4. 細胞内殺菌からのエスケープ因子

感染防御に働く生体防御機構の構成因子のうち，唯一殺菌を行うことができるのが食細胞である．好中球やマクロファージは異物貪食能と細胞内殺菌能を高度に発達させた感染防御のエフェクター細胞で，貪食による食胞形成と同時に膜NADPHオキシダーゼが活性化され，活性酸素が生成されて内部の菌を攻撃する．さらに食胞が成熟するとリソソームとの融合が起こり，食細胞リソソーム顆粒に貯蔵された多様な抗菌因子が放出されて殺菌を行う．貪

食された菌は一般にこの細胞内殺菌を免れることはできないが，結核菌，リステリア，レジオネラ，一部のサルモネラ種など，通性細胞内寄生性細菌とよばれる細菌は，活性酸素を消去する superoxide dismutase や catalase などの活性が高く，さらに食胞膜を傷害して細胞質へ脱出したり，食胞とリソソームの融合を阻害して細胞内殺菌をエスケープすることができる．ここでは，代表的なリステリアのマクロファージ内殺菌回避機構について述べる．

マクロファージに食されたリステリアは，宿主からの活性酸素の毒性を消去酵素により減弱させて食胞内で生存するが，ほどなくリソソームが融合すると殺菌を免れることができない．しかしこの細菌は食胞膜を傷害する蛋白を産生して細胞質へ脱出し，さらに細胞質で分裂増殖すると，宿主細胞のアクチンを重合させて推進力を獲得し，細胞質内を移動しながら隣接細胞へと貫入する．その結果2重膜をかぶるが，さらに膜のリン脂質分解により傷害して細胞質に出て，同様の細胞質内増殖と移動を繰り返すことができる（図3）．このような一連の過程は，病原性を示すリステリア菌種だけに存在する listeria pathogenicity island : LIPI-1 に存在する5つの遺伝子の巧妙な作用によって可能となっている（図4）．

1） 食胞膜の傷害と細胞質への脱出

食胞から細胞質への脱出には食胞膜の傷害（破壊）が必要で，hly がコードする listeriolysin O : LLO が必須の役割を果たす．hly 産物の LLO は 58 kDa の単純蛋白で，25 アミノ酸のシグナル配列が切断され約 56 kDa の蛋白として分泌される．LLO は streptolysin O : SLO, pneumolysin : PLY, perfringolysin O : PFO など，各種グラム陽性菌が産生するコレステロール依存性膜傷害蛋白（cholesterol-dependent cytolysin : CDC）ファミリーの溶血毒素蛋白である．リコンビナント LLO 標品を作製し赤血球ゴーストに作用させて電子顕微鏡下に観察すると，補体 MAC による孔と類似の pore formation を観察することができる．LLO は N 末端から 415 アミノ酸までの 1-3 ドメインと，CDC ファミリーに共通して保存された ECTGLAWEWWR の Trp-rich undecapeptide を含む第4ドメインから成り，哺乳類の細胞傷害は，第4ドメインに存在する膜コレステロールへの結合活性に依存する．複数の LLO 分子が C 末端第4ドメインで細胞膜コレステロールに結合すると，ドメイン 1-3 部分が屈曲しオリゴマーをつくることにより膜傷害性 pore が形成される．LLO の細胞膜傷害活性の発現は温度と pH に依存的で，とくに 37℃でやや酸性域の pH で最大の活性を示す．食胞が形成されると vesicular typte H^+-ATPase が活性化されて食胞内部の酸性化が起こるが，リステリアが食胞内で産生する LLO の活性化に重要である．また，細胞質へ脱出したリステリアは抗菌因子が作用しない細胞質で生存増殖することになるが，細胞質の pH は中性〜弱アルカリ性であるため産生された LLO は活性を発現しないことになる．これは，食胞から脱出した後は宿主細胞膜の傷害を起こさず，自己の増殖の場を確保する上で重要な機構であろうと思われる．興味あることに，各種グラム陽性菌が産生する類似の CDC 蛋白のうちこのような pH 依存性を示すものは，細胞内寄生菌のリステリア属菌種由来の LLO や ILO, SLO だけである．

2） アクチンの重合と細胞質内移動

細胞内殺菌は基本的に食胞内部でしか作用しないため，細胞質へ脱出した菌は何ら殺菌されることなく生存することができるが，リステリアが外界での運動器官として用いる鞭毛の発現が 37℃では抑制されるため宿主細胞内では自身の運動装置をもたない．そこで，LIPI-1 の actA 産物 ActA 蛋白が細胞質で宿主アクチンの重合を促進し，F-actin 重合を推力として細胞質内を移動する．ActA は大きく3つの機能ドメインから成る蛋白で，その N 末端にはアクチンや Arp 2/3 への結合に必須な配列があり，Arp 2/3 が活性化されアクチン重合が起こる．中間部位には pro-rich repeat : PRR 領域（EFPPPPTDEEL）があり，vasodilator-stimulated phosphoprotein : VASP や profilin（アクチン結合蛋白）を活性化し，アクチン重合が促進される．C 末端には疎水性配列があって菌体にアンカーされている．ActA は，細胞質で分裂増殖する菌体の古い端（分裂による隔壁形成面の反対側）に極性をもって発現されるため，菌体端にいわゆるコメットテイル（図3）が形成される．F-actin は，ActA に近い側（菌体近傍）で G-actin の重合・脱重合が繰り返されるため，菌は推力を得て細胞内を動くことができる．

3） 細胞間感染拡散と plc/phospholipase

細胞質内を宿主のアクチン重合の力を借りて移動した菌は隣接細胞へと貫入し2重膜を被ることになる．LLO の至適 pH は酸性側にあるため，H^+-

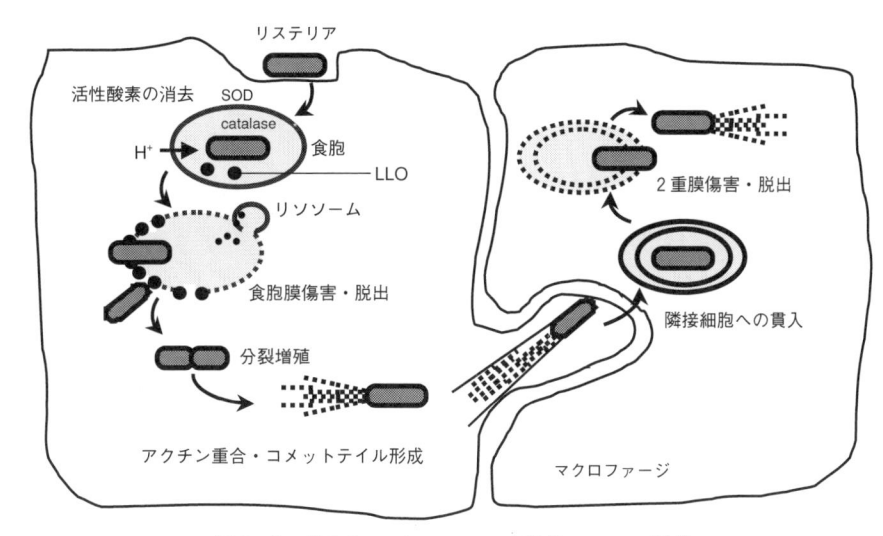

図3 リステリアのマクロファージ内殺菌エスケープ機構

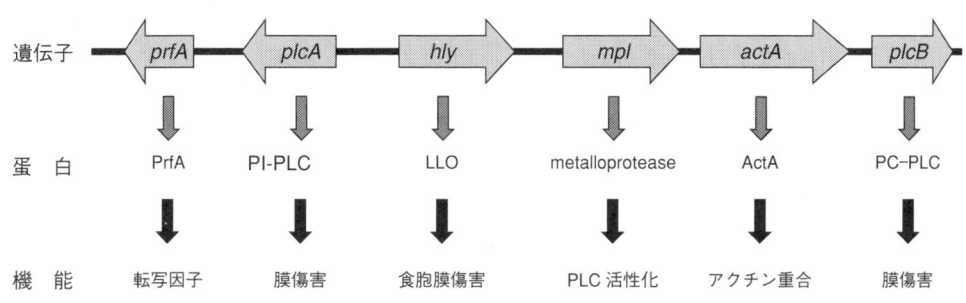

図4 リステリアのLIPI-1遺伝子群の役割

ATPaseの作用によりacidificationが進む食胞内では高い膜傷害活性を示すLLOも，弱アルカリ環境の細胞質内では高い活性を発揮できない．一方plcB産物である29 kDaのレシチナーゼは広いpH域で作用するので，mpl産物であるZn-メタロプロテアーゼや宿主システインプロテアーゼでpro-PlcBが活性化され，リン脂質基質域の広い膜傷害活性が発揮されて2重膜を傷害し，隣接細胞へと感染を拡大する．PlcAはPI特異的な33 kDaのホスホリパーゼ（PI-PLC）であり，PlcBと共同した膜傷害への関与も考えられるが，その至適pHはやや酸性に偏っているため，むしろ酸性食胞からの脱出におけるLLOとの共同作用に果たす役割が大きいと考えられる．

5. 細菌の病原因子に対する生体防御の対応

定着や侵入に対しては，細菌側の主要因子に対する抗体が必須で，とくに粘膜面では定着性アドヘジンに対する分泌型抗体（SIgA）が有効な防御作用を発揮する．III型分泌装置に対する抗体は，とくに注入装置を認識するものが有効となることが想定され，いくつかの実験系で研究が進行している．

莢膜保有菌は貪食に抵抗して食細胞による殺菌を免れるため，直接的殺菌作用に乏しい補体や抗体では対処できない．しかし莢膜構成成分には抗原性の高いものが多く，感染の経過とともに抗莢膜抗体が産生されてくると，きわめて有効なオプソニン効果が発揮されて食菌が起こるようになる．莢膜は本来の細菌表層の異物性を隠すための層状構造で物質透過性も高いので，いったん貪食されて食胞内に閉じ込められると，莢膜が存在しても殺菌抵抗性は発揮できない．

最も厄介な病原因子が細胞内殺菌からのエスケープである．貪食されても殺菌できず，細胞内寄生性細菌の多くは食細胞以外の非貪食細胞にも侵入して細胞内部を増殖の場として利用する．この種の細菌の排除には特異的免疫機構によるT細胞応答が必要となる．CD4$^+$T細胞が誘導されると，細菌由来

の抗原刺激に応じて大量のインターフェロン-γ（IFN-γ）が産生され，マクロファージが活性化される．活性化マクロファージでは，活性酸素の生成が著明に亢進し，食胞とリソソームの融合が促進されるとともに，通常は発現されない誘導型一酸化窒素合成酵素（inducible NO synthase：iNOS）が発現されてNOラジカルが生成される．NOをはじめとする窒素酸化物は食胞内ではなく細胞質で作用するので，リステリアなど細胞質へ脱出した細菌にも高い抗菌力を示すことができる．またNOの細胞膜透過性は高く，食胞内部へも浸透して活性酸素と反応し，生物活性の高いペルオキシナイトライト（ONOO$^-$）が作られるので，食胞とリソソームの融合を阻害して食胞内生存する多くの細胞内寄生性細菌も殺菌することができる．

このように，獲得免疫系の応答により誘導される抗体やT細胞は，初期防御の担い手である食細胞の機能を補助することによって，最終的な免疫防御を構築している． ［光山正雄］

参考文献
1) Pizarro-Cerda J, Cossart P：Subversion of cellular functions by Listeria monocytogenes, *J Pathol*, **208**：215-223, 2006.
2) Hayward RD, Leong JM, Koronakis V, Campellone KG：Exploiting pathogenic Eshcerichia coli to model transmembrane receptor signaling. *Nat Rev Microbiol*, **4**：358-370, 2006.

V 微生物の産生物質

20 スーパー抗原性毒素と感染症

1. スーパー抗原とは

スーパー抗原は1989年にWhiteらによって提唱された以下の特徴をもつ新たな概念のT細胞活性化因子である[1,2].

① スーパー抗原は強力なT細胞活性化作用を有する.例えばスーパー抗原の一つtoxic shock syndrome (TSS) toxin-1: TSST-1は,微量（0.1〜1 pg）でヒトT細胞を活性化する.

② スーパー抗原はマクロファージなど抗原提示能を示す細胞に表現される主要組織適合遺伝子複合体（major histocompatibility complex: MHC）クラスII分子外側部に直接結合する.

③ T細胞はT細胞抗原受容体（T cell antigen receptors: TCR）β鎖可変部Vβエレメントを用いて,スーパー抗原・MHCクラスII複合体を認識するために莫大な数のT細胞クローン種が一括して活性化される（スーパー抗原活性）.

④ スーパー抗原には生体細胞に対する直接的な細胞障害活性は認められないが,動物に投与するとT細胞依存性に致死性を含めてさまざまな異常反応を誘導する.

2. スーパー抗原の種類

スーパー抗原はその由来により細菌性スーパー抗原とウイルス性スーパー抗原に大別され,それぞれ表1にあげられる種類が現在まで明らかになっている.

細菌性スーパー抗原にはグラム陽性球菌の黄色ブドウ球菌が産生する腸管毒素（staphylococcal enterotoxins A〜R: SEA〜SER）やTSST-1, A群連鎖球菌が産生する発熱毒素（streptococcal pyrogenic exotoxins A, C: SPE-A, SPE-C）などと,グラム陰性桿菌であるエルシニア感染症の原因毒素（*Yersinia pseudotuberculosis*-derived mitogen: YPM）などがある.黄色ブドウ球菌腸管毒素については,霊長類に催吐活性を示すものをブドウ球菌エンテロトキシンと称し,催吐活性が欠如している関連毒素をブドウ球菌エンテロトキシン様毒素（staphylococcal enterotoxin-like toxin type X: SElX）とよぶことが提唱された[2].また,YPMは,現在まで,グラム陰性菌から発見された唯一のスーパー抗原である.

ウイルス性スーパー抗原は,主にマウス乳癌原性の内在性（mammary tumor virus: MTV）と外来性（mouse mammary tumor virus: MMTV）が知られている.ウイルス性スーパー抗原は,ウイルスのlong terminal repeatにあるopen reading frameにコードされている.ウイルスがマウス侵入後応答性T細胞を活性化させることにより,ウイルスが増殖する状況が生じる.内在性ウイルスのスーパー抗原は,外来性レトロウイルス由来スーパー抗原に応答性のT細胞を消滅させることにより,感染性レトロウイルスの感染を阻止すると考えられている.ヒトにおける内在性スーパー抗原に関しては,現時点では不明である.

3. スーパー抗原によるT細胞活性化メカニズム（通常抗原との比較）

一般的な外来性蛋白抗原と,スーパー抗原によるT細胞の活性化の反応機序を比較すると,図1のようになる.

通常の蛋白抗原はマクロファージやB細胞など抗原提示細胞に取り込まれ,プロセッシングの後ペプチド断片となってMHCクラスII分子のα鎖とβ鎖によって構成される抗原結合部位に取り込まれた形で結合して表現される.T細胞はこの複合体をTCRα鎖とβ鎖可変部領域（α鎖のVα, Jα, β鎖のVβ, Jβ, Dβ）のすべてを用いて認識し活性化される（図1A）.このタイプの活性化では,1種の抗原ペプチドに対し,10^9種程度存在すると考えられる全T細胞クローンのうち10〜50種程度のT細胞クローンが活性化されると推定される.ところが,スーパー抗原による活性化では,TCRはVβ部位のみを用いて認識する（図1B）.各々のス

V 微生物の産生物質

表1 スーパー抗原の種類と応答性 T 細胞の TCRVb 表現

細菌性スーパー抗原 〈改定名〉	ヒト TCRVβ エレメント
黄色ブドウ球菌由来	
TSST-1	2, 4
SEA	1.1, 5.3, 6.3, 6.4, 6.9, 7.3, 7.4, 9.1, 18
SEB	3, 12, 14, 15, 17, 20
SEC 1	3, 6.4, 6.9, 12, 15
SEC 2	12, 13.2, 14, 15, 17, 20
SEC 3	3, 5, 12, 13.2
SED	5, 12
SEE	5.1, 6.3, 6.4, 6.9, 8.1, 18
SEG	13.6, 14, 15
SHE	Va 10
SEI	1, 5.1, 5.2, 5.3, 23
SEJ 〈SElJ〉	ND
SEK 〈SElK〉	5.1, 5.2, 6.7
SEL 〈SElL〉	5.1, 5.2, 6.7, 16, 22
SEM 〈SElM〉	18, 21.3
SEN 〈SElN〉	9
SEO 〈SElO〉	5.1, 7, 22
SEIP	5.1, 6, 8, 16, 18, 21.3
SEQ 〈SElQ〉	2, 5.1, 5.2, 6.7, 21.3
SEIR	3, 11, 12, 13.2, 14
A 群連鎖球菌由来	
SpeA	2, 12, 14, 15
SpeC	1, 2, 5, 10
SpeF	
SpeG	2, 4, 6, 12
SpeH	2, 7, 9, 23
SpeI	
SpeJ	2, 3, 12, 14, 17
SpeK	
SpeL	1, 23
SSA	2, 4, 7, 8
SMEZ	4, 8
SMEZ-2	4, 8
SMEZ(-3, 4, 7〜9, 11, 13〜17, 24)	8
SMEZ(-5, 10, 12, 18, 20〜23)	
C 群連鎖球菌由来	
SDM	1, 23
エルシニア菌由来	
YPM	3, 9, 13
マイコプラズマ由来	
MAM	

ウイルス性スーパー抗原
  マウス乳癌レトロウイルス
    MMTV-2, -6, -7, -8, -9, -14, -15
  マウス内在性レトロウイルスのプロウイルス DNA
    mtv-1, -2, -6, -7, -8, -9, -11, -12, -13, -43, -44

TSST-1: toxic shock syndrome toxin-1, SEA〜SEQ: staphylococcal enterotoxins A〜Q, SElJ〜SElR: staphylococcal enterotoxin-like toxin type J〜R, SpeA〜L: Streptococcal pyrogenic exotoxin A〜L, SSA: streptococcal superantigen, SMEZ: Streptococcal mitogenic exotoxin Z, SDM: *Streptococcus dysgalactiae*-derived mitogen, YPM: *Yersinia pseudotuberculosis*-derived mitogen, MAM: Mycoplasma-associated mitogen, MMTV: mouse mammary tumor virus, mtv: mammary tumor virus

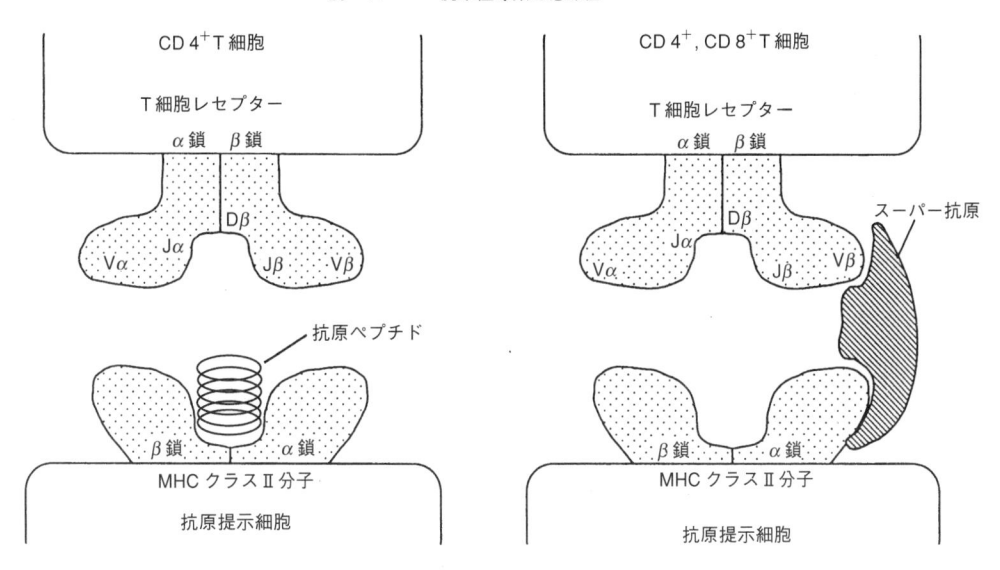

A. 通常抗原によるCD4⁺T細胞クローン活性化　　**B. スーパー抗原によるCD4⁺, CD8⁺T細胞の活性化**

図1 T細胞による通常の蛋白抗原とスーパー抗原の認識の比較
A.: 通常の外来性蛋白抗原は抗原提示細胞に取り込まれ，アミノ酸10～15個程度のペプチド断片とされてMHCクラスⅡ分子小溝に結合する．CD4⁺T細胞は，T細胞レセプターの全可変部（α鎖Vα，Jαエレメント，β鎖Vβ，Dβ，Jβエレメント）を巻き込んでMHCクラスⅡ分子-ペプチド複合体として認識する．
B.: スーパー抗原は，断片化されることなく直接MHCクラスⅡ分子の抗原結合部位の外側に結合し，CD4⁺T細胞とCD8⁺T細胞は，原則としてT細胞レセプターβ鎖可変部Vβエレメントを巻き込んで，MHCクラスⅡ分子-スーパー抗原複合体を認識する．

ーパー抗原は特有なVβ（約30種程度）を表現するT細胞を一括して活性化する．この反応では1種のスーパー抗原によって特定のVβを表現するT細胞全体が活性化される．例えばTSST-1はVβ2⁺ヒトT細胞とVβ4⁺ヒトT細胞（全体の10%以上を占める）を活性化する．このように，スーパー抗原によって活性化された莫大な数のT細胞は一連のサイトカインを桁違いの量で産生する．

4. 細菌性スーパー抗原による病態

SEAによるマウスの致死活性はSEA応答性のVβ3⁺細胞の除去やTNF-αやIFN-γに対する抗体の投与によりにより回避される[2]．このようにスーパー抗原による病態発現にはスーパー抗原応答性CD4⁺T細胞の存在と，それらの活性による一連のサイトカインの産生が深く関与している（図2）．

5. スーパー抗原性外毒素が関与するヒトの感染症

スーパー抗原がその病態形成に重要な役割を担っていると考えられている主な疾患とその主たる臨床症状の一覧を表2に示す．多くは，高熱，皮膚の発疹・落屑，手足の紅斑・硬性浮腫などの類似した全身症状が特徴的な疾患である．

6. スーパー抗原の関与が明確な疾患

1) トキシックショック症候群（toxic shock syndrome : TSS）

TSSは1978年に新しい疾患概念のブドウ球菌感染症としてToddら[3]によって報告され，1981年にTSST-1がTSSの原因毒素として発見された[2]．本症では，多臓器の無菌性炎症，リンパ節異常（リンパ球数の増加あるいは減少，マクロファージの機能亢進），硬性浮腫などがみられる．リンパ球浸潤を伴う血管周囲炎が特徴的である．TSSの発症初期にはVβ2⁺T細胞の著しい増幅が観察される[4]．食中毒の原因毒素として知られている一連のstaphylococcal enterotoxinsもTSSの原因となり得るようだ．

V 微生物の産生物質

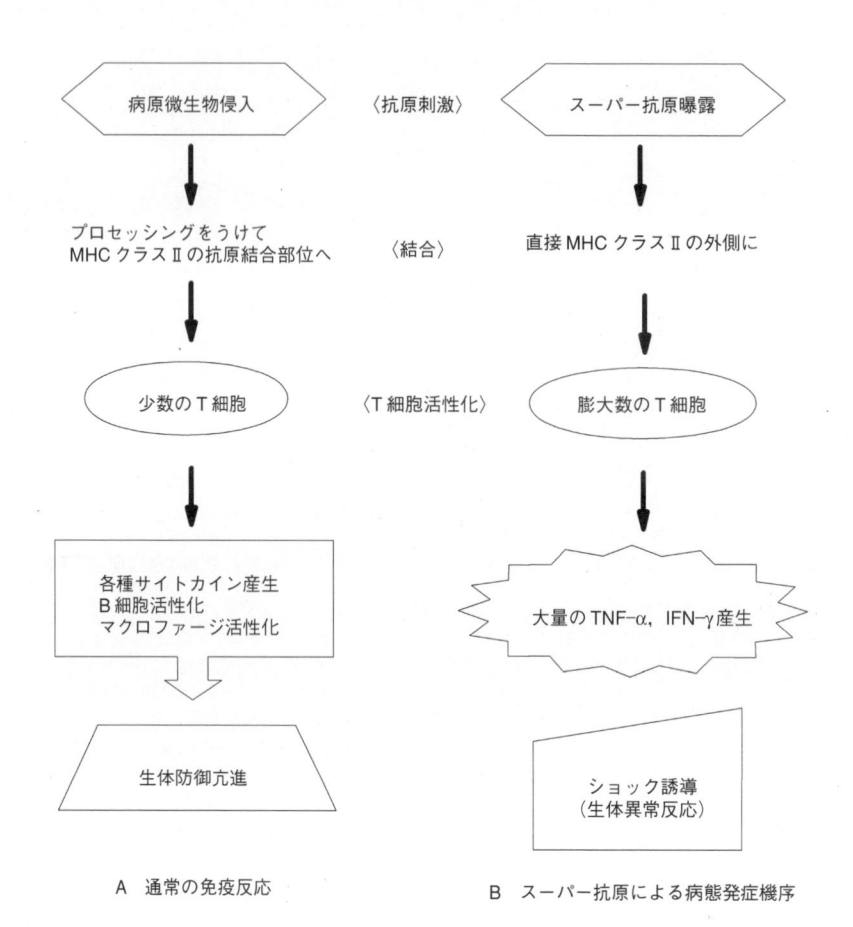

```
病原微生物侵入                    〈抗原刺激〉      スーパー抗原曝露
      ↓                                              ↓
プロセッシングをうけて              〈結合〉         直接MHCクラスIIの外側に
MHCクラスIIの抗原結合部位へ
      ↓                                              ↓
  少数のT細胞                  〈T細胞活性化〉      膨大数のT細胞
      ↓                                              ↓
各種サイトカイン産生                              大量のTNF-α, IFN-γ産生
B細胞活性化
マクロファージ活性化
      ↓                                              ↓
  生体防御亢進                                     ショック誘導
                                                   (生体異常反応)

   A 通常の免疫反応                           B スーパー抗原による病態発症機序
```

図2 通常の免疫とスーパー抗原による病態発症モデルの比較

表2 スーパー抗原性外毒素が関与するヒトの感染症とその臨床症状

臨床症状	スーパー抗原の関与が明確な疾患		
	トキシックショック症候群	新生児TSS様発疹症	全身性エルシニア感染症（泉熱）
高熱	+++	+++	+++
皮膚発疹	+++	+++	+++
手掌・足底の紅斑	++	+++	+++
皮膚の硬性浮腫	+++		+++
皮膚落屑	+++		+++
鼻咽頭の発赤	+++		+++
苺舌	+++		++
リンパ節腫脹	+		++
関節腫脹			+
冠動脈病変			+
腎不全			+
ショック	+++		
菌の組織侵襲			

2) 新生児 TSS 様発疹症（neonatal TSS-like exanthematous disease : NTED）

本疾患はメチシリン耐性黄色ブドウ球菌（methicillin resistance S. aureus : MRSA）の産生するTSST-1 を原因とする発熱，発疹，血小板減少，CRP 上昇を特徴とする新生児の疾患として，1998年高橋らによって提唱された[5]．本症の主症状は，発熱は日齢 2 日前後にみられ，通常発熱は 1 日程度で自然に解熱する．発疹は，全身性で，比較的細かい（径 2～3 mm 程度）盛り上がりのある紅斑で次第に融合する．皮膚落屑を伴わずに自然消退する．ほとんどの正常分娩では軽症であるが，未熟児では無呼吸発作などのため重症化する．本疾患でも発症初期に TCR Vβ2 陽性 T 細胞の増幅が観察される．

3) 全身性エルシニア感染症（と泉熱）

Yersinia pseudotuberculosis（*Y. pseudotuberculosis*）は野生齧歯類をはじめとする多くの動物に分布する．エルシニア感染症はこれらの保菌動物の糞便などによって汚染された飲料水（自然湧水を含む）や食物などから経口的に感染する，人畜共通感染症の一つとして知られており，本邦ではしばしば集団発生が報告されている．*Y. pseudotuberculosis* は多くの血清型があり，欧米では YPM を産生しない 1a 型が多く，日本および，東南アジア，ロシア極東地方では YPM 産生菌が多く分布していると考えられる．西ヨーロッパなど YPM 非産生菌による感染症は発熱や消化器症状に限定されるのに対し，日本や極東アジアにおける YPM 産生菌による感染症は，他のスーパー抗原性疾患と類似した多彩な全身症状を呈する場合が多い．TSS と異なり死亡例はほとんど報告されていない．本疾患でも，発症初期に応答性 T 細胞の 1 つ Vβ3$^+$T 細胞の増加が観察される[6]．日本国内で数多くの発症がみられた後原因が解明されないままに 1950 年代から発生がみられなくなった猩紅熱様発疹性熱性症，いわゆる「泉熱」という疾患の実態はエルシニア感染症であると思われる．

7. スーパー抗原の関与が想定されながら明確でない感染症

1) 劇症型 A 群連鎖球菌感染症

劇症型 A 群連鎖球菌感染症〔欧米では連鎖球菌性 TSS（STSS），または toxic shock-like syndrome : TSLS〕は，A 群連鎖球菌の軟部組織への激しい侵襲で，致死性の高い感染症として，1986年以降世界的に数多く報告され注目された．本症の発症は，原因菌の激しい軟部組織への侵襲性の感染が特徴的で，スーパー抗原や他の毒素が異常反応を増加していると考えられているが，確証はない．

2) 猩紅熱

猩紅熱は，同じく A 群連鎖球菌による，小児の感染症で，起因菌の性質とその病態などからスーパー抗原の関与が第一と考えられているが，まだ確証は得られていない．

3) 川崎病

本病は，急性熱性皮膚粘膜リンパ節症候群として，1967 年に川崎富作博士により報告された．臨床症状は全身性エルシニア菌感染症ときわめて類似している．その病因に関して，スーパー抗原説を含めてさまざまな可能性が検討されてはいるが，確定には至っていない．

〔内山竹彦，金井孝夫，上芝秀博〕

参考文献

1) White JH, Herman A, Pullen AM, Kubo R, Kappler JW, Marrack P : The Vb-specific superantigen staphulococcal enterotoxine B : Stimulation of mature T cells and clonal deletion in neonatal mice, *Cell,* **56** : 27-35, 1989.
2) Uchiyama T, Imanishi K, Miyoshi-Akiyama T, Kato H : Staphylococcal superantigens and the diseases they cause. The comprehensive sourcebook of bacterial protein toxins, pp. 830-843, Elsevier, 2006.
3) Todd J, Fishaut M, Kapral F, Welch T : Toxic-shock syndrome associated with pharge-group-I staphylococci, *Lancet,* **2** : 1116-1118, 1978.
4) Matsuda Y, Kato H, Yamada R, Okano H, Ohta H, Imanishi K, Kikuchi K, Totsuka K, Uchiyama T : Early and definitive diagnosis of toxic shock syndrome by detection of marked expansion of T cell receptor Vβ2-positive T cells, *Emerg Infect Dis,* **9** : 387-389, 2003.
5) Takahashi N, Nishida H, Kato H, Imanishi K, Sakata Y, Uchiyama T : Exanthematous disease induced by toxic shock syndrome toxin-1 in the early neonatal period, *Lancet,* **351** : 1614-1619, 1998.
6) Abe J, Onimaru M, Matsumoto S, Noma S, Baba K, Ito Y, Kohsaka T, Takeda T. Clinical role for a superantigen in Yersinia pseudotuberculosis infection, *J Clin Invest,* **99** : 1823-1830, 1997.

VI 生体防御異常からみた免疫機構

21 アレルギー性気道炎症とTLR4

　気道感染症がアレルギー性気道炎症を増悪する現象は古くから知られていたが，その機序については不明な点が多い．近年，グラム陰性菌細胞膜の主要な構成成分のLPSが，ヘルパーT細胞サブセットであるTh1/Th2細胞を介した反応に影響を与え，アレルギー疾患の病態に関与し得ることが明らかになってきた．高濃度のLPSにさらされた場合，LPSは樹状細胞に作用してIL-12の産生を誘導しTh1反応を増強することが報告されている[1]．これに対し，低濃度のLPSもまた樹状細胞の活性化を介してTh2反応を増強することが報告されているものの，その作用機序は不明である[2]．一方，アレルギー疾患の病態に深く関与している肥満細胞上にもTLR4が発現しているが，その生理学的な役割については明らかになっていない[3]．本章では，OVA誘発アレルギー性気道炎症をモデルに，低濃度LPSによるTh2反応増強の分子メカニズムについて肥満細胞の関与を中心に概説するとともに，肥満細胞を介した自然免疫と獲得免疫の接点について考えたい．

1. Th1/Th2細胞の機能とその分化

1) Th1/Th2細胞の機能

　ヘルパーT細胞は，細胞性免疫に関与するTh1細胞と液性免疫に関与するTh2細胞という2つのエフェクター細胞に分類される．二者の機能の違いは，産生するサイトカインによるものであり，Th1細胞はIFN-γ，IL-2などを産生し，Th2細胞は，IL-4，IL-5，IL-13などのサイトカインを産生する．Th1細胞は図1に示すように，ウイルス

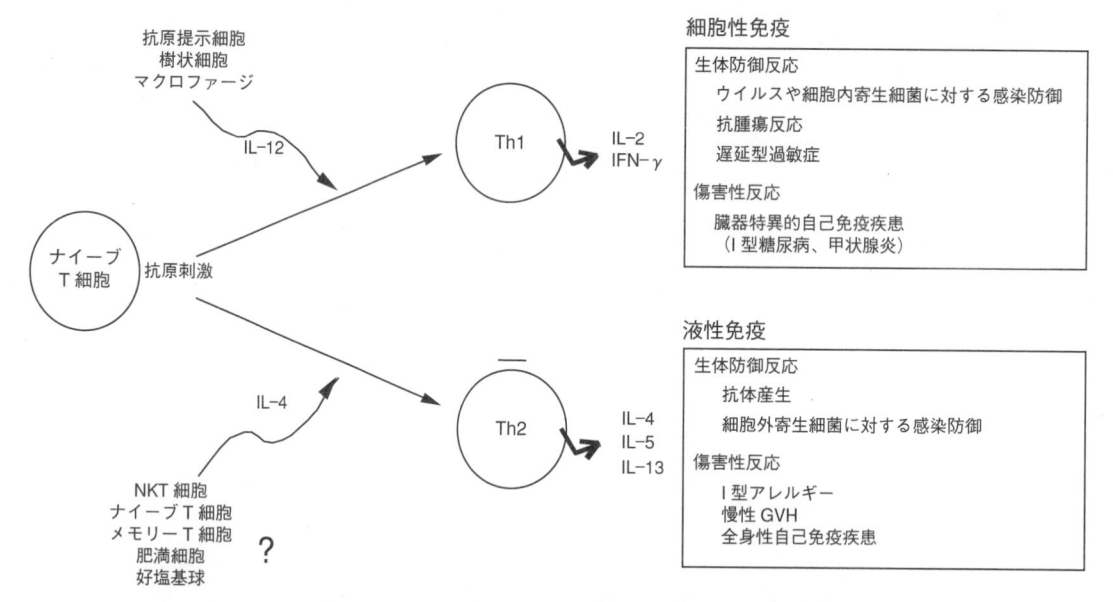

図1 Th1/Th2細胞の分化と免疫応答
Th1，Th2細胞はともにナイーブCD4 T細胞から分化すると考えられている．左には，ナイーブCD4 T細胞がTh1，Th2細胞に分化する際に必要なサイトカインと，その産生細胞を示した．ナイーブCD4 T細胞がTh2細胞に分化する際に必要とされるIL-4の産生細胞は，現在のところ種々の報告があるが不明である．一方，Th1細胞は，抗原提示細胞，樹状細胞，マクロファージによって産生されるIL-12によって分化誘導を受ける．右側には，Th1/Th2細胞がそれぞれ担当する免疫反応の種類と，過剰な分化によって引き起こされるといわれている障害反応を示した．

や細胞内寄生細菌に対する感染防御反応，遅延型過敏症などの細胞性免疫に関与する．一方，Th2細胞は，B細胞に抗体産生を促進し，細胞外寄生細菌に対する感染防御反応などに関わっている．しかし，Th2細胞がもたらす過剰な反応は，I型アレルギーや，慢性GVH，全身性自己免疫性疾患などの病態をもたらすことも知られている．

2. I型アレルギー発症機序

図2にI型アレルギーの発症メカニズムについて簡単にまとめた．まず，アレルゲン（抗原）が体内に侵入すると，抗原提示細胞（APC）によってナイーブCD4T細胞に提示される．APCによって提示された抗原により刺激を受けたナイーブCD4T細胞はTh1細胞やTh2細胞へと機能分化する．Th2細胞から分泌されるIL-4はB細胞に作用して免疫グロブリンのクラススイッチを誘導し，IgEの産生を引き起こす．産生されたIgEは，肥満細胞上に発現している高親和性IgE受容体（FcεRI）に結合する．そこに抗原が再び侵入し，IgEと結合するとFcεRIが架橋され，肥満細胞が脱顆粒を起こし，ヒスタミンやロイコトリエンなどの化学伝達物質が放出される．放出された化学伝達物質は標的臓器に発現している特異的受容体に結合してその作用を発揮して，血管透過性亢進，気道平滑筋収縮，気道分泌亢進，知覚神経刺激を生じ，気道の狭窄，浮腫や鼻漏，くしゃみなどを引き起こす．さらに，肥満細胞はIL-5やTNF-αなどの炎症性サイトカインを産生し，好酸球や好中球など，炎症細胞の活性化を起こすこともわかっている．これら一連の反応が，喘息やアトピー性皮膚炎，花粉症などの疾病の発症に深く関与していると考えられている．Th1細胞から産生されるIFN-γは，Th2細胞の増殖を抑制するとともに，B細胞に作用してIgEへのクラススイッチを抑制することで抗アレルギー作用を発揮すると予想されている．この図からもわかるように，Th1/Th2細胞の分化は一連のアレルギー反応の最も上流に位置していることから，そのバランスを制御することはアレルギー疾患の治療上，非常に有用であると考えられる．

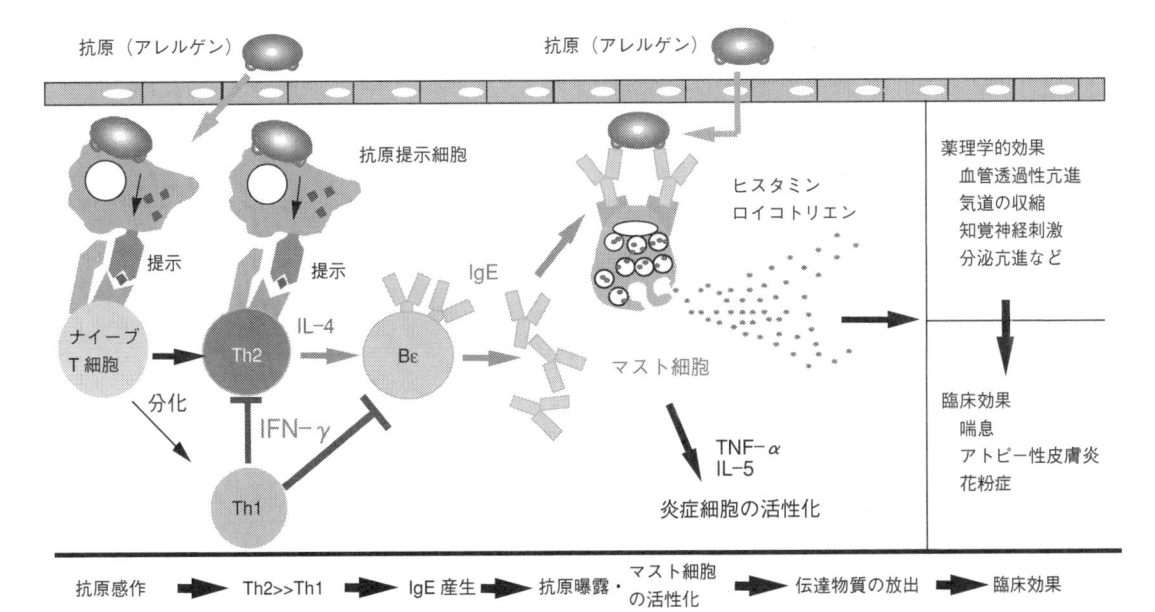

図2 I型アレルギーの発症メカニズム

生体内に侵入したアレルゲン（抗原）は，抗原提示細胞により提示される．提示された抗原を認識してナイーブCD4T細胞が活性化し，サイトカインなどの影響を受けながらTh1細胞やTh2細胞に分化する．Th2細胞の分化がTh1細胞の分化に勝りTh2優位の状態になると，生体内においてTh2細胞の産生するIL-4が過剰となり，B細胞に作用してIgEへのクラススイッチを誘導する．こうして多量のIgEが産生されると，肥満細胞上の高親和性IgE受容体（FcεRI）にIgEは結合し，そこに抗原が再び侵入するとFcεRIが架橋され，肥満細胞が脱顆粒を起こしてヒスタミンやロイコトリエンなどの伝達物質を放出する．その結果，血管透過性亢進や気道の収縮，分泌亢進，知覚神経刺激などの薬理効果が現れ，I型アレルギーが発症する．

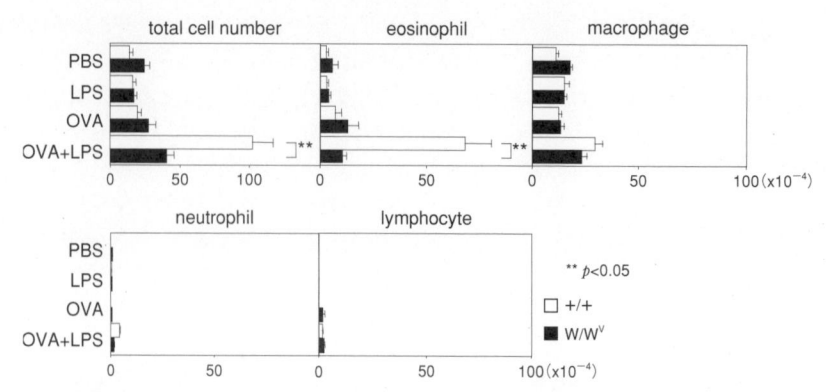

VI 生体防御異常からみた免疫機構

図3 肥満細胞欠損マウスではOVA/LPSによって誘導されるBALF中の好酸球増加が起きない
正常マウス（+/+）および肥満細胞欠損マウス（W/W^v）を点鼻により，OVA/LPSで感作した．感作の2, 3週後にそれぞれ2回，計4回のOVAの点鼻を行った．最終のOVA点鼻の2日後に気道肺胞洗浄を行い，浸潤細胞をMay-Giemsa染色して浸潤細胞を同定した．

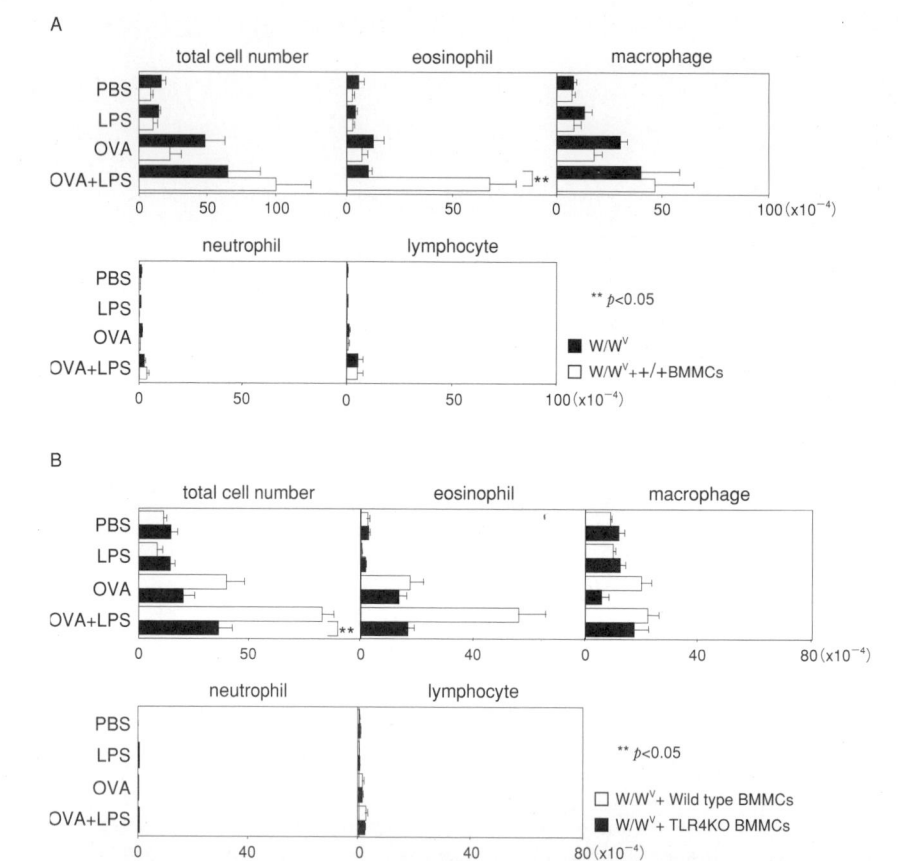

図4 OVA/LPSに対する反応性の回復には，肥満細胞に発現するTLR4が必要である
正常マウス（A），TLR4欠損マウス（B）の骨髄細胞をIL-3存在下で4週間培養して骨髄由来肥満細胞（BMMC）を作製し，W/W^{v}マウスに移入した後，図3の実験を行った．

3. TLR 4 の特徴

ヒトでは，現在のところ10種類のTLRが見出されている．TLRは，ショウジョウバエのToll遺伝子の哺乳類ホモログとしてクローニングされた，膜貫通領域を1カ所有する膜蛋白質である[4]．細胞外領域はロイシンリッチリピート構造を有し，細胞内領域はIL-1受容体と相同性があるためToll/IL-1受容体相同領域（TIRドメイン）とよばれている．TIRドメインは，MyD 88, TIRAP/Mal, TRIF/TICAM-1 などにもみられる．

TLRは，病原体の細胞壁成分に代表されるpathogen-associated molecular patterns：PAMPsを識別し，宿主の自然免疫反応の誘導に関与している．TLR 4は，グラム陰性菌の細胞壁構成成分であるリポ多糖（LPS）を認識する．TLR 4は，主にマクロファージや樹状細胞上に発現しLPSに反応して，IL-12の産生を誘導してTh 1反応を誘導することが知られている[1]．一方，肥満細胞上にもTLR 4が発現しているが，その生理的役割は不明であった．そこで，筆者らは肥満細胞上に発現するTLR 4のアレルギー炎症における役割を解明するため，マウスアレルギー性気道炎症モデルを用いて研究を行った．

4. 肥満細胞に発現するTLR4のアレルギー性気道炎症における役割

マウスに低濃度のOVAを経気道的に投与し免疫すると同時に，低濃度のLPSを同時に投与することで，好酸球の浸潤を伴うアレルギー性気道炎症の増悪を誘導することができる．これまでは，この現象には樹状細胞が主に関与していると考えられていた．しかしながら，最近の筆者らの研究によりLPS投与による気道炎症の増悪は肥満細胞欠損マウスであるW/W^{v}マウスでは起こらないことが明らかとなった[5]．正常なコントロールマウス（+/+）をOVA/LPSで感作した2週間後に，OVAを点鼻により投与することで気道肺胞洗浄液中（BALF）や肺組織中への好酸球浸潤が誘導され，アレルギー性気道炎症の病態像を示すようになる（図3）．ところが，W/W^{v}マウスにおいては，好酸球浸潤は誘導されなかった．一方，W/W^{v}マウスに in vitro で分化誘導した骨髄由来肥満細胞（BMMC）を移入した後，OVA/LPSで感作する

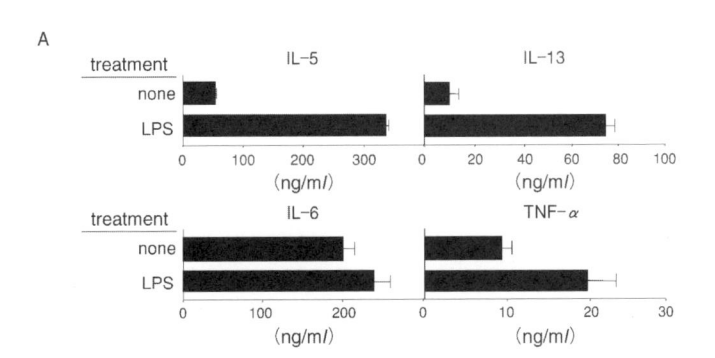

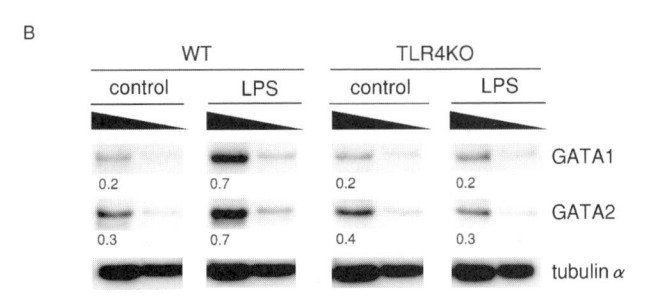

図5 LPS刺激によるBMMCのサイトカイン産生能の変化とGATA 1/2蛋白の発現上昇
BMMCをLPS（10 μg/ml）で1週間処理した後，(A) PMA/Ionomycinで刺激してサイトカイン産生能の変化を，また(B) ウエスタンブロッティング法でGATAファミリー蛋白の発現の変化を検討した．

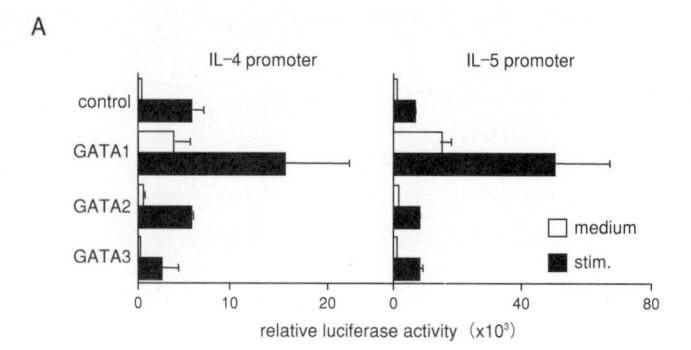

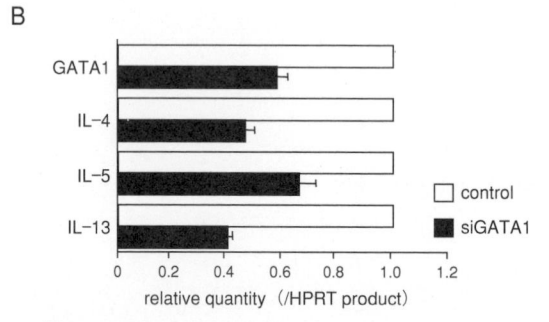

VI 生体防御異常からみた免疫機構

図6 GATA1によるBMMCからのTh2サイトカイン産生の調節
A：肥満細胞株MC9を用いて，GATAファミリー蛋白のIL-4/IL-5プロモーター活性化能について検討した．B：GATA1ノックダウンによるBMMCからのTh2サイトカイン産生の減少．

と＋/＋マウスと同程度の気道炎症反応が誘導された（図4A）．さらに，TLR4欠損マウス由来のBMMCをW/W^{v}マウスに移入してもOVA/LPSに対する反応性の回復は認められなかった（図4B）ことから，肥満細胞および肥満細胞に発現しているTLR4がOVA/LPSによる好酸球浸潤，気道上皮からの粘液分泌の亢進に重要な役割を演じていることが，初めて明らかとなった．

5．TLR4を介した刺激による肥満細胞の機能亢進

アレルギー性気道炎症の発症および病態形成には，IL-5やIL-13などのTh2サイトカインが重要であることがわかっている．そこで，W/W^{v}マウスのBALF中の細胞が産生するTh2サイトカイン量を検討したところ，＋/＋マウスに比べて顕著に低下していることがわかった．Th2サイトカインは，Th2細胞のみならず肥満細胞からも産生されることがわかっている．そこで，BMMCからのサイトカイン産生に対するLPSの作用を検討したところ，LPSでBMMCを前処理することでIL-5，IL-13，TNF-αの産生能が顕著に上昇することがわかった（図5A）．

では，LPSはいかにして肥満細胞からのサイトカインの産生を増強するのであろうか？ Th2細胞からのTh2サイトカインの産生には，GATA3の発現が重要であることがよくわかっている．しかしながら，肥満細胞ではGATA3の発現は認められない．そこで，血球系の他のGATAファミリー蛋白であるGATA1，GATA2の発現変動を検討したところ，LPS処理によりGATA1/GATA2蛋白の発現上昇が認められた（図5B）．GATA1/GATA2が，実際の肥満細胞においてTh2サイトカインの産生に関与しうるのかを，IL-4およびIL-5プロモーター活性を指標にしたレポータージーンアッセイで検討した．その結果，肥満細胞株MC9においてはGATA1のみが，IL-4やIL-5のプロモーター活性を上昇させることがわかった（図6A）．また，GATA1に対するsiRNAを用いて，BMMCのGATA1をノックダウンしたところIL-4，IL-5，IL-13の産生の低下が認められた（図6B）．

以上の結果より，LPS刺激による肥満細胞の機能亢進の一端は，GATA1蛋白の発現上昇による

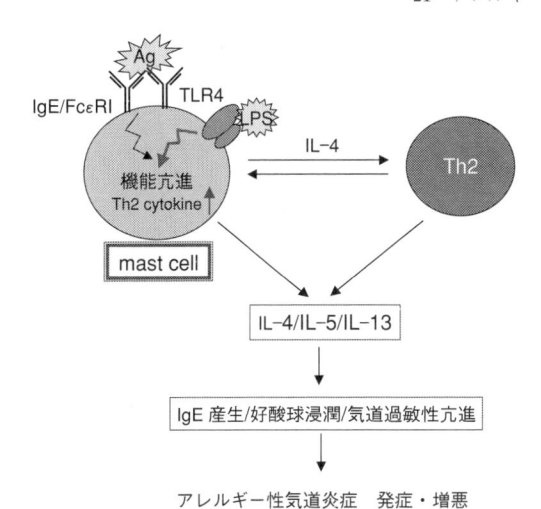

図7 TLR4を介した肥満細胞の機能亢進とアレルギー性気道炎症の増悪（仮説）

ものと考えられた．

6. TLR4を介した肥満細胞とTh2細胞のクロストーク

これまでのTLRを介した自然免疫と獲得免疫のクロストークに関する研究は，樹状細胞とT細胞を中心に行われてきた．しかし，今回の筆者らの研究から，図7に示したようなTLR4を介する肥満細胞とTh2細胞，つまり自然免疫と獲得免疫のクロストークが存在しうることが明らかとなった．今後は，肥満細胞を介した自然免疫と獲得免疫のクロストークも考慮することが，アレルギー性疾患の発症や病態を理解する上で重要になってくるであろう．

［山下政克］

参考文献

1) Iwasaki A, Medzhitov R : Toll-like receptor control of the adaptive immune responses, *Nat Immunol,* **5** : 987-995, 2004.
2) Eisenbarth SC, Piggott DA, Huleatt JW, Visintin I, Herrick CA, Bottomly K : Lipopolysaccharide-enhanced, Toll-like Receptor 4-dependent T Helper Cell Type 2 Responses to Inhaled Antigen, *J Exp Med,* **196** : 1645-1651, 2002.
3) Supajatura V, Ushio H, Nakao A, Akira S, Okumura K, Ra C, Ogawa H : Differential responses of mast cell Toll-like receptors 2 and 4 in allergy and innate immunity, *J Clin Invest,* **109** : 1351-1359, 2002.
4) Akira S, Takeda K : Toll-like receptor signaling, *Nature Rev Immunol,* **4** : 499-511, 2004.
5) Nigo IY, Yamashita M, Hirahara K, Shinnakasu R, Inami M, Kimura M, Hasegawa A, Kohono Y, Nakayama T : Regulation of allergic airway inflammation through Toll-like receptor 4-mediated modification of mast cell function, *Proc Natl Acad Sci USA,* **103** : 2286-2291, 2005.

VI 生体防御異常からみた免疫機構

22 アレルギー疾患における DNA 免疫療法の開発

アレルギーの唯一の根治的治療法として減感作療法がある．これはアレルゲンそのものを注射することからワクチン療法と考えられている．しかし，この治療法は長期間にわたり頻回のアレルゲン投与が必要であること，投与後アナフィラキシーなどの副反応が起こることなどの短所があり，欧米に比べて日本ではあまり普及していない．

この減感作療法にかわる新しい免疫治療法としてT細胞エピトープを用いたペプチドワクチンやDNAワクチンを代表とするDNA免疫療法が考えられている（図1）[1]．本章ではこのDNA免疫療法における最新の知見を述べていきたい．

1. DNA免疫療法

上述の減感作療法を第1世代の抗原特異的免疫療法とすると，第3世代のワクチン療法としてTh1型T細胞反応を誘導するDNA免疫療法が考えられている．

このDNA免疫療法のメカニズムとして次のようなことが考えられる．微生物由来DNAに存在するメチル化されていないAACGTTなどのプリン-プリン-CpG-ピリミジン-ピリミジンの配列には，Th1型免疫誘導の強いアジュバント能があり，immunostimulatory DNA sequence : ISSとよばれている[2]．このCpGモチーフは，TLR-9のリガンドであり，NK細胞やマクロファージ，樹状細胞，B細胞を活性化し，IFN-α, β, γやIL-12の産生を促すことができる．これらのサイトカインにより，アレルゲン特異的Th1型反応が誘導されると考えられる．

現在のところ，抗原特異的なDNA免疫療法は，大きく分けて次の2つがある（図2）．①CpG配列を含むプラスミドにアレルゲン遺伝子を組み込んだ遺伝子（DNA）ワクチン療法と，②CpGモチーフをアジュバントとしてアレルゲンに結合させたアジュバントワクチン療法である．

1） 遺伝子（DNA）ワクチン療法

1990年，Wolffらがluciferase reporter遺伝子を組み込んだ発現ベクターDNAプラスミドをマウスに注射したところ，1週間後にその活性を検出したことがDNAワクチンの研究のはじまりであった．その後，このDNAワクチンは感染症，癌，自己免疫疾患，アレルギー疾患に対する治療法として開発が行われている[3]．1996年，Hsuらは，あらかじめラットにダニアレルゲンの遺伝子を組み込んだプラスミドDNAを筋肉注射すると，ダニ特異的IgE産生の抑制や気道過敏性の亢進の改善が認められることを報告し，アレルギー疾患へのDNAワク

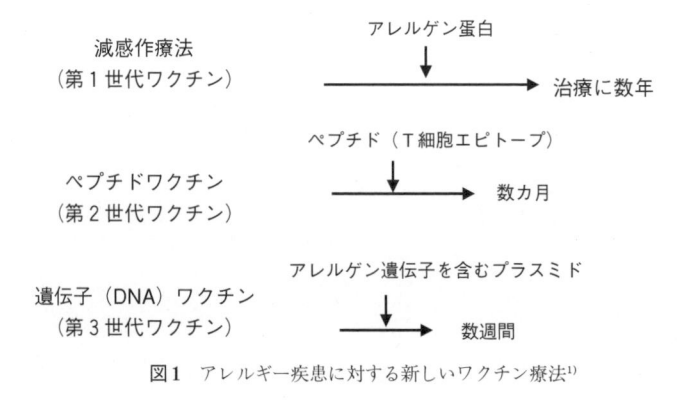

スギ花粉症治療用ワクチンの開発

減感作療法　　　　　　アレルゲン蛋白
（第1世代ワクチン）　　　↓　　　　→ 治療に数年

　　　　　　　　　ペプチド（T細胞エピトープ）
ペプチドワクチン　　　　　↓　　　　→ 数カ月
（第2世代ワクチン）

　　　　　　　　アレルゲン遺伝子を含むプラスミド
遺伝子（DNA）ワクチン　　↓　　　　→ 数週間
（第3世代ワクチン）

図1　アレルギー疾患に対する新しいワクチン療法[1]

1 遺伝子（DNA）ワクチン

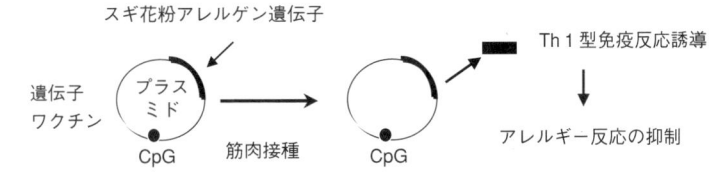

スギ花粉アレルゲン遺伝子

遺伝子ワクチン　プラスミド　CpG　筋肉接種　CpG　Th1型免疫反応誘導　アレルギー反応の抑制

2 アジュバントワクチン

CpG結合スギ花粉ワクチン

CpG　皮下接種　スギ花粉特異的Th1型反応を誘導　スギ花粉特異的IgE抗体の抑制

スギ花粉アレルゲン（Cry j 1）

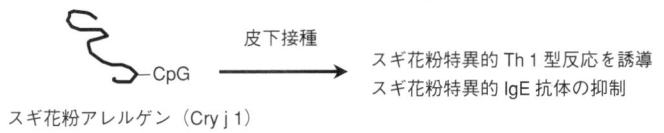

図2　DNA免疫療法

チンの応用を示している．

2）スギ花粉症のためのDNAワクチン療法

スギ花粉主要アレルゲンであるCry j 1のcDNAを，サイトメガロウイルスのエンハンサーおよびチキンβアクチンのプロモーターを有する発現ベクターpCAGGSに組み込んで，DNAワクチン（pCACJ1）が作製された（図3）．スギ花粉には2つの主要アレルゲンが同定されている．すなわち，Cry j 1, Cry j 2である．このDNAワクチン投与マウス由来の脾臓T細胞は，*in vitro*においてCry j 1蛋白の存在下，IFN-γを産生したが，IL-4の産生は認められなかった（図4A）．また，DNAワクチンを投与したマウスにおいて，Th1型T細胞が誘導するIgGのサブクラス，IgG2aの産生が観察された（図4B）．

さらにマウスにDNAワクチンを投与した後に，Cry j 1蛋白とアラムを投与した場合のCry j 1特異的IgEの産生を調べた．DNAワクチン投与群では，PBSを投与，あるいはブランクベクターであるpCAGGSを投与したコントロール群に比較して，Cry j 1特異的IgE産生の低下が認められた．DNAワクチン投与により，Cry j 1特異的Th1型の免疫応答が誘導され，IgE抗体の産生が抑制されたと考えられる．上述の結果は，スギ花粉症の予防および治療におけるDNAワクチンの有効性を示唆するものである．

最近，イヌにおいてもスギ花粉症が確認されている．人の場合と異なり，鼻炎等の呼吸器症状よりもアレルギー性皮膚炎症状を呈していた．これはアメリカで報告があったブタクサ花粉症のイヌでも同様の所見があり，イヌにおいて花粉症特有の鼻炎症状は比較的まれで，アレルギー性皮膚炎が主な症状であった．現在，このスギ花粉症のイヌをモデルとして，スギ花粉症のDNAワクチンの有効性と安全性の検討を行っている．

3）T細胞エピトープ遺伝子を組み込んだDNAワクチン療法

アレルゲン遺伝子そのものをプラスミドDNAに組み込むよりも，アレルゲン性のないアレルゲンのT細胞エピトープをプラスミドDNAに組み込んだDNAワクチンの方がより安全性が高いと考えられ

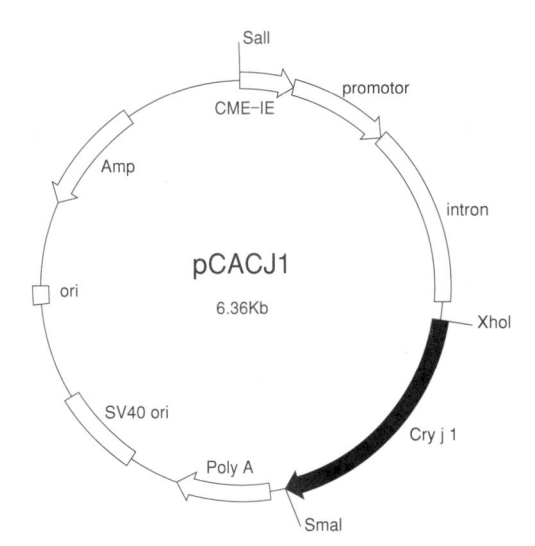

図3　スギ花粉アレルゲンCry j 1遺伝子を組み込んだDNAワクチン

pCACJ1　6.36Kb
Sal I, promotor, CME-IE, Amp, intron, Xho I, Cry j 1, Sma I, Poly A, SV40 ori, ori

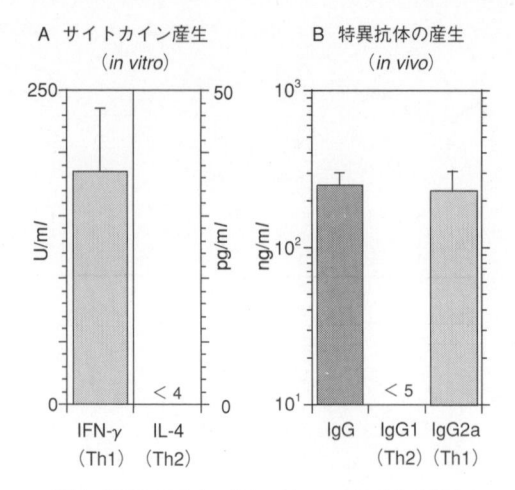

図4 DNAワクチン投与マウスにおける免疫反応
A：培養上清中のIFN-γおよびIL-4量をELISA法により測定した．B：血清中のCry j 1特異的IgG, IgG 1およびIgG 2 aをELISA法により測定した。IgG 1<5 ng/ml．

る．

インバリアント（Ii）鎖のCLIP領域を，スギ花粉アレルゲンであるCry j 2上のT細胞エピトープに相当するペプチド（p 247-258）で置換したIi変異体を発現するDNAワクチン（pCPCJ 2）が作製された（図5 A）．外来抗原は抗原提示細胞に取り込まれた後，分解され抗原ペプチド（T細胞エピトープ）に分解される．Ii鎖によってエンドソームに導かれたMHCクラスII分子とペプチドは結合

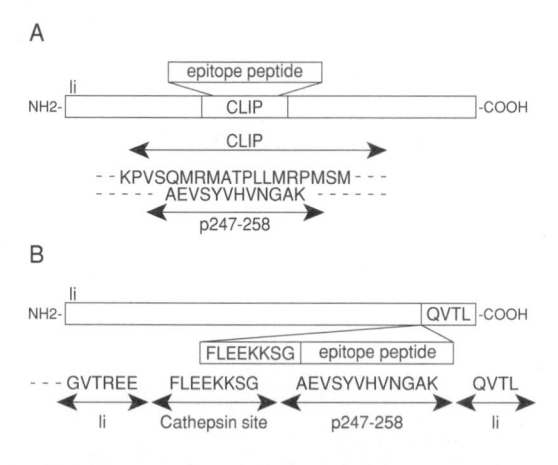

図5 T細胞エピトープ遺伝子をIi変異体に組み込んだDNAワクチン
A：Ii鎖のCLIP領域を，スギ花粉アレルゲンであるCry j 2上のT細胞エピトープ（p 247-258）で置換したIi変異体を発現するDNAワクチン（pCPCJ 2）．B：同じT細胞エピトープをC末側に融合したIi変異体を発現するDNAワクチン（pliCJ 2）．

し，T細胞へ抗原提示される．このIi鎖にあらかじめペプチドを結合させることにより，この抗原提示の効率をよくしようと考えた．

このDNAワクチン（pCPCJ 2）を筋肉注射したBALB/cマウス由来の脾臓CD 4陽性T細胞は，in vitro の条件下でこのペプチドに対して増殖応答およびIFN-γ産生応答を示した．あらかじめpCPCJ 2を筋注投与してCry j 2とアラムで感作したマウスでは，Cry j 2に対するIgE抗体反応の抑制が認められた（図6）．さらにヒスタミン遊離反応の抑制も確認された．

このpCPCJ 2の筋注投与により得られたCD 4$^+$T細胞誘導活性，IgE産生抑制活性およびヒスタミン遊離抑制活性は，T細胞エピトープ（p 247-258）をC末側に融合したIi変異体を発現するDNAワクチン（pliCJ 2）（図5 B）を投与した場合に得られる活性レベルと，ほぼ同程度であった．これらのDNAワクチン投与により，アレルゲン特異的T細胞，特にTh 1細胞が誘導され，その結果，Th 2型免疫反応の抑制が認められた．このDNAワクチンは，より安全性の優れたワクチンであると考えられる．

2. CpGを用いたアジュバントワクチン療法

CpGをアジュバントとしてアレルゲン蛋白に結合させたアジュバントワクチン療法も最近開発された[4,5]．

Razらは，ブタクサ花粉の主要アレルゲンであるAmb a 1にCpGを結合させたワクチンを作成し，マウスに投与した．このとき，Amb a 1にCpGを結合させたワクチン投与群は，対照群に比較してAmb a 1特異的IgE抗体の産生を抑制する

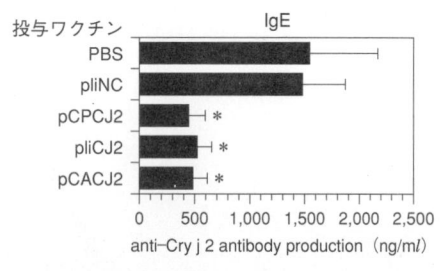

図6 DNAワクチン投与マウスにおけるIgE産生の抑制効果
pliNC：Ii鎖だけ組み込んだプラスミド，pCACJ 2：Cry j 2のアレルゲン遺伝子を発現ベクターpCAGGSに組み込んだDNAワクチン．$p<0.01$ vs PBSまたはpliNC群．

ことが確認された．また，Amb a1とCpGを混合して同時投与した群よりも高いAmb a1特異的Th1細胞の応答を誘導していたことが確認された．さらに，同じグループでヒト用のAmb a1にCpGが付加されたDNAワクチンも作製され，現在，ブタクサ花粉症での治療用のDNAワクチンの臨床試験も行われて著明な臨床効果が報告されている．

新たなスギ花粉症の治療法の確立を目的として，スギ花粉主要アレルゲンであるCry j 1にCpGモチーフを含むDNAを結合させたワクチンを作製した．このワクチン接種群(Cry j 1-CpG)では，コントロール群に比べ，Cry j 1-アラム投与を2回行っても，Cry j 1特異的IgEの産生が有意に抑制された．マウスを用いた動物実験においてCpG結合スギ花粉アレルゲンはスギ花粉症における抗原特異的な免疫治療ワクチンとしての有効性が示唆された．

まとめ

スギ花粉症は国民の1割以上が罹患していると推定されている．さらに，その患者数の増加と発症年齢の低年齢化により，深刻な社会問題になっている．簡便で効果的な根治的治療法開発が急務となっている．しかし，日本スギは日本にしかその植生がないため，その治療法の開発は海外に頼ることができない．近年，スギ花粉主要アレルゲンと生体との免疫学的反応性の研究が飛躍的に進み，より効果的で安全な新しいアレルゲン特異的免疫療法であるペプチド免疫療法やDNA免疫療法などの基礎研究が進んできた．さらに自然発症のスギ花粉症ニホンザルやイヌが発見され，治療および基礎研究の分野でのモデル動物として用いられ始めた．スギ花粉症の治療において，ブレイクスルーとなる，簡単で有効な根治的な治療法の開発の条件が整ってきた．

［阪口雅弘］

参考文献

1) Sakaguchi M, Hirahara K : Development of new immunotherapies for Japanese cedar pollinosis, *Curr Med Chem Anti-inflammatory Anti-allergy Agents,* **4** : 193-198, 2005.
2) Tokunaga T, Yamamoto T, Yamamoto S : Howb BCG led to bthe discovery of immunostimulatory DNA, *Jpn J Infect Dos,* **52** : 1-11, 1999.
3) Donnelly JJ, Wahren B, Liu MA : DNA vaccines : progress and challenges, *J Immunol,* **175** : 633-639, 2005.
4) Klinman DM : Immunotherapeutic uses of CpG oligodeoxynucleotides, *Nat Rev Immunol,* **4** : 249-258, 2004.
5) Horner AA, Raz E : Immunostimulatory sequence oligodeoxynucleotide-based vaccination and immunomodulation : two unique but complementary strategies for the treatment of allergic diseases, *J Allergy Clin Immunol,* **110** : 706-712, 2002.

VI 生体防御異常からみた免疫機構

23 感染防御とアレルギーにおける粘膜免疫の関わり

1. 粘膜の存在意義・機能・構成

多くの動物は，その生命活動を維持するために，'食べる'，'飲む'または'吸い込む'などの生理的行為を通して，体内に多種多様な物質を取り込み，それらをエネルギーおよび組織構築材料などに変換し，不要老廃物を排出するというプロセスをその生涯にわたり繰り返す．種の多様性こそあれ，多くの動物はこれらの行為を効率的に行うために，腸管を初めとする体腔性構造を構築している．そしてこの体腔性器官の内面は一様に粘膜によって覆われ，一般にヒトの腸管粘膜を代表とするその表面積はバスケットボールコートに相当する広さをもつ．この広大な粘膜面には日常的に食餌性抗原や病原性微生物などの多種多様な異物が接触し，生体への益，不益に関わらず，ここから体内に取り込まれ，また侵入を受ける．

粘膜面は，常時外来抗原に曝される外界でありながら，有益物質を摂取する機能を果たすため，皮膚のように厚い皮脂層や重層上皮からなる物理的バリアを形成しない．それを代替するため，微絨毛の発達した上皮細胞を中心として，粘液を分泌する杯細胞，抗菌ペプチドであるディフェンシンを産生・分泌するパネート細胞などの自然免疫系構成細胞同士がタイトジャンクションで堅固に結合した上皮層の上に，ムチンなどを豊富に含む密度の高い粘液層を形成するとともに，粘液中に抗菌分子などの自然免疫分子・物質を放出することにより，粘膜表面に生体に悪影響を及ぼす異物の侵入を物理的に阻止する第一線のバリアを形成する．さらに，この粘膜上皮細胞層の内側には，病原性微生物による感染を受けた上皮細胞を殺傷する上皮細胞間リンパ球（intra-epithelial lymphocyte：IEL）が上皮細胞3～6個に1個の割合で存在している．また，その内側にあたる粘膜固有層（lamina propria）には，粘膜面での防御抗体の主戦であるIgA抗体を産生するB細胞群や免疫の司令塔ともいわれるTh1/Th2型からなるCD4Th細胞群が存在し，獲得免疫・適応免疫系を形成して単層上皮細胞層からなる粘膜での多重の防御系を形成している．さらには，外来抗原の取り込み，侵入を感知，処理し，その情報を直ちに粘膜免疫担当細胞群に伝達する要の場として，パイエル板（Pyere's patch）に代表される粘膜関連リンパ組織（mucosa-associated lymphoid tissue：MALT）を基点として作動するダイナミックな細胞動態により，遠隔にある多方面な粘膜面全域および全身に伝達する汎粘膜免疫機構（common mucosal immune system：CMIS）とよぶシステムに連携されることにより，個体全体に及ぶ免疫監視機能が成立しているのである．さらに，粘膜免疫系は異物の排除だけではなく，このようなダイナミックかつ柔軟な免疫監視・制御機構を駆使することにより，食物抗原や常在微生物などの生体に有益な抗原に対する無視・無応答・寛容状態を確立し，免疫学的恒常状態の誘導による外部環境との共生関係を構築する．このように粘膜面における異物監視ならびに異物特性により防御および寛容を発動する仕組みが粘膜免疫機構である．

本章では，20世紀の最後の四半世紀において，免疫学の新たな潮流として飛躍的な機構解明が進んできた粘膜免疫の独自性・ユニーク性について体系的に解説するとともに，感染防御およびアレルギーなどの免疫疾患との関わりについて概説していく．

2. 粘膜免疫のユニーク性—粘膜免疫を構成するもの

粘膜免疫機構を特徴づける要因の一つとして，全身性免疫機構が生体内というきわめて異物の少ない，ある意味，無菌状態ともいえる非自己の存在を認めない環境下で作動するのに対し，粘膜免疫機構は常時多種多様な抗原との邂逅を繰り返している粘膜という雑然的環境下で作動することにある．ここで生体にとっての益・不益を瞬時に判断し，かつ，約400 m^2 という広大な表面積全域にわたる監視機能を実効させるため，粘膜面には抗原の認識・処理・提示から防御・寛容の実働に至る各プロセスを

効率的に行う組織が分化発達している．具体的には，MALTの代表格として知られているパイエル板を中心とした抗原認識および誘導プロセスを担う粘膜免疫誘導組織（inductive tissue）と粘膜固有層ならびに上皮細胞間リンパ球による液性免疫および細胞性免疫の実効プロセスを担う粘膜免疫実効組織（effector tissue）がCMISにより結ばれることにより発動する獲得免疫と，誘導組織およびCMISとの連携なしに粘膜面を介して宿主が受ける外的ストレスなどを受けて即時的に発動する自然免疫的作用の2つの作用を中心とした免疫システムから形成され，第一線のバリアとして作動している．さらに，粘膜免疫機構は，病原性微生物への攻撃的反応ともいえる正の応答と食餌性抗原，常在性微生物や自己抗原に対して寛容的に働く負の応答などの誘導を巧みに使い分けている．また，粘膜免疫によって誘導される免疫は，粘膜のみならず，全身にも抗原特異的IgG抗体に代表される免疫誘導や免疫寛容を引き起こすことから，生体全体の防御，恒常性維持の上でも重要な役割を担っている．

このような多面的な機能および発現形態をもつ粘膜免疫機構には，多種多様な免疫担当細胞群がさまざまな機能を相互作用的に駆使しながら関与していることから，粘膜免疫への理解を深めるためには，誘導組織および実効組織の機能および特徴の基本骨格を把握することが重要である．最初に，これらの機能について組織分類的に取りまとめる．

1）粘膜免疫誘導組織

腸管に存在する粘膜免疫関連リンパ組織は腸管関連リンパ組織（gut-associated lymphoid tissue：GALT）とよばれ，その代表格がパイエル板である．このパイエル板の上皮層は特殊上皮（follicle associated epithelium：FAE）とよばれ，このFAE中にはM細胞（microfold cell）とよばれる抗原取り込み能が付与されている特殊な上皮細胞が高頻度で発現している．このM細胞は，管腔側から経口抗原を積極的に取り込む性質を有しており，このM細胞からの抗原取り込みを起点として粘膜免疫の誘導制御が作動することとなる（図1）．M細胞を通過した抗原は，その細胞内ポケットまたは直下に集積している樹状細胞に送達され抗原処理を受けた後，MHC class II 分子を介して未成熟なCD4 T細胞に抗原提示される．これによりT細胞はTh1型およびTh2型に分化し，腸間膜リンパ節（mesenteric lymph node）から胸管，血管を介して体内循環し，粘膜免疫実効組織へと帰巣していく．また，未成熟なB細胞はTGF-β存在下で，抗原刺激によりIgMからIgAへのアイソタイプク

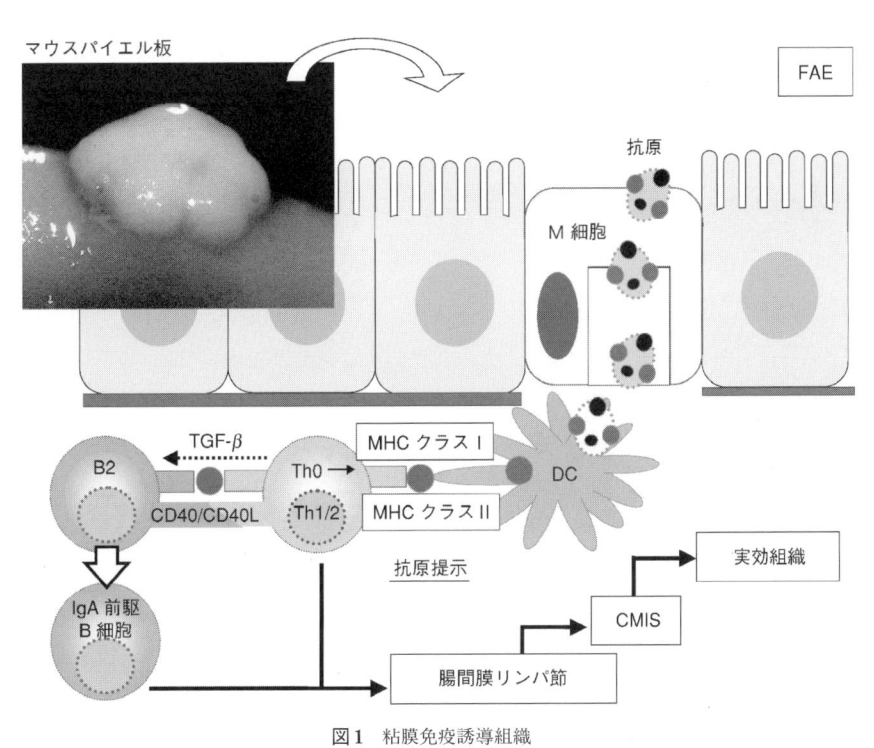

図1 粘膜免疫誘導組織

ラススイッチの過程を経て IgA 前駆 B 細胞となり，抗原特異的 Th 細胞と同様に粘膜免疫実効組織へと移動していく．このように M 細胞からの抗原取り込みに始まり，樹状細胞による抗原処理に基づく T 細胞への抗原提示プロセスおよび B 細胞の IgA 前駆 B 細胞への分化など，粘膜における獲得免疫形成が開始される場を粘膜免疫誘導組織とよび，パイエル板の他には，粘膜面に点在する孤立リンパ小節（ILF）が同様の機能を有すると考えられている．これらの誘導組織は，組織学的には MALT と総称され，GALT の他，存在する場所によって鼻咽頭関連リンパ組織（nasopharyngeal-associated lymhoid tissue: NALT），呼吸器関連リンパ組織（bronchus-associated lymphoid tissue: BALT）などに分類される．免疫誘導機能についても MALT としての共通性だけではなく，各組織ごとの特徴や環境による独自性も有すると考えられるが，これまでの研究が GALT 中心であり，GALT 以外の M 細胞に始まる誘導組織形成・機能については未だ不明な部分が多い．

近年，腸管ではパイエル板および ILF などの誘導組織上にしか存在しないと考えられていた M 細胞がマウス腸管絨毛組織先端部に発達・存在することが確認された．これらの細胞群は，パイエル板 M 細胞に特異的親和性のあるレクチン ulex europaeus agglutinin-1（UEA-1）に反応し，上皮細胞特異的レクチンである wheat gearm agglutinin（WGA）に反応しない（図 2）．また，TNF/LT-α 遺伝子を欠く GALT 欠損マウスの腸管にサルモネラ菌を注入すると，絨毛組織先端部のこれらの細胞からサルモネラ菌の取り込みがみられる．さらには，同マウスへの破傷風トキソイド（TT）の経口免疫により TT 特異的血清 IgG 抗体価の上昇がみられたことなどにより，絨毛上皮細胞層にパイエル板 M 細胞と同様の細胞学的性質を有し，かつ，抗原取り込み機能を有する細胞群が存在することが明らかになった．筆者らは，この M 細胞を絨毛 M 細胞（villous M cell）と命名し，パイエル板に代表される MALT など従来の誘導組織以外に存在する M 細胞発達機構および新たな抗原取り込み口としての役割など，その詳細な解析を進めている．

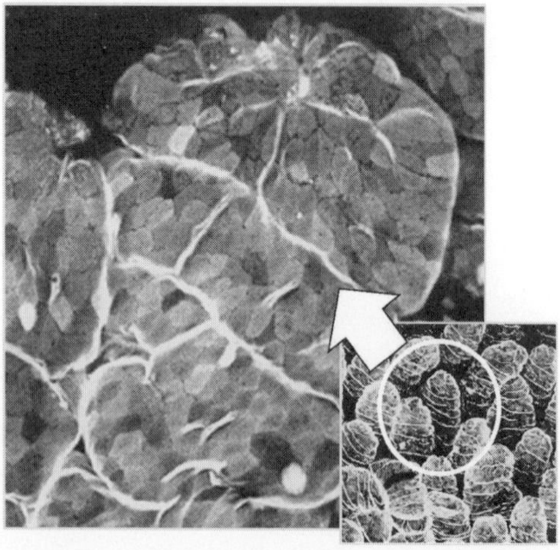

2） 粘膜免疫実効組織

粘膜面への分泌型 IgA 抗体産生を中心とする液性免疫および上皮細胞間リンパ球による感染細胞殺傷作用を中心とする細胞性免疫を発現する場所が粘膜免疫実効組織（effector tissue）であり，抗原特異的液性免疫と細胞性免疫を発動することで相補的な免疫機能を構築している（図 3）．

抗原特異的免疫応答は，誘導組織から CMIS を介して循環するリンパ球集団が α4β7 インテグリンおよび CCR9 を発現し，粘膜細静脈に発現する MAdCAM-1 に接着して各粘膜免疫実効組織へと帰巣することにより準備される．この内，IgA 前駆 B 細胞は，同じく循環帰巣した Th2 細胞が産生する IL-5 および IL-6 などのサイトカイン刺激を受けて形質細胞へと分化・成長し，抗原特異的 IgA 抗体を産生する．この IgA 抗体は，J-鎖により Fc 部位が連結された二量体および多量体であり，上皮細胞が基底膜側に発現する Fc レセプターの 1 種である polymeric immunoglobulin receptor : pIgR を介して上皮細胞内に取り込まれ，体腔側へと放出される．この通過のプロセスで pIgR は分泌成分（secretory component : SC）に変換され二量体および多量体 IgA 抗体と結合し，分泌型 IgA（secretory IgA : S-IgA）として分泌液・粘液中に放出される．この S-IgA 抗体は，主に病原微生物の粘膜上皮への付着・定着の阻止，ウイルスや病原細菌由来毒素の中和，ならびに抗原凝集活性を有し，体腔内から侵入する外来抗原を粘液とともに体外へ排出させることが主要な役割である．また，胸腺からパイエル板に始まる腸間膜リンパ節など CMIS を経由して帰巣する CTL 細胞は，上皮細胞間 T 細胞として基底膜側から上皮細胞間に供給され，病原微生

図 2 新しく発見された絨毛 M 細胞（Jang MH ら，Proc Nat Acad Sci USA, **101** : 6110-6115, 2004 より一部改変）

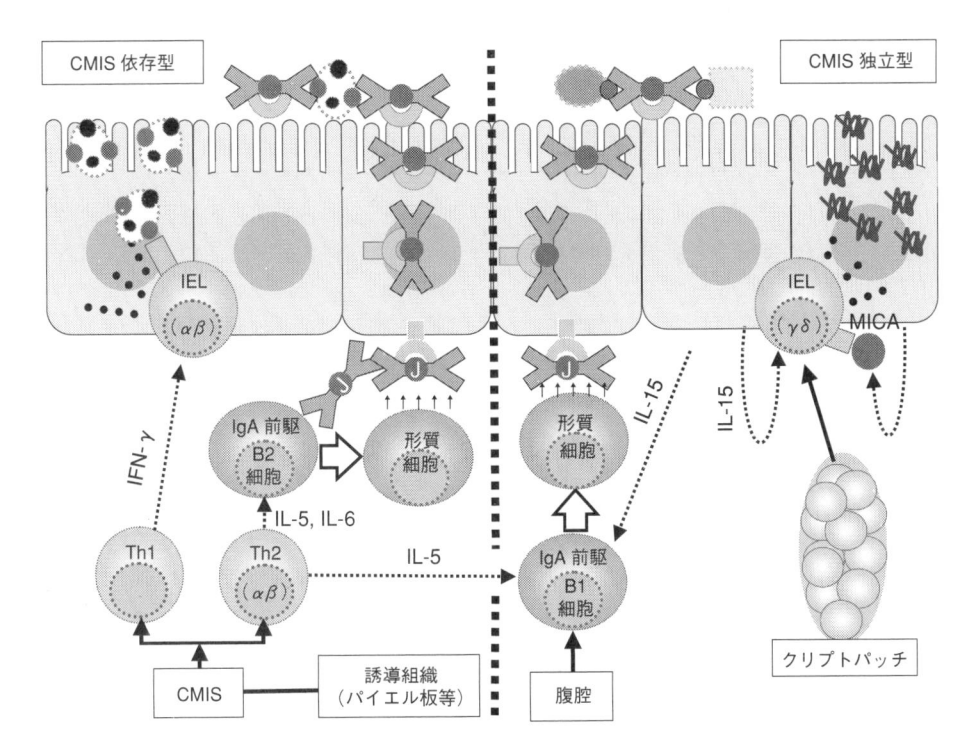

図3 粘膜免疫実効組織

物が侵入した上皮細胞を抗原特異的に認識して殺傷する細胞性免疫作用を発揮する．

さらに，実効組織においては，CMISによらずにIgA抗体産生を司るB細胞群および細胞傷害性T細胞群が存在する．腹腔（peritoneal cavity）からホーミングしたIgA前駆B細胞はTh2細胞および上皮細胞から産生されるIL-5およびIL-15の刺激を受けて形質細胞となり，非抗原特異的IgAを産生する．また，上皮細胞間T細胞においても，誘導組織からホーミングしたT細胞以外にクリプトパッチ（cryptopatch）のような絨毛直下に存在する，胸腺非依存的Tリンパ球供給源と考えられるリンパ組織から発達してくるT細胞が一定の割合で存在し，これらのT細胞は感染などの外的ストレスなどにより上皮細胞が発現するMICAなどを認識して，感染細胞を殺傷すると考えられている．これら外来抗原に特異性をもたない免疫応答を担当するリンパ球は，B細胞についてはB1細胞に，T細胞については$\gamma\delta$T細胞が担当すると考えられており，獲得免疫系とは対照的な自然免疫系の範疇としての特徴を成している．

このように実効組織には，誘導組織からCMISを介して抗原特異的に働く免疫作用と誘導組織およびCMISを介さず抗原に対して特異的・非特異的に働く免疫作用が存在し，前者をCMIS依存型免疫システム，後者をCMIS独立型免疫システムとよぶことが提唱されている．さらに，これらの免疫システムは，外来抗原に対する防御と寛容という2つの相反する作用を実効する．ここでは，抗体産生に代表される抗原排除の仕組みを中心的に述べているが，常在性微生物，食餌性抗原など生体が恒常的に大量かつ頻回に曝露されている同一抗原に対しては，免疫寛容が発動され免疫学的恒常性が誘導・維持されている．ここには抑制性サイトカインであるTGF-β，IL-10などを産生するTh3細胞もしくは調節性T細胞とよばれる第3のT細胞の関与が注目されており，その詳細な解明が進められている．

3. 粘膜免疫による感染制御
—粘膜ワクチン創製への可能性

粘膜免疫機構による防御免疫誘導制御については，先に述べたCMIS依存型・独立型両誘導システムを有効に使うことが重要であり，その理論に立脚した次世代ワクチンとして期待されている「粘膜ワクチン」の可能性について述べてみたい．近年，インフルエンザの重症化抑制および予防薬としてノ

イラミニダーゼ阻害薬による新しい薬物療法などが確立されつつあるが、そうした中でもワクチンはインフルエンザをはじめとして多くの感染症への有力な予防手段であることにかわりはない．そして，従来の注射型ワクチンだけではなく，粘膜免疫機構を利用した「粘膜ワクチン」の開発が世界的に進められている．粘膜ワクチンは，非侵襲的な経口・経鼻投与によって利便性を確保できるだけではなく，作用的に粘膜面と全身系の両免疫機構を発動させることが可能となることから，従来の注射型ワクチンと同様に全身性の免疫を誘導できるのみならず，従来型では誘導困難であった感染源の侵入門戸である呼吸器，消化器，生殖器粘膜面での侵入阻止効果を併せもつ2段構えの感染防御効果が期待できる．しかしながら，現存する粘膜ワクチンとして最も汎用されているものは，1957年に開発されたポリオウイルスに対する経口生ワクチンであり，その後の粘膜ワクチンの登場は1990年代後半のロタウイルスワクチンおよびコレラワクチン以外に見当たらない．粘膜ワクチンの有用性が実証されていながら，粘膜ワクチンの開発が進展しないのは，第一に粘膜というある意味では劣悪な環境下でのワクチン抗原性・免疫原性確保の問題があげられる．ワクチンの基本的なコンセプトは，防御効果のある免疫誘導ができる免疫原性を有した抗原とその免疫原性を増強させるアジュバントにより的確に抗原特異的免疫応答を生体に惹起させることであり，免疫原性が強くかつ安全性の高いワクチン候補抗原自体を探索することが，ワクチン開発における一つの中心的課題である．経粘膜免疫による抗原特異的免疫応答の惹起は，多種多様な抗原に常に曝露され，それに対しての「積極的・消極的免疫応答」を常時作動している粘膜面から生体内に取り込まれることを起点とするため，粘膜系を介しての免疫誘導は，ほぼ無菌状態に近い全身系免疫機構に直接ワクチン抗原を提示する注射投与に比べ，その効率は格段に低い．さらには，広大な粘膜面に散在する粘膜免疫誘導組織への的確な抗原送達経路の確保および消化酵素による抗原分解などからの回避が粘膜ワクチンの抗原性確保の上での課題となっている．こうした課題を克服するための方向性として，抗原取り込み口であるM細胞に直接的に抗原を送達・導入する方法や安全で効果的な粘膜アジュバント開発などがその具現化に向けて重要になっている．

4. 粘膜免疫とアレルギー
―免疫の恒常性獲得に向けて

　動物が成長・老化を続け，かつ，多種多様な環境下に適応する生き物である視点から，多種多様な外来抗原に対して常時免疫機能を発動している粘膜面で，常に最適な免疫監視そして正負の免疫応答を惹起・維持することが必要である．粘膜における免疫監視の恒常性を破綻させる内外の要因は，即時的に，あるいは所定の年数を経て疾患を発症させる原因となりうる．その代表的な疾患としてアレルギーがあげられ，花粉症や食物アレルギー予防・治療を目指した病態モデルが開発されているが，根本治療に繋がる決定的な理論が構築できたわけではない．免疫系の破綻と修復の関係は，未だに明らかではなく，いったん発症したアレルギーなどの免疫疾患に対して確実な治療法ならびに予防法がないのが現状である．

　その切り口となるべく，アレルゲンにより全身感作された状態下で，同一アレルゲン連続経口投与によりアレルギー性下痢症を発症するモデルが開発され，その発症メカニズムに関する解析に貢献している．このモデルによる下痢症状発症個体においては，腸管に限局してアレルゲン特異的Th2細胞の活性化ならびにIL-4を中心とするサイトカイン産生の亢進が認められる．その異常なTh2型環境形成に，上皮細胞ならびにその周囲に存在する樹状細胞由来のIL-12 p 40ホモダイマー過剰産生によるヘテロ二量体（IL-12 p 70）のTh1細胞誘導機能阻害を伴う免疫バランスの破綻が関与していることが明らかになっている．抗原が頻回経口投与されることによりバランスの崩れた全身免疫系由来病態形成性リンパ球が腸管へ移行することが発症の原因と考えられた．これらの結果はアレルギーの発症が異常な抗原接触によって成立した感作状態とその後の定期的な抗原接触によって増幅的に，全身免疫系と粘膜免疫系両者間での免疫バランスを偏重させることで誘導されることを示唆している．全身免疫系と粘膜免疫系間に存在する相互的もしくは一方的細胞動態の解明が，新規アレルギー予防・治療戦略構築の重要な鍵を握っているであろう．さらに，両者間細胞動態に腸内に存在する300種類以上そして100兆個以上存在するといわれる腸内細菌などが影響し，またアレルゲンを含めた抗原への特異的・非特異的反応を適度に是正・調整する方向で働いている

可能性も考えられ，腸内フローラ・粘膜免疫・全身免疫からなる三者間ネットワークについても検討していく必要がある．

まとめ

粘膜免疫機構の基本的な概念，内容および新規予防・治療法への可能性について述べてきたが，ここでもう一度粘膜免疫機構のダイナミズムについて考えてみたい．例えば，1～2μm 程度の細菌とヒトの粘膜総表面積との関係をヒトと地球の尺度に置き換えると，粘膜面は地球の陸地面積とほぼ同様の広さに拡大できる．すなわち，微生物1個と粘膜面の関係は，ヒト1人にとっての地球上の全大陸の関係と同じとも考えられる．この広大な粘膜大陸上に昼夜を問わず着陸する多種多様な抗原に対して，密に配置された IEL や大陸間をつなぐ CMIS などを介して送達される免疫担当細胞が作り出す防御から寛容に至る多彩な免疫戦略展開をイメージすると，「消化管は最大の免疫臓器」といわれる理由が明確にみえてくる．粘膜免疫機構の解明の歴史はようやく四半世紀を越えたばかりであり，これからさらに「免疫学の新大陸」とよばれる同領域から新しい発見が生まれることはいうまでもない．

[中西 潮，清野 宏]

参考文献

1) 清野 宏，石川博通，名倉 宏編集：粘膜免疫—腸は免疫の司令塔，中山書店，2001
2) 倉島洋介，國澤 純，清野 宏：腸内感染防御システムとしての粘膜免疫，最新医学，3月増刊号：115-123, 2005.
3) Kiyono H, Fukuyama S: NALT-versus Peyer's-patch-mediated mucosal immunity, *Nat Rev Immunol*, **4**: 699-710, 2004.
4) Kunisawa J, Kiyono H: A marvel of mucosal T cells and secretory antibodies to create important first lines of defense, *Cell Mol Life Sci*, **62**: 1308-1321, 2005.
5) 廣井隆親，小幡高士，清野 宏：粘膜免疫における IgA クラススイッチ，*Molecular Medicine*, Vol. 42 臨時増刊号免疫・2006：342-351, 2005.

VI 生体防御異常からみた免疫機構

24 環境化学物質による感染・アレルギーの修飾

　自然界で生息する生物は，いずれも他者からの攻撃に対して自己を防御するための機構を備えており，日々生存競争を繰り返しながら地球上に存続している．高等生物の体に悪影響を及ぼす細菌やウイルスに対しても然りであるが，化学物質に対する生体防御はどうであろうか．最近のように，人為的に合成された化学物質が環境中に氾濫すると，自然界に生息する生物の防御機構に異常を生じて生存を脅かすような化学物質に接触する機会が増えるかもしれない．

　本稿では，身近な環境中に存在し新たな注目を集めている化学物質として超微小粒子（100 nm以下をナノ粒子と呼んでいる）を取り上げ感染やアレルギー反応の修飾作用に関しての最近の知見を概括する．

1. 超微小粒子と感染

　心肺の合併症による死亡率や罹患率の増加が都市大気中の浮遊粒子濃度に関連することが，疫学的に認められている．吸入された粒子は呼吸器の下部まで到達して，そこで，肺胞マクロファージに貪食される．取り込んだ粒子の成分によっては貪食細胞が炎症性物質を産生する可能性がある．超微小粒子は，これまで10 μm以下の浮遊粒子状物質（PM 10）によると考えられていた悪影響や毒性への寄与率が高いと考えられており，実際人為起源，あるいは非人為起源のナノ粒子は増加する傾向にある．ナノ粒子の特徴は，これまでのディーゼル排気微粒子の平均粒径より小さく，その体内挙動，影響が従来の粒子とは異なると考えられていることである．その理由は，小さいために呼吸器から循環系に移行しやすいこと，超微小粒子ということで，単位重量当たりの表面積は微粒子より大きく，また荷電や吸着能についてはほとんど不明なために有害化学物質を多く吸着し毒性が強い可能性も考えられることである．

　同じ化学組成の大きい粒子よりも超微小粒子の方が高い炎症反応を引き起こすことが示されているが，その機構はまだ不明である．超微小粒子がマクロファージや上皮細胞内での酸化ストレスやカルシウム濃度の変化を生じ，炎症の引き金や細胞の活性化を導くことが関係しているらしい．小さい粒子径であることは，細胞への取り込みや上皮と内皮を通る経細胞輸送により血液とリンパの循環を経て潜在的に感受性が高いと思われている骨髄，リンパ節，脾臓，心臓といった対象部位に到達しやすくなる．曝露された超微小粒子が鼻部領域から神経細胞の軸索や樹状突起に沿った移行によって中枢神経系や神経節へ到達することも観察されている．

　最近，ナノ粒子の炎症誘導作用について正に粒子が荷電していることが重要であるという報告がなされた[1]．無修飾のポリスチレン超微小粒子（60 nm），負の電荷をもつカルボキシル化したポリスチレン超微小粒子（60 nm），正の電荷をもつアミン化したポリスチレン超微小粒子（60 or 400 nm）をハムスターの気管内に投与して，1時間後の肺胞洗浄液中の炎症反応と末梢での血栓症について検討した．後者は大腿部静脈で誘導された血栓症の度合いをトランスイルミネーションにより光化学的に測定する方法によって評価している．無修飾の超微小粒子や負の電荷をもつ超微小粒子の投与は，血栓症や肺胞洗浄液中の炎症反応には変化を生じなかった．正に荷電した60 nm超微小粒子の投与は500, 50 μgの投与濃度では血栓症の度合いを高めたが，5 μgでは影響はなかった．すべての投与量で肺胞洗浄液中の好中球数やヒスタミン量は増加したが，蛋白質濃度は500 μgだけでのみ増加がみられた．正に荷電した大きいほうの400 nm粒子（500 μg）は好中球の流入または，肺胞洗浄液中の蛋白質やヒスタミン量を増加させたが，血栓症には影響を及ぼさなかった．platelet function analyser（PFA-100）での測定で，*in vitro*において血液に正に荷電した60 nm超微小粒子，または，400 nm粒子を加えるとハムスターの血小板がより活性化された．気管内投与した正に荷電した60 nmまたは，400 nm粒子は1時間以内に呼吸器の炎症を誘導することを示し

表1 カーボンナノ粒子の投与量と表面積の関係

粒 径	投 与 量		
	25 μg	125 μg	625 μg
14 nm	0.0075	0.0375	0.1875
95 nm	0.0005	0.0025	0.0125

(単位:m²)

た.また,正に荷電した粒子間での比較で,血栓症の促進は400 nm粒子ではみられなかったが,60 nmナノ粒子の投与では認められた.このように,微小粒子が誘導する肺の炎症と血栓形成は,部分的に異なる誘導作用の可能性も示した.

我々のグループでは,100 nm以下の超微小粒子間で大きさの違いにより誘導する炎症反応に違いがみられるか,また,肺からリンパ節などへの移行に関しても差がみられるか否かカーボンブラックの摸擬ナノ粒子(ufCB)を用いて検討した.

8週齢の雄BALB/cマウスを用いて,14 nmと95 nmのufCBを25 μg, 125 μgあるいは625 μgを毎週1回の割合で,4回気管内投与し,肺での炎症反応の誘導について炎症性細胞の集積と炎症性サイトカイン産生を測定して検討した[2]. 14 nmと95 nmのufCBの投与量と表面積の関係を表1に示した.両粒子間で表面積に15倍の差がみられる.14 nmのufCBを投与した群では,肺胞洗浄液中の総細胞数,肺胞マクロファージ,好中球,リンパ球の数が有意に用量依存的に増加した.ufCBの表面積と好中球の増加をプロットすると,ufCBの表面積の増加に伴い,好中球の数の増加が認められた.また,14 nmのufCBを投与した群の炎症性サイトカインのインターロイキン(IL)-1β, IL-6,腫瘍壊死因子(TNF-α)産生においても対照群と比べて有意な増加がみられた(図1). 95 nmのufCBを投与した群では,IL-6とTNF-α産生においては対照群との間に差はみられなかった.単球やマクロファージの遊走に重要なケモカインCCL3の肺での

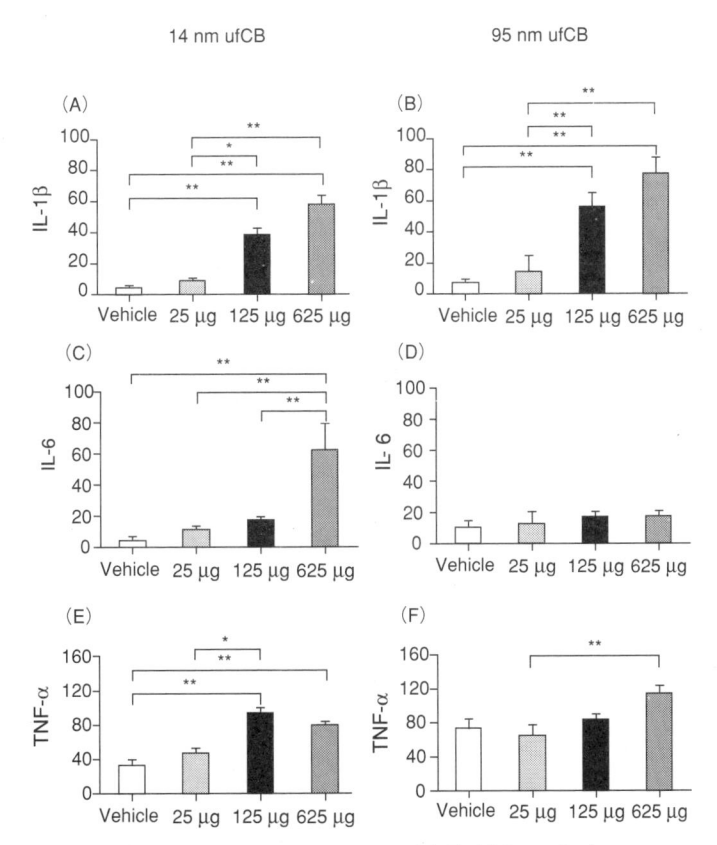

図1 肺胞洗浄液中のサイトカイン産生量(単位:pg/ml)
14 nm ufCB投与群:(A) IL-1β, (C) IL-6, (E) TNF-α. 95 nm ufCB投与群:(B) IL-1β, (D) IL-6, (F) TNF-α.
*: $p < 0.05$, **: $p < 0.01$.

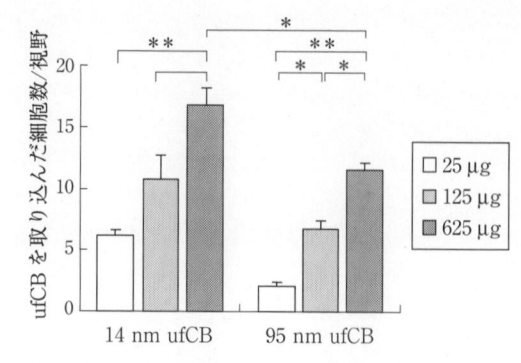

VI 生体防御異常からみた免疫機構

図2 リンパ節でのufCBを取り込んだ貪食細胞の数の比較
*: $p < 0.05$, **: $p < 0.01$.

産生では，95 nmのufCB投与群に比べ14 nmのナノ粒子を投与した群では有意な増加が認められた．これらのことから，100 nm以下のナノ粒子の影響比較では，より小さい粒子のほうが炎症反応を誘導する作用が強く，さらに粒子の表面積と好中球数の増加との関連も認められた．

次に，気管内投与したufCB粒子の縦隔リンパ節への移行について組織学的検索を行った．その結果，95 nm ufCBに比べて14 nmのufCB投与群でより多くの粒子の用量依存的な沈着がリンパ節で観察され，粒子を貪食している細胞数においても有意な差がみられた（図2）．肺とリンパ節でのケモカイン遺伝子CCL 3 mRNAの発現の比較でも，14 nmのナノ粒子を投与した群では95 nm投与群や対照群と比べ明らかな増加が認められた（図3）．CCL 2 mRNAの発現も同様の傾向を示した．これらの結果は，繰り返しの気管内投与において，95 nm ufCB粒子に比べ14 nmのufCB粒子は，肺からリンパ節への移行がより促進されていることを示している．しかしながら，投与したナノ粒子がその粒径のまま肺に存在し移行したのか，マクロファージに食されて移行したのか不明である．より小さい粒子のほうが同じ用量を投与されたときには数は多いので，粒径のみで考えるとそれだけ移行しやすいのかもしれない．いずれにしても，吸入されたナノ粒子の肺内での動態の解明がまず必要である．今回の組織学的観察では，個々のナノ粒子の同定は不可能であり，細胞内で凝集したものしか観察できていない．以上の結果を表2にまとめたが，ナノ粒子の気管内投与が，炎症反応を誘導し，その作用はより小さい粒子のほうで強いことが明らかとなった．

次に，ナノ粒子と感染にかかわる毒素の作用について検討した．

グラム陽性菌毒素としてのstaphylococcal lipoteichoic acid：LTAを用いて，マウスに14 nmと95 nmのufCBを単独，あるいはLTAと同時に混合して気管内への単回投与を行い，4時間後と24時間後における炎症反応を誘導する作用について比較検討した[3]．気管内投与4時間後では，14 nm

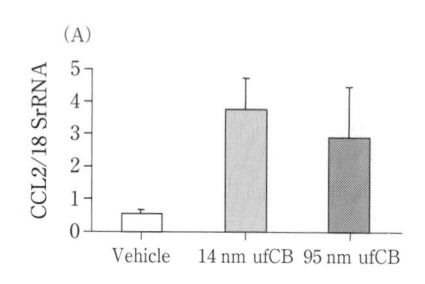

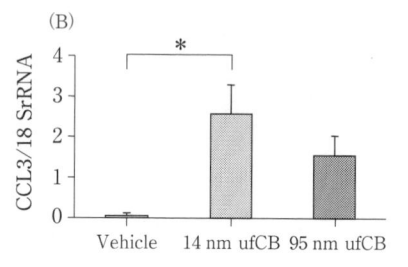

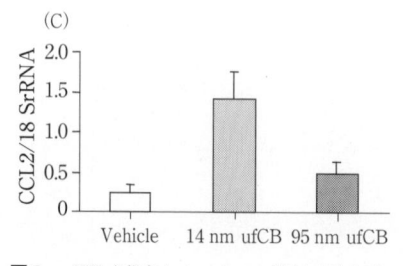

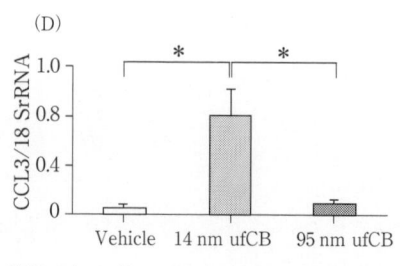

図3 ufCBを投与したマウスの肺（A, B）とリンパ節（C, D）におけるCCL 2, CCL 3 mRNAs発現
*: $p < 0.05$.

表2 カーボンナノ粒子の影響のまとめ

肺胞洗浄中パラメータ	14 nm ufCB			95 nm ufCB		
	25 μg	125 μg	625 μg	25 μg	125 μg	625 μg
総細胞数	→	↑↑	↑↑	→	→	↑↑
マクロファージ数	↑	↑↑	↑↑	↑	→	↑↑
リンパ球数	→	↑↑	↑↑	→	→	↑↑
好中球数	→	↑↑	↑↑	→	↑	↑↑
IL-6	→	→	↑↑	→	→	→
TNF-α	→	↑↑	↑↑	→	→	→
肺でのCCL 3 mRNA発現	－	↑	－	－	→	－

↑：significantly different compared to vehicle, $p<0.05$, ↑↑：significantly different compared to vehicle, $p<0.01$, →：not significant, －：not determined.

ufCB+LTA投与群で得られた肺胞洗浄液中の好中球数とIL-6産生, ケモカインCCL 2産生は, 95 nm CB+LTA投与群の結果に比べ有意に増加した. しかし, 24時間後になると14 nm ufCB+LTA投与群の好中球数のみで増加がみられた. 細菌毒素に対する細胞膜上の受容体であるTLRの発現へのナノ粒子曝露による影響を調べるために, LTAの細胞膜上の受容体であるTLR 2 mRNAとLPSに反応するTLR 4のmRNA発現について検討した. TLR 2 mRNAの発現は, LTA単独にくらべ14 nm ufCB+LTA投与群と95 nm ufCB+LTA投与群で有意に増加したが, ナノ粒子間での違いはみられなかった. TLR 4 mRNA発現は, LTA投与, およびそれぞれのナノ粒子投与では増加を認めなかった.

以上, LTA投与による炎症反応にナノ粒子投与は増強効果を示したが, ナノ粒子間での違いは顕著ではなかった. なお, 感染抵抗性に関する超微小粒子の影響については, 報告がみられていない.

2. 超微小粒子とアレルギー

ディーゼル排気ガス中の微小粒子がアジュバント効果をもち, Th 2タイプのアレルゲンに対する応答を刺激してI型アレルギー反応を増悪することに関してはすでに多くの知見が得られている. 近年のスギ花粉症の増加には, 一部, このような大気中浮遊粒子のアジュバント効果が関連していると考えられている. 反対に, Th 1タイプの応答に対しては抑制的に働くようである.

ナノ粒子は, アレルギー反応に対してどのように作用するのであろうか？

Inoueらは, カーボン模擬ナノ粒子がアレルギー性気道炎症モデルに及ぼす影響について検討した[4]. ICR系雄性マウスを用い, 14 nmと56 nmのナノ粒子50 μgをマウスに週1回の間隔で, 計7回単独投与する群と, 抗原として卵白アルブミン (OVA) を隔週で計4回併用する群を設定した. 最終投与24時間後に, 肺胞洗浄液中の細胞数, 肺病理組織, サイトカイン, ケモカイン, 酸化ストレスマーカーとしての8-OHdGの発現, および, 血清抗体価の変化について検討した. ナノ粒子単独投与では, 14 nmナノ粒子投与により, 肺胞洗浄液中の好中球数と単核球数が対照群に比較し, 有意に増加した. またOVAとの併用投与では, 14および56 nmナノ粒子投与で気管支周辺への炎症細胞浸潤, 肺組織におけるIL-5, IL-6, IL-13, eotaxinなどの炎症性蛋白の上昇が認められた. 酸化ストレスの指標である8-OHdGは, それぞれナノ粒子単独, あるいはOVAの単独投与で誘導され, 併用することにより著しく増加した. この併用による増悪効果は, 56 nmナノ粒子よりも14 nmナノ粒子でより顕著であり, 総IgE抗体価と抗OVA IgG 1抗体産生も同様な結果を示した. 以上, ナノ粒子はアレルギー性気道炎症を増悪し, 粒径が小さいほどその増悪影響は大きいことが明らかとなった.

ナノ粒子がアレルギー反応の増悪因子として作用することは他の研究報告でも認められており, その表面積が大きいためにアジュバント活性を有する有害化学物質の付着が多いと予想されること, あるいは粒子濃度より粒子数が多いということが肺の間質に入り込んで滞留時間が長くなることにつながり悪影響が長く続く可能性も指摘されている. しかしながら, アレルギー反応の増悪機構の詳細については明らかとなっていない.

まとめ

現実大気中での超微小粒子の発生や動態については不明な点が多く，ヒトでの感染症やアレルギー性疾患の発症とどの程度かかわりがあるのかについても，疫学的な研究成果が少なくはっきりしていない．そのような状況に加え，ナノマテリアルといわれている人為起源のナノ粒子も急激に増加している．大気中にそのまま放出されることは考えられないが，製品が劣化したときにアスベストのように大気中に出てくる可能性は否定できない．そういう意味でも，大気中，あるいはナノマテリアル関連の超微小粒子の生体防御系に異常をきたすリスクを前もって把握しておくことは予防のために欠かすことができない．

［藤巻秀和］

参考文献

1) Nemmar A, Hoylaerts MF, Hoet PH, Vermylen J, Nemery B: Size effect of intratracheally instilled particles on pulmonary inflammation and vascular thrombosis, *Toxicol Appl Pharmacol*, **186**: 38-45, 2003.
2) Shwe TTW, Yamamoto S, Kakeyama M, Kobayashi T, Fujimaki H: Effect of intratracheal instillation of ultrafine carbon black on proinflammatory cytokine and chemokine release and mRNA expression in lung and lymph nodes of mice, *Toxicol Appl Pharmacol*, **209**: 51-61, 2005.
3) Yamamoto S, Shwe TTW, Ahmed S, Kobayashi T, Fujimaki H: Effect of ultrafine carbon black particles on lipoteichoic acid-induced early pulmonary inflammation in BALB/c mice, *Toxicol Appl Pharmacol*, **213**: 256-266, 2006.
4) Inoue K, Takano H, Yanagisawa R, Sakurai M, Ichinose T, Sadakane K, Yoshikawa T: Effects of nano particles on antigen-related airway inflammation in mice, *Respir Res*, **6**: 106-117, 2005.

VI 生体防御異常からみた免疫機構

25 肺炎の病態と免疫応答

肺は呼吸を介して外界と接しており，常に病原微生物を含めた外来異物の侵入にさらされている．上気道では，より大きな異物が鼻腔粘膜と鼻毛によって捕捉され，くしゃみ反射によってこれらの排除が促進される．上気道から喉頭を経て下気道に侵入した5μm以上の異物は粘液によって覆われた気管や気管支粘膜によって捕捉され，肺胞にまで到達することはない．さらに，気管支粘液に捕捉された異物は繊毛運動（muco-cilliary escalation）によって上方へ運搬され，咳嗽反射によって咽頭・口腔内に排出される．しかし，ほとんどの病原微生物を含む5μm以下の小さな異物については肺胞にまで到達することが可能であり，このような機械的バリアーのみでは対応することが困難となる．

気道には，機械的バリアーを越えて侵入してきた異物に対して，高度に発達した生体防御システムが存在する．これは，大きく自然免疫と獲得免疫に分類することができる．本章では，肺内における各免疫防御システムについて，特にエイズに合併する日和見病原真菌として重要なクリプトコッカス感染に対するこれらの宿主応答機構について筆者らのデータを紹介しながら解説したい．

1. クリプトコッカス感染

クリプトコッカス症は，多糖体莢膜を有する酵母型真菌の *Cryptococcus neoformans* によって引き起こされる肺および全身性感染症である．莢膜は重要な病原因子であり，マクロファージからの食食に抵抗性を示す．環境中の *C. neoformans* は莢膜を欠いており，そのために大きさが5μm以下と小さく，気道の機械的バリアーを越えて肺胞腔内まで侵入することができる．ひとたび肺胞腔まで到達すると莢膜を産生するようになり，宿主からの防御免疫応答に対し抵抗性を獲得すると考えられている．さらに現在では，*C. neoformans* は細胞内増殖真菌と認識されており，マクロファージによる殺菌からのエスケープ機構を有している[1]．そのため，自然免疫や液性免疫のみによる防御反応には抵抗性を示し，細胞性免疫を中心とした獲得免疫の成立が感染の防御には必須となる[2]．

このような理由から，細胞性免疫が極度に障害されるエイズにおいては，本感染症が重篤化し，肺から全身，特に中枢神経系への播種性感染が惹起されることになる．しかし，近年の研究では，自然免疫も重要な役割を担っており，それ以後の獲得免疫の成立に大きな影響を及ぼすことが明らかになりつつある．以下に，肺内でのクリプトコッカス感染に対する自然免疫および獲得免疫応答機構について，これまでの知見を中心に解説する．

2. 液性自然免疫因子による感染制御

自然免疫は，常時気道粘膜で機能しうる状態で存在しており，侵入した異物に対して速やかに応答することができる．気管支・肺胞粘液中には，表1に示すような数多くの液性自然免疫因子が存在し，侵入した微生物の殺菌や増殖の抑制に重要な役割を担っている．

1）デフェンシン

デフェンシンは分子量2,000〜6,000の抗菌カチオニックペプチドであり，6つのシステインと3つの分子内ジスルフィド結合を有する．大きくα, βデフェンシンに分けられ，それぞれ好中球，気道上皮細胞から産生分泌される．デフェンシンは膜透過性を亢進することで広く病原微生物に対して殺菌活性を示し，*C. neoformans* もαデフェンシンによって直接殺菌されることが報告されている[3]．

表1 肺における液性自然免疫因子

リゾチーム
ラクトフェリン
トランスフェリン
フィブロネクチン
デフェンシン
カテリシジン
コレクチン（SP-A, SP-D）
補体

2) コレクチン

コレクチンは，カルボハイドレート認識ドメインとコラーゲン様ドメインから構成される蛋白であり，病原微生物のマンノース多糖を認識する．肺胞腔には，マンノース結合レクチンに加えて，サーファクタント蛋白（surfactant protein：SP）-A，-Dが存在する．これらは種々の微生物に結合し，肺胞マクロファージや好中球による貪食を促進することが知られている．SP-Aはマクロファージによる貪食に対してオプソニン作用を有さないものの，C. neoformansへ濃度依存的に結合する[4]．一方，SP-Dは莢膜を欠いたC. neoformansに結合し，これを凝集させることで気道上皮細胞の繊毛運動による排除を促進することが知られている[5]．

3) 補体

補体は古典経路，別経路，レクチン経路によって活性化され，産生された活性化コンポーネントが種々の活性を示す．C. neoformansは別経路によって直接補体を活性化し，生じたC3断片が莢膜表面に蓄積する．同様の所見がマウスの感染臓器においても観察された．C3やC5を欠損したマウスではクリプトコッカス感染が悪化する[6,7]ことから，補体が本感染の防御免疫において重要な役割を担うものと考えられている．

3. 自然免疫細胞による感染制御

気道では，肺胞腔内に肺胞マクロファージが常時存在し，外来異物の侵入を監視している．炎症時には種々の免疫細胞が集積してくるが，その中には好中球，マクロファージ，樹状細胞，自然免疫リンパ球が含まれる．

1) 肺胞マクロファージ

肺胞マクロファージは肺胞腔内に常在し，外来異物の貪食やサイトカイン産生による免疫調節作用を通して，肺内における感染防御の第一線で重要な役割を担っている．肺胞マクロファージはオプソニン化されたC. neoformansを効率よく貪食するとともに，各種炎症性サイトカインを産生分泌し，そしてCD4$^+$T細胞に対して抗原を提示し，その増殖反応やインターフェロン（IFN）-γ産生を誘導する[8]．

2) 好中球

通常気道内に好中球は常在しておらず，病原微生物の侵入などによって補体が活性化され，肺胞マクロファージから炎症性サイトカインやインターロイキン（IL）-8などのケモカインが産生されると，速やかに血管内から肺胞腔に集積してくる．肺炎球菌や黄色ブドウ球菌などの細胞外増殖菌では好中球による貪食殺菌が中心的な感染防御機構として機能するが，細胞内増殖菌であるクリプトコッカス感染の場合には好中球の役割は限定的であると考えられている．しかし，近年，好中球が貪食細胞としてだけでなく，サイトカイン産生を介して免疫調節作用を発揮するとの報告もなされている．クリプトコッカス感染でも，好中球を除去することでむしろ感染が改善する[9]との報告，あるいは好中球殺菌に関連するミエロペルオキシダーゼを遺伝的に欠損したマウスでは本真菌による慢性感染が悪化するといった報告がみられており，今後の詳細な解析が必要である．

3) 樹状細胞

樹状細胞（dendritic cells：DC）はナイーブT細胞に対して抗原提示細胞として機能する．抗原を取り込んだDCは成熟しながら所属リンパ節へと移動し，特異的なナイーブT細胞に抗原を提示しこれを活性化する．DCは，Toll-like receptor：TLR，マンノース受容体，βグルカン受容体などを介して微生物によって活性化を受け，IL-12，IL-18，TNF-αなどを含めた各種サイトカインを産生する．また，DCにはサブセットの存在も知られており，myeloid DC，lymphoid DCがそれぞれTh1細胞およびTh2細胞の分化に関与すると考えられている．クリプトコッカス感染防御におけるDCの役割に関しては不明な点も多いが，本真菌に対する防御反応を誘導する生菌免疫後は所属リンパ節中にmyeloid DCが多く集積し，逆に防御反応が誘導されない死菌免疫ではlymphoid DCが多く集積する[10]との報告がなされている．

4) 自然免疫リンパ球

リンパ球には，通常のT，B細胞の他に，NK細胞，NKT細胞，γδT細胞，B1-B細胞の存在が知られている．これらの細胞群は非常に速やかに活性化され，自然免疫の時期に機能するという意味で自然免疫リンパ球とよばれる．これらの細胞は時間単位で速やかに初期刺激に対して反応できるかわりに，通常のT，B細胞に比べて応答能が弱いことから，これまでは獲得免疫が成立するまでの「繋ぎ」の役割を担うものと理解されていた．しかし，近年の研究では，自然免疫リンパ球がTh1-Th2バランスなど，獲得免疫の「質」までも決定する可

能性が推察されている.

i) **NK細胞** NK細胞はあらかじめ感作することなく標的細胞を傷害することができる.マクロファージやDCから産生されるIL-12やIL-18の作用でNK細胞の細胞傷害活性はさらに増強するとともに,自らもIFN-γを産生することでマクロファージの活性化を促進する.NK細胞がクリプトコッカス感染防御で重要な役割を担うことが以前から知られていたが[11],その詳細な機序は明らかではない.NK細胞が直接クリプトコッカスを傷害するとの報告もみられる[12]が,筆者らは活性化されたNK細胞がマクロファージの殺真菌活性を高めることで機能しているものと考えている[13].

ii) **NKT細胞** NKT細胞はNK細胞の特徴を併せもつユニークなT細胞群である.通常のT細胞と異なり,きわめて限定されたT細胞受容体を発現しており,そのためこれらはinvariant NKT:iNKT細胞ともよばれている.iNKT細胞は,DC上のCD1dに結合した糖脂質抗原を認識することで活性化を受ける.現在では,海綿から発見されたα-galactosylceramide:α-GalCer[14]や*Sphingomonas*由来のα-glucuronosylceramide,α-galacturonosyl ceramide[15],内因性糖脂質のisoglobotrihexosyl ceramide[16]が認識抗原として知られている.

iNKT細胞は,抗CD3抗体やα-GalCerによって活性化を受けると,きわめて速やかに,そして大量のIFN-γやIL-4を産生し,免疫調節細胞として機能することが知られている.産生されたIFN-γやIL-4は,マクロファージや好中球といった貪食細胞,DC,NK細胞,そしてB1-B細胞などを活性化することで自然免疫反応をさらに増幅する.さらにiNKT細胞は,これらのサイトカインを通してTh1やTh2細胞の分化誘導を制御することで,自然免疫のみならず獲得免疫の成立過程においても重要な役割を担うものと考えられている.

マウスの気管内にクリプトコッカスを感染させると,肺内でiNKT細胞が経時的に増加し,そしてこの増加はMCP-1に依存していた[17].遺伝的にiNKT細胞を欠損したJα18KOマウスと野生型マウスを比較すると,前者において肺における真菌の排除が有意に遅延しており,この結果に一致して,真菌抗原に対する遅延型過敏反応およびTh1細胞の分化誘導が有意に低下していた.以上の結果から,クリプトコッカス感染において,iNKT細胞が速やかに肺内に集積し活性化され,Th1細胞の分化を促進することで真菌に対する細胞性免疫が効率よく誘導され,感染防御に重要な役割を担うことが推察された.この仮説に一致して,α-GalCerを感染マウスに投与すると,IL-12依存的にIFN-γ産生が著明に増強され,真菌の排除が有意に促進された[18].

iii) **$\gamma\delta$T細胞** $\gamma\delta$型の抗原受容体を発現するT細胞であり,$\alpha\beta$T細胞がリンパ節や脾臓のようなリンパ組織に存在するのに対して,皮膚粘膜組織に多く存在している.遺伝子再構成によって形成された$\gamma\delta$T細胞サブセットが出生前後に各臓器に分布する.マウスの肺では,出生時にはVγ6が唯一のサブセットであるが,出生後Vγ4,Vγ5,Vγ7が検出されるようになり,2~3カ月までにはVγ4が主要なサブセットになる.

$\gamma\delta$T細胞の特徴から,その抗原受容体のレパートリーは限定されたものだと推測されていた.これまでに,種々の病原微生物由来の認識抗原が明らかになっている.例えば,ヒトの末梢血に多く存在するVγ9/Vδ2陽性$\gamma\delta$T細胞は,低分子量の非蛋白性抗原である結核菌由来のprenyl pyrophosphateやnucleotide triphosphate,*Proteus morganii*由来のalkylamineをMHC非拘束性に認識する.蛋白抗原の中では,破傷風毒素や結核菌由来の熱ショック蛋白がヒトVγ9/Vδ2陽性$\gamma\delta$T細胞やマウスの$\gamma\delta$T細胞によって認識されることが報告されている.

これまでにリステリア,結核菌,リーシュマニア,トキソプラズマなどの細胞内増殖菌で感染防御における$\gamma\delta$T細胞の役割が解析され,促進的な機能を果たすことが報告されてきた.筆者らは,クリプトコッカスを用いて,感染後の肺内における$\gamma\delta$T細胞の動態および防御免疫反応における役割について解析を行った[19].マウスの気管内にクリプトコッカスを感染させると,3~6日目をピークに経時的な$\gamma\delta$T細胞の増加が観察された.$\gamma\delta$T細胞の感染肺での増加についてMCP-1 KOマウスと野生型マウスとで比較検討したところ,iNKT細胞とは異なり全く差がみられなかった.現時点では,$\gamma\delta$T細胞が肺内で増加する機序は不明であるが,少なくともMCP-1の存在は必要ないようである.

クリプトコッカス感染防御における$\gamma\delta$T細胞の役割を明らかにするために,マウスに抗$\gamma\delta$T細胞受容体抗体を投与することによってこの細胞を欠失

させ，その影響について解析を行った．その結果，抗体を投与されたマウスでは，コントロール抗体投与マウスに比べて肺内における真菌の排除が促進していた．さらに，CδKOマウスと野生型マウスとの比較でも同様の結果が得られた．このことから，他の細胞内増殖菌と異なり，クリプトコッカス感染では，γδT細胞は何らかの機序によって調節的に作用している可能性が推察された．これらの知見に一致して，CδKOマウスでは，感染局所におけるIFN-γの産生が野生型マウスに比べて有意に増加しており，さらには，所属リンパ節における真菌抗原特異的なTh1細胞の分化が同様に亢進していることも観察された．しかしながら，IL-4やIL-10産生によって示されるTh2免疫応答については両群間で明らかな差は認められなかった．

iv) *i*NKT細胞とγδT細胞による感染防御の協調的調節　筆者らの解析から，クリプトコッカスに対する肺感染防御免疫機構では*i*NKT細胞とγδT細胞が拮抗的な役割を果たしていることが明らかになった．すなわち，*i*NKT細胞は感染防御的に，γδT細胞はこれを抑制的に調節するように機能する．図1に，クリプトコッカス感染防御における*i*NKT細胞とγδT細胞の役割についてシェーマを示す．恐らくγδT細胞は，*i*NKT細胞によって方向づけられるTh1依存性免疫応答を調節することで，過剰な炎症反応の発生を抑えているのではないかと推察している．

4. 獲得免疫

前述のようにクリプトコッカスは細胞内増殖菌であり，そのために感染防御は主として細胞性免疫によって担われている．特にCD4$^+$T細胞が重要であり，エイズ患者に合併しやすいことからも容易に想像できる．動物実験では，抗体を用いてCD4$^+$T細胞を除去することによって感染の悪化が観察されている．筆者らの実験でも[20]，マウスの気管内に菌体を接種すると肺内で経時的なCD4$^+$T細胞の増加が認められた．さらに，これらのマウスの肺から精製したリンパ球を *in vitro* で真菌抗原とともに培養すると増殖反応を示した．これらのリンパ球から抗体と補体処理によってCD4$^+$T細胞を除去すると増殖反応がほとんど消失することから，主要な増殖細胞はCD4$^+$T細胞と考えられた．

液性免疫の役割については多くの相反する報告がみられるが，否定的な報告が多いようである．しかし，莢膜の主要な多糖抗原である glucuronoxy-

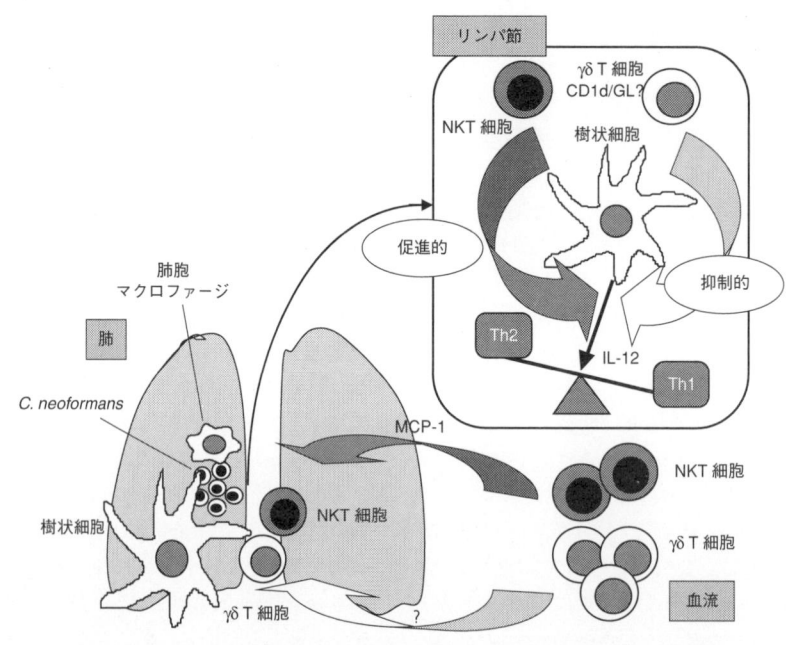

図1　クリプトコッカス感染に対する自然免疫および獲得免疫による防御機構
C. neoformans が肺内に感染すると，末梢血からNKT細胞とγδT細胞が感染局所に集積する．これらの細胞は，樹状細胞とともに所属リンパ節へ移動し，細胞性免疫（Th1免疫反応）の成立に対して，それぞれ促進的，抑制的に作用する．GL：glycolipids.

lomannanに対するモノクローナル抗体が感染マウスの死亡率を有意に低下させるとの報告があり，その結果に基づいて破傷風毒素と菌体成分とのconjugate vaccinationの試みもなされようとしている[21]．その主な作用機序は，C. neoformansに結合した抗体が，Fc部分と食細胞上のFcレセプターとの結合を介してその貪食効率を高めるいわゆるオプソニン効果にあると考えられる．

5．Th1-Th2バランス

Th細胞はそのサイトカイン産生パターンに応じてTh1，Th2細胞に分類される．Th1細胞はIL-2，IFN-γ，TNF-β (lymphotoxin)を産生し，Th2細胞はIL-4，-5，-6，-9，-10，-13を産生する．Th1サイトカインは主に細胞性免疫の成立に，Th2サイトカインはアレルギーや寄生虫感染防御において重要な役割を担っている．これらのT細胞サブセットは，それぞれIFN-γやIL-4，IL-10を介して互いの機能を抑制することによって巧妙にTh1-Th2バランスを保っている．

クリプトコッカス感染は，Th1-Th2サイトカインバランスがどちらに傾くかで治癒に向かうか増悪するか大きく異なってくる．Th1関連サイトカインが優位になると感染防御に働き，Th2サイトカインが優位になると感染が増悪する[22]．肺感染マウスモデルで，抗体を用いてTh1関連サイトカインを阻害したり，遺伝子を欠損させると易感染性となり[23-26]，逆にTh2サイトカインを阻害すると感染防御に傾く[25,27]．また，マウスにTh1関連サイトカインであるIFN-γ，TNF-α，IL-12そしてIL-18を投与すると，致死的なクリプトコッカス感染を防御することができる[28-31]．なかでもIL-12の投与は，感染マウスの生存率，肺および脳における生菌数を著明に改善する．

1) Th1関連サイトカイン

著者らの解析で，クリプトコッカスを経気道的に感染させ，IL-12を感染時より7日間投与したところ，肺局所へのマクロファージやリンパ球を中心とした炎症細胞の著明な浸潤が観察され，肺内での生菌数の減少および脳への播種性感染が抑制された．一方，IL-12を投与しなかったコントロール群では，肺局所で増殖し続けたクリプトコッカスは脳へと播種し，致死的であった[20]．さらに肺でのTh1関連サイトカイン（IL-2，IL-18およびIFN-γ）産生をmRNAレベルで検討したところ，コントロール群ではほとんど検出できなかったのに対して，IL-12を投与することによって著明に誘導された．一方，Th2サイトカイン（IL-4，IL-10）は感染初期から発現がみられたが，IL-12の投与によって産生がさらに増強されていた[32]．以上のことより，Th2サイトカインの発現がTh1関連サイトカインの発現より優位に立った時にクリプトコッカス感染は致死的になり，IL-12投与はそのバランスをTh1側に傾けることで感染防御に働くと考えている．

2) Th2サイトカイン

IL-4は，Th細胞がTh2に分化する際に重要なサイトカインであると同時に，IL-12によって誘導されるTh1細胞への分化を抑制する働きがある．さらに，Th2細胞上のIL-12レセプターβ_2の発現を低下させることにより，IL-12に対する反応性を低下させ，IFN-γの産生を抑制させる．筆者らの検討では，抗IL-4抗体の投与によって，生存日数の延長，肺内生菌数の減少，そして肺内でのIFN-γ産生の増加が観察されたが[33]，IL-4 KOマウスを用いた検討でも，野生型と比較して感染早期において感染治癒がみられている[25]．IL-10はマクロファージやB細胞から産生されるサイトカインで，Th1反応を抑制する因子として知られている．近年の報告では[27]，IL-10 KOマウスにクリプトコッカスを感染させたところ，野生型のマウスと比較して著明な生存日数の延長がみられている．以上のことより，IL-4，IL-10ともに，生体のTh1-Th2バランスをTh2側に傾けることにより，細胞性免疫，さらにはクリプトコッカスに対する防御機構を抑制しているもの考えられる．

3) Th1，Th2サイトカインとケモカインバランス

高病原性のクリプトコッカスを感染させたマウスの肺を組織学的に検討すると，増殖した無数のクリプトコッカスによって肺胞が嚢胞状に拡張しているのが観察されるのと対照的に，炎症細胞の浸潤はほとんど認められない．肺内白血球の解析でも，好中球の浸潤は多数認めるが，感染の経過を通してマクロファージやリンパ球の増加はみられなかった[34]．ケモカインは免疫細胞の炎症局所への遊走を誘導するサイトカインの一群で，CXC，CC，C，CX3Cの4つのサブファミリーに分類される．MCP-1，RANTES，MIP-1α，MIP-1βを含むCCケモカインおよびELR-CXCケモカインであるIP-10は，

主にマクロファージやリンパ球を炎症局所へ誘導する．

一方，MIP-2 や KC を含む ELR+CXC ケモカインは好中球の遊走を促すが，マクロファージやリンパ球は誘導しない．クリプトコッカスを感染させた肺では，MCP-1，RANTES，MIP-1α，IP-10 の発現が，mRNA レベルでも蛋白レベルでもほとんど検出できなかった[34]．以上のことより，肺への炎症細胞浸潤の欠如は，CC ケモカインおよび IP-10 の産生の欠如によるものである可能性が示唆された．一方，このマウスモデルに IL-12 を投与すると，これらのケモカインの発現が増加し，それに伴って肺局所への炎症細胞の浸潤がみられるようになった．病理組織学的およびフローサイトメトリーでの解析で，これらの浸潤細胞は主にマクロファージと T 細胞であった．

さらに，IL-12 の投与による肺局所でのケモカイン産生，それに伴う炎症細胞の浸潤は，抗 IFN-γ 抗体の投与により抑制されることから，これらの誘導には IFN-γ が重要であることが示唆された[35]．以上より，Th1-Th2 バランスで産生されたサイトカインが，CC ケモカイン，IP-10 の産生を調節し，それによって感染肺局所への浸潤細胞の種類が決定され，結果として感染症の予後が規定されるものと理解できる．

おわりに

肺内における免疫応答について，特に自然免疫と獲得免疫，Th1-Th2 バランスの観点から，真菌感染を例に解説を行った．当然のことながら，これらの反応は感染する微生物によって画一的ではない．ウイルス，細菌，真菌，寄生虫についてすべてを網羅するのは与えられた紙面では限りがあるため，他の微生物については他の総説などを参照いただきたい．

［川上和義］

参考文献

1) Feldmesser M, Tucker S, Casadevall A: Intracellular parasitism of macrophages by *Cryptococcus neoformans*, *Trends Microbiol*, **9**: 273-278, 2001.
2) Lim TS, Murphy JW: Transfer of immunity to cryptococcosis by T-enriched splenic lymphocytes from *Cryptococcus neoformans*-sensitized mice, *Infect Immun*, **30**: 5-11, 1980.
3) Alcouloumre MS, Ghannoum MA, Ibrahim AS, Selsted ME, Edwards JE Jr: Fungicidal properties of defensin NP-1 and activity against *Cryptococcus neoformans* in vitro, *Antimicrob Agents Chemother*, **37**: 2628-2632, 1993.
4) Walenkamp AM, Verheul AF, Scharringa J, Hoepelman IM: Pulmonary surfactant protein A binds to *Cryptococcus neoformans* without promoting phagocytosis, *Eur J Clin Invest*, **29**: 83-92, 1999.
5) Schelenz S, Malhotra R, Sim RB, Holmskov U, Bancroft GJ: Binding of host collectins to the pathogenic yeast *Cryptococcus neoformans*: human surfactant protein D acts as an agglutinin for acapsular yeast cells, *Infect Immun*, **63**: 3360-3366, 1995.
6) Graybill JR, Ahrens J: Immunization and complement interaction in host defense against murine Cryptococcosis, *J Reticuloendothel Soc*, **30**: 347-357, 1981.
7) Lovchik JA, Lipscomb MF: Role for C5 and neutrophils in the pulmonary intravascular clearance of circulating *Cryptococcus neoformans*, *Am J Respir Cell Mol Biol*, **9**: 617-627, 1993.
8) Vecchiarelli A, Pietrella D, Dottorini M, Monari C, Retini C, Todisco T, Bistoni F: Encapsulation of *Cryptococcus neoformans* regulates fungicidal activity and the antigen presentation process in human alveolar macrophages, *Clin Exp Immunol*, **98**: 217-223, 1994.
9) Mednick AJ, Feldmesser M, Rivera J, Casadevall A: Neutropenia alters lung cytokine production in mice and reduces their susceptibility to pulmonary cryptococcosis, *Eur J Immunol*, **33**: 1744-1753, 2003.
10) Bauman SK, Nichols KL, Murphy JW: Dendritic cells in the induction of protective and nonprotective anticryptococcal cell-mediated immune responses, *J Immunol*, **165**: 158-167, 2000.
11) Lipscomb MF, Alvarellos T, Toews GB, Tompkins R, Evans Z, Koo G, Kumar V: Role of natural killer cells in resistance to *Cryptococcus neoformans* infections in mice, *Am J Pathol*, **128**: 354-361, 1991.
12) Hidore MR, Nabavi N, Sonleitner F, Murphy JW: Murine natural killer cells are fungicidal to *Cryptococcus neoformans*, *Infect Immun*, **59**: 1747-1754, 1991.
13) Kawakami K, Koguchi Y, Qureshi MH, Yara S, Kinjo Y, Uezu K, Saito A: NK cells eliminate *Cryptococcus neoformans* by potentiating the fungicidal activity of macrophages rather than by directly killing them upon stimulation with IL-12 and IL-18, *Microbiol Immunol*, **44**: 1043-

14) Kawano T, Cui J, Koezuka Y, Toura I, Kaneko Y, Motoki K, Ueno H, Nakagawa R, Sato H, Kondo E, Koseki H, Taniguchi M : CD1d-restricted and TCR-mediated activation of Vα14 NKT cells by glycosylceramides, *Science*, **278** : 1626-1629, 1997.

15) Kinjo Y, Wu D, Kim G, Xing GW, Poles MA, Ho DD, Tsuji M, Kawahara K, Wong CH, Kronenberg M : Recognition of bacterial glycosphingolipids by natural killer T cells, *Nature*, **434** : 520-525, 2005.

16) Zhou D, Mattner J, Cantu C 3rd, Schrantz N, Yin N, Gao Y, Sagiv Y, Hudspeth K, Wu YP, Yamashita T, Teneberg S, Wang D, Proia RL, Levery SB, Savage PB, Teyton L, Bendelac A : Lysosomal glycosphingolipid recognition by NKT cells, *Science*, **306** : 1786-1789, 2004.

17) Kawakami K, Kinjo Y, Uezu K, Yara S, Miyagi K, Koguchi Y, Nakayama T, Taniguchi M, Saito A : Monocyte chemoattractant protein-1-dependent increase of V alpha 14 NKT cells in lungs and their roles in Th1 response and host defense in cryptococcal infection, *J Immunol*, **167** : 6525-6532, 2001.

18) Kawakami K, Kinjo Y, Yara S, Koguchi Y, Uezu K, Nakayama T, Taniguchi M, Saito A : Activation of Valpha14 (+) natural killer T cells by alpha-galactosylceramide results in development of Th1 response and local host resistance in mice infected with *Cryptococcus neoformans*, *Infect Immun*, **69** : 213-220, 2001.

19) Uezu K, Kawakami K, Miyagi K, Kinjo Y, Kinjo T, Ishikawa H, Saito A : Accumulation of gammadelta T cells in the lungs and their regulatory roles in Th1 response and host defense against pulmonary infection with *Cryptococcus neoformans*, *J Immunol*, **172** : 7629-7634, 2004.

20) Kawakami K, Kohno S, Morikawa N, Kadota J, Saito A, Hara K : Activation of macrophages and expansion of specific T lymphocytes in the lungs of mice intratracheally inoculated with *Cryptococcus neoformans*, *Clin Exp Immunol*, **96** : 230-237, 1994.

21) Larsen RA, Pappas PG, Perfect J, Aberg JA, Casadevall A, Cloud GA, James R, Filler S, Dismukes WE : Phase I evaluation of the safety and pharmacokinetics of murine-derived anti-cryptococcal antibody 18B7 in subjects with treated cryptococcal meningitis, *Antimicrob Agents Chemother*, **49** : 952-958, 2005.

22) Koguchi Y, Kawakami K : Cryptococcal infection and Th1-Th2 cytokine balance, *Int Rev Immunol*, **21** : 423-438, 2002.

23) Yuan RR, Casadevall A, Oh J, Scharff MD : T cells cooperate with passive antibody to modify *Cryptococcus neoformans* infection in mice, *Proc Natl Acad Sci USA*, **94** : 2483-2488, 1997.

24) Huffnagle GB, Toews GB, Burdick MD, Boyd MB, McAllister KS, McDonald RA, Kunkel SL, Strieter RM : Afferent phase production of TNF-alpha is required for the development of protective T cell immunity to *Cryptococcus neoformans*, *J Immunol*, **157** : 4529-4536, 1996.

25) Decken K, Kohler G, Palmer-Lehmann K, Wunderlin A, Mattner F, Magram J, Gately MK, Alber G : Interleukin-12 is essential for a protective Th1 response in mice infected with *Cryptococcus neoformans*, *Infect Immun*, **66** : 4994-5000, 1998.

26) Kawakami K, Koguchi Y, Qureshi MH, Miyazato A, Yara S, Kinjo Y, Iwakura Y, Takeda K, Akira S, Kurimoto M, Saito A : IL-18 contributes to host resistance against infection with *Cryptococcus neoformans* in mice with defective IL-12 synthesis through induction of IFN-gamma production by NK cells, *J Immunol*, **165** : 941-947, 2000.

27) Blackstock R, Buchanan KL, Adesina AM, Murphy JW : Differential regulation of immune responses by highly and weakly virulent *Cryptococcus neoformans* isolates. *Infect Immun*, **67** : 3601-3609, 1999.

28) Kawakami K, Tohyama M, Teruya K, Kudeken N, Xie Q, Saito A : Contribution of interferon-gamma in protecting mice during pulmonary and disseminated infection with *Cryptococcus neoformans*, *FEMS Immunol Med Microbiol*, **13** : 123-130, 1996.

29) Kawakami K, Qifeng X, Tohyama M, Qureshi MH, Saito A : Contribution of tumour necrosis factor-alpha (TNF-alpha) in host defence mechanism against *Cryptococcus neoformans*, *Clin Exp Immunol*, **106** : 468-474, 1996.

30) Kawakami K, Tohyama M, Xie Q, Saito A : IL-12 protects mice against pulmonary and disseminated infection caused by *Cryptococcus neoformans*, *Clin Exp Immunol*, **104** : 208-214, 1996.

31) Kawakami K, Qureshi MH, Zhang T, Okamura H, Kurimoto M, Saito A : IL-18 protects mice against pulmonary and disseminated infection with *Cryptococcus neoformans* by inducing IFN-gamma production, *J Immunol*, **159** : 5528-5534, 1997.

32) Kawakami K, Tohyama M, Qifeng X, Saito A : Expression of cytokines and inducible nitric oxide synthase mRNA in the lungs of mice infected with *Cryptococcus neoformans* : effects of interleukin-12, *Infect Immun*, **65** : 1307-1312,

1997.
33) Kawakami K, Hossain Qureshi M, Zhang T, Koguchi Y, Xie Q, Kurimoto M, Saito A : Interleukin-4 weakens host resistance to pulmonary and disseminated cryptococcal infection caused by combined treatment with interferon-gamma-inducing cytokines, Cell Immunol, **197** : 55-61, 1999.
34) Kawakami K, Shibuya K, Qureshi MH, Zhang T, Koguchi Y, Tohyama M, Xie Q, Naoe S, Saito A : Chemokine responses and accumulation of inflammatory cells in the lungs of mice infected with highly virulent Cryptococcus neoformans : effects of interleukin-12, FEMS Immunol Med Microbiol, **25** : 391-402, 1999.
35) Kawakami K, Qureshi MH, Zhang T, Koguchi Y, Shibuya K, Naoe S, Saito A : Interferon-gamma (IFN-gamma)-dependent protection and synthesis of chemoattractants for mononuclear leucocytes caused by IL-12 in the lungs of mice infected with Cryptococcus neoformans, Clin Exp Immunol, **117** : 113-122, 1999.

VI 生体防御異常からみた免疫機構

26 腸管免疫と食品免疫学研究

　免疫系はいうまでもなく，病原体，異物を排除する生体防御機構である．食品も異物であるため，免疫系に認識される．食品に対する免疫応答は，病原体に対する応答とは異なる特徴を有し，これを利用して食品により免疫応答を調節することが期待されている．これら食品成分が実際に接するのは腸管免疫系である．腸管は，栄養吸収器官である一方で，最大級の免疫器官となっている．本章では，食品成分の免疫系への作用について腸管免疫系を中心に述べる．

1．腸管免疫系

　腸管免疫系の器官を総称して腸管リンパ装置（gut-associated lymphoid tissue：GALT）とよぶ．GALT はパイエル板，粘膜固有層，腸管上皮，腸間膜リンパ節などからなる（図1）．この中で，抗原の進入ルートとして重要であり，IgA 抗体産生応答の誘導部位となっているのがパイエル板である．IgA 抗体は免疫グロブリンの一種であり，病原菌の腸管粘膜からの侵入阻止，毒素の中和，アレルゲンの侵入阻止などの働きをしている．管腔内の抗原はパイエル板のM細胞に取り込まれ，パイエル板内に存在する樹状細胞をはじめとする抗原提示細胞によりT細胞に提示される．また，パイエル板B細胞もその抗原を認識し，表面に膜型IgAを発現するsIgA$^+$細胞へ分化する（アイソタイプスイッチ）と考えられている．sIgA$^+$B細胞はパイエル板より，腸管膜リンパ節を経て，粘膜固有層へ移動（ホーミング）すると考えられている．粘膜固有層には多数のIgA分泌細胞が存在し，上皮層を介してIgAが管腔側に排出される（図1）．なお最近，粘膜固有層においてもIgAへのアイソタイプスイッチが誘導されることが示されている．

　腸管上皮の免疫機能も重要である．腸管上皮細胞は，サイトカインを産生することなどにより，免疫調節機能があることが知られている．さらに最近，

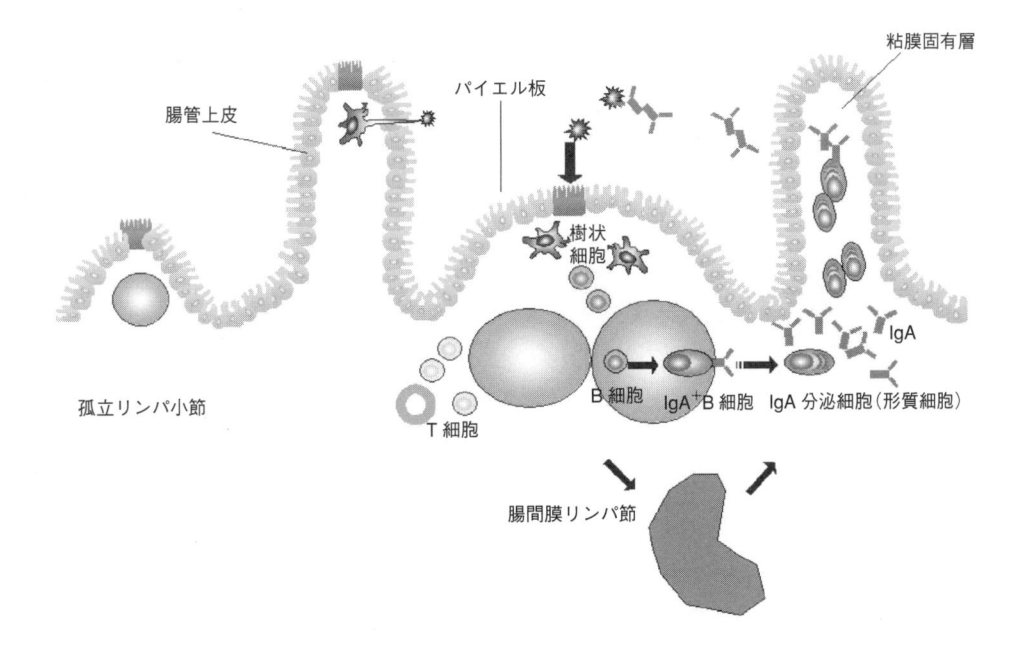

図1　腸管リンパ装置

樹状細胞が腸管上皮細胞間から，管腔側の抗原を取り込むこと，また絨毛にもM細胞が存在することが示され，注目されている．また，上皮層内には独特のT細胞集団である腸管上皮内リンパ球（intraepithelial lymphocyte：IEL）が存在する．例えばマウスにおいて，他の免疫器官ではまれな$\gamma\delta$T細胞抗原レセプター（TCR）を多くが発現し（通常は$\alpha\beta$TCRを発現する），また通常の末梢CD 8$^+$細胞がCD 8 $\alpha\beta$ヘテロダイマー鎖を発現するのに対してCD 8 $\alpha\alpha$ホモダイマーを発現するものが存在する．しかし，IELが認識している抗原やその機能についてはほとんど明らかにされていない．

なお，腸管内には10^{12}個もの常在細菌が生息するが，この腸内フローラ（細菌叢）が腸管免疫系の発達と応答に重要な役割を果たしている．

2. 食品蛋白質に対する免疫寛容誘導（経口免疫寛容）

食品蛋白質は，抗原として，T細胞，B細胞により認識される．腸管免疫系の一つの大きな特徴は，腸管から吸収される蛋白質に対し，免疫寛容が誘導されることである．この現象は経口免疫寛容とよばれる．経口免疫寛容は実験的には蛋白質抗原をあらかじめ経口投与しておくとその抗原特異的に免疫応答能が低下する現象で，食品抗原に対して過剰な免疫応答を防ぐ機構として，後述のアレルギーのうち，食物が原因の食物アレルギーの抑制機構の一つと考えられている．図2に抗原として卵白アルブミン（OVA）を用いた場合について示した．マウスを蛋白質抗原で免疫した場合，特異抗体産生やT細胞応答の免疫応答が認められるが，あらかじめこの抗原を十分量マウスに経口投与しておくと，免疫後もこれらの免疫応答がほとんど認められない．経口免疫寛容では条件により種々の免疫応答が低下するが，この免疫寛容はT細胞依存的で，主にCD 4$^+$T細胞によるものである．その機序として，①経口抗原を認識したCD 4$^+$T細胞のサイトカイン分泌能，増殖能の低い状態への変化，②免疫抑制機能を有する制御性T細胞の誘導，③抗原特異的CD 4$^+$T細胞のアポトーシス誘導が知られている．

3. 食品によるアレルギー・炎症抑制

食品成分は，経口免疫寛容のように抗原がリンパ球に特異的に認識される以外にさまざまな経路で免疫系に作用する．その中で食品による免疫応答の人為的調節の主要な対象の一つは，アレルギー・炎症の抑制である．

1） アレルギーの発症機構

アレルギーとは通常は無害な環境中の抗原に対して免疫系が過剰あるいは異常に反応し，さまざまな症状を引き起こすことである．花粉，ダニ，食品（食物）などに対して，アトピー性皮膚炎，蕁麻疹などの皮膚症状に加え，喘息，消化器症状などが認められる．アレルギー疾患は増加の一途をたどっており，花粉症に至っては，20～30歳代の有症率は30％とされる．アレルギー発症においては，アレルゲン（アレルギー原因物質）となる蛋白質に特異的なT細胞，および抗体がアレルギー発症に関わ

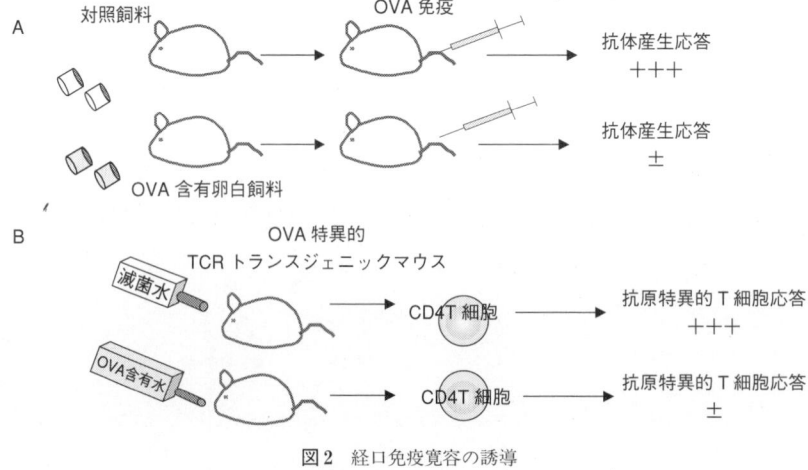

図2 経口免疫寛容の誘導
A：近交系マウス，B：TCRトランスジェニックマウスを利用した実験系．

る．特にアレルゲン摂取から1時間以内に症状が現れる即時型のアレルギーに関しては主にIgE抗体によって引き起こされることが明らかとなっている．またT細胞に関しては，外来抗原を認識するCD4 T細胞にTh1, Th2の2つのタイプがあり，IL-4, IL-5を産生するTh2細胞がIgE誘導能を有し，アレルギー発症に関与するとされる．

アレルギーの中で，食物により引き起こされるのが食物アレルギーである．食物アレルギーは，乳幼児に多く，皮膚症状に加え，下痢，腹痛などの消化器症状が出る．また，加齢とともに寛解しやすいといわれるが，その一方で，重篤なケースではアナフィラキシーショックを起こす場合もある．食物アレルギーを引き起こす食物・食品は鶏卵，牛乳，穀類，豆類，野菜，果物，食肉，海産物など広範囲に及ぶが，日本においては鶏卵，牛乳，小麦の頻度が高い．これら食品中のアレルゲンは前述のように蛋白質であるが，これには多種多様なものがある．

一方で，食物アレルゲンになりやすい蛋白質と頻度の低い蛋白質が存在することも事実である．前述のようにアレルゲン蛋白質がT細胞や抗体分子に認識されることがアレルギーの第一段階であり，このための構造上の制約がある．これに加え食物アレルギーの場合，消化管における消化，食品加工・調理における変性が影響する．これに関連して食物蛋白質がアレルゲンとなる要因として，分子量（主に10 kDa以上），加熱処理に対する安定性が指摘されている．さらに食物アレルギー発症においては，腸管の独特の免疫系との相互作用が発症の重要なポイントとなる．経口免疫寛容やIgA抗体による排除といったアレルギー抑制機構を突破，回避したものがアレルギーを引き起こすと考えられる．

また，もう一つアレルギーの発症に関わる要因として，近年腸内細菌が注目されている．近年の先進国におけるアレルギー患者の増加には，衛生状態の改善による感染症の減少や正常なフローラの形成の遅れが影響している可能性が指摘されている．アレルギー児と非アレルギー児の間の腸内フローラの比較などの疫学調査から，アレルギー児，あるいは後にアレルギーを発症する乳児の腸内フローラには，ビフィズス菌やラクトバチルス属が劣勢か，定着が遅れることが報告されている．

2）食品成分のアレルギー抑制効果

アレルギー抑制活性を有する食品成分として，腸内フローラに関連して，第一に「生体に保健効果をもたらす生菌剤」である「プロバイオティクス」がある．特に，ヨーグルトなどの食品に含まれる乳酸菌についてプロバイオティクス効果が多く報告されている．実験動物，培養細胞を用いた実験から，乳酸菌によりアレルギー抑制効果の可能性が示されていたが，アトピー性皮膚炎を中心に，乳酸菌投与の効果がヒトの臨床試験においても示されるに至っている．さらにその予防効果について，出産前から母親に乳酸菌を投与し，出産後も新生児に与えた結果，乳酸菌投与群では，その後のアトピー性皮膚炎の発症頻度は有意に減少することが報告されている．これらの結果は，プロバイオティクスの投与によりアレルギーの予防，軽減が可能であることを示したものである．

プロバイオティクスによるアレルギーの抑制機構については，複数の機構が考えられる．まず，前述のTh2応答と拮抗するTh1応答の増強がある．

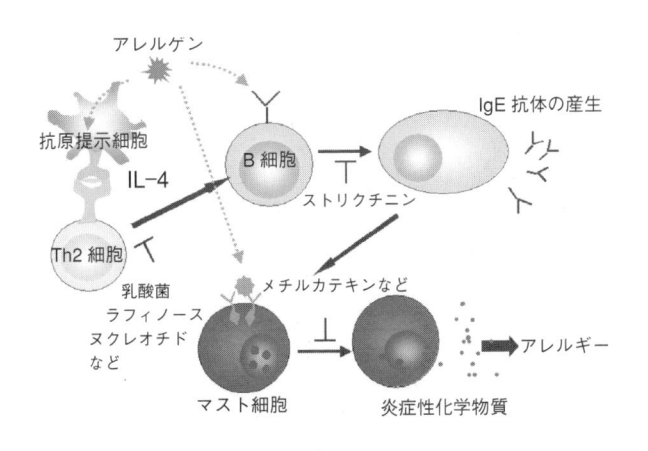

図3 食品成分のアレルギー調節作用

in vitro において乳酸菌が IL-12 の産生を誘導し，Th1細胞の分化を促進し，IgE の産生を抑制することが多数報告されている．また *in vivo* 動物実験においても，IL-12 上昇，IgE 抑制が認められている．その他に制御性 T 細胞の誘導が提唱されている．リステリア菌体が，DC により誘導された IFN-γ, IL-10 産生性の制御性 T 細胞を介してアレルギー反応を抑制することがマウスモデルで明らかにされているが，乳酸菌がマウス T 細胞の IL-10, TGF-β 産生を誘導する報告がある．また，菌が腸上皮細胞に直接作用して IL-10 を産生あるいは炎症性サイトカイン産生を抑制することを示す報告もある．一方でこれら乳酸菌などの微生物由来のどのような物質が活性を担うのか，重要であるが，十分に明らかになっていない．この点，微生物由来成分であるリポ多糖や非メチル化 CpG オリゴヌクレオチドによりアレルギー反応が抑制できることが動物モデルで示されておりこのような成分が作用している可能性がある．

一方，難消化性オリゴ糖は，腸内の *Bifidobacterium* を増殖させることが知られており，このプレバイオティクス効果によるアレルギー抑制作用が期待されている．甜菜などに含まれるラフィノースは経口抗原に対する IL-4 産生応答，IgE 応答を抑制することがマウスで示され，この際，パイエル板抗原提示細胞の IL-12 産生が上昇することが明らかとなっている．また，ラット喘息モデルにおいても，症状が軽減し，気道好酸球が減少することが報告されている．

その他の食品成分のアレルギー抑制効果も数多く報告されている．魚油，シソ油に多く含まれる n-3 系列の脂肪酸の効果が知られている．また動物モデルにおいて β カロチン，ヌクレオチドが Th1 型応答を誘導し，茶葉，野菜類のポリフェノール類がマスト細胞からの炎症性メディエータ放出を抑制，ストリクチニンが IgE へのクラススイッチを抑制することなどが示されている．図 3 に食品成分の作用点についてまとめた．

3) 炎症性腸疾患とその抑制

腸炎の中で，潰瘍性大腸炎（UC），クローン病（CD）は炎症性腸疾患と称される．UC は大腸に限局して潰瘍と炎症が生じ，連続性病変が認められる．一方 CD は消化管に非連続性に発症する．欧米の罹患者が多いが，日本でも近年急増している．その原因は十分明らかになっていないが，免疫系の異常が関わることが知られている．これらの炎症性腸疾患においても，食品成分による免疫応答の調節による，予防，改善が期待され，特にプロバイオティクスによる炎症抑制について検討されている．

IBD には多様なモデル動物が存在するが，IL-10 欠損マウス，DSS（デキストラン硫酸）腸炎の報告が多い．IL-10 欠損マウスは，自然発症型のモデルであり，病変が散在性であることから，クローン病のモデルとされる．種々の乳酸菌の投与により IL-10 欠損マウスにおける腸炎発症が抑制されることが報告されている．一方，DSS 腸炎は潰瘍性大腸炎のモデルとして開発され，この場合も多くの乳酸菌による抑制効果が報告されている．ヒトの潰瘍性大腸炎についても発酵乳による有意な改善が報告されている．改善効果には，腸内フローラと有機酸の変化が関係していると考えられる．また，クローン病についても小規模な試験が多いものの，効果が認

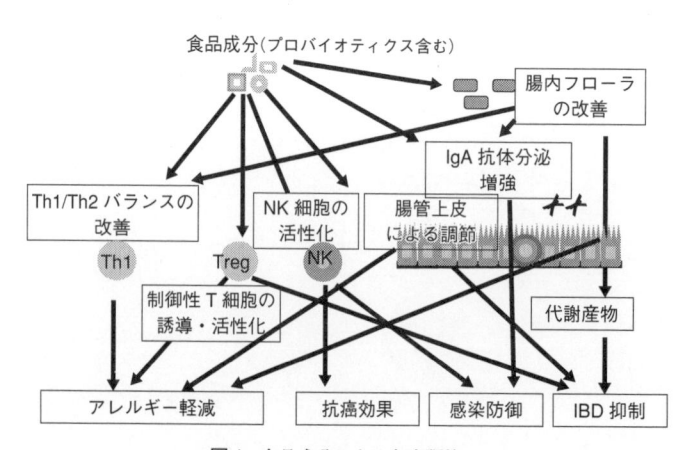

図 4 食品成分による免疫調節

4. 食品成分による感染防御能増強

免疫系の本来の機能であるのが感染防御であり，食品による感染防御能の増強も期待される．感染防御において種々の免疫担当細胞が役割を果たすことはいうまでもないが，この中でも粘膜面におけるIgA抗体産生が重要である．乳酸菌やビフィズス菌の経口投与により腸管のIgA量が上昇することが示され，また，感染防御効果も報告されている．また，難消化性糖類のフラクトオリゴ糖によるIgA産生増強効果が示されている．この場合，パイエル板のCD4T細胞サイトカイン産生，IgA$^+$B細胞増加，上皮におけるIgA輸送に関わるIgレセプターの発現増強が報告されている．一方，NK活性の増強について，乳酸菌，多糖，ラクトフェリンなどで報告されている．このNK活性増強については，感染防御の他に抗癌効果も期待される．

おわりに

食品が免疫調節機能を有することを多くの研究が示している．図4にまとめた．これらの多くは腸管免疫系を介すると考えられ，食品成分の腸管免疫系に対す特徴的な作用も明らかになりつつある．例えば，ヌクレオシドの摂取が腸管上皮細胞のIL-7産生を介して$\gamma\delta$IELを増加させることが示されている．さらにビタミンAが腸管樹状細胞を介して，腸管T細胞の移動の制御に重要な役割を果たすことが最近示された．今後腸管免疫応答機構の解明とともに，食品の免疫系に対する作用の解明がさらに進展することが期待される． [八村敏志]

参考文献

1) 藤本賢一郎，伊勢　渉，八村敏志：経口トレランスの成立機序，臨床免疫，**40**：607-612, 2003.
2) Kaminogawa S, Nanno M: Modulation of immune functions by foods, *eCAM*, **1**: 241-250, 2004.
3) 上野川修一編：食品とからだ―免疫・アレルギーのしくみ，朝倉書店，2003.
4) 伊藤喜久治編：プロバイオティクスとバイオジェニクス，NTS, 2005.

VII 自然免疫の機構と細胞

27 マクロファージの多様性とその起源

　マクロファージ（Mφ）は，生体のあらゆる場所に存在し，貪食作用以外に，殺菌作用，抗原呈示作用，腫瘍細胞傷害作用，分泌作用，骨の形成と吸収作用，脂質の代謝作用，組織修復作用など広汎な機能を有し，innate immunity の中心をなす細胞として生体の防御機構を担うとともに，生体の恒常性の維持に基本的かつ重要な役割を担う細胞である．しかし，Mφ は均一でなく，異なる組織に存在するMφ は，クッパー細胞（肝），肺胞Mφ（肺），ミクログリア（脳），破骨細胞（骨）などと異なる名前でよばれる．それはこれらの Mφ の形態，機能，細胞表面マーカーの発現などが異なるためである．さらに，同一組織内においても，形態，細胞表面抗原，機能を異にする Mφ の存在が認められる．
　本項では，こうした Mφ の多様性の由来およびヒト単球由来 Mφ の多様性について述べる．

1. Mφ 多様性の由来

　van Furth らにより呈示された"単核食細胞系の概念"によると，各組織 Mφ，ラングハンス型および異物型巨細胞など炎症巣に出現する細胞も含め全身に存在するすべての Mφ は骨髄内の前駆細胞から分化成熟した血中単球に由来すると考えられている．しかし，血中単球が出現する以前の 12～14 日齢の胎仔マウスの肝臓や肺にはすでに Mφ が存在する．この胎仔肺 Mφ は胎仔肝 Mφ と形質を異にし，成体の肺胞 Mφ 同様アシアロ GM1 陽性である[1]．この結果は，血中単球に由来しない Mφ の存在を示すとともに，Mφ の多様性と組織特異性は，胎仔期にすでに生じていることを示唆している．
　一般に，特に成体においては，組織特異的 Mφ は，組織に移行した血中単球がそれぞれの組織に適応した多様な形質をもつ Mφ に分化したと考えられる．例えば肺胞 Mφ は，アシアロ GM1 陽性であり，空気-組織境界部に存在するため，嫌気的条件下にある腹腔 Mφ と異なりエネルギー代謝は好気性であり，形態学的にもミトコンドリアが多く，

またライソゾームも豊富でその酵素活性も高い．また，肝のクッパー細胞は，生体内の Mφ 総量の約 50% を占めるが，他の Mφ に比べ Mφ 本来の機能である貪食作用が非常に強い．組織 Mφ の多様性の主な原因は，単球が移行した先の組織の定常時の微少環境下における Mφ 分化因子の違いにより生じ，macrophage colony-stimulating factor : M-CSF や granulocyte-macrophage : GM-CSF などの CSF が分化因子として重要な役割を果たしている．また，その組織の微少環境下における感染，炎症，免疫応答の結果産生される種々のサイトカインやケモカイン，微生物由来産物などの刺激が CSF による Mφ 分化に影響するため，同一組織内においても，形態，細胞表面抗原，機能を異にするMφ の多様性が生じる．
　一方，Mφ は可塑性を有し，種々の刺激により形態や機能の変換が誘導され，刺激の種類および時期などにより異なる特徴を有した多様な Mφ になる．この代表例としては，IFN-γ と IL-4/IL-13 の刺激により誘導される Mφ の多様性がある．これらのサイトカイン刺激により活性化された Mφ は，それぞれの刺激因子であるサイトカインが異なる免疫応答において産生されることを反映し，お互いの活性をむしろ抑制しあう傾向に分極化した機能的特性を発現する．Gordon らは，IFN-γ で活性化した Mφ を classically activated Mφ，そしてIL-4/IL-13 で活性化した Mφ を alternatively activated Mφ とよぶことを提唱し[2]，一方，Mantobani らは T 細胞における Th1 および Th2 の命名法に倣い，前者を M1 細胞，後者を M2 細胞とよぶことを提唱している[3]．M1 および M2 細胞は，レセプターの発現，サイトカインやケモカイン産生能，アルギニン代謝などが異なるため，機能も大きく異なり in vivo における役割も異なる[4]．しかし，これらの Mφ の解析は，主にマウス Mφ で行われており，ヒト Mφ における M1 および M2 細胞の解析は不十分であり，マウスと同じか否かは必ずしも明らかでない．

多様性と可塑性は，単球・Mφの特徴であり，それゆえに広汎多様な機能をMφは有することができ，生体の防御とホメオスターシスの維持に重要な役割を果たしているのである．

2. Mφ多様性の由来とコロニー刺激因子

1） マウスMφの多様性とコロニー刺激因子

Mφの多様性を誘導する因子の代表として，M-CSFやGM-CSFなどのCSFがある．これらの因子は，単球/Mφ前駆細胞からのMφの分化，増殖，生存，機能に直接的影響を及ぼす因子であり，内皮細胞，線維芽細胞，単球，Mφ，リンパ球などから産生され，各組織における微少環境の形成に関与している．マウス肺胞Mφ，GM-CSFやGM-CSFレセプターのノックアウトマウスを用いた実験，そしてM-CSFを欠損するop/opマウスの実験から，これらのCSFは，定常時におけるマウス組織Mφの多様性の発現に関与していることが示された．肺胞Mφの形質や機能発現には，マウス肺組織に豊富に存在することが知られているGM-CSFが[1)]，また血中単球，肝臓，腸，脾臓，真皮，骨髄などの多くの組織Mφや破骨細胞の形成にはM-CSFが必須な役割を果たす[5)]．M-CSFは，また炎症組織で増加し，血中から単球をリクルートしてくるとともにその単球のMφ分化や増殖にも関与する．マウスでは，単球はすくないため，実験に使用することは難しい．そのため，骨髄前駆細胞からのMφ分化誘導実験が行われているが，M-CSFやGM-CSFにより骨髄前駆細胞より分化誘導したMφと組織Mφとの形質や機能面での関連は必ずしも明確にはされていない．

最近，KamadaらはマウスRE有層のMφは，M-CSFで分化誘導した骨髄細胞由来Mφ同様，大量のIL-10を産生するがIL-12やIL-23は産生しないこと，一方，GM-CSFで分化誘導した骨髄前駆細胞由来Mφと脾臓のMφは，IL-12やIL-23を産生し，IL-10産生は低いことを示した[6)]．これらの結果は，M-CSFで分化誘導した骨髄細胞由来Mφや腸のMφは，抗炎症性Mφであることを示唆する．腸粘膜固有層は，常時多くの腸内細菌にさらされている．腸のMφはこれらの細菌の刺激による過剰な炎症を抑制し，腸のホメオスターシスの維持を担うことが需要である．彼らは，腸におけるM-CSFの発現量がGM-CSFより極端に多いことも明らかにした．腸がM-CSFが豊富な組織であるということは，大量のIL-10を産生して抗炎症に働くMφとして腸のMφを分化させる上で重要な条件である．このことは，肺胞Mφの形質や機能分化にGM-CSFが必須であり，そのため肺胞MφがいるR組織はGM-CSFが豊富な組織であることと同じ合目的意味をもつ．

2） ヒト単球由来Mφの多様性とコロニー刺激因子

i） ヒト単球由来M型MφとGM型Mφの形態と細胞表面抗原やレセプターの発現の違い

Mφの多様性の主な原因は，上記したように，単球からMφへの分化に関与するCSFなどの分化因子の違いにより主に生じる．ヒト単球のMφ分化に対するCSFの影響を検討した結果，CSFは単球の生存に必要であるとともに，単球からMφへの分化を誘導する．しかし，M-CSFとGM-CSFにより単球から分化誘導されたMφ（それぞれM型MφおよびGM型Mφと以下称する）は，形態，細胞表面抗原やレセプターの発現が異なる（図1）．単球由来GM型Mφの形態（fried egg-like shape）および表面マーカーの発現（c-fms^{low}，CD14^{low}，CD71$^+$ and 710F$^+$）は，はヒトの肺胞Mφのそれらと同じであることより，ヒトにおいてもマウス同様，GM-CSFが肺胞Mφの分化に重要なことが示唆される．実際，人の肺胞Mφの分化にGM-CSFが重要なことは，ヒトの肺胞蛋白症の患者は，GM-CSFやそのレセプターの変異，そしてGM-CSFに対する自己抗体によるGM-CSFの作用阻害による肺胞Mφのサーファクタント処理機能の欠損によることが明らかになっている．一方，単球由来M型Mφは，CD14やc-fmsを高発現する点などヒトの腹腔Mφや炎症局所に浸潤してきたMφに似ている[1)]．

ii） ヒト単球由来M型MφとGM型Mφの機能の違い

ヒト単球由来M型MφおよびGM型Mφの機能解析により，これら両Mφは，サイトカイン産生能，抗原提示機能，抗オキシダント活性，HIV-1や結核菌に対する感染感受性などが異なる．また，形態や細胞表面抗原やレセプターの発現だけでなく，機能においてもヒト単球由来GM型MφはヒトMφのモデルになることが示唆された．

a）抗原提示機能とサイトカイン産生能の違い

結核菌やBCG菌およびそれらの抗原に特異的なTh1型T細胞の増殖とIFN-γ産生を，GM型

VII 自然免疫の機構と細胞

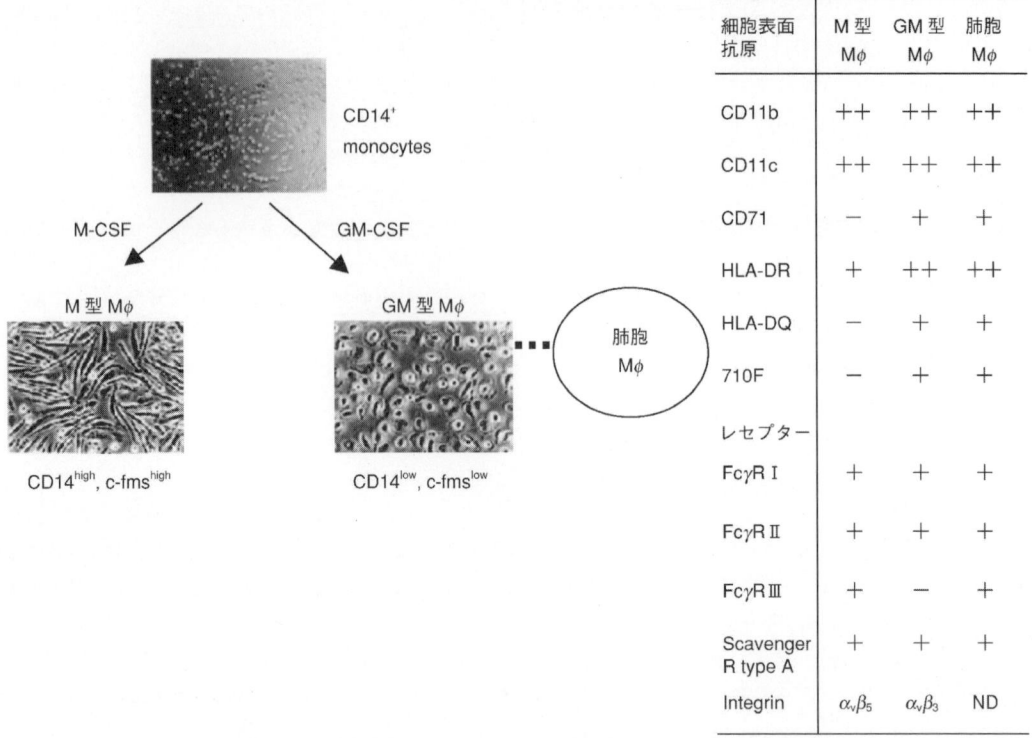

細胞表面抗原	M型 Mφ	GM型 Mφ	肺胞 Mφ
CD11b	++	++	++
CD11c	++	++	++
CD71	−	+	+
HLA-DR	+	++	++
HLA-DQ	−	+	+
710F	−	+	+
レセプター			
FcγR I	+	+	+
FcγR II	+	+	+
FcγR III	+	−	+
Scavenger R type A	+	+	+
Integrin	$\alpha_v\beta_5$	$\alpha_v\beta_3$	ND

図1 ヒト単球由来マクロファージと肺胞マクロファージの形質と機能

Mφは強く誘導するが，M型Mφはその活性が弱い．GM型Mφは，結核菌やLPSの刺激により，IL-10やIL-12は産生しないがIL-23を産生し，CD54, CD40, CD80, CD86などの共刺激分子の発現増強が誘導される[1,7]．一方，M型Mφは，IL-10を産生するがIL-12やIL-23は産生せず，共刺激分子の発現増強も誘導されない．こうしたサイトカインや共刺激分子発現の違いが，両Mφの抗原提示機能や免疫抑制機能の違いを誘導すると考えられる．

この結果は，マウス同様ヒトでも，GM型Mφは細菌やウイルス感染に対しTh1細胞分化を増強して宿主の防御機能を高める上で有効な役割を果たし，一方，M型MφはIL-10産生を介し免疫や炎症の抑制に関与していると考えられる．最近IL-23は，自己免疫疾患に関与することが知られているIL-17産生能を有するT細胞の活性化に関与することが明らかになった．それゆえ，ヒト単球由来GM型MφがIL-12を産生せずIL-23のみを産生することは興味深い．

b) カタラーゼの発現およびその発現制御機構の違いによるオキシダントストレス抵抗性の違い

Mφは，細菌の貪食や種々の刺激によりH_2O_2, O_2^-, and・OHなどの活性酸素（ROS）を産生し，種々の細胞に対し殺菌作用を示す．一方，過剰なROS産生は，炎症の拡大や組織障害をもたらす．ザイモザンや*S. aureus*の加熱死菌などの刺激によるH_2O_2産生は，M型Mφの方がGM型Mφに比べ高い．H_2O_2産生のみならずH_2O_2に対する抵抗性も両Mφは異なり，GM型Mφの方がM型Mφに比し約50倍高い抵抗性を有する．ヒト肺胞MφもGM型Mφ同様H_2O_2に対し強い抵抗性を示す[1]．

これらのMφのH_2O_2産生能とH_2O_2抵抗性の違いは，H_2O_2の直接のスカベンジャーであるカタラーゼの定常状態での発現の違いとH_2O_2刺激による誘導能の違いによる．GM型Mφと肺胞Mφでは，定常時のカタラーゼ発現はM型Mφに比べ4〜5倍高く，また，これらMφでは，M型Mφと異なり微量H_2O_2の刺激によりカタラーゼ遺伝子およびその蛋白の発現が誘導される．微量H_2O_2で，H_2O_2の直接のスカベンジャーであるカタラー

ゼの遺伝子と蛋白の発現誘導が起きることは，肺胞Mφと GM 型 Mφ でのみみられる非常にユニークな機構であり，肺胞上皮細胞や肝細胞などでは，カタラーゼでなく HSP 70 の発現を誘導することでオキシダントストレスに対応している．

肺胞 Mφ は，直接空気と接する唯一の Mφ であり，呼吸も酸素呼吸であることより，常にオキシダントストレスにさらされやすい状態にある．こうした環境に適応して長期生存し，肺の防御にあたっていることを考えると，肺胞 Mφ やそれに形質の似た GM 型 Mφ の抗オキシダント活性が強いということは，非常に合目的なことと考えられる．

M 型 Mφ がヒトの腹腔 Mφ や炎症局所に浸潤してきた Mφ に似ていることを上記したが，高い H_2O_2 産生能と低い抗オキシダント活性をもつ M 型 Mφ は，炎症局所に浸潤してきた Mφ に合目的に対応する．それは，炎症局所に浸潤してきた Mφ は，炎症局所にいる感染微生物を貪食すると大量の H_2O_2 を産生し殺菌に有利に働くと同時に，自らもその H_2O_2 で死ぬことにより H_2O_2 の過剰産生を抑制し，炎症の拡大や組織の破壊を防ぐことが重要であるためである．

c) Mφ の生存に必須のカタラーゼと Bcl-2 ファミリー遺伝子の発現制御の違い

単球は，Mφ への分化のみならずその生存にも CSF を必用とする．しかし，一般的に Mφ は，特に肺胞 Mφ は，その生存に CSF を必用とせず培地のみで長期に生存可能である．GM 型 Mφ は，肺胞 Mφ 同様その生存に CSF を必用としないが，M 型 Mφ の生存には CSF が必用である．それは，これらの Mφ の生存にはカタラーゼが必用であり，その産生が GM 型 Mφ や肺胞 Mφ では CSF 非存在性であるが，M 型 Mφ では CSF 依存性であるためである[8]．カタラーゼは，M 型 Mφ では BCL-2 の発現を，また GM 型 Mφ と肺胞 Mφ では BCL-xL の発現を主に誘導することで，アポトーシスを抑制してその生存維持に働く．

リンパ球や神経細胞などでは，GSH や ADF が増殖因子非存在下のこれらの細胞の生存に重要である．しかし，Mφ の生存にはこれらの分子は部分的にしか影響せず，主要な生存因子はカタラーゼであることは興味深い．また，Mφ の種類により異なる bcl-2 ファミリー分子が生存に関与していることも非常に興味深いことである．

d) HIV-1 増殖抑制機構の違いと Hck および C/EBPβ の発現の違い

HIV-1 は，T 細胞のほか Mφ，DC などの免疫担当細胞に感染し，AIDS 発症の原因ウイルスであるが，HIV-1 の感染維持と病原性発現に，Mφ における HIV-1 の感染と増殖が重要な役割を果たしている．M-tropic HIV-1 を単球由来 Mφ に感染させると，M 型 Mφ ではウイルスの強い増殖および多核巨細胞形成を認めるが，GM 型 Mφ では，HIV-1 のプロウイルス DNA は存在するが，ウイルスの増殖や細胞変性を認めずいわゆる潜伏感染の状態をとる[9]．

HIV-1 の効率的な増殖および AIDS 発症に重要な役割を果たしている Nef は，Mφ に発現するチロシンキナーゼ Hck に結合しそのカイネース活性を活性化する．また，T 細胞と異なり Mφ における 5′HIV-1 long terminal repeat : LTR の活性化には，NF-κB のほか Mφ の分化や炎症性サイトカイン産生の制御に重要な転写因子である C/EBPβ が必須である．C/EBPβ は，単一遺伝子より differential initiation of translation により CCAAT エンハンサー結合部位への結合と転写活性を有する高分子型（37 kDa）と，CCAAT エンハンサー結合部位への結合活性は有するが転写活性を欠損し，むしろドミナントネガティブに作用する低分子型（16 kDa）の 2 種類のアイソフォームが形成される．そのため，C/EBPβ の高分子型と低分子型の比（L/S 比）が小さくなると C/EBPβ の転写活性は低下する．

両 Mφ における HIV-1 の増殖制御機構の違いは，これらの Mφ における Hck と C/EBPβ のアイソフォームの発現パターンの違いによる．ウイルスの増殖が誘導される M 型 Mφ は，Hck を高発現するとともに C/EBPβ の L/S 比が大きい．一方，ウイルスの増殖が抑制される GM 型 Mφ は，Hck の発現が低く，C/EBPβ の L/S 比が小さい．アンチセンスオリゴヌクレオシドを用いて Hck 蛋白の発現を特異的に抑制することにより，M 型 Mφ でのウイルス産生を完全に抑制し，またアンチセンスオリゴヌクレオシドを用いて，GM 型 Mφ の低分子型 C/EBPβ の発現を抑え，C/EBPβ の高分子型と低分子型の比を 1 以上にすることで，GM 型 Mφ における HIV-1 の増殖を誘導できる．興味深いことに，アンチセンスにより Hck の発現を抑制した M 型 Mφ では，C/EBPβ の低分子型

の発現増加が誘導され，また，低分子型C/EBPβの発現を抑えたGM型MφではHckの発現増加が認められる．この結果は，HckとC/EBPβのアイソフォームの発現に，お互いの蛋白発現が関与していることを示唆するが，その分子機構はまだ不明である．

HIV-1持続感染期の患者から得た肺胞Mφでは，C/EBPβは低分子型の発現が高く，ウイルスの感染率はきわめて低頻度であり，ウイルスの増殖性も非常に低いことが報告されている．実際，健常人の肺胞Mφは，Hckの発現が低く，C/EBPβの発現は低分子型が主であり，HIV-1を感染させても，ウイルスの増殖は認めず潜伏感染になる．これらの結果は，正常肺および非炎症性肺の肺胞Mφは，HIV-1感染感受性およびHckやC/EBPβの発現パターンがGM型Mφと同じであることを示している．

e) 結核菌感染感受性の違い

有毒ヒト型結核菌H37Rvの感染では，M型MφではGM型Mφでは菌の増殖を認める．結核菌が肺で増殖しやすいことを考えると肺胞Mφに似たGM型Mφでの結核菌の増殖は納得できる．M型Mφは，結核菌感染によりnatural resistance-associated macrophage protein 1: NRAMP1蛋白の発現増強およびp38 MAPKやERK1/2などのMAPカイネースの活性化を認める．しかし，結核菌感染GM型Mφではいずれも認められないことから，NRAMP1蛋白の発現とMAPカイネースの活性化とが結核菌の増殖抑制活性と関連することが示唆される．マウスのNramp1は，BCG，サルモネラ，ライシュマニアなどの細胞内寄生病原体の感染抵抗性を規定している遺伝子であり，2価金属のトランスポーターとしてファゴゾームからのZn^{2+}, Cu^{2+}, Fe^{2+}, Mn^{2+}などの排出や移入の制御作用に関与している．しかし，マウスではNramp1は結核菌の感染抵抗性とは関係しない．一方，ヒトのNRAMP1は，プロモーター部分に多型が存在し，NRAMP1の発現が低いallele 2は，ヒトの結核やハンセン氏病などの感染症に対する感受性との関連が，また発現が高いallele 3はリュウマチなどの自己免疫疾患の発症との関連が数多く報告されている．NRAMP1蛋白の発現増強はM型Mφでのみ認めたことより，ヒトMφにおけるNRAMP1蛋白の発現が結核菌の殺菌活性と何らかの関連を有することが示唆される．

マウスMφでは，IFN-γにより結核菌に対する殺菌活性の活性化が誘導される．しかし，IFN-γがヒトMφの結核菌殺菌活性を活性化するという報告はほとんどない．

同様に，IFN-γは，GM型Mφの結核菌の増殖抑制や殺菌を誘導できない．しかし，GM型MφをIL-10で処理すると菌の増殖抑制を認め，またNRAMP1蛋白の発現やMAPカイネースの活性化が誘導される．一般的にIL-10は，IFN-γやLPSによるMφの活性化を抑制することから，抑制性サイトカインとして知られてきた．しかし，IL-10は必ずしもMφの機能に対して抑制的に作用するわけでなく，M-CSFによる単球からのMφの分化，Fcレセプターの発現，活性酸素産生能などの増強を誘導し[1]，またナチュラルキラー（NK）細胞の活性増強作用も有する．IL-10は，むしろinnate immunityにおけるMφやNK細胞の活性化に，実は重要な役割を果たしているかもしれない．

3. 血中単球の多様性について

血中単球自身にすでに多様性が存在することがマウスおよびヒトの双方で明らかになってきた[10]（図2）．ヒト単球の場合，大部分の細胞は，$CD14^{high}CD16^-CD62L^+CCR2^+$だが，約10％の細胞は，$CD14^+CD16^+CD62L^-CCR5^+$でMHCクラスII抗原やCD32（FcγRII）の発現も前者に比べ高い．上記したM-CSFとGM-CSFによる単球のMφ分化では，それぞれのCSFによるそれぞれの形質をもったMφへの分化は，比較的all or noneの状態で誘導され，約9割の細胞がM型Mφでは$CD14^+$であり，GM型Mφでは$CD14^-$である．また，回収されるMφの数は，最初にプレートにまいた単球の数とほぼ同じである．この結果は，単球の大部分の細胞は，M-CSFにもGM-CSFにも同じような感受性を有し，それぞれの刺激によりM型MφとGM型Mφに分化したと推察できる．このことより，$CD14^{high}CD16^-CD62L^+CCR2^+$が，M-CSFとGM-CSFにより異なる形質のMφに分化したと考えられる．しかし$CD14^+CD16^+CD62L^-CCR5^+$単球も同じような分化能を有するか否かは，現在不明である．いずれの単球もGM-CSF+IL-4により樹状細胞（DC）に分化するが，tarnsendothelial-migration modelにおいては，$CD14^+CD16^+CD62L^-CCR5^+$単球のほうが

CD 14^{high}CD 16$^-$CD 62 L$^+$CCR 2$^+$ 単球より DC に分化しやすいことより，この単球は，組織から輸入リンパ管を介してリンパ節に移行する DC の前駆細胞と考えられている[11]．

マウス血中単球（F 4/80$^+$CD 11 b$^+$）にも多様性が認められ，CCR 2$^+$CD 62 L$^+$CX 3 CR 1^{low}LY 6 C$^+$と CCR 2$^-$CD 62 L$^-$CX 3 CR 1^{high}Ly 6 C$^-$ に分けられる[12]．CCR 2$^+$ 単球は，炎症局所に主にリクルートする細胞と考えられ，ヒトの CD 14^{high}CD 16$^-$ に対応する．CCR 2$^-$ 単球は，ヒトの CD 14$^+$CD 16$^+$ CD 64$^-$ 単球に対応するとされ，ヒトの CD 14$^+$ CD 16$^+$CD 64$^-$ 単球も CX 3 CR 1 を大量に発現することが知られている．レシピエントマウスへの移入実験により，CCR 2$^+$ 単球は，短命であり，正常組織への移行をほとんど認めないが，炎症局所に急速にリクルートし，Mφ に分化するとともに，一部の細胞は DC に分化して所属リンパ節に移行する．一方，CCR 2$^-$ 単球は，比較的寿命が長く，炎症がなくても脾臓，肺，脳，肝臓などの組織に移行し，そこで Mφ や DC 様の細胞に分化する．

単球の多様性は，ヒトもマウスも正常組織あるいは，炎症局所へのリクルートメントにおいて異なる役割をもつ分化段階の違いを反映していると考えられる．単球の多様性と Mφ や DC への分化との関係は，このように少し解明されてきたが血中単球の多様性がその後の Mφ の多様性とどのように関係するかはまだ完全には明らかでない．

おわりに

本章に記したように，ヒト単球および単球由来 Mφ は単球や Mφ の多様性やその由来を解析するのに有用な材料であり，少なくとも，GM 型 Mφ はヒト肺胞 Mφ の機能解析のモデルになるであろう．今後は，CSF の違いによる Mφ 多様性由来のより詳細な分子機構の解明や，感染，炎症，免疫応答の結果産生される種々のサイトカインやケモカイン，微生物由来産物などの刺激が CSF による Mφ 分化にどのように影響し，どのような Mφ の多様性を誘導するのかなどの検討が必要であろう．また単球の多様性と分化してくる Mφ の多様性との関係を明らかにするとともに，単球の多様性の由来も明らかにする必用がある．それらの解析結果は，生体における種々の病態の発現や防御機構における Mφ の役割や機能の分子レベルでの解明とその機能修飾薬剤の開発による治療への応用を可能にするであろう．

［赤川清子］

参考文献

1) Akagawa KS: Functional heterogeneity of colony-stimulating factor-induced human monocyte-derived macrophages, *Int J Hematol*, **76**: 27-34, 2002.
2) Gordon S: Alternative activation of macrophages, *Nat Rev Immunol*, **3**: 23-35, 2003.
3) Mantovani A, Sica A, Locati M: Macrophage polarization comes of age, *Immunity*, **23**: 344-346, 2005.
4) 赤川清子：M 1 細胞と M 2 細胞—その分化要因と機能，臨床免疫・アレルギー科，**46**（1）：1-6,

マウス

CX$_3$CR1^{low}
- F4/80
- CD62L
- Ly6C/G (Gr1)
- α$_2$ integrin (VLA2)
- α$_4$ integrin (VLA4)
- LFA-1
- CCR2

Homing:
Inflammatory
Mφ/DC

CX$_3$CR1^{high}
- F4/80
- α$_4$ integrin (VLA4)
- LFA-1

Homing:
Tissue-resident
Mφ/DC

ヒト

CX$_3$CR1^{low}
- CD14+ (high)
- DR+
- CD11b++
- CD11c++
- CCR1+
- CCR2+
- CXCR1+
- CXCR2+
- CXCR4+
- CD62L++

CX$_3$CR1^{high}
- CD14+ (low)
- DR++
- CD16 (high)
- CD11b++
- CD11c+++
- CXCR4++
- CCR5$^+$

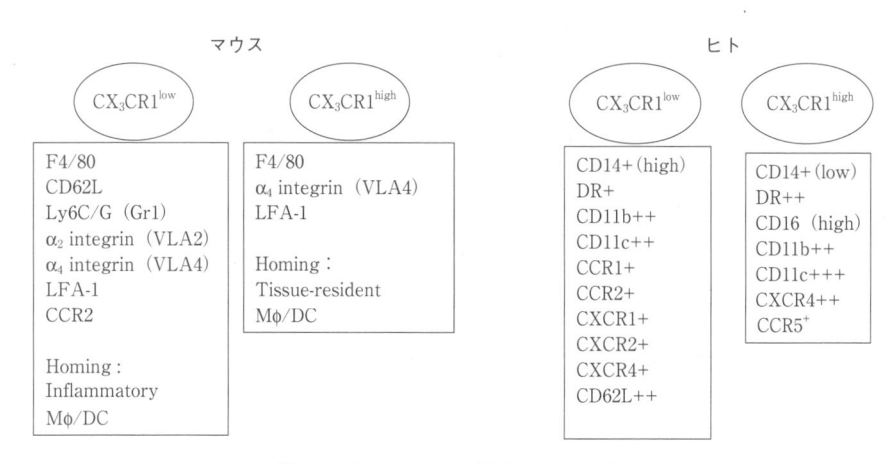

図 2 ヒトおよびマウス単球のサブセット
CX$_3$CR 1：fractalkine（CX$_3$CL 1）に対するレセプターの発現の有無によりそれぞれ 2 種類のサブセットに分類できる．それぞれのサブセットは，枠内に記した抗原やレセプターを発現し，ホーミングも異なる．

2006.
5) Pixley FJ, Stanley ER : CSF-1 regulation of the wandering macrophage : complexity in action, *Trends Cell Biol,* **14** : 628-638, 2004.
6) Kamada N, Hisamatsu T, Okamoto S, Sato T, Matsuoka K, Arai K, Nakai T, Hasegawa A, Inoue N, Watanabe N, Akagawa KS, Hibi T : Abnormally differentiated subsets of intestinal macrophage play a key role in Th 1-dominant chronic colitis through excess production of IL-12 and IL-23 in response to bacteria, *J Immunol,* **175** : 6900-6908, 2005.
7) Verreck FA, de Boer T, Langenberg DM, Hoeve MA, Kramer M, Vaisberg E, Kastelein R, Kolk A, de Waal-Malefyt R, Ottenhoff TH : Human IL-23-producing type 1 macrophages promote but IL-10-producing type 2 macrophages subvert immunity to (myco) bacteria, *Proc Natl Acad Sci USA,* **101** : 4560-4565, 2004.
8) Komuro I, Yasuda T, Iwamoto A, Akagawa KS : Catalase plays a critical role in the CSF-independent survival of human macrophages via regulation of the expression of BCL-2 family, *J Biol Chem,* **280** : 41137-41145, 2005.
9) Komuro I, Yokota Y, Yasuda S, Iwamoto A, Akagawa KS : CSF-induced and HIV-1-mediated distinct regulation of Hck and C/EBPbeta represent a heterogeneous susceptibility of monocyte-derived macrophages to M-tropic HIV-1 infection, *J Exp Med,* **198** : 443-453, 2003.
10) Gordon S, Taylor PR : Monocyte and macrophage heterogeneity, *Nat Rev Immunol,* **5** : 953-964, 2005.
11) Randolph GJ, Sanchez-Schmitz G, Liebman RM, Schakel K : The CD 16 (+) (FcgammaRIII (+)) subset of human monocytes preferentially becomes migratory dendritic cells in a model tissue setting, *J Exp Med,* **196** : 517-527, 2002.
12) Geissmann F, Jung S, Littman DR : Blood monocytes consist of two principal subsets with distinct migratory properties, *Immunity,* **19** : 71-82, 2003.

VII 自然免疫の機構と細胞

28 自然免疫に登場した新たな Toll 様受容体

　脊椎動物は膨大な微生物環境の中で，感染を回避する仕組みを発達させてきた．この仕組みが獲得免疫のみでなく germline-encoded の微生物認識蛋白質として同定されるのは最近，Toll-like receptor (TLR) の発見を端緒とする．TLR を含む微生物の識別応答は自然免疫とよばれる．ヒトに保存される自然免疫系とは病原微生物との抗争史の反映であり進化の一過程である．感染による淘汰を免れた個体にはゲノムレベルで過去の感染を乗り越えた証拠がみられる．ゲノムの変異は生体防御の仕組みに種間の相違をもたらし，種ごとに特有な自然免疫系として確立している．TLR など微生物パターン認識レセプターの発見以来，自然免疫の微生物認識機構が分子レベルの研究対象にのぼりいかなる成分が微生物を「異物」と特徴づけるかも判明している[1]．対応して，自然免疫は微生物の特有成分（パターン分子）を識別するレセプターとそのシグナル経路，細胞応答からなるといえる[1,2]．最近，TLR の自然免疫応答が抗体産生，NK 細胞活性化や CTL（細胞傷害性 T リンパ球）などのエフェクター誘導に必須のシグナルを提供することも示された[3]．すなわち，パターン認識レセプターは宿主の抗原提示細胞に発現するものが機能的に重要であり，その後の生体防御応答の指向性を決定づける．パターン認識レセプターとしての TLR 系は最近の研究でヒト型とハエ型があり[4]，多くの無脊椎動物がハエ型をとるのに対し，円口類とサカナ以上の脊椎動物ではヒト型をとること[5]，ヒト型でも水棲のサカナはヒトと異なる TLR subfamily を発現して水棲の微生物環境に対応していること[4,6]，が判明してきた．TLR 研究の歴史はハエの Toll が最初に機能同定され[7]，これの homolog としてヒト TLR が発見された経緯がある[8]．その後，昆虫の Toll と哺乳類の TLR は別個に expansion し，family を形成するに至ったという学説が支持されている．ハエ Toll は 9 種のファミリーのうち 2 種以外は形態形成に関与する遺伝子であることも判明した．この見地から微生物パターン分子の認識レセプターの研究はヒトとマウスで発展した．本稿ではこれら高等動物の TLR をまず略説し，次にサカナで特有に保存されている TLR 系を総説する．

1. ヒト型 TLR

　TLR は基本的に宿主に無くて微生物に特有に存

表1　ヒトの Toll-like receptors

huTLR	amino acids	expression	adapters	ligands	modes	chrom
TLR 1	786	mDC	M-1/M-2	triacyl BLP	M-type	4 p 14
TLR 2	784	mDC	M-1/M-2	PGN, BLP	M-type	4 q 32
TLR 3	904	mDC	T-1(M-1)	dsRNA	T/M-type	4 q 35
TLR 4	839	mDC	M-1/M-2 T-1/T-2	LPS, Taxol RSV-F	M/T-type	9 q 32
TLR 5	858	mDC	M-1	flagellin	M-type	1 q 41
TLR 6	796	mDC	M-1/M-2	diacyl BLP	M-type	4 p 14
TLR 7	1049	pDC	M-1	ssRNA	MI-type	Xp 22
TLR 8	1059	mDC	M-1?	ssRNA	M/T-type	Xp 22
TLR 9	1032	pDC	M-1	CpG DNA	MI-type	3 p 21

mDC：骨髄性（myeloid）樹状細胞，pDC：リンパ球様（plasmacytoid）樹状細胞．
M-1：MyD 88, M-2：Mal/TIRAP, T-1：TICAM-1, T-2：TICAM-2, M-type：MyD 88-依存性 NF-κB 活性化経路，T-type：TICAM-依存性 IRF-3/IRF-7 活性化経路（type I IFN 誘導），MI-type：MyD 88-依存性 IRF-3/7 活性化経路（type I IFN 誘導）．TLR 1 と TLR 6 は TLR 2 subfamily のメンバーで TLR 2 とともに緻密な BLP 認識に関与する．BLP：bacterial lipoproteins, PGN：peptidoglycan. マウスはヒト TLR 8 の対応分子をもたない．TLR 10 については詳細資料がないため省く．

VII 自然免疫の機構と細胞

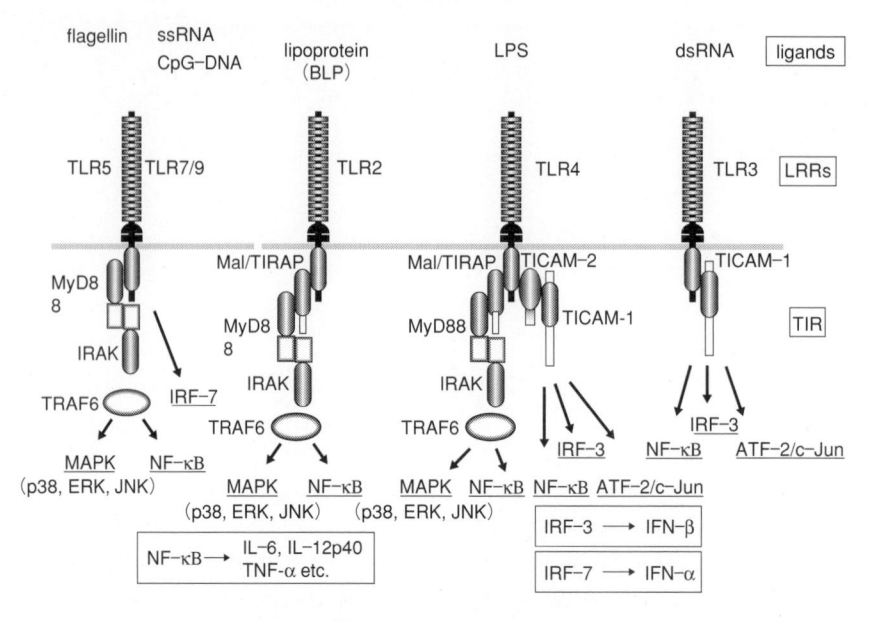

図1 ヒト TLR の機能
ヒト樹状細胞の各 TLR の細胞応答をアダプターとシグナル分子で紹介した．細胞応答は NF-κB 依存性の cytokine 産生，IRF-3 依存性の type I interferon 分泌，が異なったアダプターとシグナル分子によって誘導される．他に樹状細胞の成熟化（本文参照）がどの TLR を介しても誘導される．

在するパターン分子を認識する．ヒトとマウスはきわめて類似する TLR 系をもつ（表1）．TLR 系は哺乳類ではかなり保存されていると推定される．哺乳類型 TLR の基本体系を概略すると，①TLR 2 に代表される subfamily（TLR 2 subset）で bacterial lipoproteins（BLP）と peptidoglycan を認識する[1,2]．ヒト TLR 1, 2, 6, 10 が TLR 2 subset のメンバーである．これらは heterodimer の組み合わせで種々のリガンドを識別する[1,2]．②TLR 4 は LPS とウイルスの成分蛋白を認識する．CD 14，MD-2 などの補助因子が TLR 4 の LPS 認識に必要である[1,2]．③TLR 5 は鞭毛蛋白（flagellin）を認識する[1,2]．これらは細菌成分であり，TLR は細胞質外（細胞表面かエンドソームの中）でリガンド認識を行う．myeloid DC（mDC）はこれらの TLR を発現するが，リンパ球様 DC（pDC）は発現しない[2]．④これ以外のヒト TLR, TLR 3, TLR 7, TLR 8, TLR 9 は核酸認識性の TLR family（TLR 3 subset, TLR 7 subset, TLR 9 subset）である．TLR 3 subset は二重鎖 dsRNA を特異認識する[1,2,9]．TLR 7 subset は一本鎖 RNA を認識する[1,2,9]．細菌やウイルスに特有な RNA 構造を識別するらしい．この構造的特徴とヒト RNA との相違はホットな研究領域になっている．TLR 9 は CpG DNA を認識する[1,10]．non-methylated DNA である点が哺乳類の DNA と異なる．TLR 3, TLR 8 は mDC に発現し TLR 7, TLR 9 は pDC に発現する[2,9]．核酸認識の TLR は細胞質のエンドソーム内に局在する[2,9]．TLR 8 はヒトにあるがマウスにない[1,6]．TLR 11, 12, 13 はマウスにあるがヒトにない[6]．TLR 11 は尿路感染の bacteria を特異認識する[11]．TLR 10, 12, 13 の認識リガンドはまだ同定されていない[6]．この他トリに特有な TLR（TLR 15），カエルに特有な TLR（TLR 16），後述するサカナに特有な TLR（TLR 14, TLR 21, TLR 22）がある[5,6]．

TLR の機能は DC, macrophage などを刺激して mediator を産生させる，抗原提示細胞の MHC，副刺激分子を発現増強し成熟化を誘導する，ことである[2]．mediator には NF-κB 依存性の炎症性 cytokines（IL-1，IL-6，IL-12，TNF-α など）と IRF-3/7 依存性の type I interferon：IFN がある（図1）．微生物の核酸認識の IFN 誘導経路については細胞内センサーと TLR の細胞外センサーが共通の IRF 活性化経路に収束することが判明した．本田らの総論を参照されたい[9]．

抗原提示樹状細胞の成熟化は分子レベルで定義されるに至っていないが，一般に外来抗原を class I

提示に導き（cross-presentation），CTL 誘導を可能にすること，内因性抗原の不応答性を解除して強く class I に抗原提示させること（anergy の解除），と理解されている[2,3]．ともに TLR のシグナルが抗原とともに要求されると考えられている．TLR 下流のいかなる分子が cross-priming や memory 形成，tolerance の解除に関与するかは未だ不明である．

2. サカナに特有な TLR subfamily

ヒト TLR に比較してサカナ TLR はゲノム情報から推定された database に依存する[4,12〜14]．発現が確認されたサカナ（フグ）特有な TLR として TLR 21，TLR 22，TLR 14 がある[4]（図2）．また，可溶型の TLR 5（TLR 5 S）があり，これは機能も TLR 5 の活性増強因子として同定された[5,15]．TLR 4 依存性エンドトキシンショックにおける可溶型 CD 14（CD 14 S）のように機能するらしい．

3. サカナ TLR の機能と生体防御

ニジマス TLR 5 S の機能については辻田らにより詳細が公表された[5]．ここでは概略を付記する（図3 A）．TLR 5 S は flagellin 刺激により肝臓で mRNA レベルが発現増強する．これらは可溶型の急性期蛋白として末梢血に分泌され，そこで flagellin をキャッチし，他臓器/細胞に発現している TLR 5（膜型）へ flagellin を運んで TLR 5 に強いシグナルを入れる．結果として強力な flagellin 細胞応答を招来する．サカナでは flagellin による endotoxin 様ショックがみられるがこれは TLR 5 S によるものらしい．ヒトは TLR 5 S をもたないので flagellin ショックは起きにくい．ヒト TLR 5 のシグナル応答もサカナ TLR 5 S 共存下に増強される[15]．

TLR 14 はフグゲノムから検出された[6]．後にカエル（Xenopus）とヤツメウナギ（Lamprey）で ortholog が cloning され，広い分布が確認された．陸生の動物から TLR 14 は見出されていない．Lamprey TLR 14 の機能解析が行われたが[16]，天然リガンドは未確認である．dimer 形成によって MyD 88 依存性のシグナルが入り，NF-κB が活性化する[16]．

TLR 21 はフグゲノムから検出された[4]．後に他の魚類（zebrafish，メダカなど），カエル，トリなどで存在確認がされた[6,13,17]．TLR 21 は bacterial lipoprotein：BLP を認識する[18]．しかし TLR 2 と異なり PGN には応答しない．サカナ TLR 2 は mRNA はあるが蛋白の発現は確認できない．TLR 21 は TLR 2 subfamily と異なり BLP 認識にヘテロダイマー形成を必要としない．ヒト TLR 2 subfamily の ortholog は別にあり，その機能を拡張するのかもしれない．TLR 21 は MyD 88 依存性

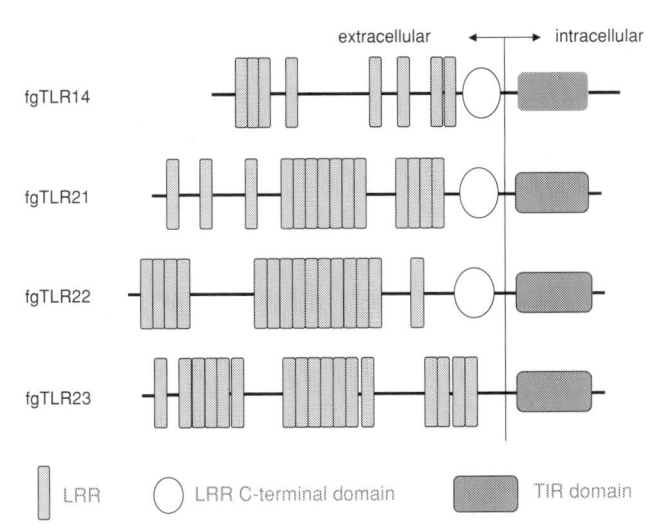

図2 サカナに特有の TLR
Fugu genome project から推定されたサカナ特有の TLR をモデル図で示した．DDBJ/EMBL/NCBI database より各 TLR の情報が得られる．TLR 14，TLR 23 は文献 6 に初出，TLR 21，TLR 22 は文献 4 に初出する．これらの機能データは公表予定である．

VII 自然免疫の機構と細胞

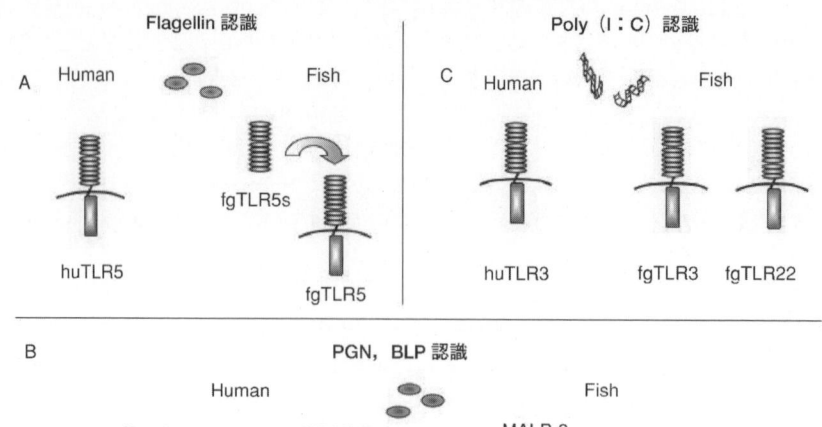

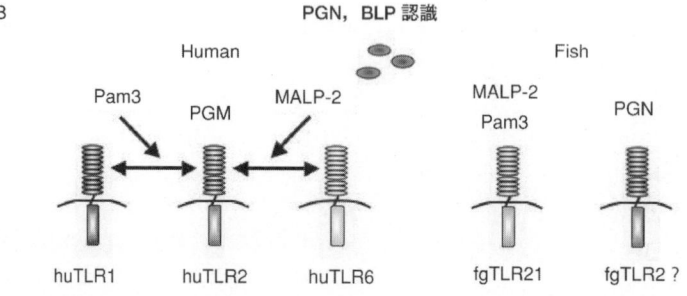

図3 サカナTLRの機能
TLR 5 S, TLR 21, TLR 22 の機能をヒト TLR との比較で示した．フグ TLR 5 S は flagellin を認識し，膜型 TLR 5 のシグナルを増幅する(A)．TLR 21 は bacterial lipoprotein：BLP を特別認識する．ヒトでは diacylated BLP を TLR 2/6 複合体が，triacylated BLP を TLR 2/1 が弁別認識するが，サカナでは TLR 21 が両者を認識する(B)．TLR 22 は poly I：C〔double strand（ds）RNA のアナログ〕を認識する．サカナもヒトも TLR 3 をもち，poly I：C に応答するが，サカナは 2 種の TLR で dsRNA に応答し，type I interferon を誘導する(C)．これ以外の TLR（例，TLR 23）については機能情報がまだない．

に NF-κB を活性化するが TICAM-1（TRIF）依存性に IRF-3/7 を活性化することはない．この点で TLR 4 とも異なる．

TLR 22 はフグで見つかり[4]，後に多くの魚類，カエルで確認された[6,13,17]．TLR 22 は TICAM（ヒト TICAM は 2 種類あるがサカナには TICAM は 1 種類しかない）依存性に IRF-3 を活性化し，IFN-β を強く誘導する[18]．そのリガンドは TLR 3 とともに polyI：C である．したがって，TLR 22 は TLR 3 と共同で外因性のウイルス dsRNA に対応していると見られる．ただし，TLR 22 のリガンド特異性（dsRNA の長さや組成）が TLR 3 の特性と異なるので[19]水棲生物にはこのような RNA 認識を発達させる必要性があったと推定される．事実 TLR 22 は水棲の 2 重鎖 RNA ウイルスによって発現誘導され，TLR 3 とは異なる細胞内局在を示す[18]．これらのサカナ TLR は陸生の動物では pseudogene 化するか欠損しており，微生物環境の相違によって互換性に発達したことを想像させる．

4．分子進化にみる TLR

図 4 は脊椎動物の TLR を分子系統樹解析したものである．TLR 2, 4, 5 subsets と TLR 3, 7, 9 subsets が明らかにクラスターを形成する．TLR 14 は TLR 2 subset のメンバーである可能性がある．TLR 21 は系統樹的に TLR 12/13 に近く，細菌の成分を認識するかもしれない．TLR 22 は系統的に TLR 3 とは全く別のクラスターを作り，むしろ TLR 12/13 に近いが機能的には TLR 3 に収束する．

TLR の各系統とその分子原型は脊椎動物にプロトタイプとして保存されるが，その種間相違は魚類で例示したように各論的に拡散する．ヒトの TLR 系は進化生物学的に環境適応を果たした 1 つの典型であるが，決して代表ではない．最適な淘汰の結果でないことは新興感染症が深刻になってから判明するかもしれない．微生物は短期に変異し，natural hosts の動物には常在性でもときにはヒトにとって

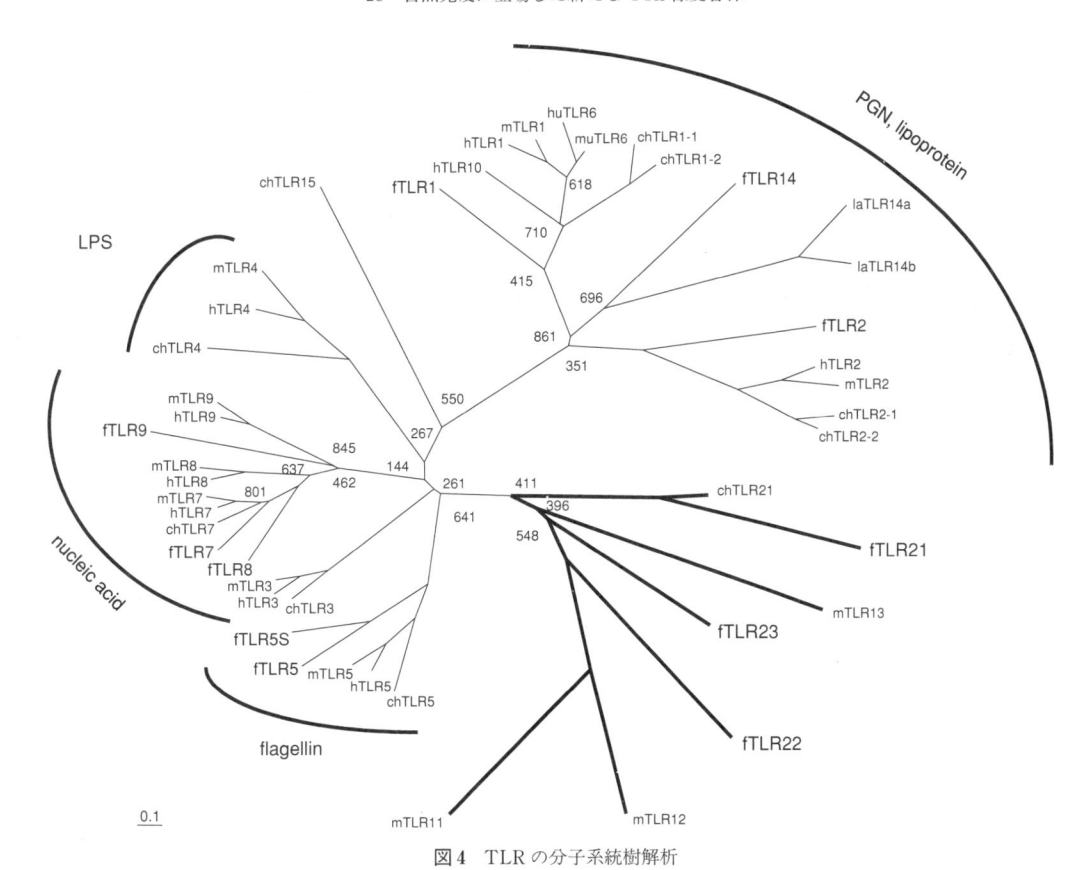

図4 TLRの分子系統樹解析
genome projectの終了した動物〔フグ(fg), ニワトリ(ch), マウス(m), ヒト(h)〕のTLRを解析した. 各TLRのsubfamilyがクラスターを形成する. bootstrap probabilityの値が90%以下の場合, 数値を記入した.

病原性を帯びる. これはヒトがTLRのいくつかを各論的に喪失したことに起因するかもしれない[4]. すなわち, 他の動物 (natural hosts) は各論的なTLRがあるから防御ができ, ヒトではそれらがないから防御ができない, これが感染の種間トロピズムを規定する一因子であるという可能性がある[20]. サカナを含めた動物由来のTLRはヒトの生体防御機構を根本から見直す契機を与えるかもしれない. また, 治療戦略として, 抗体, NK, CTLを誘導するのに, これらのTLRがヒトでも効果的に機能するかもしれず, ヒトのアジュバント免疫療法などの治療戦略にも分子デザインを含めて応用できるかもしれない[20].

謝 辞
本研究は三菱財団の支援によって行われた. 辻田忠志博士 (現 理化学研究所筑波研究所) のdiscussionに感謝する.

[瀬谷 司]

参考文献
1) Takeda Y, Kaisho T, Akira S: Toll-like receptors, *Annu Rev Immunol*, **21**: 335-376, 2003. Review.
2) Iwasaki A, Medzhitov R: Toll-like receptor control of the adaptive immune responses, *Nat Immunol*, **5**: 987-995, 2004. Review.
3) Reis e Sousa C: Toll-like receptors and dendritic cells: for whom the bug tolls, *Semin Immunol*, **16**: 27-34, 2004. Review.
4) Oshiumi H, Tsujita T, Shida K, Matsumoto M, Ikeo K, Seya T: Prediction of the prototype of the human Toll-like receptor gene family from the Pufferfish *Fugu rubripes* genome, *Immunogenetics*, **54**: 791-800, 2003.
5) Tsujita T, Tsukada H, Nakao M, Oshiumi H, Matsumoto M, Seya T: Sensing Bacterial Flagellin by Membrane and Soluble Orthologs of Toll-like Receptor 5 in Rainbow Trout (Onchorhynchus mikiss), *J Biol Chem*, **279**: 48588-48597, 2004.

6) Roach JC, Glusman G, Rowen L, Kaur A, Purcell MK, Smith KD, Hood LE, Aderem A. The evolution of vertebrate Toll-like receptors, *Proc Natl Acad Sci USA*, **102** : 9577-9582, 2005.
7) Lemaitre B, Nicolas E, Michaut L, Reichhart JM, Hoffmann JA : The dorsoventral regulatory gene cassette spatzle/Toll/cactus controls the potent antifungal response in Drosophila adults, *Cell*, **86** : 973-983, 1996.
8) Medzhitov R, Preston-Hurlburt P, Janeway CA Jr : A human homologue of the Drosophila Toll protein signals activation of adaptive immunity, *Nature*, **388** : 394-397, 1997.
9) Honda K, Taniguchi T : IRFs : master regulators of signalling by Toll-like receptors and cytosolic pattern-recognition receptors, *Nat Rev Immunol*, **6** : 644-658, 2006. Review.
10) Honda K, Ohba Y, Yanai H, Negishi H, Mizutani T, Takaoka A, Taya C, Taniguchi T : Spatiotemporal regulation of MyD 88-IRF-7 signalling for robust type-I interferon induction, *Nature*, **434** : 1035-1040, 2005.
11) Zhang D, Zhang G, Hayden MS, Greenblatt MB, Bussey C, Flavell RA, Ghosh S : A toll-like receptor that prevents infection by uropathogenic bacteria, *Science*, **303** : 1522-1526, 2004.
12) Trede NS, Langenau DM, Traver D, Look AT, Zon LI : The use of zebrafish to understand immunity, *Immunity*, **20** : 367-379, 2004. Review.
13) Jault C, Pichon L, Chluba J : Toll-like receptor gene family and TIR-domain adapters in Danio rerio, *Mol Immunol* **40** : 759-771, 2004.
14) Meijer AH, Krens SFG, Rodriguez IAM, He SN, Bitter W, Snaar-Jagalska BE, Spaink HP : Expression analysis of the Toll-like receptor and TIR domain adaptor families of zebrafish, *Mol Immunol,* **40** : 773-783, 2004.
15) Tsujita T, Ishii A, Tsukada H, Matsumoto M, Che FS, Seya T : Fish soluble Toll-like receptor (TLR) 5 amplifies human TLR 5 response via physical binding to flagellin, *Vaccine*, **24** : 2193-2199, 2006.
16) Ishii A, Matsuo A, Sawa H, Tsujita T, Shida K, Matsumoto M, Seya T : Lamprey Toll-like receptors with properties distinct from those of variable lymphocyte receptors. *J Immunol*, **178** : 397-406, 2007.
17) Ishii A, Kawasaki M, Matsumoto M, Tochinai S, Seya T : Phylogenetic and expression analysis of amphibian Xenopus Toll-lime receptors. *Immunogenetics,* **59** : 281-293, 2007.
18) Matsuo A, Tsujita T, Oshiumi H, Matsumoto M, Seya T : submitted.
19) Sullivan C, Postlethwait JH, Lage CR, Millard PJ, Kim CH : Evidence for Evolving Toll-IL-1 Receptor-Containing Adaptor Molecule Function in Vertebrates, *J Immunol*, **178** : 4517-4527, 2007.
20) Seya T, Akazawa T, Tsujita T, Matsumoto M : Role of Toll-like receptors in adjuvant-angmented immune therapies, *eCAM*, **3** : 31-38, 2006. Review.

VII 自然免疫の機構と細胞

29 好中球 myeloperoxidase の役割

1. myeloperoxidase（MPO）の一般的性質

MPO（EC 1. 11. 1. 7）は好中球と単球に存在している[1,2]。好中球における MPO の含有量は細胞の乾燥重量の 5% にも達するが、単球の含有量はその 1/3 程度である。この酵素は、1941 年に Agner により蓄膿患者の膿汁から初めて精製された。緑色を呈していることから当初は verdoperoxidase と命名されたが、その後の研究で骨髄系細胞のみに存在していることが明らかになり、MPO と改名された。好中球が不活性化状態の時はアズール顆粒（azurophil granule；一次顆粒）内に貯蔵されている。塩基性アミノ酸であるアルギニンを多く含むため塩基性（pI>10）を呈する。活性化した好中球は、食細胞 NADPH オキシダーゼ（Nox 2）により酸素からスーパーオキシド（O_2^-）を、次いで自発的あるいはスーパーオキシドディスムターゼにより O_2^- から過酸化水素（H_2O_2）を産生する。MPO は、食胞（phagosome）内あるいは細胞外に放出されて、H_2O_2 と塩素イオン（Cl^-）から次亜塩素酸（HOCl）が産生される反応を触媒する（図 1）。生体内に侵入した病原微生物を HOCl によって殺菌することがこの酵素の主な働きであるが、同時に組織障害を引き起こしている可能性もある。

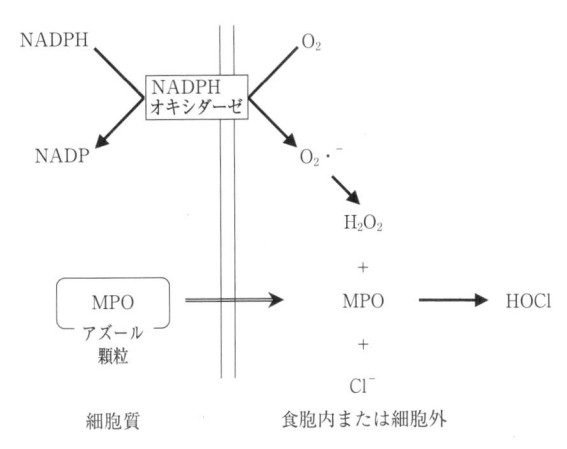

図1 活性化した好中球が産生する活性酸素（文献 2 を改変）

2. MPO の遺伝子と蛋白構造

ヒトの MPO 遺伝子は、17 番染色体 q 12-24 に 14 kb の単一遺伝子としてコードされており、12 個のエキソンから構成される。この遺伝子の発現は骨髄系細胞（myeloid cell）に限られており、リンパ系細胞では発現しない。骨髄における顆粒球の分化の際、前骨髄球（promyelocyte）と前骨髄単球（promyelomonocyte）だけが活発に MPO を発現し、骨髄球（myelocyte）の初期段階で発現は停止する。したがって、末梢血中の好中球や単球は MPO を発現しない。前骨髄球様細胞 HL-60 細胞が好中球様細胞に分化する過程でも MPO の発現量は著しく低下する。遺伝子の転写には、5′ flanking region の脱メチル化を必要とし、転写因子 AML 1 がその転写を制御する。また、イントロン 7 と 9 には転写のシスエレメントが存在する。しかし、詳細な転写制御機構はまだ解明されていない。

MPO は 80 kDa の単一ペプチドとして翻訳されたのち、シグナルペプチド（41 アミノ酸）が除去され、N-結合型糖鎖が付加して 90 kDa の不活性な apoproMPO になる。apoproMPO はカルレティキュリン（calreticulin）やカルネキシン（calnexin）などの分子シャペロンと複合体を形成し、小胞体上でヘムが結合して活性のある proMPO となる。エンドソームまたは顆粒に移行するとN末端のプロペプチド（125 アミノ酸）が分解され、続いて 467 アミノ酸の重鎖（α サブユニット；59 kDa）と 112 アミノ酸の軽鎖（β サブユニット；14 kDa）に切断され、それぞれ 2 本ずつが結合しておよそ 150 kDa の成熟型 MPO となる。α 鎖と β 鎖はジスルフィド結合し、2 本の α/β 鎖がさらにジスルフィド結合して四量体を形成する。成熟型 MPO はアズール顆粒に貯蔵される[3]。

3. MPO 欠損症

MPO 欠損症は常染色体劣性遺伝形式を示す。その頻度は比較的高く、米国やヨーロッパでは

2,000〜4,000人に1人，我が国では55,000人に1人とされている．569番目のアルギニンがトリプトファンへ置換した例（R 569 W）や，Y 173 C，M 251 T，G 501 S などのアミノ酸置換がみつかっており，proMPOのプロセシング，ヘムの結合，あるいは細胞内輸送に欠陥が生じるのでMPO活性が欠損する．また，プロモーター領域（-463）の塩基がGからAへ点変位すると，Sp1の結合が低下して発現が著しく低下する．MPO活性を完全欠損または部分欠損している人は，正常な活性をもつ人よりも感染症に罹患する頻度が有意に高い．ただし，MPO活性を欠如しているにもかかわらず健康な例も少なくない．

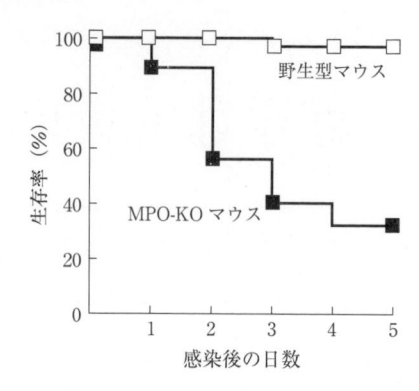

図2 4×10^6 CFU（colony forming unit）のカンジダ（C. albicans）を経鼻感染させたマウスの生存曲線（文献4を改変）

表1 野生型マウスとMPO-KOマウスの肺における殺真菌能の比較

病原体	感染させた菌数	肺あたりの菌数（対数値） 感染後48時間		48時間後のMPO-KO肺の菌数 / 48時間後の野生型肺の菌数
		野生型	MPO-KO	
Candida albicans	6.71	4.83±0.20	6.31±0.16	30.2
	5.71	3.56±0.16	5.38±0.14	66.1
Candida tropicalis	6.00	4.12±0.17	5.64±0.13	33.1
	5.14	3.04±0.24	3.51±0.14	3.0
Trichosporon asahii	5.96	4.66±0.08	6.08±0.13	26.3
	5.11	3.57±0.18	4.16±0.07	3.9
Aspergillus fumigatus	5.68	2.19±0.18	3.55±0.24	22.9
	5.22	1.75±0.50	2.86±0.22	12.9
Cryptococcus neoformans	6.80	7.70±0.27	7.73±0.22	1.1
	4.68	5.67±0.09	5.50±0.22	0.7

表2 野生型マウスとMPO-KOマウスの肺における殺細菌能の比較

病原体	感染させた菌数	肺あたりの菌数（対数値） 感染後48時間		48時間後のMPO-KO肺の菌数 / 48時間後の野生型肺の菌数
		野生型	MPO-KO	
Pseudomonas aeruginosa	5.83	3.52±0.26	6.26±0.31	550.0
	4.97	2.78±0.10	2.90±0.18	1.3
Klebsiella pneumoniae	6.78	3.34±0.26	4.31±0.31	9.3
	5.22	<1.0	1.91±0.85	>8.1
Staphylococcus aureus	8.16	3.76±0.15	4.56±0.49	6.3
	7.02	2.05±0.49	2.00±0.30	0.9
	6.13	1.55±0.13	1.89±0.16	2.2
Streptococcus pneumoniae	7.37	4.57±0.72	4.17±0.55	0.4
	6.06	2.71±0.85	3.14±1.76	2.7

4. 生体防御におけるMPOの役割

MPO欠損者から単離した好中球は，乳酸菌（Lactobacillus acidophilus），ブドウ球菌（Staphylococcus aureus, Staphylococcus albus），カンジダ真菌（Candida albicans, Candida tropicalis）の殺菌能が正常好中球よりも弱いことが1969〜70年にLehrerらやKlebanoffによって報告され，自然

免疫におけるMPOの重要性が初めて示された．この酵素は，さまざまな細菌や真菌の殺菌作用があるだけでなく，インフルエンザウイルスやヒト免疫不全ウイルス（HIV）などの殺ウイルス作用にも働いている．MPOの個体レベルでの重要性は，1999年に筆者らが初めて示した[4]．我々は，MPOのノックアウトマウス（MPO-KOマウス）を作製して，このマウスの生体防御能を調べた．MPO-KOマウスはカンジダ（*Candida albicans*）の肺感染に対する生体防御能が顕著に低下している（図2）．真菌を経鼻投与して肺に感染させ，48時間後の肺における残存菌数を比較した結果を表1に示す．MPO-KOマウスは，カンジダ（*Candida albicans*, *Candida tropicalis*），アスペルギルス（*Aspergillus fumigatus*），トリコスポロン（*Trichosporon asahii*）の殺菌力が低下している．クリプトコッカス（*Cryptococcus neoformans*）については，感染後48時間では両マウス間に殺菌能の差はないが，感染がさらに長期間持続すると，MPO-KOマウスの防御能の低下がみられる．一方，細菌についてみると，MPO-KOマウスは緑膿菌（*Pseudomonas aeruginosa*）とクレブシエラ（*Klebsiella pneumoniae*）の殺菌力が低下しているが，黄色ブドウ球菌（*Staphylococcus aureus*）と肺炎球菌（*Streptococcus pneumoniae*）の殺菌力の低下はほとんど認められない（表2）．これらより，MPOは多種の真菌や細菌感染に対する生体防御にきわめて重要な酵素であることがわかる．しかも，細菌よりも真菌に対する生体防御により強く働いているようである．

食細胞NADPHオキシダーゼの欠損者は，慢性肉芽腫症（chronic granulomatous disease：CGD）を発症して幼少期から重篤な感染を繰り返す．また，この酵素の欠損マウス（CGDマウス）もアスペルギルスなどに易感染性を示す．MPO-KOマウスとCGDマウスのカンジダ菌に対する生体防御能を比較すると，MPO-KOマウスの生存率は，感染量の増加に伴ってCGDマウスの生存率に近接する．（図3）．すなわち，MPOは多量の菌が感染したときの生体防御機構として，NADPHオキシダーゼに匹敵する重要性を有していることがわかる．したがって，MPO欠損者が多量のカンジダ菌に感染すると，CGD患者と同程度の深刻な感染症を患う危険性があると推察される[5]．

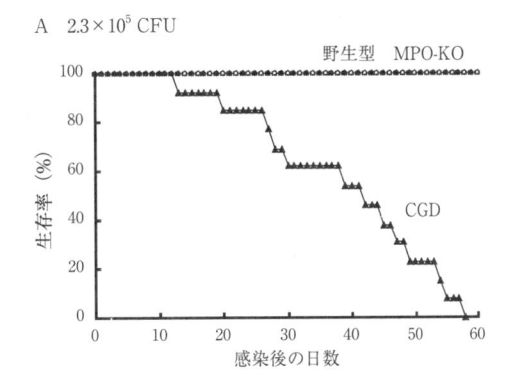

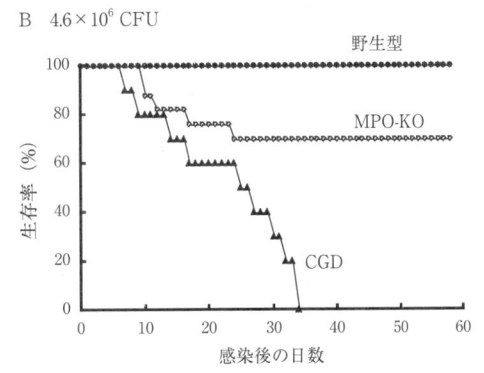

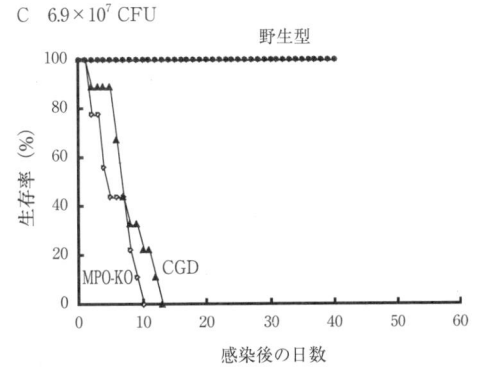

図3 カンジダを腹腔感染させた野生型，MPO-KO，およびCGDマウスの生存曲線（文献5を改変）
図上のCFU値は感染させた菌量．

5．MPOによって生成する殺菌系

HOClのpKaは7.53なので，生理的pHではHOClとOCl⁻が混合した状態で存在する．しかし，食胞などのようにpHが低い環境下ではHOCl量が優位になる．HOClからはさまざまな殺菌系が生じる（図4）．HOClは蛋白質のスルフヒドリル（SH）基やチオエステル化合物，および不飽和脂肪酸を酸化して，ミトコンドリアの膜輸送系や電子伝達系，あるいはATP合成系を失活させる．また，

DNAの複製開始点と核膜との相互作用を破壊してDNA合成を抑制する．さらに，HOClとアンモニアとが反応するとモノクロラミン（NH_2Cl）やジクロラミン（$NHCl_2$）が生成する．モノクロラミンはHOClの毒性を増強する．チロシンまたは蛋白質のチロシン残基はHOClによって塩素化を受け，3-クロロチロシンや3,5-ジクロロチロシンが生成する．したがって，チロシンの塩素化はMPO活性の指標の1つとして利用できる．ただし，このようなチロシンの修飾が，微生物や生体内組織に障害を起こすかどうかは明らかでない．また，HOClが存在しない状態でもMPOとH_2O_2は直接チロシンを酸化してチロシンラジカルを生成する．その結果，チロシン2分子間の架橋や，$O_2^{·-}$との反応による過酸化チロシン量が増加する．一方，好中球の細胞質に多く存在しているタウリンとHOClとが反応すると，HOClよりも毒性が弱いタウリンクロラミンが生成する．この反応は，HOClの毒性に対する好中球自身の防御機構であると考えられている．HOClからさらに別の活性酸素種なども生成する．HOClがH_2O_2と反応すると，下記の①のように一重項酸素（$^1O_2$）が，$O_2^{·-}$またはFe^{2+}と反応すると②，③のようにヒドロキシラジカル（·OH）が，亜硝酸イオンと反応すると④のようにニトリルクロライド（NO_2Cl）が生成する．NO_2Clはチロシンをニトロ化する活性をもつ．

① $HOCl + H_2O_2 \rightarrow\ ^1O_2 + H_2O + H^+ + Cl^-$
② $HOCl + O_2^{·-} \rightarrow ·OH + O_2 + Cl^-$
③ $HOCl + Fe^{2+} \rightarrow ·OH + Fe^{3+} + Cl^-$
④ $HOCl + NO_2^- \rightarrow NO_2Cl + OH^-$

6. MPOが関連する疾患

HOClやその代謝産物は，殺菌力が強い反面，宿主の組織に直接的あるいは間接的に障害を及ぼす可能性が高い．したがって，好中球の浸潤を伴うすべての炎症性の疾患は，多少なりともMPOによる障害を受けると考えられる．

1) 癌

MPO遺伝子のプロモーター領域（-463）のGからAへの塩基置換によってMPOの発現量が低下すると，肺癌，咽頭癌，膀胱癌のリスクが軽減するといわれている．HOClによって5-クロロウラシルや5-ブロモウラシルが生成するので，MPOのもつこのような変異原性が発癌頻度を高めているのかもしれない．ただし，塩基置換と発癌との間に相関性は認められないという報告や，悪性腫瘍発症頻度はMPO欠損者のほうが高いという報告もあり，発癌との正の相関性を結論づけるまでには至っていない．

2) 腎障害

急性糸球体腎炎は好中球の浸潤を特徴とする．好中球が活性化して呼吸激発（respiratory burst）すると，MPOは細胞外に放出される．HOClは好中球エラスターゼの活性阻害蛋白であるα_1プロテアーゼインヒビター（$\alpha_1 PI$）を酸化して失活させる．好中球エラスターゼは，コラーゲン，フィブロネクチン，ラミニンなどの基底膜成分をはじめ，さまざまな基質分解能をもつ．通常は過剰量に存在する$\alpha_1 PI$によって活性を阻害されているが，MPOが存在する好中球周辺では活性が現れる．また，特殊顆粒中に潜在型酵素として存在するメタロプロテアーゼもHOClによって活性化される．したがって，

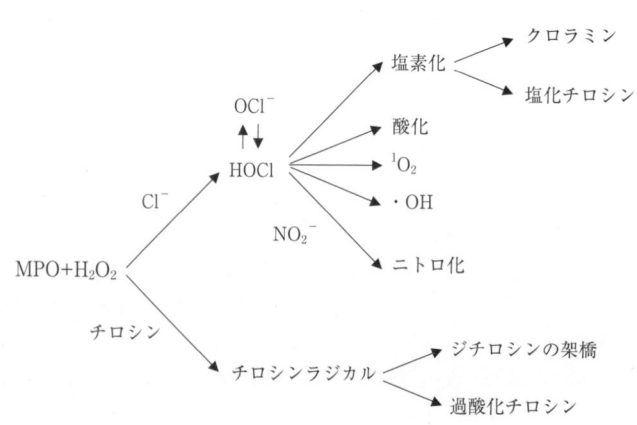

図4 MPOによって生成する種々の殺菌系（文献2を改変）

好中球から放出されたMPOが腎臓基底膜と結合しHOClを産生すると、種々のプロテアーゼが活性化されて基底膜が分解され、腎障害を起こすとされる。

3) 動脈硬化

動脈硬化層にはしばしば塩化チロシンやジチロシンが検出され、その領域はMPO活性が検出される領域とよく一致している。MPOは陽性に荷電しているため、陰性に荷電している血管内皮細胞によく接着する。そのため、内皮細胞はMPOの影響を受けやすい。また、低密度リポ蛋白（LDL）は、MPOによって酸化されるとマクロファージに貪食されやすくなり、動脈硬化を助長する。炎症を抱える患者では血中MPOレベルが高いので、内皮細胞やLDLはMPOの影響をいっそう受けやすくなる。さらに、動脈硬化層の細胞外マトリクス成分がHOClによって酸化障害を受けることも知られている。

4) アルツハイマー病

MPOは通常は好中球と単球にしか存在しないが、アルツハイマー病患者の脳では、老人斑付近のミクログリアにMPOが検出される。アミロイドβ蛋白がMPOの発現を促進するので、この疾病とMPOとの関連が示唆される。　　　［荒谷康昭］

参考文献

1) 笹田昌孝編：好中球，医薬ジャーナル社，1998年．
2) Klebanoff SJ : Myeloperoxidase : friend and foe, *J Leukoc Biol*, **77** : 598-625, 2005.
3) Hansson M, Olsson I, Nauseef WM : Biosynthesis, processing, and sorting of human myeloperoxidase, *Arch Biochem Biophys*, **445** : 214-224, 2006.
4) Aratani Y, Koyama H, Nyui S, Suzuki K, Kura F, Maeda N : Severe impairment in early host defense against *Candida albicans* in mice deficient in myeloperoxidase, *Infect Immun*, **67** : 1828-1836, 1999.
5) Aratani Y, Kura F, Watanabe H, Akagawa H, Takano Y, Suzuki K, Dinauer MC, Maeda N, Koyama H : Critical role of myeloperoxidase and nicotinamide adenine dinucleotide phosphate-oxidase in high-burden systemic infection of mice with Candida albicans, *J Infect Dis*, **185** : 1833-1837, 2002.

VII 自然免疫の機構と細胞

30 肝再生：hematolymphoid system としての機能

　肝臓は内胚葉性の肝窩から形成される実質細胞と，中胚葉性の非実質細胞からなる複雑な細胞集団で構成されている．非実質細胞群として肝類洞にはKupffer（クッパー）細胞（肝内マクロファージ），肝内皮細胞，肝星細胞，Pit細胞，造血幹細胞，肝内リンパ球，NK-T細胞など多彩な機能をもつ細胞が常在あるいは通過細胞として一過性に存在し，外来や内在性の抗原刺激や肝再生などに巧みに応答しながら，生体の恒常性の維持に貢献している．また生体防御機構を担う臓器として肝臓は，消化管とともに局所および全身免疫応答に重要な働きをしている．特にKupffer細胞による門脈血中の細菌や毒素のクリアランス，種々の炎症性サイトカインの産生，それに引き続く好中球の浸潤や非実質細胞-肝細胞との相互作用を介した複雑なネットワークが形成される．胎生期の肝臓は造血臓器として主たる役割をもち，造血細胞は類洞外にあって肝細胞に支持される．主として赤芽球系の造血であり後に顆粒球，栓球，単球も作られる．成熟するに従い，造血細胞は内皮を介して類洞内に出る．出生後も肝臓は脾臓とともに髄外造血の場として造血系や免疫系（hematolymphoid system）の統御に関わる臓器として，肝再生，肝移植における免疫寛容，経口寛容など肝臓に特徴的な役割を担っている．そこで本稿ではhematolymphoid systemとして機能する肝臓の特性について，筆者らの肝再生の実験系を中心に概説する．

1. 肝再生の過程で活性化する造血系

　1894年にValerian von Meisterが部分切除された肝の組織が増殖することを定量的に観察して以来，古くから肝臓が再生能力のきわめて高い臓器の1つであることはヒト，イヌ，ラット，マウス，鳥類，ヘビなどで明らかにされている．さらに1931年にはHiggins, Andersonら[1]によりラットの肝臓を70%部分切除後の再生の研究が報告されて以来，現在なお広く肝再生の研究モデルとして用いられている（図2）．肝のhematolymphoid systemとしての機能を明らかにするうえで，肝局所に造血活性が復活し，全身の免疫系が活性化する肝再生現象は優れた実験系といえる．

　筆者らは，門脈からのコラゲナーゼ溶液の灌流法

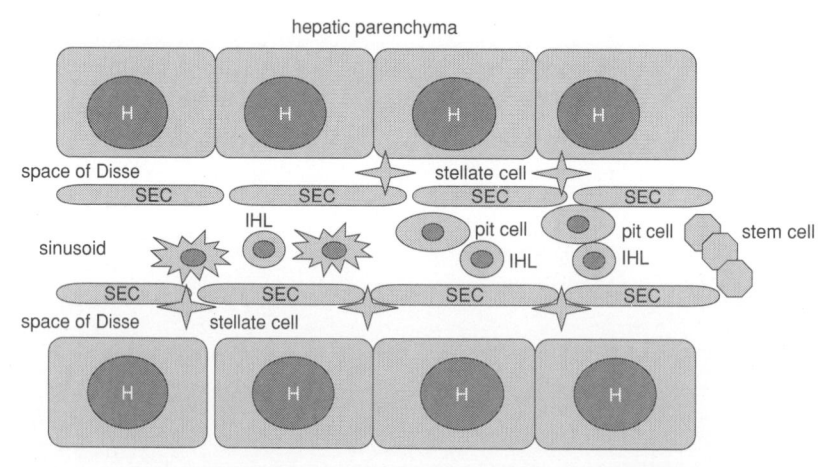

図1 正常の肝細胞と肝類洞に常在または一過性に存在する細胞群
hepatic parenchyma（肝実質），space of Disse（ディッセ腔），sinusoid（類洞），H：肝細胞，stellate cell（肝星細胞），SEC（類洞内皮細胞），KC（Kupffer細胞），pit cell（ナチュラルキラー細胞），IHL（肝内リンパ球），stem cell（hematopoietic stem cell, 造血幹細胞）．

30 肝再生：hematolymphoid system としての機能

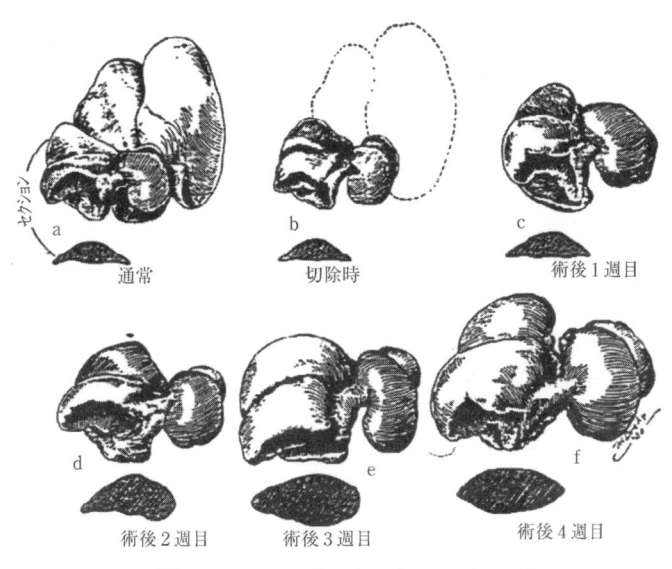

図2 70％肝切除後の再生プロセス（ラット）[1]

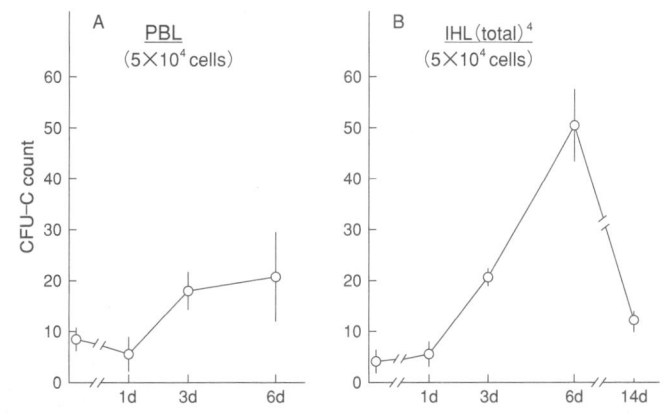

図3 C3Hマウスにおける，(A) 末梢血リンパ球画分 (PBL)，(B) 肝内リンパ球画分 (IHL) に存在する造血幹細胞 (CFU-C) の肝部分切除による経日的変動[2]

を用いて肝に弱く接着している肝内リンパ球画分(1) [intrahepatic lymphocyte : IHL (Fr.1)] と強く接着している肝内リンパ球画分 (2) [IHL (Fr.2)] を精製し，それぞれの画分に造血幹細胞が存在することを fibrin clot 法で見出した．両肝内リンパ球画分中の造血幹細胞は70％肝部分切除後経日的に増量し，特に肝臓に対して膠着性の強い IHL (Fr.2) において顕著であり，肝部分切除後6日目には無処置群の5倍に達した（図3，表1）．肝内造血幹細胞から誘導された colony は granulocyte, macrophage, mast cell などを含む多彩なものであり，種々の分化段階にある造血幹細胞が肝臓内に存在することが示された．さらに肝実質細胞および肝非実質細胞の初代細胞培養を行い培養上清中のサイトカイン産生を検索した．肝非実質細胞のみならず肝実質細胞の培養上清中には，IL-1, IL-6など炎症性サイトカインだけでなく，granulocyte-macrophage colony-stimulating factor : GM-CSF や macrophage colony-stimulating factor : M-CSF など colony-stimulating activity が検出され，肝臓が肝実質細胞，非実質細胞，肝内造血幹細胞などの細胞群がネットワークを形成する hematolymphoid system として機能することが示された[2]．

表1 C3Hマウスの肝部分切除後6日目のPBL, IHL(Fr. 1), IHL (Fr.2) に存在する造血幹細胞数の比較[2]

stem cell (source)	hepatectomy	CFU-C (count)
PBL	Sham OP	9±5
PBL	6 day Hep	21±9
IHL(Fr.1)	Sham OP	8±3
IHL(Fr.1)	6 day Hep	24±11
IHL(Fr.2)	Sham OP	16±5
IHL(Fr.2)	6 day Hep	81±18

2. 肝再生の過程で活性化する肝星細胞

　肝星細胞は肝細胞索と類洞の間の類洞周囲腔(Disse腔)に存在する間葉系の細胞で,生体の総ビタミンA量の80%を貯蔵している.正常肝ではコラーゲン線維の産生はほとんど認められないが,肝障害の慢性化に伴って肝星細胞は活性化して筋線維芽細胞様に形質転換し,IおよびIII型コラーゲンを産生して線維化を惹起することが知られている.肝非実質細胞は肝実質細胞と直接細胞間相互作用をしながら,肝実質細胞の産生する多彩なサイトカインから影響を受けていることが考えられる.そこで筆者らは,肝再生の過程における肝に常在する星細胞の動態を調べた.70%肝切除後,残存肝をコラゲナーゼ溶液で灌流後,8.2% Nycodenz溶液による比重遠心法を用いて精製した肝星細胞画分および肝実質細胞画分について肝星細胞の活性化を検索した.無処置ラットから精製したそれぞれの細胞分画には95%以上の純度で肝星細胞と肝実質細胞に分かれていたが,肝切除後1日目,3日目には肝星細胞が肝実質細胞の分画に認められるようになり,肝実質細胞画分に含まれていた肝星細胞がクラスターを形成し(図4),さらに増殖を伴って,活性化していることをα-smooth muscle actin:α-SMAとdesmin;BrdUとdesminの免疫蛍光二重染色法で証明し,肝星細胞の活性化に肝実質細胞との細胞間相互作用が必要であるということを明らかにした[3].肝再生の早い時期に肝星細胞が活性化することの役割については今後の研究に待たなければならないが,肝星細胞が肝臓の再生過程で活性化

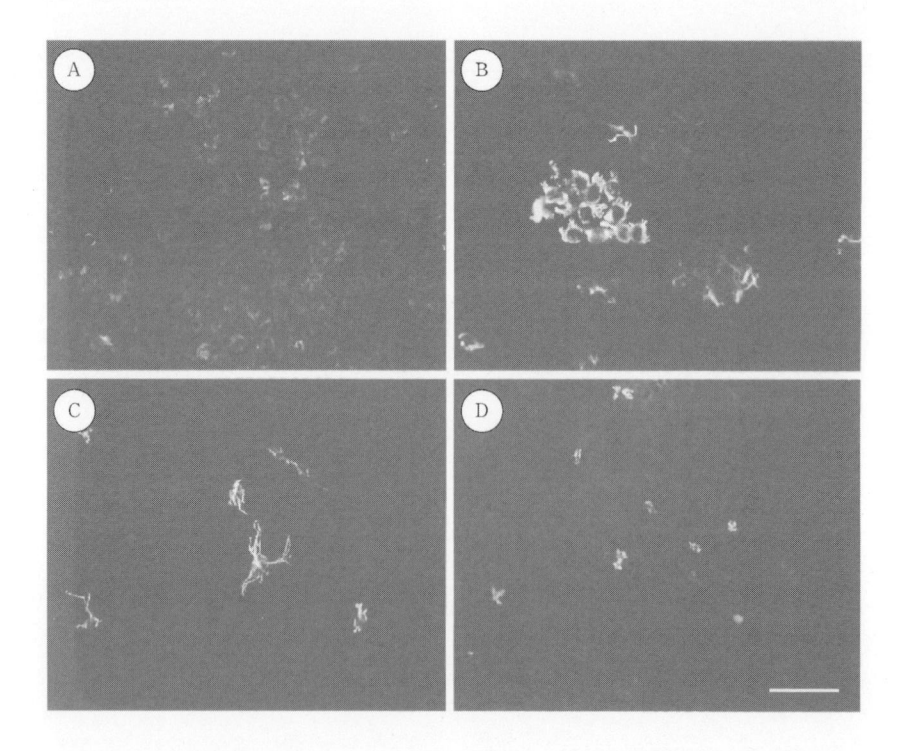

図4 肝再生の過程でクラスターを形成し活性化する肝星細胞
　Lewisラットの肝部分切除後,(A) 無処置群,(B) 1日後,(C) 3日後,(D) 7日後にそれぞれのラットから肝実質細胞画分を精製し,肝星細胞のマーカーであるdesminによる免疫染色によって,肝実質細胞画分に含まれる肝星細胞を同定した[3].

し，再生現象に関わっていることは興味深い．

3. 肝移植と肝再生

　肝臓の再生能力は肝臓移植に密接に関係している．臓器保存・再灌流により傷害を受けた肝臓には，移植後肝再生が惹起され，これが円滑に進行するかどうかは以降の肝機能の予後に関わる．加えて，生体部分肝移植においては，再生がまさに大前提となる．肝再生の過程で造血活性が回復することは前述したが，肝臓移植後にも造血活性が出現することが観察されている．肝臓移植後に起こる肝再生に連鎖して，hematolymphoid organ としての肝臓の機能が一層発揮される可能性が示唆される．肝再生を制御する因子として growth factors やサイトカインが注目されているが，pro-inflammatory cytokines の一つである IL-6 は，肝部分切除後の肝再生において成熟肝実質細胞だけでなく未分化の上皮系前駆細胞や造血系前駆細胞の増殖促進因子となることが報告されている．

4. 肝臓移植後の免疫寛容とマイクロキメリズムの形成

　Sakamoto らは Lewis (LEW) ラットの肝臓を異系の Brown Norway (BN) ラットに移植後，レシピエントである BN ラットの体内で，ドナーの LEW ラットの肝臓に由来する造血前駆細胞の分布を骨髄と肝臓から細胞を分離精製して検索した．その結果，移植後早期に BN ラットの骨髄に LEW ラットの肝臓由来の造血前駆細胞が出現することが確認され，その頻度は経日的に変化し，1カ月後には骨髄では 0.1% と減少するが，肝臓内ではより長期にわたり継続して存在していることが明らかとなった[4]．このように肝臓移植後には，肝臓とともにもち込まれたドナーの造血前駆細胞の一部はレシピエントの骨髄へ移り，一部は肝臓のマトリックスに留まって，レシピエントと共存する．こうして宿主という個体のみならず，肝臓という臓器の次元においても，ドナー由来の造血前駆細胞を含めたキメリズムが構築される．以上のことから肝臓移植後の免疫寛容の誘導・維持に有利なマイクロキメリズムの形成に，肝臓のもつ hematolymphoid organ としての潜在能力が大きく貢献していることが推測された．

5. 免疫抑制の場としての肝臓

　肝内リンパ球は他の臓器のそれとは異なる特徴をもち，特に抗原に対する免疫応答の抑制や免疫寛容の誘導に関与していると思われる．一部の細菌およびウイルス由来の抗原は抗原提示細胞（antigen presenting cell : APC）によるプロセッシングを必要とせず，細胞表面の主要組織適合性抗原（MHC）class II 分子と特異的 TcR Vβ 鎖を直接架橋することにより T 細胞を刺激することから，スーパー抗原とよばれる．筆者らはスーパー抗原である staphylococcus enterotoxin B : SEB をマウスに静注した後に，経時的に in vitro におけるリンパ球の SEB に対する応答性を調べ，脾臓（SP）や腸管膜リンパ節（mLN）のリンパ球では SEB に対する

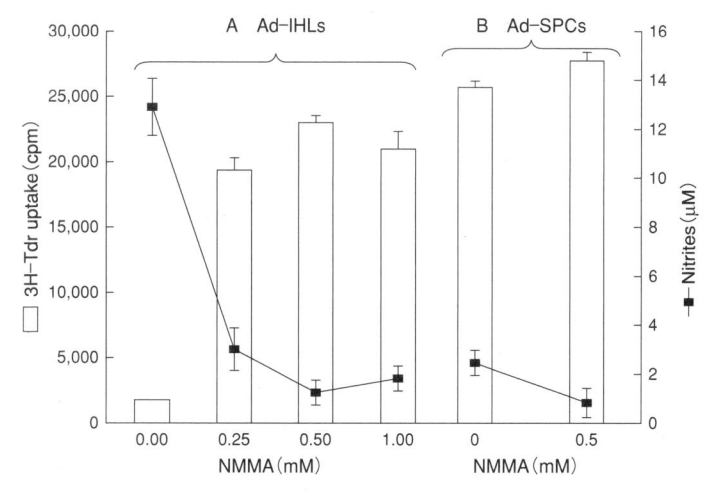

図5　SEB 投与 12 時間後の BALB/c マウスから精製したプラスチック膠着性 IHL と SPC の Th1 クローンの増殖応答抑制効果と NO 産生の比較[5]

応答が早期に増強するのに対し,IHL は応答の亢進がみられず終始低下していることを明らかにした.さらに SEB 静注マウスから精製した IHL 画分のプラスチック膠着性細胞の OVA 特異的 Th1 クローンの増殖応答に対する accessory function を調べた.SEB 投与 12 時間後のプラスチック膠着性脾臓細胞が Th1 クローンの増殖応答を増強したのに対し,プラスチック膠着性 IHL は Th1 クローンの増殖応答を抑制した.さらに培養液中に nitric oxide:NO が産生されていたことからこの抑制が NO 依存性であること(図 5),プラスチック膠着性 IHL 画分から Mac-1 陽性細胞を除去すると抑制活性が失われることから,免疫抑制に働いた細胞は Mac-1 陽性のプラスチック膠着性 IHL であることが明らかとなった[5].

おわりに

肝再生における hematolymphoid system の動態を観察することにより,肝臓が,肝実質細胞を含め血管内皮細胞,Kupffer 細胞,LGL をはじめとする肝内リンパ球,さらに造血幹細胞などからなる hematolymphoid organ として機能している可能性が浮き彫りにされてきた.肝臓を"hematolymohid organ"と位置づけて研究を進めることによって肝臓の研究は形態学,血液学,免疫学,細胞生物学など幅広いものとなっている.潜在能力を含めた肝臓の臓器特性を探る今後の研究が,肝臓移植や肝臓癌など多くの肝臓病の治療につながるものと期待したい.

[馬渕綾子]

参考文献

1) Higgins GM, Anderson RM: Experimental pathology of the liver. 1. Restrationof liver of white rat following surgical removal, *Arch Pathol Lab Med*, **12**: 186-202, 1931.
2) Sakamoto T, Saizawa T, Mabuchi A, et al: The liver as a potential hematolymphoid organ examined from modifications occurring in the systemic and intrahepatic hematolymphoid system during liver regenaration after partial hepatectomy of mice, *Reg Immunol*, **4**: 1-11, 1992.
3) Mabuchi A, Mullaney I, Sheard PW, et al: Role of hepatic stellate cell/hepatocyte interaction and activation of hepatic stellate cells in the early phase of liver regeneration in the rat. *J Hepatol*, **44**: 910-916, 2004.
4) Sakamoto T, Ye Q, Lu L, et al: Donor hematopoietic projenitor cells in nonmyeloablated rat recipients of allogenic bone marrow and liver grafts, *Transplantation*, **67**: 833-840, 1999.
5) Terabe M, Shimizu M, Mabuchi A, et al: Unresponsiveness of intrahepatic lymphocytes to bacterial superantigen. Rapid development of suppressive Mac-1 high cells in the mouse liver, *Hepatology*, **32**: 507-513, 2000.

VII 自然免疫の機構と細胞

31 マウス樹状細胞の分化機構

1. 樹状細胞とは

樹状細胞(dendritic cells: DC)は形態的特徴をもつ細胞であり,細胞表面に樹枝状の突起を有している.DCは好中球に比べると生体内に存在する数は非常に少ないが,しかし,免疫系にとって必要不可欠な役割を果たしている.例えば,病原体が我々の生体内に侵入した際には,DCは好中球と病原体との戦いの場で病原体抗原を取り込み分解し,リンパ節に遊走してその抗原情報をT細胞に提示し,自然免疫と獲得免疫を連動させる.またマクロファージと同様に生体内に幅広く分布しているDCは同定された場所により異なる名前がつけられており,表皮のDCはLangerhans(ランゲルハンス)細胞,非リンパ系組織である筋肉,腎臓,および肺の実質部のDCは間質細胞,輸入リンパ節のDCはベール細胞とよばれている.これらの細胞は抗原提示に必須な主要組織適応複合体(major histocompatibility complex: MHC)クラスII分子を恒常的に発現しており,これもDCの大きな特徴とされている.最近,リンパ系器官や末梢血中に存在し,形質細胞のように発達した粗面小胞体をもつ細胞は,刺激を与えると樹枝状の形態や抗原提示能を有する細胞に分化することが明らかにされた.現在,その形質細胞様の細胞もDC群に含まれており,形質細胞様DC(plasmacytoid DC: pDC)とよばれている.pDCにはウイルス感染により大量のI型インターフェロンを産生するという性質がある.これは従来から知られているDC(以下コンベンショナルDCと称す)にはない性質であり,DCがpDCとコンベンショナルDCとに大別される理由の一つとなっている.マウスでは生体内DCの詳細な解析が進んでおり,リンパ系器官のコンベンショナルDCは数種のDCサブセットから構成されていることがわかっている.DC研究の重要課題のひとつは各種DCの分化機構の解明であるが,マウスではその情報が集積してきている.本項ではその情報をまとめ,マウスDCの分化機構について概説する.

2. マウス樹状細胞サブセット

マウスのDCはすべてCD11cを細胞表面に発現しているので,この抗原がマウスDCのマーカーに使用されている.pDCの特異的マーカーにはB220抗原が使用されている.リンパ系器官のコンベンショナルDC〔CD11C(+)B220(-)〕はCD8α(+)DCとCD8α(-)DCに分けることができる.CD8α(-)DCではCD11bの発現レベルは高いが,CD8α(+)DCではそのレベルは低い.CD8(+)とCD8(-)の割合は器官によって異なり,胸腺の多くのコンベンショナルDCはCD8(+)であるが,脾臓の多くはCD8(-)である.脾臓の約70%のCD8α(-)DCにはCD4の発現が認められるので,脾臓のコンベンショナルDCはCD4とCD8の発現によりCD4(+)CD8α(-),CD4(-)CD8α(-),とCD4(-)CD8α(+)の3つのDCサブセットに分類することができる.各サブセットのおおよその割合はCD4(+)が60%,CD8(+)が20%,CD4(-)CD8(-)が20%である[1].

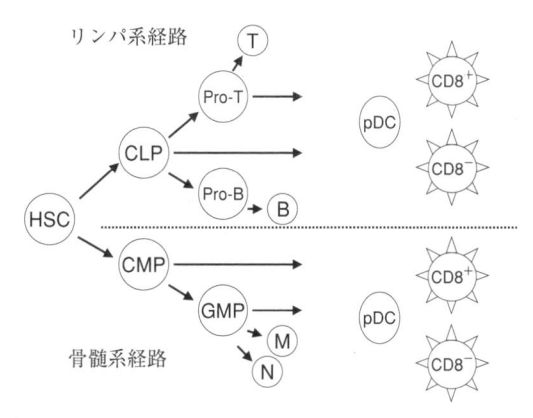

図1 細胞分化の経路

HSC:造血系幹細胞,CLP:リンパ系共通前駆細胞,CMP:骨髄系共通前駆細胞,Pro-T:T前駆細胞,Pro-B:B前駆細胞,GMP:顆粒球・単球系前駆細胞,T:T細胞,B:B細胞,M:単球,N:好中球.

3. DC分化経路

血球系細胞の分化経路には，造血系幹細胞 (hematopoietic stem cell：HSC) からT細胞やB細胞などのリンパ球に共通した前駆細胞 (common lymphoid progenitor：CLP) を経由するリンパ系経路と，HSCから好中球や単球などの骨髄系細胞に共通した前駆細胞 (common myeloid progenitor：CMP) を経由する骨髄系経路が存在すると考えられている (図1)[2]．最近まで，CD8α(+)のコンベンショナルDCはリンパ系経路を，CD8α(−)のコンベンショナルDCは骨髄系経路をたどり生成されると考えられていた．これは胸腺のT前駆細胞がT細胞のみならずCD8α(+)DCへの分化能を有していること，胸腺DCの多くはCD8αを発現していること，CD8α(−)のDCは骨髄系細胞のマーカーであるCD11bを強く発現していること，これらの事実に基づいたものである．しかしながら最近，致死的な放射線照射を行ったマウスにCMPを骨髄移植した後，このCMP由来のコンベンショナルDCのCD8αの発現量を解析すると，多くのDCはCD8α(+)であることがわかった．この結果はCMPがCD8α(−)DCのみならずCD8α(+)DCにも分化することを示しており，すなわちCD8αの有無により分化経路を区別するという概念が間違いであることを意味している．その後，CMPと同様にCLPもCD8α(+)ならびに(−)の両タイプのDCに分化することが示され，現在はCD8α(+)DCおよびCD8α(−)DCは，いずれも両方の経路を経由し産生されていると考えられている．pDCもコンベンショナルDCと同様にリンパ系経路と骨髄系経路の両方の経路を経由し産生されていることが示されている．このように，DCというのは，細胞表面マーカーを基準にした同一のDCサブセットに属していても，その集団のすべてのDCが一つの決まった分化経路を通り産生されているとは限らないのである．

DCの前段階に位置づけられる未分化な細胞，DC前駆細胞がいくつかの研究グループにより同定されている．preimmunocyteと命名されたDC前駆細胞は分化培養系において，pDCやCD8α(+)およびCD8α(−)の両タイプのコンベンショナルDCへ分化する．またこの前駆細胞はその培養系に用いる造血因子を変えると，DCではなくマクロファージへ分化する．common DC precursorとよばれるDC前駆細胞は in vivo でpDCやCD8α(+)および(−)のコンベンショナルDCへ分化しうるが，その分化能はDCに限定されており，他の骨髄系細胞やリンパ系細胞へは，少なくとも定常状態にあるマウス生体内では分化しないとされている．この2つのDC前駆細胞はさまざまなタイプのDCへ分化しうるという特徴をもつが，CD8α(+)のコンベンショナルDCにのみ分化するというDC前駆細胞も見出されている．また，末梢血単球がCD8α(+)コンベンショナルDCの前駆細胞であるという報告もあるが，その分化能はきわめて低いという否定的な結果も報告されており，これに関しては今のところはっきりとしていない．単球を除く上記のDC前駆細胞がCLPやCMPから分化したものなのか，あるいは，全く別の経路をたどり生じたものなのかということに関しては明らかにされていない．

4. DCの分化増殖因子と骨髄細胞培養系

Fms-like tyrosine kinase-3 ligand：Flt-3 ligandはDCの分化増殖因子として知られており，マウスにこの因子を投与するとさまざまな器官でDCの数が顕著に増加する．Flt-3 ligandはmacrophage colony-stimulating factor の受容体に構造的に類似したFlt-3というチロシンキナーゼ型の受容体に結合する因子である．Flt-3 ligandを欠損したマウスでは，あらゆるタイプのコンベンショナルDCやpDCが著しく減少していることから，この因子は，DCの分化において他の造血因子では補うことができない重要な役割を演じていると考えられている．その受容体であるFlt-3の発現がHSC，CLPおよびCMPに顕著に認められること，これらの細胞の数がFlt-3を欠損したマウスでは減少していることなどから，Flt-3 ligandは，造血系幹細胞の維持や増殖，ならびにDC系列へのコミットメントなど，少なくともDC分化の初期段階で重要な役割を果たしていると考えられている．最近，Flt-3 ligand存在下でマウスの骨髄細胞を培養すると，効率よくDCが産生されることが明らかになった．この培養系のDCの分化はGM-CSFの中和抗体の影響を受けないことからGM-CSF非依存的であると考えられている．この培養系では，B220が陽性のDCと陰性のDCが産生される．B220(−)のDCはさらにCD11b強陽性と弱陽性の2つのサブセットに分けることができる．B220(+)のDCはpDCの機

能的特徴であるⅠ型インターフェロンを大量に産生しうることから，このDCはpDCに相当すると考えられている．B220(−)の2つのDCサブセットに関しては，分化に必要な転写因子，サイトカイン産生能，細胞表面抗原の発現量，抗原提示能などの比較から，培養系CD11b(low)DCは脾臓CD8α(+)DCに，一方，培養系CD11b(high)DCは脾臓CD8α(−)DCに相当するのではないかと考えられている．

granulocyte/macrophage colony-stimulating factor：GM-CSFは好中球や単球の分化増殖因子としてだけでなく，DCの分化増殖因子としても知られている．化学的に修飾し生体内で安定に存在できるGM-CSFをマウスに投与すると主にCD8α(−)のコンベンショナルDCが増加する．この事実は生体内でのCD8α(−)DCサブセットの産生にGM-CSFが関与していることを示唆している．しかし，GM-CSFおよびその受容体を欠損したマウスではDCの数に大きな変動は観察されていない．この理由に関しては明らかにされていないが，可能性の一つとして，GM-CSFのかわりを担える因子が生体内に存在すると考えられている．GM-CSF存在下でマウス骨髄細胞を培養するとCD11b(high)CD8α(−)のDCが産生されることが知られている．この培養系のDCはさまざまな点で脾臓CD8α(−)DCと異なっており，それが生体内のどのDCに相当するのかに関しては未だ明らかにされていない．

5. DCの分化を制御する転写因子

転写因子欠損マウスの解析によりDCの分化を制御する転写因子が見出されている．STAT3は，この欠損マウスでは脾臓やリンパ節のコンベンショナルDCがほとんど観察されないことからCD8α(+)およびCD8α(−)の両タイプのコンベンショナルDCの分化に必要であると考えられている．STAT3によるDCの分化機構の詳細は明らかではないが，この欠損マウスにFlt-3 ligandを投与してもDCの増加はほとんど認められないことから，STAT3はFlt-3 ligandに依存したDC分化機構において重要な役割を果たしていると考えられている．興味深いことに，Flt-3 ligandを投与してもSTAT3欠損マウスではcommon DC precursorが検出されない．さらに，そのマウスではHSCの数は正常であるが，CMPやCLPの数が増加している．この現象の説明として，common DC precursorはCMPおよびCLPに由来しており，STAT3欠損マウスではHSCからCMPやCLPへの分化は進むものの，しかし，CMPやCLPからcommon DC precursorへの分化は，この過程にFlt3-STAT3シグナリングを必要とするので進行しないという仮説が考えられている．最近，DCの分化におけるFlt3-STAT3シグナル伝達機構に関する興味深い報告がなされている．転写因子Gfi1を欠損したマウスでは，あらゆるタイプのDCが顕著に減少していることならびにGfi1はSTAT3の転写活性を抑制する蛋白質と結合することにより，IL-6によるSTAT3の転写活性を促進することが示

表1 DCの分化に関与する転写因子

	pDCs	脾臓コンベンショナルDC			表皮コンベンショナルDC (Langerhans細胞)
		CD11b high		CD11b low	
		CD4⁺CD8⁻	CD4⁻CD8⁻	CD4⁻CD8⁺	
RelB⁻/⁻	n.d.	↓↓	↑	↑	→
IRF-2⁻/⁻	→	↓↓	n.d.	→	↓
IRF-4⁻/⁻	→(↓)	↓↓	→(↓)	→	→
IRF-8⁻/⁻	↓↓	→	→	↓↓	↓↓
Gfi1⁻/⁻	↓↓	↓↓	↓↓	↓↓	↑
Id2⁻/⁻	↑	↑	↓↓	↓↓	↓↓
Ikaros⁻/⁻	n.d.	↓↓	↓↓	↓↓	n.d.
PU.1⁻/⁻	n.d.	↓↓	↓↓	↓↓(↓)	n.d.
STAT3⁻/⁻	n.d.	↓↓	↓↓	↓↓	n.d.

欠損マウスで観察されたDCサブセットの数の変化を矢印で示した（↑：増加，↓：減少，→：無変化）．↓↓は数が野生型の半分以下まで減少していることを示す．2つの異なる結果が報告されている場合（ ）内にその結果を示した．n.d.: not determined.

VII 自然免疫の機構と細胞

の発現量によってDC前駆細胞から各種サブセットへの分化の方向性が左右されるのではないかと考えられている（図2）。マウスDCサブセットの分化過程におけるIRF-4とIRF-8の発現のタイミングや調節機構，ならびに誘導因子に関しては明らかにされていないが，これに関連した重要な知見が得られている。ヒト単球由来樹状細胞では，転写因子RelBがIRF-4遺伝子のプロモーター領域に結合しているという。RelBはCD4(+)DCサブセットの分化に選択的に要求されることが知られているので，CD4(+)DCの分化の過程で，RelBがIRF-4遺伝子の転写を活性化していると思われる。興味深いことに，①DCの培養細胞株ではRelBがGM-CSF刺激により活性化されること，②ヒト単球をGM-CSFで刺激するとIRF-4 mRNAは誘導されるが，IRF-8 mRNAは誘導されないこと，③GM-CSFを用いたマウス骨髄細胞培養系でのDCの分化には，IRF-4は必須であるがIRF-8は必須ではないこと，④GM-CSFをマウスに投与するとCD4(+)を含むCD8(-)DCサブセットが増加することが報告されている。これらの事実から，CD4(+)DCの分化の過程でGM-CSFによりIRF-4の発現が選択的に誘導されている可能性が考えられる。また同時に，①IRF-4はFlt-3 ligandを用いた骨髄細胞培養系で観察されるCD11b(high)DCの分化に必須であること，②この培養系のDCの分化はGM-CSF非依存的であること，③GM-CSF欠損マウスではDCの数が減少していないことから，GM-CSF以外にもRelBを活性化しうるIRF-4選択的発現誘導因子が存在すると推測できる。一方，IRF-8に関しては，①IRF-8遺伝子プロモーターにはSTAT3が結合しうる配列があること，②STAT3はFlt-3 ligandにより活性化されること，③IRF-8はFlt-3 ligandを用いた骨髄細胞培養系で観察されるCD11b(low)DCの分化に必須であること，が知られているので，IRF-8の発現調節機構にはFlt-3 ligand-STAT3シグナリングが関与しているのではないかと予想されている。

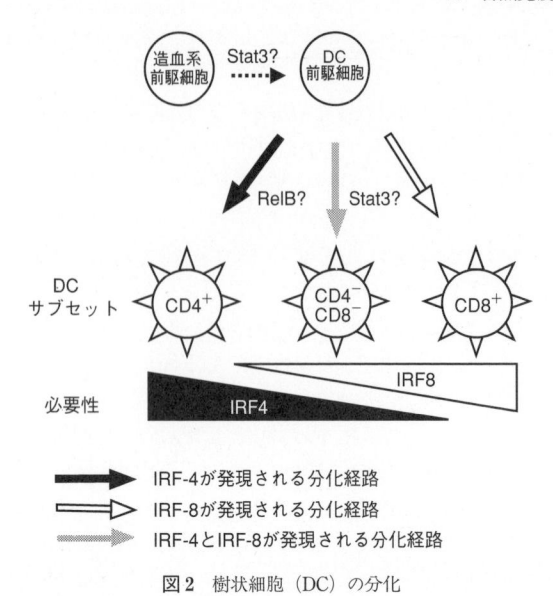

された。よって，Gfi 1がその抑制タンパク質と結合し，Flt 3 ligandによるSTAT 3の転写活性を促進する可能性，ならびにこの機構が先に述べたcommon DC precursorへの分化に重要である可能性が考えられている。IkarosもCD8α(+)およびCD8a(-)の両タイプのコンベンショナルDCの分化に重要な転写因子であり，Ikaros遺伝子の欠損は両タイプのDCの産生に大きな障害を与える。これはIkaros欠損マウスにはFlt3(+)の造血系前駆細胞が存在しないことに起因していると考えられている。

すでに述べたようにマウス脾臓には3種のコンベンショナルDC〔CD4(+), CD8(+), CD4(-)CD8(-)〕が存在するが，DCサブセットの分化を規定する転写因子として，インターフェロン制御因子群（interferon regulatory factors：IRFs）に属するIRF-4とIRF-8が注目されている。この2つの因子の発現パターンには特徴があり，IRF-4はCD4(+)DCとCD4(-)CD8(-)DCに，IRF-8はCD8(+)DCとCD4(-)CD8(-)DCに発現されている。この発現パターンと分化におけるIRF-4とIRF-8の必要性は関連しており，CD4(+)DCの欠落はIRF-4欠損マウスで，CD8(+)DCのそれはIRF-8欠損マウスで観察される。また，CD4(-)CD8(-)DCの欠落はIRF-4とIRF-8の二重欠損マウスでのみ観察される。以上のことから，DCの分化にはIRF-4とIRF-8の少なくともいずれか一方の因子が必要であり，この2つの因子

IRF-2欠損マウスでもIRF-4欠損マウスと同様，CD4(+)DCが激減している。このことはIRF-2がIRF-4に依存した分化制御機構に必要であることを示している。しかし，Langerhans細胞はIRF-2欠損マウスでは減少しているが，IRF-4欠損マウスでは減少していない（筆者ら未発表データ）。興

図2 樹状細胞（DC）の分化

味深いことに Langerhans 細胞の減少は IRF-8 欠損マウスで観察されている．これらの事実から IRF-2 が IRF-4 に依存した分化機構のみならず IRF-8 に依存した分化機構でも重要な役割を担っていると考えられる．IRF-4 および IRF-8 は転写因子 PU.1 と複合体を形成し遺伝子の転写を調節しうるが，IRF-2 には IRF-4/PU.1 および IRF-8/PU.1 複合体による遺伝子の転写をさらに促進する作用があることが示されている．IRF-2 のこの働きが分化の過程でも重要なのかもしれない．また PU.1 欠損マウスではすべてのコンベンショナル DC が減少しているという報告がなされていることから，IRFs/PU.1 複合体が DC の分化にきわめて重要な遺伝子を活性化している可能性が考えられる．

pDC の分化に関与した転写因子としては Gfi 1, IRF-8, Id 2 が知られている．Gfi 1 および IRF-8 は pDC の分化に重要であり，それぞれの欠損マウスでは pDC が顕著に減少している．Id 2 は，pDC の分化を抑制する働きがあるため，この欠損マウスでは pDC が増加している．pDC の分化における IRF-4 の必要性に関しては，IRF-4 欠損マウスにおいて pDC が減少していないという筆者らの報告と半分程度減少しているという報告があり，現時点では明らかではない．この 2 つの論文で方法論的に異なるところは，筆者らの論文では CD 19（B 細胞マーカー）と NK 1.1（NK 細胞マーカー）が使用され，この 2 つのマーカーが陰性の細胞集団に存在する pDC〔CD 11 c（+）B 220（+）〕の数が野生型マウスと欠損マウスとの間で比較されているところであるが，最近，pDC は均一な集団ではなく，pDC と NK 細胞の両方の性質を兼ね備えた細胞〔CD 11 c（+）B 220（+）NK 1.1（+）〕を含む集団であることが判明している．したがって，筆者らの結果は NK 1.1（−）の pDC の数の比較を示しており，すなわち，IRF-4 欠損マウスでは，NK 1.1（−）の pDC は減少していないが，NK 1.1（+）の pDC は減少しているという可能性が考えられる．

DC の分化に関与する役者がようやく揃い始めた段階でありその分子機構に関しては今後の課題である．分化経路に関しては本稿で述べた以外のモデルも存在し議論されているところである[3]．DC 分化研究の進展により血球分化のさまざまな謎も解明されることを期待する． ［鈴木章一］

参考文献

1) Shortman K, Liu YJ: Mouse and human dendritic cell subtypes, *Nat Rev Immunol*, **12**: 151-161, 2002.
2) Kondo M, Wagers AJ, Manz MG, Prohaska SS, Scherer DC, Beilhack GF, Shizuru JA, Weissman IL: Biology of hematopoietic stem cells and progenitors: implications for clinical application, *Annu Rev Immunol*, **21**: 759-806, 2003.
3) Katsura Y, Kawamoto H: Stepwise lineage restriction of progenitors in lympho-myelopoiesis, *Int Rev Immunol*, **20**: 1-20, 2001.

VII 自然免疫の機構と細胞

32 ヒト骨髄系血液細胞と細胞内刺激伝達機構

「骨髄系（myeloid）」という用語は血液学者以外の方にはやや耳慣れない用語かもしれないので簡単に説明する．すなわち，骨髄系の血液細胞とは，骨髄の中で増殖・分化するさまざまな分化段階の血液細胞のうちで赤芽球・赤血球の系列でもなく巨核球・血小板の系列でもないもの，つまり，顆粒球（好中球，好酸球，好塩基球）や単球・マクロファージのような白血球の系列を意味する用語である．ただし，白血球とはいってもリンパ球は含まれない．リンパ球以外の白血球はおおむね貪食能を有するので，この機能にちなんで食細胞という総称もある．このような，骨髄系という血液細胞の特定の系列に関して，未分化な段階から成熟した段階までを見わたして，その細胞生物学的，細胞生理学的な観点で，増殖，分化，アポトーシス，機能発現という広い視野で概説をするわけであるが，今回は紙面の都合もあり，筆者らが実際に研究している事項，当該分野の最近のトピックスなどに絞って，しかも，本書の他の項目との重複をできるだけ避けて，話題を提供したい．

1. GM-CSFの作用機序

顆粒球マクロファージコロニー刺激因子（granulocyte-macrophage colony-stimulating factor：GM-CSF）は，まさに，本稿の課題である「骨髄系」の血球に幅広く作用するサイトカインである．すなわち，顆粒球や単球・マクロファージの前駆細胞の増殖と分化を誘導する造血因子であり，その血液細胞に対する作用は強力で多彩である．白血病細胞を含むさまざまな細胞の増殖や生存延長を誘導し，正常血液細胞の分化を促進し，さらに，白血球を強力に活性化する．また，時には，細胞のアポトーシスも誘導する．したがって，研究の対象として，GM-CSFは興味深く，その細胞内シグナル伝達系もさまざまで，未だに新知見が報告されている．

GM-CSFによって惹起される細胞内シグナル伝達機構としては，図1に示すように主に3種類の経路が提唱されている．それぞれがどのような生物学的な活性と関連があるかに関しての大まかな知見を図1の最下段に示した．この中で，Janus kinase：Jakの経路とextracellular signal-regulated kinase：Erkの経路が主要な経路と考えられている．Jakの経路は，従来よりマウスの血液細胞株を用いて精力的に研究が進められ，c-mycが関与する細胞周期進行の系として，多くの研究者に信じられている．c-mycの転写が亢進してその蛋白量が増えて細胞周期の進行（G1期の進行）が誘導されるという機序である．Erkの経路に関しては，同じくGM-CSFやIL-3で刺激されたマウスの血液細胞株の系では生存延長（アポトーシスの抑制）とされているが，他の細胞の系においては増殖であったり分化であるともいわれており，複数の現象に寄与していると考えられる．筆者らは，U937細胞での分化におけるErkの関与を観察した．

phosphatidylinositol 3-kinase：PI3Kの経路に関しては，細胞の生存とアポトーシスの抑制，さらには，白血球の機能亢進に関与するというのが一般的な考え方であるが，もう1つの最近のトピックスは，PI3Kの細胞周期進行，細胞増殖における積極的な役割である．血液細胞に関しても知見が集まりつつある．その中で，筆者らはGM-CSFによるヒト白血病細胞の細胞周期進行におけるPI3Kの役割を世界で初めて明らかにした．しかも，c-Mycの翻訳（translation）の亢進を介したユニークな機序によるc-Myc蛋白の増加によって細胞周期（G1期）が進行して増殖に至るという，きわめ

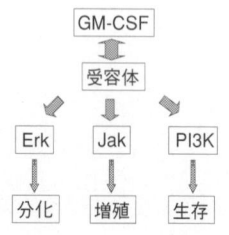

図1 GM-CSFの細胞内シグナル伝達経路とその生物学的な役割

て独自の経路である．

　GM-CSFやIL-3による血液細胞の増殖機構のこれまでの常識は，Jakの経路を介してc-myc遺伝子の転写（transcription）が促進され，その結果，c-Myc蛋白が増加して細胞周期の進行が誘導されるというものである．この学説は，主にマウスの血液細胞株を用いて確立された．一方我々は，GM-CSFに依存的なヒト白血病細胞株を用いて，同様に，c-Myc蛋白の増加を確認したが，それは，転写（transcription）の亢進でなく翻訳（translation）の亢進に由来していた．しかも，通常の伝統的なcap依存性の翻訳ではないことが，その阻害剤（ラパマイシン）によって示唆された．cap依存性の翻訳とは，蛋白への翻訳装置一式複合体（リボソーム）がmRNAの5′末端に存在するcap構造を認識して結合し，ここから下流方向（3′方向）へ塩基配列をスキャンしていき，開始コドンを見つけたらそこから塩基配列に対応するアミノ酸に翻訳していくという通常の翻訳の仕組みである．cap依存性翻訳ではない翻訳機構の代表としては，internal ribosome entry site：IRESという特異な翻訳機構が有名である．IRESとは，ウイルスなどが自己の遺伝子を蛋白に変換する時に使われる翻訳機構で，ヒトなどの哺乳動物でも通常のcap依存性の翻訳が抑制されている特殊な場合に作動する仕組みである．翻訳装置複合体が5′末端のcap構造に結合するのではなく，それより下流，3′側の（開始コドンよりは上流，5′側の）特定部位に結合して，下流に向けてスキャンするという仕組みで，5′末端と開始コドンの間で特別な機構が作動するという面白い仕組みである．c-mycは，このようなIRESという機序によって翻訳される分子であることはすでに報告されている．そこで，c-myc遺伝子の5′側の非翻訳領域のIRESと考えられている配列を中央に組み込んだうえで，その上流と下流に別のルシフェラーゼ遺伝子をつないだコンストラクトを作成する．このコンストラクトを，目的とする細胞に導入して，その細胞がc-mycのIRESを活用しているかどうかを判定できる．IRESが機能しなければ，上流側のルシフェラーゼ遺伝子のみが通常のcap依存性翻訳により蛍光蛋白に翻訳されて光り（上流のルシフェラーゼ遺伝子の停止コドンのところで翻訳は必ず止まるので，その下流に組み込まれているもう1つのルシフェラーゼ遺伝子が翻訳されることはあり得ない），IRESが機能すれば，IRESの部分か

```
GM-CSF
  ⇓
 PI3K
  ⇓
c-mycのIRESによる
翻訳の亢進
  ⇓
c-Myc蛋白の増加
  ⇓
細胞周期の進行
```

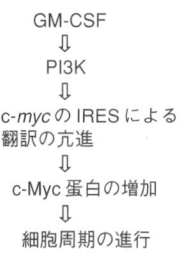

図2　GM-CSFによるc-Myc蛋白の増加を介した新しい細胞周期進行機構

ら翻訳がはじまり，その下流側に組み込まれているもう1つのルシフェラーゼも蛋白となって蛍光を発する．この手法により，我々はGM-CSFによるc-mycのIRESの活性化を確認することができた．しかも，IRESによる翻訳を介したc-Myc蛋白の増加はPI3Kを介していることも明らかになった．以上のように，これまでとは全く異なる機序や概念を介した白血病細胞の造血因子依存性増殖が示された．このような新しい経路の全体を模式図にして図2に示す．

2．細胞周期制御分子p21の多彩な作用とp21の細胞質局在の機序

　細胞周期のうちでG1期の進行を停止させたり，G1期からS期への移行を止めたりする分子群をcyclin-dependent kinase：CDKインヒビターとよび，図3のようにINKファミリーとCip/Kipファミリーが知られている．この中で，Cip/Kipファミリーのうちのp21について，細胞周期停止以外の多彩な作用を紹介する．すなわち，p21は，細胞周期の停止のみではなく，特に骨髄系の血液細胞において，細胞分化の誘導，アポトーシスの抑制，などさまざまの局面に関与している重要な分子であることが報告されてきた．すなわち，当初はG1期の

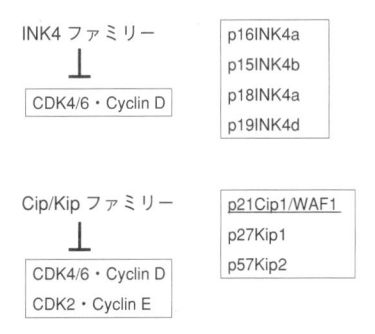

```
INK4ファミリー        p16INK4a
   ⊥                p15INK4b
                    p18INK4a
CDK4/6・Cyclin D    p19INK4d


Cip/Kipファミリー     p21Cip1/WAF1
   ⊥                p27Kip1
                    p57Kip2
CDK4/6・Cyclin D
CDK2・Cyclin E
```

図3　細胞周期を停止させる分子群CDKインヒビター

進行を停止させる分子として発見されたが，その後，強制発現実験の結果などから，骨髄系血液細胞の分化にも関わることが報告され，さらに，アポトーシス耐性誘導作用も見出された．アポトーシス誘導作用に関しては，非常に興味深いことに，本来，核内に局在して細胞周期を制御するp21が細胞質に移動するという現象が観察された．実際に，正常人のヒト成熟単球のp21は細胞質に局在することが観察されている．

このように，核にあるべき分子の細胞質移動の機序解析を目的として，細胞質に局在して乳癌遺伝子 the breast cancer 1 gene：BACA1の産物を細胞質に牽引する分子 BRCA1-associated protein 2：Brap2に焦点を定めて研究を行った．p21のさまざまの欠失変異体を用いた検討から，p21の細胞核局在はC末端側の核局在シグナル（nuclear localization signal：NLS）の有無によって規定されていることが明らかになった．さらに，NLSを有するp21と欠失しているp21のいずれにもGFPを融合させて，血液細胞株に導入発現させて，分化誘導の前後での細胞内局在を検討したところ，NLSを有するp21の発現時においてのみ，分化誘導後にp21の細胞質局在が観察された．以上より，p21の細胞内局在は何らかの機序でNLSが機能しなくなることが原因と考えられた．

NLS機能が失われる機序としては，当該部位のアミノ酸のリン酸化と，当該配列に対する他の蛋白の結合が提唱され，前者は，p21の電気泳動における移動度の変化が認められないことから否定的で，後者の可能性が想定されが，NLSに結合するとされる細胞蛋白は，Brap2以外にはほとんど報告されておらず，Brap2を候補として研究を進めた．まず，Brap2が無細胞系においてp21のNLSに特異的に結合すること，さらに，細胞内で実際にp21とBrap2が結合し，NLSを有するp21の発現の有無によってBrap2の局在が変わる（Brap2も共発現した時にのみp21が細胞質にも認められる）ことを確認した．最後に，血球分化過程で増加するBrap2が細胞質p21の増加やそれに伴うアポトーシス耐性といった生物学的な現象に本当に関係していることを確認するために，RNAi法を用いたBrap2の阻害実験を行った．Brap2特異的siRNAは，Brap2蛋白量を実際に減少させ，その条件下において，細胞質p21の量が減少し，分化誘導に伴うアポトーシス耐性も減弱してアポトー

シス感受性になることが確認できた．

細胞質p21は，細胞株のみではなく正常の末梢血ヒト単球においても観察される現象で，血球の成熟・分化過程でのアポトーシス耐性において重要な役割を果たすと考えられる．細胞質p21の重要な役割はアポトーシス耐性であり，その機序としてASK1関連のMAPキナーゼのシグナル伝達経路の関与が示唆されている．このような細胞質p21を制御している分子としてBrap2が同定された．この分子は，そのC末端側の領域がp21のC末端側に存在するNLSに結合して，p21の核局在を阻害して細胞質p21を誘導することが示された．このような形で，本来核に存在する分子の細胞質誘導を促す機序は他に例がなく，きわめて興味深い現象と考えられる．Brap2は，当初は乳癌抑制遺伝子BRCA1の細胞質局在に関わる遺伝子として単離された．本来核内において機能する癌抑制遺伝子BRCA1は，正常乳腺上皮細胞においては核内に局在するが，乳癌細胞（特に悪性度の高いもの）においては細胞質に局在して機能し得ず，その原因としてBrap2が重要という説明であった．しかし，その後の詳細な研究により，実際の細胞内においてはBrap2とBRCA1は関連がないことが明らかとなり，Brap2の役割が宙に浮いたような状態となっていた．今回の研究によって，Brap2の重要な役割が解明された．ごく最近の論文（Nature, **427**：256-260, 2004）においては，Brap2がRasのシグナルに関連することも証明され，ますます注目を浴びる分子となった．以上のように重要な細胞内分子であるBrap2の疾患における役割を解明すべく，今後の研究が望まれる．

3. 血液細胞移植と好中球機能の生体内評価の系

筆者らが従来の研究において好中球の機能を評価する時は，もっぱら in vitro の測定系を用いてきた．特に，活性酸素産生能のような場合は，in vitro の系でも十分に意味のあるデータが得られてきたと考えている．しかし，走化性（遊走能）の場合は，in vitro と in vivo では大いに異なった周囲の状況であることは容易に理解できる．そこで，筆者らの研究室においては最近，マウスの空気嚢炎モデル（図4）を用いた in vivo 走化性評価系を用いて，しかも，ヒト造血幹細胞を受け入れる免疫不全マウスにおいても同様の実験をして，マウスでな

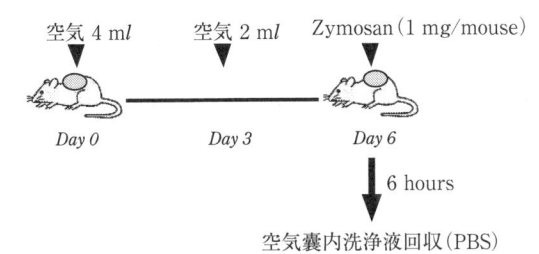

空気 4 ml　空気 2 ml　Zymosan（1 mg/mouse）

Day 0　　　Day 3　　　Day 6
　　　　　　　　　　　　↓ 6 hours
　　　　　　　　空気嚢内洗浄液回収（PBS）

図4　空気嚢炎の模式図

く，移植したヒト造血幹細胞由来の好中球で，しかも，炎症巣に遊走することができるものを選択的に定量できたことを紹介したい．

まず，ヒト血液細胞の生着がきわめて優れている高度の免疫不全マウス，NOGマウス（NOD/SCID/γ_c^{null}）を用いて，内在性のNOGマウス由来の好中球による空気嚢炎が十分に機能すること，すなわち，NOGマウスの空気嚢において，投与された起炎剤による好中球特異的な遊走が惹起されることを確認した．マウスの好中球はマウスの好中球特異的抗原Gr-1に対するモノクローナル抗体を用いて確認した．

次に，ヒト臍帯血由来造血幹細胞（CD 34陽性細胞）の移植実験を行った．NOGマウスはヒト血液細胞の生着が良好なモデルマウスであることはすでに知られており，我々も良好なヒト造血幹細胞の生着（拒絶されることなくマウス体内での増殖，分化すること）を，ヒトとマウスにおいて交叉しない血液細胞特異的抗原CD 45を用いて確認した．このようなヒト造血幹細胞を移植したNOGマウスにおいて空気嚢炎を惹起させて，そこに遊走してくる好中球を解析したところ，その中に一定の割合でCD 45陽性細胞（すなわち，ヒト好中球と想定される細胞）が存在することが明らかにされた．ただし，その比率は高くなく大多数がマウス好中球であり，ヒト好中球が本当に存在することをより明確に証明する必要があった．そこで，筆者らはヒト好中球を特異的に認識するモノクローナル抗体による2カラーのフローサイトメトリーを確立した．すなわち，ヒト正常人末梢血の好中球と単核球（リンパ球，単球）を用いて，2種類の成熟好中球特異的な表面抗原（CD 10, CD 66 b）を指標に検討して，好中球と単核球分画が正確に分けられることを確認した．この系を用いて，ヒトCD 34陽性造血幹細胞を移植したNOGマウスの空気嚢炎中に，ヒト好中球が存在することが証明された．すなわち，NOGマウスの移植モデルにおいて生体内（in vivo）で分化誘導されたヒト好中球が遊走能を発揮して炎症巣まで移動したことを示すことができた．この系を用いて，増殖分化能や好中球機能の異常な患者細胞の，マウス生体内での増殖，分化，生存，アポトーシス，機能などを解析，評価できることが期待される．

さいごに

本稿においては，ヒトの骨髄系の血液細胞に関するいくつかの話題を提供した．その内容は，増殖，分化誘導，アポトーシス耐性，機能などにわたっており，筆者ら自身が日頃から関係している内容を中心に記載した．すべてに網羅的な概説でなく，読者のご期待に沿えるものかどうか自信がないが，最新の興味深い内容で，しかも筆者がある程度以上の自信をもってご説明できる内容ということでご容赦願いたい．この分野の今後の発展を見据えつつ，昨今は霊長類（サルとヒト）の胚性幹細胞の研究を進めている状況で，そのような研究の成果もいつかご紹介できる機会があればと願っている次第でもある．

[湯尾　明]

参考文献

1) Yuo A: Differentiation, apoptosis and function of human immature and mature myeloid cells: intracellular signaling mechanism, Int J Hematol, **73**: 438-452, 2001.
2) Kobayashi N, Saeki K, Yuo A: Granulocyte-macrophage colony-stimulating factor and interleukin 3 induce cell cycle progression through the synthesis of c-Myc protein by internal ribosome entry site-mediated translation via phosphatidylinositol 3-kinase pathway in human factor-dependent leukemic cells, Blood, **102**: 3186-3195, 2003.
3) Hellen CU, Sarnow P: Internal ribosome entry sites in eukaryotic mRNA molecules, Genes Dev, **15**: 1593-1612, 2001.
4) Steinman RA: Cell cycle regulators and hematopoiesis, Oncogene, **21**: 3403-3413, 2002.
5) Asada M, Ohmi K, Delia D, Enosawa S, Suzuki S, Yuo A, Suzuki H, Mizutani S: Brap 2 functions as a cytoplasmic retention protein for p 21 during monocytic differentiation, Mol Cell Biol, **24**: 8236-8243, 2004.

VII 自然免疫の機構と細胞

33 好中球の機能調節

1. 好中球と生体防御

好中球は，白血球の約60%を占め，生体防御機能の初期に働き，殺菌，殺ウイルス，殺真菌，殺腫瘍細胞など自然免疫（innate immunity）の重要な役割を担っている．好中球系の防御細胞は，系統発生でみても昆虫や軟体動物にも存在しており，単細胞のアメーバの機能に似ている．マウスではヒトと違い末梢白血球の約30%とその比率が大きく異なる．

好中球は細胞膜が柔軟で，細胞内骨格が発達し，素早い反応性を示す．刺激や反応に対応してアメーバ様の運動性を示す．その動きは，感染防御の先端での監視役として，異物に対して素早い反応に必要であり，その反応と運動によって異物を捕食（貪食，phagocytosis）し，消化するといった一連のダイナミックな機構全般に不可欠な要素として備わっている（図1）．Metchinicoffの好中球の発見から100年以上を経過し，好中球は，感染防御のマーカー，炎症細胞のマーカーとしての古典的研究から，好中球走化性因子の発見や細胞内情報伝達機構に始まる分子生物学の研究によって，目覚しい好中球の機構解析と臨床応用の研究へと発展し，好中球はさまざまな機能面をもつことが明らかにされた．なかでも，レセプター，リガンドの反応から異物認識・粘着にはじまる細胞内情報伝達の反応の解析は，細胞内情報伝達機構の解析研究のさきがけ的なものになった．一方，この機構にかかわる機能が過剰になることで，本来の好中球機能の役割が生体側にとって障害になることも明らかになってきている．また，パンデミックインフルエンザ肺炎の際にも，好中球の関与が重要なキーともなっており，今まであまりかえりみられなかった好中球の生体での複雑な役割が明らかになってきている．

2. 好中球の細胞としての機能の特殊性

好中球を細胞の機能面からみると，粘着（図1A），遊走（走化能）（図1B），貪食（図1C），脱顆粒（酵素放出能），殺菌の機能をもち，それぞれ順次ステップを追って生体防御機能の役割を担っている．

1) 粘着機能

好中球は，末梢血液を循環している時は血管内皮細胞に粘着しないが，いったん感染，炎症などの刺激を受けると活性化され，血管内皮細胞に粘着し，ローリングしながら血管内皮細胞をすりぬける．そ

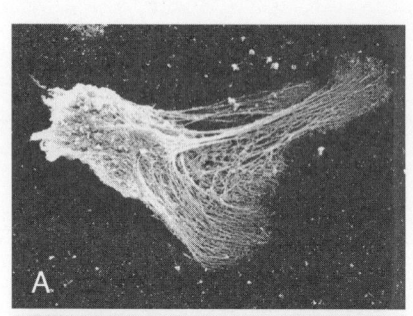

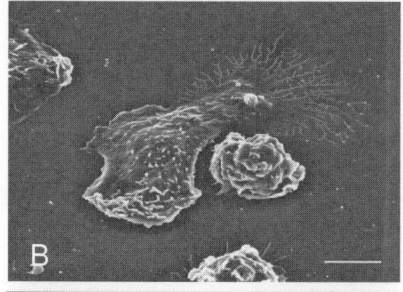

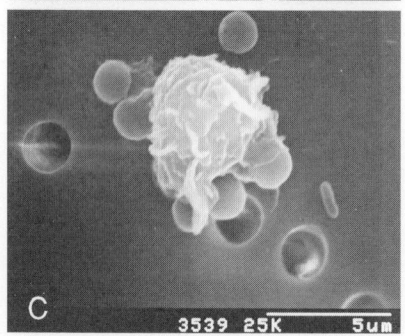

図1 好中球の各ステップでの機能
A：粘着，B：遊走（走化能），C：貪食．
bar：1μm（A，Bとも）．

れに加え，好中球が血管内皮細胞の外を通るだけではなく，内皮細胞が好中球を取り込み（呑み込み），血管外へと放出するといった報告もある．このステップは，好中球が生体防御細胞として働く際の重要な第一歩である．この粘着という好中球機能は，血管内皮細胞への粘着のみではなく，その他の好中球機能の全般にわたって重要な役割に関与している．

2) 遊走・走化能

血管外へ出た好中球は，感染部位や炎症部位へと移動する．この機能のうち細胞の移動機能を「遊走」という．一方，感染部位や炎症部位へと方向性をもって遊走するとことを「走化性」という．この走化性は，方向性をもった遊走であるので，移動先の方向をキャッチする必要がある．好中球が方向をキャッチするには，局所からの情報を得る必要があり，好中球は，局所から産生される種々の物質に反応して方向を決める．方向を決める因子には，補体成分 C5a，細菌産生ペプチド fMet-Leu-Phe，ロイコトリエン B_4，インターロイキン 8（IL-8），LECT 2 などが走化性因子として明らかにされている．また，これらの因子によって，好中球が活性化される．これらの走化性因子はリガンドとして，好中球表面のレセプターにある補体成分 C5a レセプター，fMet-Leu-Phe レセプター，ロイコトリエン B_4 レセプター，IL-8 レセプターなどに結合する．これらのレセプターと結合することで好中球細胞内へと情報が伝達され，好中球が活性化される．この情報伝達に呼応して好中球の膜の流動性が上昇する．遊走の走化性には，膜の流動性が不可欠である．

3) 食機能—貪食作用

感染部位へ好中球が到達すると，そこに増殖している細菌・ウイルス・真菌を即座に食べる．この現象を「食作用」あるいは「貪食」とよんでいる．好中球が生体防御機能を発揮するには，細菌，ウイルス，真菌を細胞内に貪食して物理的に封じ込め，細菌・ウイルス・真菌の生体内での増殖を抑制することで役割を果たしている．この機能にも好中球の粘着機構と膜の流動性が関与している．すなわち，特異的レセプターを利用した接着と非特異的な接着にはじまる貪食機能である．貪食しながら，細菌・ウイルス・真菌などを食胞（ファゴゾーム）にとじこめる．この反応は，かなり機敏で秒から分単位での反応である．

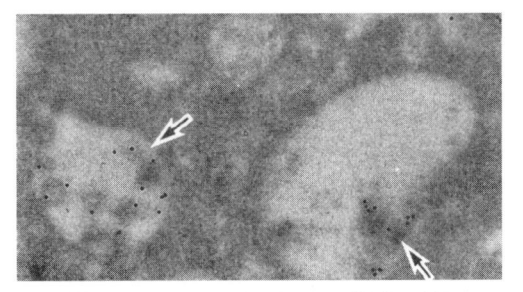

図 2 インフルエンザウイルスの不活化・分解

4) 脱顆粒・酵素放出と活性酸素産生

好中球は，細菌を貪食後，細菌，ウイルスおよび真菌を不活性化することが生体防御の主たる役割である．インフルエンザウイルスも不活化分解して処理することがわかっており（図2），1918年のパンデミック（スペイン風邪）の場合の好中球の役割も大きいと考えられている．好中球は，貪食して食胞をつくると同時に好中球内の顆粒（ライソゾームを含む 4 種の顆粒）と順次融合してファゴライソゾームを形成する．そして，myeloperoxidase（MPO）など顆粒内の消化・不活化酵素をそのファゴライソゾームの中に放出する．これと同時に，活性酸素も産生し，不活化して，殺細菌，殺ウイルス・殺真菌をする．細菌由来の分子や生体内の補体，炎症性サイトカイン，活性化因子などレセプターのリガンドが結合した好中球は，その情報を細胞内の蛋白質をリン酸化反応などを通じて，細胞内に瞬時に伝達する．その典型的なものが活性酸素産生や脱顆粒・酵素放出する一連の細胞内情報伝達経路である．このように，好中球は，生体防御機能として，活性化されてから殺菌するまでの機能を有し，かつ，活性化が即時に起こる．このダイナミックな機能の発現は，生体防御に必要である．

5) 好中球の活性化によって MPO-H_2O_2 系が作動して生体防御に関与する[1]

好中球は，MPO-H_2O_2 系を利用して生体防御に作動する．感染によって MPO などが血液中に放出され，炎症がおさまると同時にクリアされ，CRP と同様の血中レベルの変動を示す．これは，好中球の活性化状態と関連すると推定されている．MPO 分子の構造は，light chain（14 kDa）と heavy chain（59 kDa）の 2 分子に heme 2 分子をもつ 158 kDa のヘテロテトラマーの糖蛋白質で，等電点 10.3 以上で，第 17 染色体にコードされている．MPO は，NaCl と H_2O_2 を基質として OCl$^-$ を産

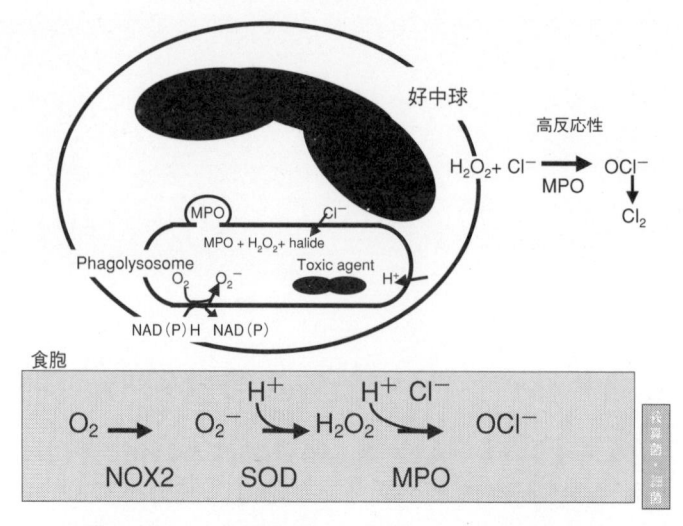

図3 MPOは，NaClとH$_2$O$_2$を基質としてOCl$^-$を産生する

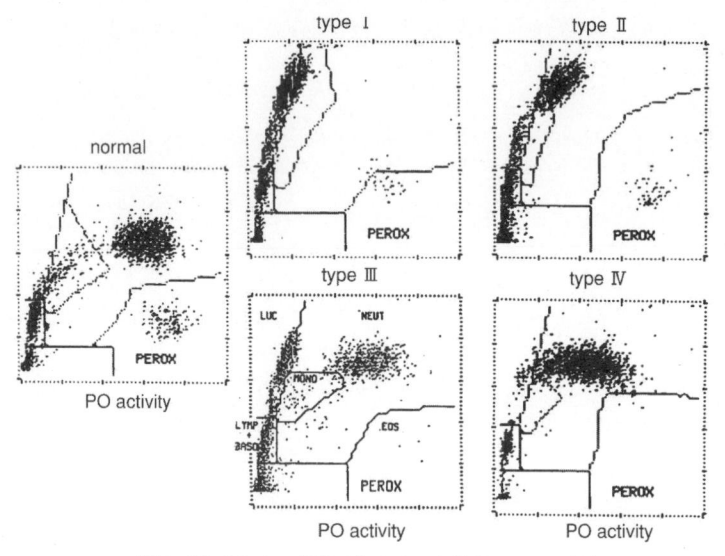

図4 MPO Index (MPIX) からの欠損型の4つの分類

生する（図3）. 活性酸素産生酵素 NADPH oxidaseに加え，MPOの不全症は真菌症に重要であることが判明している. また，コードされている遺伝子の異常のみならず，遺伝子発現調節部位で調節している転写因子の機能不全によってもMPO分子群の遺伝子発現の異常が起こる.

日本人における遺伝的MPO欠損頻度は，臨床血液検査機器から得られるMPO Index (MPIX) から欠損型が4つに分類されている（図4）. 完全欠損の発生頻度は施設平均では1人/57,135人である[2]. 一方，欧米の解析からは，イタリアでは，1人/4,000人であり，米国では，1人/2,000〜4,000人と報告されている. また，その原因になっている遺伝子変異は，これまでR569W, Y173C, M251T, G501Sが報告されている.

3. 血管傷害や慢性疾患を誘導する好中球の活性化状態

上述したように，MPO-H$_2$O$_2$系を利用して好中球は，生体防御に作動するが，条件・状況によって生体側に不利な細胞に傷害を引き起こし，炎症を惹起する. 血管炎の患者の血中には，高MPO活性とともに，活性化好中球が循環していることが，川崎病や血管炎の好中球の機能の解析から明らかになっ

ている．この活性化好中球は，続発する炎症や感染によって血管傷害の誘発に関与すると推定されている．

好中球の活性化は血管炎発症と関連がある

生体防御の機能が亢進下状態で，活性化されたままの状態では生体側の細胞傷害をもたらす結果になる．すなわち，好中球の生体防御という一義的な機能が，ややもすると，条件・状況によって生体側に不利な細胞傷害を引き起こし，炎症を惹起する結果になる．好中球のライソゾーム酵素MPOやプロテアーゼなどの好中球顆粒成分が，感染や炎症の惹起によって血液中に放出される．血管炎の患者の血中には，高MPO活性とともに，活性化好中球が循環していることが，川崎病や腎炎患者の好中球の機能の解析から明らかになっている．この活性化好中球は，続発する炎症や感染によって血管傷害の誘発に関与すると推定されている．

血管炎の組織には，炎症細胞の浸潤があり，マクロファージ，好中球，リンパ球が観察される．顕微鏡的多発動脈炎（MPA）などの顕微鏡所見では多くの好中球浸潤が認められることがある（図5）．好中球が，その抗体ANCAとともに血管炎に関与していることが十分予想される．好中球やANCA以外にも，血管炎の病因がかかわるリスク因子として，ANCA以外の自己抗体，IL-8，TNF-αなどの炎症性サイトカイン，内皮細胞の活性化，接着分子，内膜・中膜・外膜あるいは細胞外マトリックスの反応系などがトリガーや反応として連鎖していると推定されている．

4. 好中球ライソゾーム酵素MPOの抗体であるMPO-ANCAが血管炎と相関を有する

MPO-ANCAは，血管炎を呈する疾患にその上昇が認められ，疾患の臨床マーカーとして利用されている好中球細胞質抗体である[3]．血清中のMPO-ANCA陽性の対象疾患として，川崎病や腎炎などの血管炎が主であるが，関節リウマチやSLEにおいてもMPO-ANCAが高値を示すケースがあり，MPO-ANCAを呈する血管炎では，好中球の活性化が関与している．

MPOがMPO-ANCAの抗原であることを証明されている．MPOは，MPO-ANCAの抗原として作動する．病態と密接に関与するMPO-ANCAは，その抗原・抗体反応と，それに続く免疫複合体によって好中球が活性化され，その状態が持続することで病態の重篤化を招くのではないかと考えられている．筆者らのMPO欠損マウスを用いた実験においてMPO-ANCAの激減と冠状動脈炎の発症が抑制されたことから，MPOが抗原となりMPO-ANCAが産生され，これに呼応して血管炎が発症することが裏づけられている．

1) MPO-ANCAと病態との関連

これら疾患患者の血清中のMPO-ANCAの抗体価だけでは，必ずしも疾患の病態と連動していないことがわかっており，病態と密接に関与するMPO-ANCAは，その抗原・抗体反応と，それに続く免疫複合体によって好中球が活性化され，その状態が持続することによって，病態の重篤化を招くのではないかと考えられている[4]．

2) MPO-ANCAエピトープ解析用パネルの作成と血管炎関連MPO-ANCA抗体のエピトープ解析

病態と関連したMPO-ANCAの関与について解析するためには，抗体によるMPO分子との反応部位（エピトープ）を特定することと，反応性・血管傷害に関わる抗体を特定することが必要である．また，好中球を活性化する抗体の性状と病態に連動する好中球の活性との関係を特定することも重要な問題である．そこで，血管炎の病態を判定するための

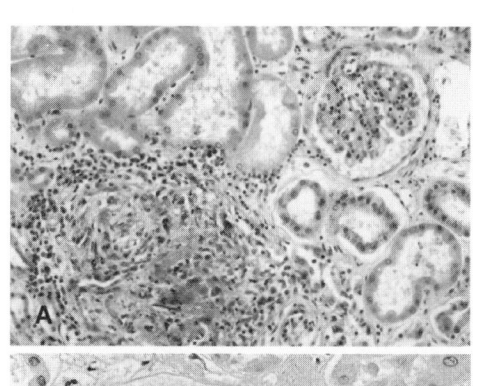

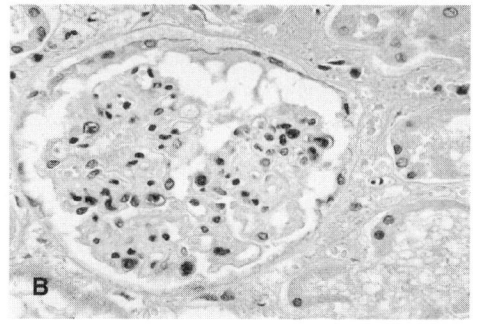

図5 顕微鏡的多発動脈炎（MPA）における好中球浸潤像
A：HE染色，B：MPO抗体染色．

Ⅶ 自然免疫の機構と細胞

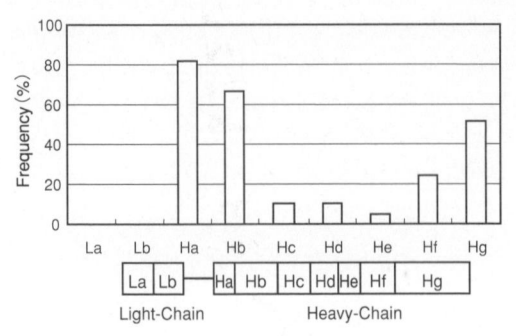

図6 病体に関連するMPO-ANCAエピトープ

MPO-ANCAエピトープ解析用パネルが作製されている[5]．

E. coliを用いたdeletion mutantsのリコンビナントフラグメント（MPO分子を7部分に分けたリコンビナントMPO断片）のパネルセットを使って，MPO-ANCA抗体のエピトープを解析し，特定の反応部位が病態と関連することが明らかになっている．また，このセットを使ったMPO-ANCAエピトープ解析用ELISA法を用い，血管炎関連患者血清のMPO-ANCA抗体のエピトープの解析により，MPOのL鎖とは全く反応せず，主としてH鎖のNおよびC末端に単独で反応するエピトープをもつMPO-ANCA抗体が重症化と関連する．この解析結果は，特定のモノクローナル抗体が重症化と関連していることを示す．さらに，「厚生省・難病血管炎班」において，種々の血管炎患者のMPO-ANCA陽性を認めた176例の血管炎患者血清のMPO-ANCAのエピトープを解析し，約70％の血管炎患者の血清はエピトープを示す．特に，多発動脈炎（PN）およびMPA患者の血清はMPOのH鎖のNおよびC末端に単独で反応するエピトープをもつモノクローナル抗体であり，他の血管炎の血清のMPO-ANCAは，末端ではない部位のエピトープ，2つ以上すべてに反応するエピトープを示すように（図6），クローナリテイは血管炎疾患および病態と関連があることを示唆している．これらの結果は，治療による病態の評価基準作成や血管炎の重症度の評価に重要であると考えられる．

3) MPO-ANCAエピトープと好中球活性化による血管炎進行

エピトープ解析からMPO-ANCAのモノクローナル抗体が血管炎の進行と関わることがわかった．また，Fcγレセプター欠損マウスでは，腎炎が発症しないことから，好中球の活性化に関与する抗体および免疫複合体は特異性が高いモノクローナル抗体であると推定されている．一方，川崎病の治療に用いられているグロブリン製剤は，MPO-ANCAを含んでいるが，ポリクローナルであることが判明している．健常者血中にもMPO-ANCAが含まれているのと同様である．これらのことから，病因性の高いモノクローナル抗体が，ポリクローナルによって弱められていることが治療に有効性を示す一因である可能性もある．この過剰反応を抑制する治療法も検討されている[6]．

5. 好中球活性化によって誘導される血管炎モデルマウス

血管炎の治療や，病因を解析する上で重要なのが病態モデルマウスを用いた研究である．腎炎や血管炎を有するNZB/WF1, MRL, SCG, IRF-8/ICSBP-KOマウスやCandida albicans由来分子の膜成分（CADS）やwater soluble glycoprotein（CAWS）によって誘導される冠状動脈血管炎マウスがある．また，MPO-ANCA関連血管炎マウスとして，SCG/Kjマウスの研究が進んでいる．これらのマウスは，好中球機能が亢進している．

1) 急性進行性糸球体腎炎（RPGN）の疾患モデルのSCG/Kjマウスの好中球機能

SCG/Kjマウスは，半月体形成性糸球体腎炎を高率かつ急速に自然発症し，その病態の発症・進行においては，好中球機能およびMPO-ANCAが関与している．SCG/Kjマウスは，リンパ節腫脹が観察され，MPO-ANCAが腎炎の発症とともに増加して半月体形成を伴う腎炎を早期に自然発症する．尿蛋白量から，腎炎進行度を3段階に分類（発症前期段階：30 mg/dl以下，初期段階：3〜300 mg/dlおよび後期段階：300 mg/dl）して，末梢好中球数，好中球機能，血清MPO-ANCA値および腎臓への好中球の浸潤度を調べると，初期段階では無刺激の好中球からのMPO放出が高値を示すが，細菌由来走化性ペプチドfMet-Leu-Phe誘導のMPO放出では，腎炎の3段階すべての時期を通じて亢進しており，時期間の差がみられない．血清中のMPO-ANCA値は，初期段階から高値を示す．また，糸球体への好中球浸潤とも相関があり，腎臓障害スコアおよび半月体形成スコアとも弱いながらも相関が認められる．初期段階において，無刺激MPO放出が，糸球体への好中球浸潤，腎臓障害スコアおよび半月体形成スコアと有意に相関しており，腎炎発症

と進行には，活性化好中球が関与していることが示唆される．以上から，糸球体腎炎の発症 SCG/Kj マウスでは，末梢血中に活性化好中球数が増加し，炎症を拡大し，腎臓への活性化好中球浸潤が半月体形成に重大な影響を及ぼしていると推定される．また，好中球が放出するリスク分子により正常細胞破壊や connective tissue 破壊が起こる．このように，活性化好中球によって腎臓障害が進行するものと推定される．また，一方，ごく最近 SCG/Kj マウスの解析から MPO-ANCA の責任遺伝子座（Man-1 および Man-2 と命名）も明らかにされている．

この病態モデルマウスで示したように，RPGN の発症・進行には，好中球活性化因子がキーになると思われる．しかし，好中球の活性化因子は特定されていない状況である．それらの活性化因子の産生や好中球の活性化がどのように調節されているか，また，なぜ，SCG/Kj マウスでは，それらの因子の産生や応答性に"みだれ"があるのかを，好中球活性化を指標として解析していく必要性があるが解明されていないのが現状である．

2) 真菌分子が誘発する川崎病様冠状動脈炎の疾患モデルマウスの好中球機能

真菌誘発の血管炎の治療や，病因の解析に欠かせないモデルマウスの一つに，CADS 誘発の冠状動脈炎マウスがある．このマウスは，血管炎発症とともに，血中に MPO-ANCA が上昇する．MPO 遺伝子欠損マウスでは，血管炎の発症とともに MPO-ANCA が低下することから，MPO が主たる抗原になって，血管炎を発症に関与していることが明らかになっている（59 章参照）．病理像から川崎病様モデルマウスとして注目されている．野生型マウス（C 57 BL/6）において，冠状動脈血管炎発症率と MPO-ANCA 値に正の相関が認められ，CADS 抽出物誘導の冠状動脈血管炎の発症に MPO-ANCA 産生の関与があり，遺伝子座の解析が報告されている．最近，さらに高率に血管炎を誘発する CAWS 冠状動脈炎をマウスに誘発することが明らかにされ，その好中球活性化機構の関与があることがわかってきている．

まとめ—好中球は多種多様の機能をもつ

好中球は，自然免疫（innate immunity）の重要な役割を担い，感染防御の先端での監視役として異物に対してすばやく反応し，感染防御のマーカー，炎症細胞のマーカーとなっている．また，強い防御能のためその機能が過剰になると，生体側にとって障害になる．好中球機能による生体側に向いた細胞・組織の傷害性は，種々の急性，慢性疾患の要因の一つとなっており，今後も，好中球機能の生体防御においてさまざまな役割が追加されると思われる．

[鈴木和男]

参考文献

1) Petrides PE, Nauseef WM, editors: The peroxidase multigene family of enzymes, Springer-Verlag, Berlin, 2000.
2) Nunoi H, Kohi F, Kajiwara H, Suzuki K: Prevalence of inherited myeloperoxidase deficiency in Japan, Microbiol Immunol, 47: 527-531, 2003.
3) Gross WL, Schmitt WH, Csernok E: ANCA and associated diseases: immunodiagnostic and pathogenetic aspects, Clin Exp Immunol, 91: 1-12, 1993.
4) Proceedings of 4th International Peroxidase Meeting-Kyoto: Jpn J Infect Dis, 57: S 1-S 55, 2004.
5) Tomizawa K, Mine E, Fujii A, Ohashi Y, Yamagoe S, Ishida-Okawara A, Hashimoto, Y Ito M, Tanokura M, Yamamoto T, Arimura Y, Nagasawa T, Mizuno S, Suzuki K: A panel set for epitope analysis of myeloperoxidase (MPO)-specific anti-neutrophil cytoplasmic antibody MPO-ANCA using recombinant hexamer histidine-tagged MPO Deletion Mutants, J Clin Immunol, 18: 142-152, 1998.
6) Ito-Ihara T, Ono T, Nogaki F, Suyama K, Tanaka M, Yonemoto S, Fukatsu A, Kita T, Suzuki K, Muso E: Clinical efficacy of intravenous immunoglobulin for patients with MPO-ANCA-associated rapidly progressive glomerulonephritis, Nephron Clin Pract, 102: c 35-c 42, 2005.

Ⅶ 自然免疫の機構と細胞

34 デクチンと感染防御

1. Dectin-1の発見

デクチン（Dectin）-1は初め樹状細胞様株化細胞とマクロファージとのsubtractive cDNA sequence解析から，樹状細胞特異的に多く発現する遺伝子として2000年Ariizumiらによってクローニングされた[1]．その遺伝子配列から推定されるアミノ酸配列はC-typeレクチンに特徴的なシステイン残基からなる糖鎖認識ドメイン（carbohydrate recognition domain：CRD）構造を有しているが，樹状細胞のC-typeレクチンとして知られるDC-SIGN，マクロファージマンノース受容体（MMR）などがもつ特有のマンノース糖鎖認識アミノ酸配列を有していないことから，その糖鎖リガンドは不明であった．翌年，Brownらはマクロファージ様細胞株RAW 264.7由来のcDNAライブラリースクリーニングによってβ-グルカンを豊富に含むzymosanへの結合に関わる受容体として，β-グルカン受容体をクローニングした[2]．それらの遺伝子配列は先に報告されていたDectin-1と同一であり，Dectin-1はβ-グルカン，特に（1→3）-β-D-グルカンをリガンドとすることが明らかとなった．

2. Dectin-1の構造

ヒトのDectin-1遺伝子は第12染色体上に存在し，主に6個のエキソンから構成されるが，スプライシングの多様性からisoform AからIまでの9種類のバリアントが生成されることが知られている[3]（図1）．

これらのバリアントの内，isoform AおよびBは，ともにexon 4, 5, 6をすべてコードしており，完全なCRDを有してβ-グルカンに結合するが，その他のisoformについては，フレームシフトによりストップコドン（図1，▼印）が途中に挿入されるなどで完全なCRDを形成できず，β-グルカン結合能もなく，その生物学的意義は明確ではない．

マウスのDectin-1遺伝子は第6染色体上に存在する．ヒトと同様に6個のエキソンからなり，スプライシングバリアントはisoform AとBの2種類のみが知られている．それらのCRDはともに同一であり，両isoformともβ-グルカン結合能を有している[3]．

ヒト，マウスのDectin-1蛋白質レベルでの相同性は60％であるが，アミノ酸配列の相違から，推定されるN型糖鎖の修飾部位の数と位置が異なっている．この違いは各isoformの細胞表面発現の

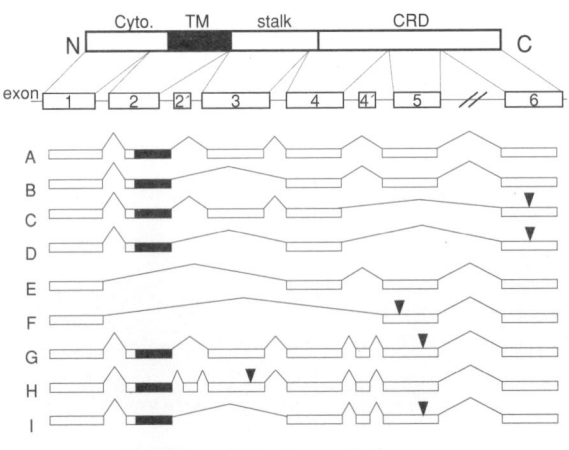

図1 ヒトDectin-1のisoform

表1 Dectin-1 (Clec 7 a) の種差

	マウス	ヒト
染色体	6	12
exon 数	6	6+2′
isoform	2	9（グルカン結合性2種）
N型糖鎖修飾	2（CRD 部位）	1（stalk 部位のみ）
発現細胞	腹腔マクロファージ 肺胞マクロファージ 好中球 樹状細胞 CD 3⁺T 細胞の一部	単球，マクロファージ 好中球 未熟樹状細胞 好酸球 CD 3⁺CD 4⁺T 細胞の一部 CD 19⁺B 細胞の一部

程度にも影響しており，糖鎖修飾と蛋白質発現量との間には密接な関係があると考えられる．

3. Dectin-1 の発現細胞

マウス primary 細胞における Dectin-1 陽性細胞は，肺胞マクロファージ，F 4/80 および CR 3 陽性マクロファージ，好中球，CD 11 c 強陽性樹状細胞，であり．わずかに CD 3 陽性 T 細胞の subset に発現が認められているが，B 220 陽性 B 細胞には発現はない．マウス常在性腹腔マクロファージの発現は IL-4 や GM-CSF 処理で亢進するが，LPS 処理によりその発現は低下する（表1）．

ヒトの Dectin-1 発現細胞の場合，単球，好中球，未熟樹状細胞での発現はマウスと共通しているが，好酸球や CD 19 陽性 B 細胞の一部で発現が認められる点はマウスと異なる発現パターンである．これらの違いは，ヒトとマウスで Dectin-1 の生体内での役割が同一ではない可能性を意味しているのかもしれない．

4. Dectin-1 のリガンド結合性

Dectin-1 は酵母 *Saccharomyces cerevisiae* の粒子状細胞壁成分 zymosan への結合活性に基づいて β-グルカン受容体としてそのリガンドが明らかとなった．しかし，β-グルカンは，分子量分布がブロードであり，さらに分岐を有するもの，主鎖の β-グルカンのコンフォメーション，水への溶解性，など多様な物理化学的性状を呈することから，（1→3)-β-D-グルカンに分類されるものであっても必ずしも同様な結合性を有しているわけではない．さまざまな（1→3)-β-D-グルカンを用いて検討したところ，モノグルコシル分岐をもち，分子量が数十万以上の（1→3)-β-D-グルカンが高い結合性を有して

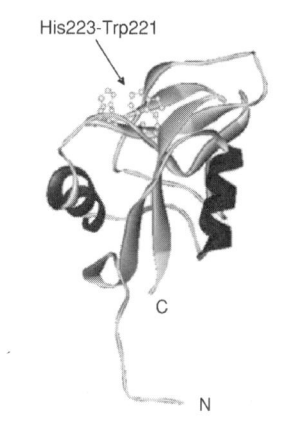

図2 マウス Dectin-1 CRD 領域の Swiss-model

いることが示されている[4]．一方，Czop らによって報告されている単球の β-グルカン受容体は laminarihepta-oligosaccharide でも結合できることから，これらの β-グルカン受容体は互いに異なるものであると推測される．

Dectin-1 の β-グルカンへの結合は，他のマンノース結合性 C-type レクチンのような Ca^{2+} 要求性ではなく，細胞外領域の CRD のアミノ酸配列も異なることから独特の糖鎖認識を有していると推察された．点変異導入による試験で Dectin-1 の CRD の 221 番目の Trp および 223 番目の His が β-グルカンとの結合性に関係していることが示され，これらのアミノ酸配列は Dectin-1 の機能に深く関与していることが示唆された（図2）[4]．

5. 微生物認識における Dectin-1 の関与

真菌の細胞壁成分の約 50％ は β-グルカンで占められており，その主要な受容体である Dectin-1 は，さまざまな真菌に対する認識応答に関与すると考えられる．実際，Dectin-1 は *Candida albicans*,

Saccharomyces cerevisiae, *Pneumocystis carinii*, *Coccidioides posadasii*, *Aspergillus fumigatus* などさまざまな真菌菌体の認識に関わることが報告されている[3]. しかしながら, 一般的に真菌細胞壁においてβ-グルカン層はマンノプロテイン層の内部に存在するため, Dectin-1 による真菌の認識はβ-グルカンが露出しているごく限られた形態の時にしか起こらない場合もある. *Candida albicans* は生育条件の違いで, 酵母型と菌糸型の2つの形態をとりうるが, 酵母型は Dectin-1 と結合し, 菌糸型ではほとんど結合しない. これは *Aspergillus fumigatus* の胞子や萌芽初期の菌体が Dectin-1 結合性で, 菌糸形成後はその結合性が失われることとよく相似している[3]. これらの知見から Dectin-1 が感染初期の菌体表面β-グルカンの認識に重要な役割を果たしている可能性が考えられる. Dectin-1 を介した真菌に対する防御応答としては, *Candida albicans*, ならびに *Saccharomyces cerevisiae* 菌体との相互作用で誘導される TNF-α の産生, マウス肺胞マクロファージによる *Pneumocystis carinii* 菌体の細胞内取り込みとそれに続く活性酸素種および MIP-2 産生, 殺菌活性などがある. また, *Coccidioides posadasii*, および *Aspergillus fumigatus* に対する免疫応答において Dectin-1 は TLR 2 とともに発現することで TNF-α や MIP-2 の産生に関わることが示されている[3]. 以上のように真菌β-グルカンを特異的に認識する Dectin-1 は TLRs と並んで真菌感染に対する防御応答において重要な役割を果たしているものと考えられる.

6. Dectin-1 によるマクロファージ活性化機構

微生物成分による自然免疫の活性化において Toll-like receptor : TLR はきわめて重要な受容体であるが, Dectin-1 は TLR と協調して真菌に対して応答することや, TLR とは無関係に細胞機能を活性化することも報告されている (図3). zymosan は $(1\rightarrow 3)$-β-D-グルカンを有する粒子状物質であるが, β-グルカン以外の成分により TLR 2 および TLR 6 を介してマクロファージを活性化することが示されている[3]. Dectin-1 の存在下では, zymosan の TLR 2 介在性の NF-κB 活性化が促進される. また, zymosan から TLR 2 反応性基質を除去したβ-グルカン粒子を用いて Dectin-1 を強制発現させた RAW 264.7 マクロファージトランスフェクタントを刺激すると有意な活性酸素産生が誘導された. これらの活性化には Dectin-1 の細胞内領域に存在する ITAM 様アミノ酸配列-YXXL-が関係し, その活性化には Syk のリン酸化が重要であることが示唆されている[3].

7. 獲得免疫系における Dectin-1 の関与

Dectin-1 の発見当初はリガンドが不明のオーファン受容体であった. その生理活性は, CD 3 抗体と T 細胞との共培養において, T 細胞の増殖を促進させることであった[1]. 実際 Dectin-1 は T 細胞に結合し, その結合はβ-グルカンと競合しない部位によって担われることが示されている. T 細胞表面の Dectin-1 リガンドの実体は未だ明らかではないが, β-グルカンが免疫アジュバントとしての作用を有していることを考えると, 抗原提示細胞としてのマクロファージや樹状細胞は, 真菌の細胞壁β-グルカンを認識し, さらに Dectin-1 は真菌由来の蛋白質性抗原の提示とともに T 細胞と相互作用し, 補助刺激的な作用を T 細胞に及ぼすことで真菌に対する獲得免疫を誘導している可能性も推察される.

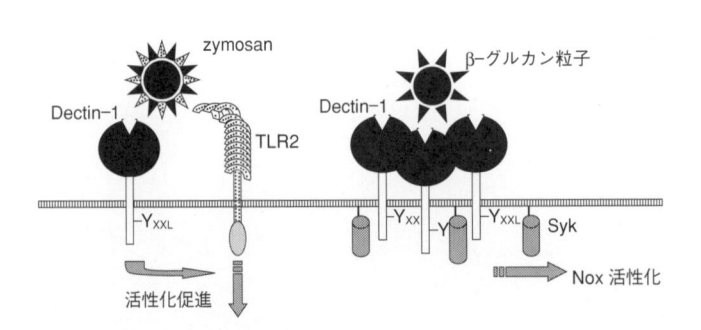

図3 Dectin-1 と細胞内シグナル伝達

最近，ZAP 70の点変異をもつSKGマウスにおいて，β-グルカンが関節リウマチ発症を惹起することが報告された[5]．Dectin-1がこの発症にどのように関わっているか，その詳細なメカニズムを明確にするにはさらなる解析が必要であるが，抗原提示細胞のみならずT細胞の活性化にDectin-1が関与していることを考え合わせると，自己成分の認識異常が生じた個体においては真菌感染がきっかけとなってDectin-1が自己免疫性疾患の誘導に影響を及ぼしてしまう可能性が十分考えられる．

まとめ

Dectin-1は主に $(1\to 3)$-β-D-グルカンの認識に関わり，真菌感染に対する防御機構の一端を担っていることが示唆されている．さらにT細胞への補助刺激作用の可能性を支持する現象も観察されている．これらのことから，真菌感染に対する自然免疫および獲得免疫の両面において重要な防御因子として機能していると考えられる．しかし，同一の感染源であっても，動物種によってはその防御に関わる自然免疫系と獲得免疫系の重要性は異なることが知られている．Dectin-1の作用はこれまでマウスを用いた研究がほとんどであり，今後はヒトの免疫システムでどの程度Dectin-1が重要な役割を担っているか解析する必要があろう． ［安達禎之］

参考文献

1) Ariizumi K, Shen GL, Shikano S, Xu S, Ritter R, Kumamoto T, Edelbaum D, Morita A, Bergstresser PR, Takashima A: Identification of a novel, dendritic cell-associated molecule, dectin-1, by subtractive cDNA cloning, *J Biol Chem*: **275**: 20157-20167, 2000.
2) Brown GD, Gordon S: Immune recognition. A new receptor for β-glucans, *Nature,* **413**: 36-37, 2001.
3) Brown GD: Dectin-1: a signaling non-TLR pattern-recognition receptor, *Nature Reviews Immunol*, **6**: 33-43, 2006.
4) Adachi Y, Ishii T, Ikeda Y, Hoshino A, Tamura H, Aketagawa J, Tanaka S, Ohno N: Characterization of β-glucan recognition site on C-type lectin, dectin 1, *Infect Immun*, **72**: 4159-4171, 2004.
5) Yoshitomi H, Sakaguchi N, Kobayashi K, Brown GD, Tagami T, Sakihama T, Hirota K, Tanaka S, Nomura T, Miki I, Gordon S, Akira S, Nakamura T, Sakaguchi S: A role for fungal β-glucans and their receptor Dectin-1 in the induction of autoimmune arthritis in genetically susceptible mice, *J Exp Med,* **201**: 949-960, 2005.

VIII サイトカイン

35 サイトカインによる制御と治療への応用

1. サイトカイン

1965年，笠倉らにより，ヒトリンパ球をアロ抗原やマイトジェンで刺激すると，その培養上清中にリンパ球の増殖を促進する因子が出現することが報告された．その後，リンパ球のみならず，マクロファージなどが，種々の活性物質を産生することが明らかとなった．後年，Cohen（1974）らは，これらをサイトカインと定義することを提唱した．多くのサイトカインを整理するために1979年，スイスで開催された第2回 Lymphokine Workshop で新しい命名法が提案された．1つの分子種によって機能が発揮されていることが明らかな物質をインターロイキン（interleukin：IL，白血球間の伝達に働く因子）という名で統一し，順次 IL-1, 2, 3 と命名されるようになった．

1) サイトカインに共通する性状

サイトカイン全般に共通する性状は，

① サイトカインは多くの場合，一過性に合成が誘導される．

② きわめて低濃度（pg-ng/ml）で作用する．

③ 多くのサイトカインは複数の生物活性を示し（多様性，pleiotrophy），また異なるサイトカインが同一の活性を示す（重複性，redundancy）．

④ サイトカイン産生は一連のサイトカインカスケードの一部分である．すなわち，1つのサイトカインが産生されると，標的細胞に作用し，第2のサイトカインの産生を誘導し，これが第3のサイトカインの産生を促進する．このように多くのサイトカインは他のサイトカインの合成，分泌を促進するかあるいは，他のサイトカインの作用に拮抗し，産生を抑制する．この例として，Th1/Th2細胞の分化の制御とこれらの細胞による生体防御反応の調節について説明する．ヘルパーT細胞はTh1細胞とTh2細胞の異なる2群に分化する．Th1細胞はIFN-γを産生し，これがマクロファージを活性化して貪食した微生物の消化を促進する．IFN-γはIgG2aの産生を促し，オプソニン効果あるいは補体の活性化によりさらに貪食作用を増強する．Th1細胞が分泌するリンホトキシンやTNF-αは好中球の動員と活性化に関与する．多くの臓器特異的自己免疫疾患の発症にTh1細胞が関与している．一方，Th2細胞は原虫など寄生虫に対する感染防御反応やアレルギー反応に関与している．Th2細胞が分泌するIL-4，IL-5，やIL-13がこの反応を媒介している．IFN-γとは異なり，IL-4はIgEとIgG1の産生を促進する．IgEは肥満細胞の脱顆粒を引き起こし，IL-5は好酸球を動員，活性化して寄生虫の除去に関与する．一方IgG1は中和抗体として機能する．Th1型サイトカインであるIFN-γは，Th1細胞の分化を促進し，Th2細胞の増殖を抑制する．逆にIL-4はTh2細胞の分化を促進するが，IL-10はTh1細胞の活性化を抑制する．Th1とTh2が相互に抑制的に作用するメカニズムは，IL-12によりSOCS5が誘導され，これはサイトカインシグナル抑制因子であり，IL-4によるSTAT6の活性化を抑制する．一方，IL-4はSOCS3を誘導し，これがIL-12によるSTAT4の活性化を抑制する．Th1/Th2細胞分化の制御メカニズムも明らかになってきている．リステリア，結核菌，リーシュマニアなどが，細胞内感染する微生物がマクロファージに感染すると，あるいはウイルス感染やアジュバントとともに蛋白抗原を投与すると，マクロファージを活性化し，IL-12の産生を促進する．IL-12がヘルパーT細胞上のレセプターに結合し，転写因子STAT4を活性化し，Th1細胞への分化，IFN-γの産生を促進する．さらに，IFN-γは，転写因子T-betを誘導し，これはIL-12レセプターの発現を誘導し，STAT4によるIFN-γの産生を増強する．微生物のあるものは，菌体成分がマクロファージ上のTLRを刺激し，IL-12の産生を促す．マクロファージ上のCD40とヘルパーT細胞上のCD40Lが結合するとさらにIL-12の産生を増強することになる．T細胞が産生する細胞外マトリックスであるオステオポンチンは，サイトカインでもあり，マクロファージ上の$\alpha_v\beta_3$

インテグリン分子に結合しIL-12の産生を促進する．またCD44との結合はIL-10の産生を抑制するので，Th1細胞への分化を促進する．一方，IL-4は，転写因子STAT6を活性化し，Th2細胞への分化を促進する．IL-4の産生は原虫感染やアレルゲンへの曝露によって惹起される．STAT6により転写因子GATA3が発現し，これは転写因子c-MatなどによるIL-4, IL-5, IL-13の遺伝子発現を増強する．前駆細胞からTh2細胞への分化への分化に関与するIL-4の産生細胞は議論のあるところであるが，NKT細胞はTh1/Th2両方のサイトカインを産生する能力がある．NKT細胞のNKレセプターをαガラクトシルセラミドで刺激するとIFN-γを産生し，NKT細胞上の抗原レセプターを刺激するとIL-4とIFN-γの両方が産生される．NKT細胞と樹状細胞の相互作用により，分泌されるサイトカインが決定されるとの報告もある．

⑤ 生理的条件下ではサイトカインは産生細胞の近傍で作用するが，病的状況下では血液を介して遠隔の標的細胞に作用する場合もある．サイトカインは産生細胞自身（autocrine action）や近傍の標的細胞（paracrine action）に作用する．しかしショックなどの病的状態では血中濃度が高値となり，全身性に作用する（endocrine action）．

⑥ 標的細胞表面に発現する特異的レセプターに結合し，細胞内刺激伝達を介して新規遺伝子発現等に影響する．

2) 主なサイトカインの機能的分類

IL-2, IL-12, IL-15, IL-18, IFN-γなどは，細胞性免疫反応を促進するが，反対にIL-4, IL-10はこれを抑制する．IL-4, IL-5, IL-6などはIgE, IgG1抗体産生を誘導するがIFN-γはこれを抑制する．好炎症性サイトカインにはIL-1, IL-6, IL-8, IL-18, IFN-γなどが含まれ，抗炎症性サイトカインにはIL-4, IL-10, IL-13などがある．IL-4, IL-5, IL-9, IL-13などはアレルギー反応を誘導し，IL-8, IL-12, IL-18, IFN-γなどはこれを抑制する．インターフェロン，IL-28, IL-29は抗ウイルス活性を示す．IL-1, IL-3, IL-5, IL-6, IL-7, IL-11, G-CSF, M-CSF, GM-CSF, stem cell factor, erythropoietin, thrombopoietinは造血細胞の増殖・分化に作用する．このようにサイトカインは多彩な機能を担っているが，大きく3つに分類できる．①自然免疫に関与するサイトカインは細菌やウイルスなどの感染に反応して，主にマクロファージによって産生され，白血球や血管内皮に作用し，感染初期の炎症反応を制御する．NK細胞もこのサイトカインのソースとして重要である．②特異的免疫反応に関与するサイトカイン．この種のサイトカインは主に抗原を認識した特異的T細胞によって産生される．T細胞依存性免疫反応の初期相で作用し，リンパ球の活性化，増殖，分化を制御する．一方，好中球，マクロファージ，好酸球などのエフェクター細胞を病変局所へ動員するサイトカインもこれに含まれる．③造血に関与するサイトカイン．これは骨髄内において間質細胞などから産生され，幹細胞の増殖，分化を制御している．

2. オステオポンチン

近年生体防御反応の重要な調節分子として注目されるようになったオステオポンチン（OPN）について述べる．OPNは，非コラーゲン性骨基質蛋白質として，骨組織に存在している．分子内にインテグリン結合配列であるアルギニン，グリシン，アスパラギン酸からなるRGD配列を有しており，細胞外マトリックスと分類されるリン酸化糖蛋白質である．RGD配列を有し，インテグリンを受容体とする分子は，フィブロネクチン，ビトロネクチン，フォン・ビレブランド因子，フィブリノーゲンなどきわめて多彩である．マサチューセッツ工科大学のHynes教授らは，ウイルスによる形質転換に伴い線維芽細胞が，58～62kDaのリン酸化糖蛋白質を分泌することを見出した．この蛋白質は癌遺伝子などにより形質転換された他の細胞でもみられることからtransformation-specific secreted phosphoproteinとよばれるようになった．一方，T細胞を刺激することにより発現誘導される遺伝子を探索していたハーバード大学のCantor教授らは，early T lymphocyte activataion-1：Eta-1をクローニングした．今日，これらが同一の分子であることが判明した．発見の歴史から推測されるごとく，きわめて多彩な機能を担っていることが明らかになりつつある．

1) OPN分子の構造と受容体

ヒトOPNは298個のアミノ酸からなるが，組織，細胞由来によって異なる翻訳後修飾を受け，分子量は55,000から70,000と幅広い．D86からのアスパラギン酸連続部位はハイドロオキシアパタイトとの結合に，D216からS228はカルシウム結合に関与する（図1）．OPNのほぼ中央部に位置する

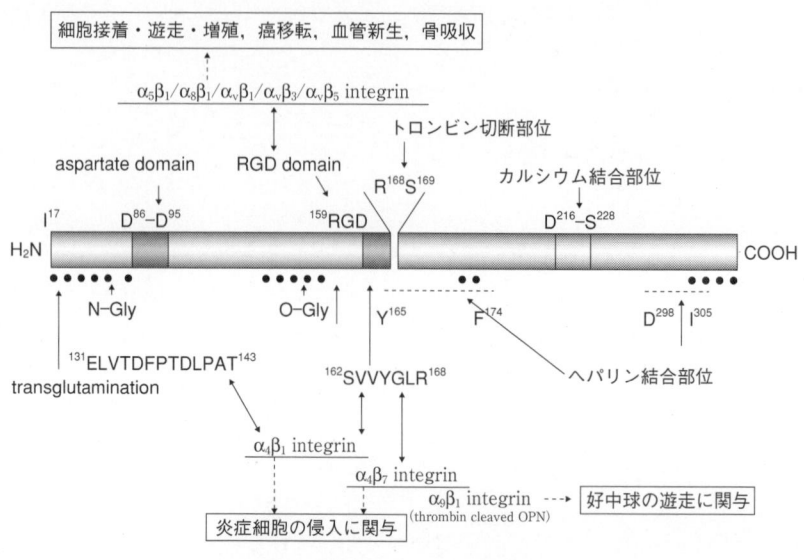

図1 オステオポンチンと受容体

RGDドメインは広汎な細胞が発現する $\alpha_v\beta_3$ などのインテグリンと結合し，細胞接着，遊走，骨吸収など多くの生理的あるいは病理的活性を媒介している．RGDのC末端側にはトロンビンによって特異的に切断されるR 168 S 169 配列が存在する．RGDとトロンビン切断部位の間にはS 162 VVYG-LR 168が存在する．RGDとは異なり主に免疫・炎症細胞が発現する $\alpha_4\beta_1$, $\alpha_4\beta_7$, および $\alpha_9\beta_1$ インテグリンと結合する．$\alpha_4\beta_1$ と $\alpha_4\beta_7$ が非切断型OPNと結合するのに対し，$\alpha_9\beta_1$ はトロンビン切断型OPNと結合する．RGDを含め，これらの結合部位はきわめて隣接しているので，特定の部位がある受容体によって占拠されると，他の受容体は近傍の接着部位に結合することはできないであろう．このようにOPNはトロンビン切断前後で受容体をスイッチすることにより，異なる機能を発揮している．

2) 免疫反応のレギュレーターとしてのOPNの機能

OPNは，T細胞増殖に補助シグナルとして作用し，IFN-γやインターロイキン12：IL-12の産生増強，およびインターロイキン10：IL-10の産生抑制作用があり，いわゆるTh 1型サイトカインである．しかも抗原提示細胞として種々の免疫反応を制御している樹状細胞（DC）の遊走を制御していることが判明した．抗原に対する免疫反応において，抗原特異的T細胞のクローン増殖は必須である．通常このクローン増殖は，抗原侵入部位ではなく，所属（局所）リンパ節で観察される．接触性皮膚炎のモデルにおいて抗原を結合したLangerhans細胞の局所リンパ節へのマイグレーションにはこれまでケモカインの関与が強調されていたが，このプロセスにOPNの関与が明らかになった．すなわち，OPNノックアウトマウスでは，Langerhans細胞の局所リンパ節へのマイグレーションが著明に減少し，Th 1型反応の代表疾患である接触性皮膚炎も軽減する．さらに，OPNは，実験的アレルギー性脳脊髄炎（EAE）の活動期に上昇し，症状の軽快に伴って発現が低下する．さらには，ヒト多発性硬化症（MS）患者の脳でも発現増加し，正常脳では発現がみられない．EAEをOPN欠損マウスおよび野生型マウスで比較すると，EAEの発症頻度に差は認められないが，重症度，死亡率，再発率ともにOPN欠損マウスで著明に低下していた．OPN欠損マウスでは抗原に対するT細胞の増殖反応が低下しており，さらにIL-10の産生増強とIL-12および IFN-γ の産生低下が認められ，OPNがTh 1型免疫反応を促進するサイトカインであるとの説を支持する結果であった．OPNがヒト関節リウマチ（RA）患者の滑膜組織，とくに軟骨を侵食するpannusの線維芽細胞に発現する．マウスのII型コラーゲン誘発関節炎モデル（CIA）において，活性化破骨細胞が，OPNを発現しており，同時に $\alpha_v\beta_3$ 受容体も発現している．これはautocrineあるいはparacrineに破骨細胞の活性化にOPNが関与することを示唆している．さらに，II型コラーゲンに対する単クローン抗体カクテルを投与し，その

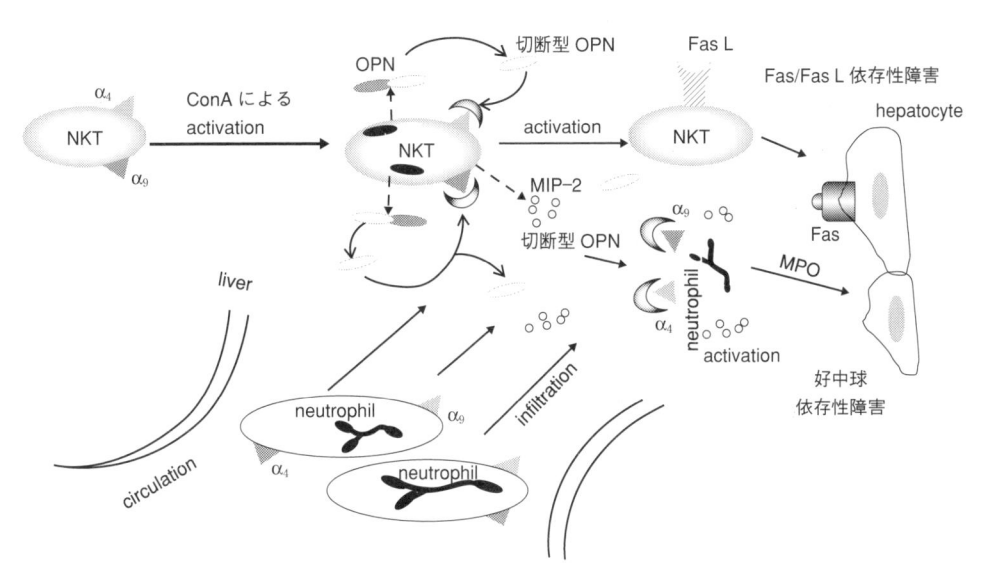

図2 オステオポンチンによる肝障害エフェクター細胞，NKT細胞および好中球の制御

後LPSを投与するマウス関節炎（CAIA）モデルにおいて，RAにおけるOPN関与の分子機序が検討されている．RA発症マウスの単核球はα_4およびα_9インテグリンの発現増強があり，しかもトロンビン切断型OPNに対して著明な細胞遊走を示す．これはすでに報告されているトロンビン切断型OPNと非切断型OPNの比が，RA患者の関節液および血漿において，正常人および骨関節症患者と比較して有意に上昇しているというデータと合致する重要な所見である．そこで，トロンビン切断により露出されるSLAYGLR配列を特異的に認識する抗体（M5抗体）にてCAIAの治療が試みられている．滑膜を含む関節への炎症細胞浸潤のみならず，軟骨破壊を著明に抑制することができた．in vitroの検討では，M5抗体がRANKL/M-CSF刺激による骨髄細胞から破骨細胞の分化，成熟，副甲状腺刺激ホルモンおよびIL-1刺激による頭蓋骨の骨吸収を著明に抑制することを示した．これらの結果はRAにおけるOPNは，①α_4およびα_9インテグリン発現炎症細胞の関節への細胞浸潤の制御，②破骨細胞の分化，活性化を介する骨吸収の制御という2つの異なる機序で関与することを示している．OPNが骨と免疫システムの橋渡し役として重要な分子であることを示唆する所見である．

種々の免疫・炎症性疾患において血中OPN値が上昇するが，この由来は全く不明であった．正常人においても血中に恒常的に約数百ngのOPNが存在するが，この由来は，血管内皮，マクロファージなどに由来すると考えられているが，詳細は不明である．この他，高濃度のOPNが複数の部位で同定されている．尿中OPNは，遠位尿細管上皮により恒常的に産生されている．母乳中のOPNは乳腺上皮細胞に由来する．コンカナバリンA（Con A）誘発肝炎モデルを用いて大変興味深い知見が報告されている．Con A誘発肝炎における肝障害は主にNKT細胞が関与している．NKT細胞上のFasリガンド（Fas L）と肝細胞上のFas抗原の結合により肝障害が惹起されると考えられてきた．Con A投与により血中OPNが上昇する．NKT細胞欠損マウスではCon A投与により肝障害がきわめて軽微であり，血中のOPNの上昇がない．さらにNKT細胞数には大きな変化を示さないOPN欠損マウスではCon A投与により肝障害がみられず，NKT細胞由来OPNが，血中で上昇するOPNの由来であり，このOPNによって肝障害が媒介されることが明らかになった．肝臓内にはトロンビン切断型のOPNが同定され，トロンビン切断型OPNに対して遊走活性を示す好中球が浸潤しており，好中球もまた肝障害に寄与することが明らかになった．

この過程を図2に示した．このようにオステオポンチンの発現を制御することで多くの炎症性疾患の治療が可能であることが示唆されている．いわば悪玉としてのOPNについて焦点を当てて述べてきた

が，感染防御に OPN が関与していることも明らかである

3） 腫瘍マーカー，予後因子としての OPN

肝細胞癌（HCC）の癌部と非癌部の遺伝子発現を differential display 法で比較し，HCC に発現する遺伝子として OPN が見出された．OPN と相関する他の因子は，AFP 値，門脈浸潤，p53 変異，腫瘍径，早期の再発である．Stage I, II の早期の OPN 陽性 HCC は OPN 陰性のそれに比べ 3 倍の頻度で早期再発を示す．一方，原発巣と転移巣の DNA microarray 法により遺伝子発現プロファイリングにより，予後に関与する遺伝子を同定しようとする試みがなされている．転移のない HCC（すべて B 型肝炎陽性の患者）と肝内転移を示す HCC を用いた遺伝子発現プロファイリングの研究から，OPN を含む 153 の遺伝子が注目され，これらが肝内転移そして生命予後と関係する可能性が示唆された．とりわけ，肝内転移のある HCC では OPN の発現が強く，in vitro ではマトリゲルを用いた浸潤実験では，浸潤能と OPN の発現が相関しており，OPN に対する中和抗体により，浸潤および HCC を用いたヌードマウスの肺転移が抑制されている．さらに，前立腺癌，乳癌など，いくつかのヒト癌患者において，転移巣を有する癌患者血中の OPN が有意に高値を示し，血中 OPN 値が予後判定に有用であることを示唆する報告がなされている．アスベスト曝露者に，長期にわたる潜伏期を経て発生する中皮腫が社会問題化しているが，最近曝露群のスクリーニングとして血中の OPN に注目すべきとの報告がなされた．遊離型メゾテリン，および OPN の測定系がともに我が国から出ていることもあり，今後の詳細な検討を世界に先駆けて行う体制の確立が待たれるところである． 　　　　　　　　[上出利光]

参考文献

1) Yamamoto N, Sakai F, Kon S, et al : Essential role of the cryptic epitope SLAYGLR within osteopontin in a murine model of rheumatoid arthritis, *J Clin Invest*, **112** : 181-188, 2003.
2) Gravallese EM : Osteopontin : a bridge between bone and the immune system, *J Clin Invest*, **112** : 147-149, 2003.
3) Diao H, Kon S, Iwabuchi K, et al : Osteopontin as a mediator of NKT cell function in T cell-mediated liver diseases, *Immunity,* **21** : 539-550, 2004.
4) Kim J-H, Skates SJ, Uede T, et al : Osteopontin as a potential diagnostic biomarker for ovarian cancer, *J Amer Med Assoc*, **287** : 1671-1679, 2002.
5) Pass HI, Lott D, Lonardo F, et al : Asbestos Exposure, pleural Mesothelioma, and Serum Osteopontin Levels, *N Engl J Med,* **353** : 1564-1573, 2005.

36 樹状細胞の遊走における ケモカインの役割

VIII サイトカイン

　樹状細胞は末梢組織に広く分布し，外敵の侵入を見張っていて，いわば歩哨のような役割を担うといわれている．侵入者（抗原）があると，その抗原を取り込んで所属リンパ節に運び，T細胞領域で抗原特異的T細胞に抗原を提示する．他の抗原提示細胞と異なり，樹状細胞は共刺激分子（co-stimulator）を発現しているため，ナイーブT細胞にも抗原提示を行って増殖反応やサイトカイン産生反応を誘導することができる．末梢組織の樹状細胞による抗原の輸送と所属リンパ節における提示が，免疫反応において重要であることは広く知られている．一方で，抗原が末梢組織から直接リンパ管に流れ込み，所属リンパ節から血流にいたる経路も示されている．しかし，樹状細胞による末梢組織から所属リンパ節への遊走が，免疫反応の誘導にきわめて重要であることにかわりはなく，その制御の重要性も理解されるだろう．本章では，樹状細胞の遊走に関してケモカインがどんな役割を果たしているのか，これまでに知られていることをまとめてみたい．

　樹状細胞は決して単一の細胞群ではなく，一定の性質を共有するいくつかの細胞の総称と考えられる．末梢血管からその前駆細胞がそれぞれ末梢組織へ移行しており，血流中にはきわめて少ない．血流中よりは多いが，二次リンパ組織においても樹状細胞の割合は小さく，リンパ節細胞や脾臓細胞から樹状細胞分画を分離して，*in vitro* で検討するにははなはだ不都合である．いろいろな樹状細胞亜集団が存在する中で，上皮組織に存在するLangerhans細胞は樹状細胞の代表的なメンバーとして，樹状細胞の機能・役割を検討するときの手段に広く用いられてきた．*in vivo* で樹状細胞の遊走能を検討するのに，蛍光色素の fluorescein isothiocyanate：FITCをマウスの皮膚に塗布するだけで，FITCを取り込んだ樹状細胞を所属リンパ節で検出できるからである．この小論で紹介する樹状細胞の遊走に関する知見も，多くは上皮Langerhans細胞を用いて検討することにより得られたものである．

　細胞の遊走には接着因子をはじめとしてさまざまな分子が関与するが，サイトカインにも関与するものが知られている．細胞の遊走を誘導するサイトカインは，ケモカインと総称されており，樹状細胞の遊走に関与するケモカインも知られている．樹状細胞も骨髄幹細胞に由来すると考えられ，その骨髄から血流への移行から始まり，末梢組織への遊走，さらにはリンパ管に入って所属リンパ節など二次リンパ組織への遊走までが，多くの樹状細胞の遊走経路と考えられている．二次リンパ組織に至ってT細胞への抗原提示を終えると，大半はそこで寿命を終えるといわれている．ここでは，樹状細胞前駆細胞が血流中から末梢組織へ遊走するときと，末梢組織からリンパ管を経てリンパ節へ遊走するときのメカニズムについて，関与するケモカインを中心にみていくことにする．

1. ケモカイン

　ケモカインは細胞の遊走を誘導するサイトカインの総称で，分子量が 8〜10 kDa の比較的小さな分泌蛋白質であり，いろいろな細胞から分泌されている．ケモカインのアミノ酸配列には，システイン（C）が4個あり，N末端側の2個のシステインの並び方で4種類に分類されている．N末端側の2個のシステインがそのまま並んでいるのがCCケモカインで，CCLに番号をつけて整理されている．2個のシステインの間に別のアミノ酸が1個入っているのがCXCケモカインで，CXCLに番号をつけてよばれている．この2グループが大半であるが，その他に CX_3C ケモカインと，2個のシステインを欠くCケモカインがある．Cケモカインにはリンフォタクチンが，CX_3C ケモカインにはフラクタルカインがある．ケモカインはその濃度勾配によって，対応するレセプターを発現した細胞に遊走を促していると考えられている．一般にケモカインはプロテオグリカンに結合しやすいという性質があり，プロテオグリカンは多くの細胞表面や細胞外基質に存在する．したがって，分泌されたケモカインは拡散するとすぐ近くの内皮細胞表面あるいは細胞外基

質のプロテオグリカンに結合することができ，これが濃度勾配形成に寄与しているものと考えられている．

CXCL 8（IL-8）のように，もともとケモカインは炎症部位に好中球など炎症性細胞が浸潤してくるメカニズムの解明とともに見出されてきたものである．しかし，CCL 19 や CCL 21 のように，定常状態でも樹状細胞やリンパ球の体内循環に関与しているケモカインが知られるようになり，これらのケモカインが免疫反応にも重要な役割を果たしていることが明らかになってきた．先にも述べたように，樹状細胞は末梢組織に分布し，所属リンパ節へ遊走している．また，リンパ球は血流中から high endothelial venule：HEV（高内皮細胞細静脈）を経てリンパ節など二次リンパ組織へ移行し，輸出リンパ管を経て血流に戻ることを繰り返している．これらの移行に CCL 19 と CCL 21 が大きな役割を演じていることが明らかになってきた．以下に述べるように，樹状細胞の遊走においても，これらのケモカインの重要な役割が明らかになってきた．しかし，解明されなければならない課題もまだ多く残っている．

2. 末梢血から末梢組織へ

末梢組織の樹状細胞が抗原を捕捉して所属リンパ節へ移動してしまうと，末梢組織では樹状細胞不在の状態になってしまう．それでは困るわけで，血流中から前駆細胞が末梢組織へ移行することが知られている．この移行にもケモカインが関与している．まず血流から上皮組織への遊走には，血管に接した上皮細胞に CCL 2 や CCL 13 が発現していて，そのレセプターである CCR 2 を発現した前駆細胞の移行を誘導している．さらに，上皮組織中への誘導には，血管からは離れた上皮細胞層に CCL 20 が発現していて，CCL 20 のレセプター CCR 6 を発現した樹状細胞前駆細胞の移行を誘導している．ケモカイン CCL 20 は，ケラチノサイトでも産生されることがわかっている．表皮に遊走した前駆細胞は，Langerhans 細胞として侵入者の見張り役を果たすことになる．

CCR 6 に CCL 20 が結合しても，樹状細胞前駆細胞が血流中から末梢組織へ移行しないこともある．樹状細胞前駆細胞にも発現している CD 38 は，ADP-リボシルシクラーゼとして機能し，細胞外のニコチンアミド-アデニン-ジヌクレオシド（nicotinamide-adenine-dinucleotide：NAD$^+$）を分解して，アデノシン-ジホスフェイト-リボース（adenosine diphosphate ribose：ADPR）とサイクリック ADP-リボース（cyclic ADP-ribose：cADPR）にするが，CD 38 欠損マウスでは樹状細胞前駆細胞の血流から末梢組織への遊走がみられないという．CD 38 の欠損で CCR 2 からの細胞内シグナルが伝わらず，CCL 2 や CCL 13 が結合しても細胞内カルシウム濃度の上昇がみられないなど，CCR 2 からの細胞内シグナルが伝達できないためと考えられている．

CCR 2 のリガンドである CCL 2 と CCL 13 や，CCR 6 のリガンドである CCL 20 は，病原微生物など侵入者による炎症があると発現が増強されるが，通常の炎症のない状態では発現が弱く，樹状細胞前駆細胞の血流から上皮組織への遊走に，大きくは関与していない可能性も指摘されている．たとえば，CCR 6 欠損マウスでも，消化管の Peyer 板では樹状細胞が減少しているが，表皮では減少がみられないと報告されていて，炎症などのない恒常状態では血流から表皮への遊走に CCR 6 は関与しないという．通常の非炎症状態でも表皮には CXCL 14 が発現しており，樹状細胞前駆細胞の血流から末梢組織への遊走には，CXCL 14 が主要な役割を果たしていることが示唆されている．CXCL 14 のレセプターはまだ明らかになっていない．

一方で，このような血流から表皮など末梢組織への樹状細胞前駆細胞の供給は主に炎症時に行われることであり，恒常状態ではほとんどみられないという報告もある．ただし，恒常状態でも表皮から所属リンパ節へ Langerhans 細胞は少しずつ遊走しており，そのままでは表皮に Langerhans 細胞はいなくなってしまうことになるが，そんなことにはなっていない．遊走した Langerhans 細胞を補うように，表皮にいる Langerhans 細胞あるいはその前駆細胞が，ゆっくりではあるが分裂増殖しているという．

たとえば，同じ MHC を発現しているが CD 45 が異なり，CD 45.2 をもつマウスに CD 45.1 マウスの骨髄細胞を移植した後に，Langerhans 細胞がドナー由来かレシピエント由来かを調べることができる．脾臓などのリンパ球，単球，樹状細胞がドナー由来のものに置き換わった後にも，表皮の Langerhans 細胞は長期間レシピエント由来のものまであったという．実際に DNA に取り込まれる 5'-ブロモデオキシウリジン（BrdU）を投与してみると，Langerhans 細胞に BrdU の標識が入るので，

表皮のLangerhans細胞が少しずつ分裂増殖していることがわかる．炎症や外来抗原の侵入がない恒常状態では，表皮のLangerhans細胞あるいはその前駆細胞は，ゆっくり分裂増殖することでその数を維持しているのかもしれない．

血流中から上皮組織へ移行する樹状細胞前駆細胞は，CCR 2 と CCR 6 をともに発現しているが，CCR 7 は発現していない．したがって，CCR 7 のリガンドである CCL 19 と CCL 21 は，前駆細胞の上皮組織への遊走には関与していないと考えられる．CCR 7 欠損マウスや，CCR 7 のリガンドである CCL 19（ELCとよばれていた）と CCL 21（S-LC あるいは 6 Ckine ともよばれた）の欠損マウスでも，表皮には Langerhans 細胞が通常通り分布している．

3. 末梢組織から輸入リンパ管を経て所属リンパ節T細胞領域へ

末梢組織から所属リンパ節への樹状細胞遊走には，ケモカインレセプターの1つである CCR 7 の発現が必要であることが広く知られるようになった．CCR 7 欠損マウスや，CCL 19 と CCL 21 の欠損マウスでは，所属リンパ節への Langerhans 細胞遊走が著しく低下している．この低下が樹状細胞自身の異常によるのではなく，本来なら CCR 7 を発現している他の細胞が CCL 19 や CCL 21 に反応しないために樹状細胞が遊走できない可能性もある．しかし，CCR 7 を発現しない樹状細胞を，CCR 7 を発現する野生型マウスに移入しても，末梢組織から所属リンパ節への遊走が著しく低下していた．すなわち，Langerhans 細胞など樹状細胞が末梢組織から所属リンパ節へ遊走するには，CCR 7 を発現しケモカイン CCL 19 あるいは CCL 21 に反応することが必要である．しかし，CCR 7 の発現がない樹状細胞の遊走も少しはみられるので，CCR 7 が関与しない別のメカニズムが働いている可能性も残っている．

CCL 19 と CCL 21 のレセプターはともに CCR 7 で，CCR 7 はどちらにも結合することが知られている．CCL 19 が CCR 7 に結合した場合と CCL 21 が結合した場合とで，樹状細胞の反応が異なる可能性もある．実際に，CCL 19 が結合した場合には樹状細胞の突起が伸びるが，CCL 21 が結合した場合にはそのような反応がみられないと報告されている．このように，一部で CCL 19 が結合した場合とCCL 21 が結合した場合の違いも報告されてはいるが，遊走の誘導などこれまでに知られている反応については多くの場合にどちらのケモカインにも共通である．しかし，樹状細胞が突起（偽足）を伸ばすことは遊走につながる現象と考えられ，条件によっては遊走誘導能にも差が出てくる可能性もあるだろう．

血流から遊走した樹状細胞前駆細胞が上皮組織である表皮に定着すると，Langerhans 細胞と呼ばれるが，Langerhans 細胞は未熟な樹状細胞であり，CCR 2 や CCR 6 を発現したまま CCR 7 は発現していない．侵入してきた病原微生物との接触で Langerhans 細胞は成熟し，CCR 7 を発現するようになる．同時に CCR 2 や CCR 6 の発現はみられなくなり，MHC クラス II 分子の発現や CD 80, CD 86 など共刺激分子（co-stimulator）の発現が増強され，活性化された状態になる．また，未熟樹状細胞は細胞外の抗原を取り込む能力が高いが，活性化され成熟すると細胞外から抗原を取り込む能力は著しく低下する．

表皮のリンパ管は網状の構造になっており，末端は閉じている．樹状細胞がリンパ管へ入っていくには，リンパ管内皮細胞の間隙を縫って，あるいは間隙をこじ開けて入っていくことになる．このときに必要なのが，リンパ管内皮細胞が産生する CCL 21 である．末梢組織に発現するケモカインによって留められていた未熟樹状細胞は，活性化され成熟して成熟樹状細胞になることで CCR 2 や CCR 6 の発現がなくなり CCR 7 を発現すると，末梢組織を離れてリンパ管内皮細胞の分泌するケモカイン CCL 21 に反応して，リンパ管へ入っていくとされている．

侵入者と出合った Langerhans 細胞の活性化と成熟は，生体内抗原提示細胞としての樹状細胞機能によく合っている．すなわち，未熟樹状細胞は CCR 2 や CCR 6 を発現して CCR 7 を発現していないため，表皮に留まる．侵入者と出合うと未熟な状態で細胞内に取り込むことができ，同時に CCR 2 や CCR 6 の発現を失い CCR 7 を発現して所属リンパ節への遊走が可能になる．所属リンパ節に至ると，活性化と成熟により増強された MHC クラス II 分子の発現により，取り込んでプロセスを行った抗原を提示する．さらに発現を高めた CD 80 と CD 86 による共刺激を T 細胞に与えて，抗原提示に反応した抗原特異的 T 細胞の反応を誘導するわけである．

樹状細胞の成熟によるCCR 7の発現と，CCR 2やCCR 6などの消失が，常に樹状細胞の活性化を伴うわけではない．例えば，樹状細胞はアポトーシスによる死細胞を取り込むことが知られているが，この場合には樹状細胞にCCR 7の発現が誘導され，リンパ節への遊走はみられるが，MHCクラスII分子やCD 86共刺激分子の発現増強などにみられる樹状細胞活性化を伴うことはないという．また，樹状細胞内のシグナル伝達アダプター分子の1つであるDAP 12の活性化はCCR 7の発現誘導につながるが，Toll-like receptor：TLR刺激の場合と違って，転写因子のNF-κBやp 38/SAPT（stress-activated protein kinase）の活性化はみられない．さらに，エンドサイトーシスなど細胞膜の動きに関与するグアノシントリホスファターゼ（GTPase）はRhoファミリーの分子群であるが，その代表的な分子であるRac 1の機能をなくした樹状細胞では，エンドサイトーシスは低下するが脾臓T細胞領域への遊走（CCR 7に依存している）は対照の樹状細胞と変わらないという．これらの現象はいずれもCCR 7に依存したCCL 19やCCL 21による遊走と他の樹状細胞機能の発現とが，必ずしも一致するものではないことを示している．

CCR 7を介した樹状細胞の遊走には，CCR 2を介した血流から末梢組織への遊走の場合と同じように，CD 38の関与が必要であり，CD 38欠損マウスでは末梢組織から所属リンパ節への樹状細胞遊走が低下する．その他，リピッドメディエーターのシスティニルロイコトリエンやプロスタグランジE_2など，炎症部位でみられるシグナルの存在もCCR 7の機能発現に必要とされている．

リンパ管内皮細胞に発現しているケモカインCCL 21に誘導されて，樹状細胞は末梢組織からリンパ管に入り，リンパ節T細胞領域でもストローマ細胞が産生している同じケモカインCCL 21の形成する濃度勾配によって，樹状細胞はリンパ節へ，さらにT細胞領域へと遊走するとされている．活性化された樹状細胞はCCL 19を分泌することが知られているが，遊走中の樹状細胞が分泌するCCL 19が，樹状細胞の遊走にどのように影響するのか今のところ明らかではない．リンパ管にはリンパ液が流れており，樹状細胞の分泌するCCL 19もその流れに乗って濃度勾配の形成に一役買っているのかもしれない．樹状細胞がリンパ節T細胞領域に入ってからは，樹状細胞の分泌するCCL 19は

CCR 7を発現するT細胞に作用して，T細胞による抗原認識の効率を上げているのではないかと考えられる．

4. ケモカインCCL19/CCL21発現が欠損したときの免疫反応

マウスではCCL 21に2種類あり，65番目のアミノ酸がロイシンのもの（CCL 21-Leu）とセリンのもの（CCL 21-Ser）がある．分布に違いがあり，二次リンパ組織に分布するのはCCL 21-Serであり，CCL 21-Leuはリンパ管や他の組織に分布する．我々の研究室では，CCL 19とCCL 21-Serの発現を欠く突然変異マウスを見出し，このマウスの免疫反応を解析することを通して，これらのケモカインが免疫反応において果たす役割を検討している．

この突然変異マウスは，東京大学医科学研究所で維持されていたDDD/1マウスに見つかったもので，当初リンパ節にT細胞がきわめて少ないことで見出され，plt (Paucity of Lymph Node T cells) マウスと名づけられた．ナイーブT細胞がHEVから二次リンパ組織へ遊走することができず，リンパ節やPeyer板にT細胞領域が形成されないし，脾臓では白脾髄にT細胞がほとんどみられない．それだけでなく，樹状細胞の分布にも異常がみられ，表皮のLangerhans細胞は対照マウスと同様に認められるが，耳介の組織を用いて検討した結果ではリンパ管への遊走もみられるものの，リンパ節における樹状細胞数は著しく少ない．皮膚にFITCを塗布して所属リンパ節への遊走を検討してみても，対照マウスに比べてpltマウスでは明らかに低下していた．

したがって，皮下免疫された蛋白質抗原に対して，T細胞反応は当然低下しているものと予測していた．ところが，アジュバントとともに足蹠に免疫した蛋白質抗原に対して，所属リンパ節T細胞を in vitro で抗原刺激したところ，やや遅れて反応してくるもののpltマウスでも決して低下していることはなく，免疫後20日が経過すると対照マウスではほとんど免疫前の反応に戻るのに，pltマウスではピークの反応が免疫後1年半を経てもなお続いていた．すなわち，pltマウスではT細胞の免疫反応制御が十分になされていないことになる．

この免疫反応制御不全は，pltマウスにおける樹状細胞の抗原提示に反応したT細胞に，何かシグ

```
末梢血管(血流)
  樹状細胞前駆細胞
    CCR2⁺6⁺7⁻
    CD38の関与
        ↓
末梢組織(皮膚−表皮・真皮、粘膜など)
  CCL2⁺13⁺20⁺21⁻
  CXCL14⁺
    未熟樹状細胞(Langerhans細胞など)
      (CCR2⁺6⁺7⁻)
        ↓ ← 病原微生物など
    成熟樹状細胞
      (CCR2⁻6⁻7⁺、CD38の関与)
        ↓
(リンパ管)−CCL21⁺CCL2⁻13⁻20⁻ (マウスの場合には
                              CCL21-Leu)
        ↓
所属リンパ節
  被膜下洞
        ↓
  T細胞領域(CCL21⁺、マウスの場合にはCCL21-Ser)
        ↓(?)
(輸出リンパ管)
```

図1 樹状細胞の遊走経路とケモカイン

ナルが足りないためである可能性も考えられる．まだ検討を続けているところではあるが，これまでの結果をみると，CCL19やCCL21によるCCR7の刺激が，免疫反応後のT細胞活性化に伴う細胞死の誘導に必要なようで，pltマウスではこのシグナルが欠けているために，反応したT細胞が細胞死に陥りにくいものと考えている．

また，pltマウスでは表皮におけるLangerhans細胞の分布には低下がなく，表皮からリンパ管への遊走も対照マウスと同じようにみられるにもかかわらず，所属リンパ節における樹状細胞数が著しく少ないことは，見かけ上は矛盾しているようにみえる．リンパ管に入った樹状細胞が途中でリンパ管の外に出るとか，リンパ管の中で細胞死に陥る可能性もあるのだろうか．これも今後の検討課題である．

5．リンパ節T細胞領域へ遊走した樹状細胞のその後

所属リンパ節まで遊走した樹状細胞は，T細胞への抗原提示という役目を終えると死んでしまうと考えられている．輸入リンパ管にみられる樹状細胞に比べて，輸出リンパ管における樹状細胞がきわめて少ないためである．しかし，炎症時などリンパ管を流れる細胞数が増えると輸出リンパ管における樹状細胞も増えるという報告があり，少なくとも一部の樹状細胞は所属リンパ節から輸出リンパ管を経て血流に戻るのであろう．これについてはケモカインの関与などメカニズムはまだわかっていない．免疫反応に関与する樹状細胞の研究は主にマウスで進められているが，マウスではリンパ管がきわめて細くリンパ液を採取して直接検討することが困難なためである．

おわりに

樹状細胞の遊走におけるメカニズムを，関与するケモカインを中心に概観した．図1はその概略をまとめたものである．樹状細胞に関する研究は近年きわめて盛んであり，次々に新しい知見が発表されている．例えば，ここでは触れなかったが，ごく最近の報告によると末梢組織から血流へ移行する樹状細胞もあり，T細胞の抗原反応に関与しているという．ここにもケモカインの関与が考えられるが，その詳細は今後の検討結果を待ちたい．

[垣内史堂]

参考文献

1) Randolph GJ, Angeli V, Swartz MA: Dendritic cell trafficking to lymph nodes through lymphatic vessels, Nat Rev Immunol, 5: 617, 2005.
2) Kim CH: The greater chemotactic network for lymphocyte trafficking: chemokines and beyond, Curr Opin Hematol, 12: 298, 2005.
3) Yoneyama H, Matsuno K, Matsushimaa K: Migration of dendritic cells, Int J Hematol, 81: 204, 2005.
4) Cyster JG: Chemokines, sphingosine-1-phosphate, and cell migration in secondary lymphoid organs, Annu Rev Immunol, 23: 127, 2005.

VIII　サイトカイン

37　TNF-αの生理活性と病態との関わり

1. TNF発見の経緯

腫瘍壊死因子（tumor necrosis factor-α：TNF-α）は，当初リポ多糖（LPS）を投与した動物にみられる腫瘍に壊死を引き起こす因子として同定された．実際には，BCGを前投与したあと，LPSを投与したマウスの血清中から同定された．細菌感染後のヒトにおいて腫瘍壊死という現象は古くから知られており，1944年にはShanらが細菌抽出物（LPSを含む）が腫瘍の退縮に重要であることを示し，その後，Carswellら（1975）がLPSを胆癌マウスに投与した際，腫瘍を出血，壊死させる血清中の因子を腫瘍壊死因子（TNF）と名づけて一般的になった．

一方，Grangerら（1968年）はリンパ球培養上清中にマウスL929線維芽細胞や腫瘍細胞を傷害する因子を見出し，リンホトキシン（LT）と名づけた．また，Aggarwalら（1984年）がヒトB細胞株（RPM1788）を培養した上清中に細胞傷害性を示す因子を記載し，LTと名づけ，また，HL-60細胞上清中の細胞障害性因子をTNFと名づけた．TNF-αは in vivo で，Meth Aを移植したマウスで肉腫を退縮させるなどの活性がみられ，夢の抗癌剤として注目を浴びた．

他方，Ceramiら（1985）は，LPS注射により消耗状態にしたマウスの血清中からカケクチンを同定したが，これはTNF-αと同一分子であることがわかった．

同じころ，GrayとPennicaが，TNF-αとLTのcDNAをクローニングし，この2つはアミノ酸レベルで51%のホモロジーがあることから，各々TNF-α，TNF-βと命名された．したがって，TNFとしては，通常TNF-αとTNF-β（LT-α）をさすことが多いが，現在ではTNFは大きなスーパーファミリー（TNFSF）を作っていることが明らかとなっている．すなわち，TNFリガンドファミリーとして，TRAIL，TWEAK，CD95L，CD40L，TRANCE/RANKLなどを含む19種，TNF receptor superfamily：TNFRSFとして，CD95（Fas/Apo-1），TRAIL-R，CD27，CD40などの29種が同定されている（表1）．なお，TNF-αは，試験管内では種々の細胞に壊死（necrosis）ではなく，アポトーシスを誘導することから，この命名は誤解を招きやすい．ただし，TNF-αの発見当初の腫瘍壊死因子（抗腫瘍剤）としての期待はほとんど薄れ，現在ではIL-1，IL-6，IL-8のような炎症性サイトカイン・ケモカインなどを誘導して，種々の感染，炎症，免疫反応を引き起こす前炎症性サイトカイン（pro-inflammatory cytokine）としての役割が注目されている．

2. TNF-αの産生細胞と生物活性

TNF-αの産生細胞としては，主として免疫系細胞である単球，マクロファージであるが，Kupffer細胞，表皮細胞，脂肪細胞，線維芽細胞，種々の癌細胞ほか，多くの細胞が産生する能力をもっている．一方，TNF-β(LT-α)やLT-βは，主としてリンパ球やNK細胞から産生される．TNF-αの産生は，IFN-α/-β/γ，GM-CSFなどのサイトカイン，あるいはLPS，ウイルスや真菌，寄生虫，免疫複合体などの免疫系を刺激する物質や感染によって誘導される．TNF-αの遺伝子はヒトでは第6染色体（6p21.3），マウスでは第17染色体上に位置し，MHCクラスIファミリーのHLA-Bの近傍にあり，LT-α（TNFSF1）やLT-β（TNFSF3）とも非常に近接した位置（クラスIV領域）にある．ヒトTNF-α遺伝子の5′末端非転写領域には，κB1(-587)，κB2(-212)，Sp1/Egr-1(-172)，Ets(-116)，CRE(-106)，κB3(-97)，AP-1(-66)，Sp1(-52)，AP-2(-36)の結合サイトが同定されており，LPS刺激によるTNF遺伝子の発現には，EGR-1，CREおよびκB3が関与している．なお，MHCクラスI，IIの遺伝子座は多数の多型があるが，TNF遺伝子についても，多型（SNP）が知られている．その多くは，プロモーター領域に集中しており，とくに，-308G→Aの多型は，敗血症シ

表1 代表的なTNFおよびTNFレセプタースーパーファミリーとその機能

TNFリガンド					TNF/TNFRスーパーファミリー			
慣用名	スーパーファミリー名	ヒト染色体	マウス染色体	機能など	慣用名	スーパーファミリー名	ヒト染色体	マウス染色体
LT-α	TNSF 1	6 p 21.3	17	細胞傷害性, リンパ球の成熟	TNFRI (CD 120 a, p 55 TNFRI)	TNFRSF 1 A	12 p 13.2	6
TNF-α (カケクチン)	TNSF 2	6 p 21.3	17	腫瘍壊死, 炎症惹起, 骨吸収	TNFR 2 (CD 120 b, p 75 TNFRII)	TNFRSF 1 B	1 p 36	4
LT-β	TNSF 3	6 p 21.3	17	リンパ球の成熟, 免疫応答調節	LTβR (TNFR 2 RP)	TNFRSF 3	12 p 13	6
OX 40 リガンド (OX 40 L)	TNSF 4	1 q 25	1	T 細胞増殖・サイトカイン産生の共刺激	OX 40	TNFRSF 4	1 p 36	4
CD 40 L (CD 154, HIGM 1, TRAP)	TNSF 5	Xq 26	X	B 細胞増殖, IgE 産生, 免疫グロブリンクラススイッチ	CD 40	TNFRSF 5	20 q 12-13.2	2
FasL	TNSF 6	1 q 23	1	CTL 細胞のアポトーシス, T 細胞の発生, 末梢トレランス誘導	FAS (CD 95, Apo-1)	TNFRSF 6	10 q 24.1	19
CD 27 リガンド (CD 27 L) / CD 70	TNSF 7	19 p 13	17	T 細胞活性化, CTL 誘導の増強	CD 27	TNFRSF 7	12 p 13	6
CD 30 リガンド (CD 30 L) / CD 153	TNSF 8	9 q 33	4	T 細胞増殖	CD 30	TNFRSF 8	1 p 36	4
TRAIL/Apo 2 L	TNSF 10	3 q 26	?	アポトーシス誘導, NK 活性化, 癌転移の抑制	DR 4 (Apo 2, TRAIL-1)	TNFRSF 10 A	8 p 21	?
RANKL (TRANCE, OPGL, ODF)	TNSF 11	13 q 14	14	破骨細胞分化, T 細胞と DC の相互作用	RANK (TRANCE-R)	TNFRSF 11 A	18 q 22.1	?
TWEAK (Apo 3 L)	TNSF 12	17 p 13	11 ?	アポトーシス誘導, NF-κB 活性化, 血管新生の促進	Fn 14, DR 3	TNFRSF 12 A	17 p 13	?

ョック，レプロミン反応，喘息のリスクやHIV認知症との関連があるとされる．

ヒトTNF-αは，157アミノ酸から成る分子量17 kDaの分泌性蛋白質である．その前駆体はアミノ233酸から成る分子量26 kDaのtype IIの膜結合型蛋白質として存在する．この膜結合型のTNF-α前駆体はメタロプロテアーゼの一種であるTNF-α変換酵素（TACE）によって細胞外ドメインが切断され，成熟型TNF-αとなる．TNF-α単量体はX線結晶解析から，β-シートがアンチパラレルに4組並び，全体としてジェリーロール（ロールケーキ）と形容される構造を形成している．溶液中では通常，ホモ三量体として存在し，ホモ三量体として存在するTNF受容体（TNFR）に結合する．

それでは，TNF-α/βの生体における生理的な役割は何であろうか．この疑問の解決法の1つとして，TNF-α/βおよびその受容体の欠損マウスが作成された．その結果，TNF-α/βは，免疫組織の発生において重要な役割を果たしていることが明らかとなっている．すなわち，TNF-α欠損マウスでは，発生，発達に顕著な異常はみられないが，TNF-β/LT-α欠損マウスでは，腸間膜リンパ節を含むすべてのリンパ節，およびPeyer板が欠落していた．脾臓では，組織学的にB細胞帯とT細胞帯が分離せず，両細胞が白脾髄に分散していて，リンパ系組織の形成に必要であることがわかる．さらに，TNF受容体p 55（TNFRI）の遺伝子欠損マウスが作成された．TNFRI欠損マウスは，TNF-α欠損マウスと同様に，正常に発育するが，カンジダやリステリアに対して容易に感染し，抵抗性が失われる．恐らく，TNF-αは正常な個体において細菌や真菌，寄生虫感染に対する感染防御に働くものと考えられる．一方，D-ガラクトサミンとLPSで誘導されるショックに対しては，強い抵抗性を示すことから，TNF-αがLPS誘導性ショックのメディエーターであることを示すものである．

なお，マウスTNF-αのマウスでの致死量は1 μg/kg，ヒトTNF-αのマウスでの致死量は1 mg/kgを超えることから，種差に大きな違いがある．ただし，多量のTNF-αを全身投与すると，エンドトキシンショック（全身性炎症反応症候群）とよばれる急激な血圧低下，頻脈，血清乳酸値の上昇，

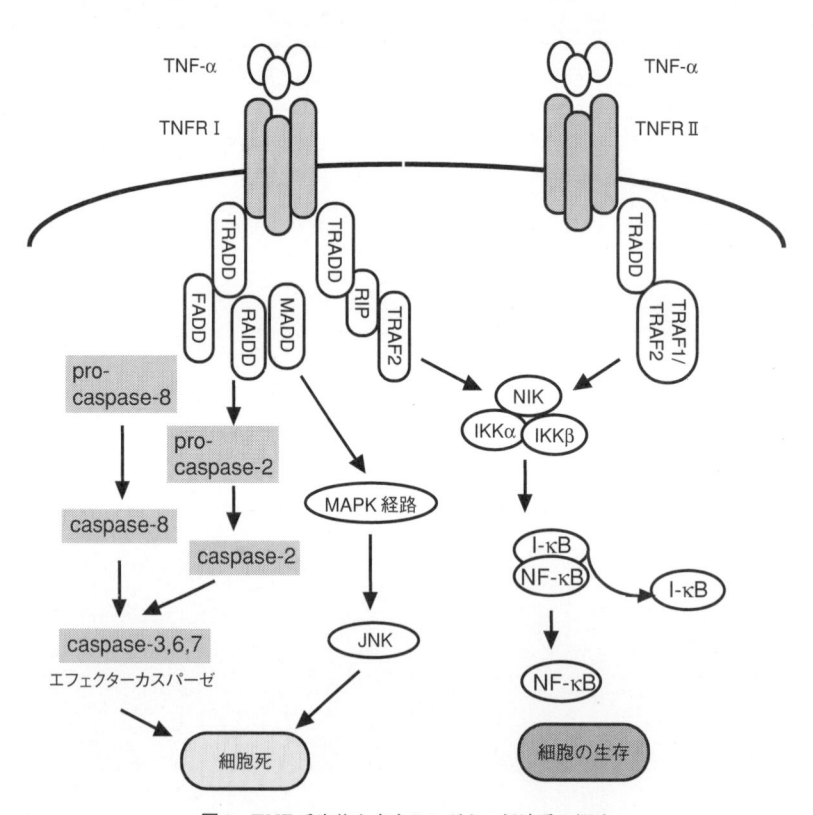

図1 TNF受容体を介するシグナル伝達系の概略

多臓器不全を呈し死に至る.

3. TNF-α 受容体とシグナル伝達

TNF-α の受容体には，低親和性のタイプⅠレセプター（p55/TNFRI；CD120a）と高親和性のタイプⅡレセプター（p75/TNFRⅡ；CD120b）の 2 種類がある．いずれも膜 1 回貫通型の受容体であって，細胞外のリガンドと結合する部分は，約 40 アミノ酸から成るシステインに富んだモチーフが 4 回繰り返した構造となっている．TNFR はホモ三量体であり，TNF-α 自身も三量体を形成して，結合する．TNFRI，Ⅱ ともに生体のほとんどの細胞で発現しているが，その発現量や発現の仕方は異なる．すなわち，TNFRI は構成的に発現しており，可溶性リガンドに対する受容体として，また，TNFRⅡ は免疫や炎症により誘導され，膜結合型リガンドのシグナル伝達に関与する．TNFRI がアポトーシスに関与し，TNFRⅡ が増殖に関与しているという論文がある一方で，2 つの TNFR がそれらのシグナルを協調的に伝達していると報告があり，定かではない．

TNFRI は細胞内に Fas や death receptor：DR3 といった TNFRSF に共通にみられる death domain：DD と呼ばれる領域をもつ．TNFRI を介するアポトーシスシグナルは，TNF-receptor-associated death domain：TRADD を介して Fas-associated protein with death domain：FADD/MORT1 が結合し，カスパーゼ-8 の活性化と下流のカスパーゼ-3 を活性化する（図1）．一方，TRADD を介してセリン・スレオニンキナーゼである receptor intereacting protein：RIP-1,-3，TNF-receptor associated factor-2：TRAF-2 が結合し，NF-κB，MAPK を活性化することによりアポトーシスを制御している．一方，TNFRⅡ においては，細胞質部分に DD をもたず，RING フィンガー分子である TRAF-2 と結合し，細胞内シグナル伝達が起こる．一方，TNFRⅡ に TNF が結合すると，inhibitor of apoptosis protein：IAP ファミリーの蛋白質を介して TRAF-2 がユビキチン化され，プロテアソームにより分解されることが報告されている．また最近，TNF-α が結合した後に，TNFRI がコレステロールとスフィンゴ脂質の富んだリピドラフトとよばれる膜のマイクロドメインに移行し，そこで TRADD，RIP，TRAF-2 と複合体を形成しシグナル伝達を行っていることがわかっ

てきた．

4. TNF-α の病態での役割

1）TNF-α と感染，炎症

TNF-α は当初，腫瘍細胞を傷害するサイトカインとして発見され，当然抗腫瘍薬と期待された．しかしながら，TNF-α の作用は腫瘍細胞に特異的ではなく，血管にもネクローシス誘導したり，炎症を惹起するという多面性がある．したがって，TNF-α の全身投与では，副作用が強く，臨床的には使用が難しい．他方，TNF-α は腫瘍の増殖，浸潤，転移を高める場合もある．これは，TNF-α が多様な腫瘍細胞に対してオートクリンの増殖因子として作用したり，マトリックスメタロプロテアーゼ-9（MMP-9），血管内皮増殖因子（VEGF）や接着因子など，浸潤と転移に関連する遺伝子発現を誘導するためと考えられている．

TNF-α は感染や炎症時産生されるが，産生された TNF-α は，細菌，真菌，ウイルスなどに対して感染防御に働くと考えられている．TNF-α や TNFRI 遺伝子欠損マウスが感染に弱いこともこれを裏づけるものである．しかしながら，重症の細菌感染から敗血症に至ると，エンドトキシンによりマクロファージが活性化され，血中には大量の TNF-α が産生され，これがショックを起こす．また，TNF-α は，IL-1 と同様に，前炎症性サイトカインとしての役割が注目される．すなわち，TNF-α は血管内皮細胞に ICAM-I や ELAM-I などの接着分子を発現させたり，IL-6 などのサイトカイン，IL-8 や MCP-1 などのケモカインを産生させ，好中球や単球の接着遊走，血管外遊出を促進させる．さらに，TNF-α はホスホリパーゼ A2（PLA2）を活性化する．PLA2 はアラキドン酸代謝において，発熱や炎症メディエーターであるプロスタグランジンや血小板活性化因子を産生する．

2）TNF と血管系

IL-1 や TNF-α は，血管の内皮細胞に作用し，形態変化，増殖の抑制の他，炎症や凝固に関係した多くの作用を誘発する．TNF-α は，血管内皮細胞のアラキドン酸代謝系に作用し，PGI2 の産生を刺激する．また，凝固線溶系には，組織因子を増加させ，凝固系を活性化する．一方，抗凝固系にも作用し，内皮細胞のトロンボモジュリンの量および活性をともに減少させることにより，プロテインC抗凝固系を抑制する．プロテインC抗凝固系は，血

管壁における凝集を阻止する生理的な系として重要であるが，TNF-αはIL-1と同様に，血管内における血液凝集が起こりやすくする作用をもつ．TNF-αは，エンドトキシンショックの原因因子の1つであるが，エンドトキシンショック時にみられる播種性血管内凝固症候群（DIC）の成因として，上記の機序が関与する．TNF-αは白血球の遊走および血管内皮への接着を亢進させるが，これは内皮細胞にICAM-1，ELAM-1，VCAM-1などの接着分子の発現を亢進させることによる．内皮細胞増殖に対して，TNF-αは，抑制的に働き，高濃度のTNF-αは正常内皮細胞を障害するが，in vivoでは，血管新生を誘導する作用がある．

3） TNFとカケクチア

TNF-αはもともとCeramiらがマウスでLPSによって消耗状態（カケクチア）を誘導する血清中の因子として同定されたカケクチンと同一物質であり，TNF-αを長期間投与された動物では食欲不振，体重の減少，蛋白質や脂質の消耗など，いわゆるカケクチアの状態を示す．この状態は癌の末期，慢性感染症，AIDSでもみられるが，これは，TNF-αが血中リポ蛋白質リパーゼ（LPL）の合成を阻害するためと考えられる．すなわち，LPLの阻害は血中からの脂肪酸の供給を抑制し，細胞内の脂肪分解，さらに筋肉の蛋白異化を起こすことによって，エネルギーを消費させる．このように，過剰なTNF-α産生によるカケクチア状態では，インスリンのシグナル伝達阻害によるグルコース取り込み阻害や脂肪酸代謝阻害が起きていると理解される．

4） TNF-αと関節リウマチ

自己免疫疾患であるクローン病（CD）や関節リウマチ（RA）においても，TNF-αは病態形成に重要な役割を果たしている．とりわけRAでは，活動期に関節液中に炎症性サイトカインであるIL-1やTNF-αの産生亢進が起こり，IL-8やMCP-1などのケモカインが誘導され多量の好中球や活性化マクロファージが集まる．これらの細胞は，免疫複合体を貪食して活性化され，コラゲナーゼや中性プロテナーゼなどのリソソーム酵素や活性酸素を産生し，破骨細胞を活性化し，滑膜や軟骨細胞破壊を引き起こし，関節破壊に至ると考えられる．TNF-αはRA患者の滑膜で過剰産生されており，炎症の引き金からその増悪に関与し，関節滑膜の異常増殖と骨・軟骨破壊に繋がるものと考えられる．

5． 抗TNF-α抗体の治療への応用

上述したように，TNF-αに対する抗体あるいはTNFRに対する拮抗する薬剤は，症状の改善と進行を阻止することが期待されている．TNF-αおよびTNFRに対する抗体あるいは拮抗薬として，インフリキシマブ（商品名，レミケード），エタネルセプト（商品名，エンブレル），アダリムマブ（商品名，ヒューミラ）の3種の生物学的製剤が開発され，臨床的に使用されている．インフリキシマブはマウス抗ヒトTNF-α抗体のV領域の遺伝子とヒトIgG1κ鎖のC領域の遺伝子が連結されたキメラ型モノクローナル抗体であり（図2），米国では1998年にクローン病，次いで1999年にRAの治療薬として許可され，日本でも2002年にクローン病，2003年にRAの治療薬として認可された．インフリキシマブは，疾患修飾抗リウマチ薬

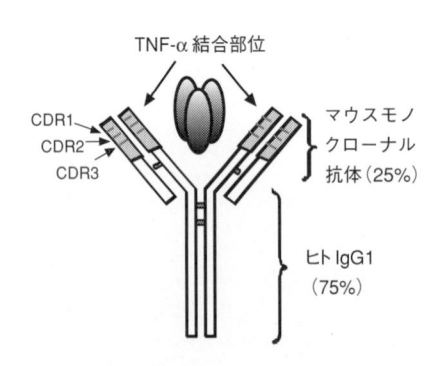

A　キメラ型抗TNF-α抗体，infliximab（レミケード）

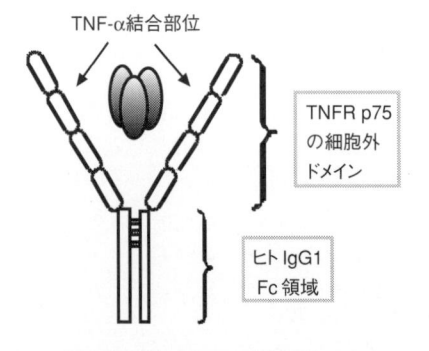

B　TNF受容体拮抗薬（TNF受容体-Fc融合蛋白質），eternercept（エンブレル）

図2　関節リウマチ治療に用いられている抗TNF-α抗体ならびにTNF受容体拮抗薬の構造

(DMARD)抵抗性の活動性RAに対して,メトトレキサート(MTX)と併用されるが,優れた効果を示し,欧米ではすでに70万人以上に投与されている.インフリキシマブの効果は,①可溶性あるいは膜結合型TNF-α特異的に結合し,標的細胞上のTNFR1, TNFR2への結合を抑制することでTNF-αの作用を阻害する.②キメラ抗体はヒトIgG1のFc部分をもつため,補体依存性細胞傷害(ADCC)により,膜結合型TNF-αを発現するTNF-α産生細胞を傷害する.さらに,③TNF-αは炎症時,血管内皮にICAM-1, VCAM-1などの接着分子を発現させ,白血球の接着を亢進させるが,抗体によりTNF-αが中和され,接着が阻止される,などの作用によると考えられる.副作用としては,中和抗体の産生や感染症(多くは軽度の上気道感染),自己抗体の産生,SLE様の症状などが認められている.とくに,結核の発症頻度が本剤非使用の場合に比べ4倍程度高いとされ,結核既住者には注意が必要とされ,抗結核薬などの予防内服が必要である.

一方,エタネルセプトはTNF-αの作用を抑制する薬剤(TNF-α/LT-αレセプター拮抗薬)として開発された.エタネルセプトは,TNFRIIの細胞外ドメインの2分子とヒトIgG1のFc部分を結合させた融合完全ヒト型の蛋白質である.この融合蛋白質は半減期が長く,TNF-αとTNF-β(LT-α)の両方の機能を阻害することができるのが特徴である.エタネルセプトとMTXの併用療法をそれぞれの単独療法と比較した結果,単独療法では有意差がみられないのに対して,併用療法では有意差をもって改善が認められている.また,関節破壊の抑制効果の評価に加え,修復する可能性も示唆された.米国では1999年にRAに対して承認され,日本では2005年に承認され,RA患者の治療に用いられている.アダリムマブは,日本ではまだ臨床試験中であるが,2002年に米国にて,2003年には欧州にて許可されている.この抗体は完全ヒト型抗TNF-αモノクローナル抗体であり,理論的には中和抗体の産生は少ないと考えられるため,効果の減弱やアナフィラキシーといった副作用は少ないことが期待される.半減期も約2週間と長い.MTX併用において,有意に改善がみられ,関節破壊に対する評価でも進行阻止および,修復が示唆された.副作用としては,注射部位の局所反応がみられた以外,重篤なものはない.これらの抗TNF抗体による治療は有効であるが,薬価が高い難点がある.低分子化合物によるTNFの産生を阻害する薬剤や,TNF-α変換酵素を阻害する薬剤の開発も進んでおり,新しいTNF阻害薬として期待されている.

[市川大樹,笠原　忠]

参考文献
1) Wallach D: TNF ligand and TNF/NGF receptor families. In: Oppenheim JJ, Feldman M, editors, Cytokine Reference, pp. 377-411, Academic Press, 2001.
   Aggarwal BB, Samanta A, Feldman M: TNFα. In: Oppenheim JJ, Feldman M, editors, Cytokine Reference, pp. 413-434, 2001.
2) Aggarwal BB: Siganlling pathways of the TNF superfamily: a double-edged sword, *Nat Rev Immunol*, **3**: 745-756, 2003.
3) 笠原　忠,園田よし子:TNF-αの多様な生理活性,治療学,**36**: 1231-1234, 2002.
4) 佐藤元信,山崎正利:腫瘍壊死因子TNF-α,サイトカイン・ケモカインのすべて(笠倉新平,松島綱治編),日本医学館,pp. 279-298, 2004.
5) 吉雄直子,西本恵弘:抗サイトカイン療法,医学のあゆみ,**213**: 89-95, 2005.

VIII　サイトカイン

38　遊走活性測定の意義

1. 細胞遊走

　生命が誕生した太古の時代，生きるという活動を本業とした生物は自らを存続させ子孫を残すために，物理的偶然を組み合わせて生命活動とした．そしてそのようなある時期に，栄養を求め，あるいは危険を避けるため，生命体は"移動する"手段を獲得したと思われる．例えば原生動物のアメーバの場合には，捕食や接合などのために細胞そのものが種々の機構を使って遊走する．その流れをうけて動物の場合，体内の細胞の遊走は二胚葉性動物より脊椎動物まで広くみられる．海綿などの二胚葉性動物では，生体防御に関与すると考えられる遊走細胞として，上皮細胞と内側の襟細胞とよばれる層の間にすでにアメーバ状の細胞がみられ，環形動物など三胚葉性動物でも体腔内に顆粒をもった貪食作用をもつ遊走細胞の存在が報告されている[1]．これら細胞の生体内の移動は生体防御反応のほか，生殖・個体発生，分化，組織修復など，生命現象を支える重要な事象と関連している．

　細胞遊走（cell migration）のうち，とくに刺激を加えない状態でみられる無秩序な移動（random migration）に対して，化学的刺激に反応してみられる無秩序な運動は化学運動性（chemokinesis），方向性をもった移動は化学走化性（chemotaxis）とよばれている．細胞の走化性は，細胞外の「遊走刺激分子」（chemoattractant）が細胞表層の「受容体分子」（receptor）に結合することから始まり，受容体を通して受け取った信号は一群の「情報伝達分子のカスケード反応」により，細胞を物理的に動かす「動力分子」に伝えられる．この場合には，細胞が外部環境へ働きかけている細胞表層の「接着分子」が重要な関わり合いをもち，一方遊走細胞の外部では移動が行われる場としての「組織や細胞外のマトリックス」などが関与する．例えば，ヒトやマウスにおいては，感染・炎症が起こった際，骨髄プールから血液中に動員された好中球は血中を出て局所に集積するが，その場合にはまず細静脈の血管内皮細胞に接着し，ここから遊走して基底膜との間にしばらく留まった後，さらに組織に出て遊走し，炎症局所に到達する．この時には，細胞の外部環境として組織や血清成分などからでてくる特殊な蛋白質や，これを受けて好中球側ではG蛋白質にカップルした受容体と，受容体以下の反応を起こすG蛋白質や各種リン酸化酵素などの情報伝達分子が動力分子の活動を促す．動力分子としては細胞骨格のアクチンやそれに作用する多種のアクチン結合蛋白質などの分子群が関与し，さらに細胞側の接着分子としてはインテグリン，細胞外で場をつくっている物質として組織中のコラーゲンやフィブロネクチンなどが関与する．このように，細胞遊走の過程は実に多くの分子が関与し，これらが相互に作用して一つの現象を形作っている．

2. 遊走刺激物質とその受容体

　細胞を遊走させる物質（chemoattractant）としては古くから補体（complement）成分のC5a，血小板活性化因子（platelet activating factor：PAF），ロイコトリエン（leukotriene：LT）などが知られており，これらは炎症に伴って産生され，白血球の活性化・移動を起こすと考えられてきた（表1）．実際，白血球を分離した後，*in vitro* でこれらの分子を作用させると濃度依存的に走化性を示す．C5aは補体経路活性化によって補体第5成分C5が切断されてできるアナフィラトキシンの一つで，好中球の遊走活性を示す．PAFは白血球や血管内皮より産生される脂質で好中球遊走の他，血小板活性化作用，血管透過性亢進ほか多彩な生物活性を有し，アナフィラキシーにも関与するが，細胞内および血漿中に代謝酵素PAFアセチルヒドロラーゼが存在し，生体内ではすぐに不活化されるものと考えられる．LTは，炎症時細胞膜より出されるアラキドン酸（arachidonic acid）より誘導される炎症惹起物質でLTB$_4$は好中球の強力な遊走刺激分子であるほか，LTC$_4$やLTD$_4$はアナフィラキシー遅反応性物質（SRS-A）として知られている．

表1 白血球に対する主な遊走因子（生体内で働くもの）

分 類	遊走因子	分子量	特 徴	受容体
補体	C5a	11.2 kD	前駆体C5より切断により生成．白血球，特に骨髄球の遊走．	C5a receptor
脂質メディエーター	PAF	524 (C-16) 552 (C-18)	白血球や内皮細胞より産生，白血球，特に骨髄球の遊走．	PAF receptor
	LTB4	336	動物細胞膜由来のアラキドン酸などより生成．白血球，特に骨髄球の遊走．	BLT 1, BLT 2
	PGD2	352	動物細胞膜由来のアラキドン酸などより生成．白血球，特に骨髄球の遊走．	DP, CRTH 2
ケモカイン	CXCL, CCL, XCL, CX3CL	8〜10 kD	塩基性蛋白質．白血球や癌細胞，種々の細胞の遊走．	CXCR, CCR, XCR, CX3CR
ホルミルペプチド	fMLP	438	細菌由来，白血球，特に骨髄球の遊走．	fMLP receptor

しかし生体内で炎症部位に細胞が集積する現象を考えると，上記の古典的分子だけでは集積現象の説明が十分につかず，別の因子の存在が推定されていた．1987年に松島，吉村らによりケモカインの2つのプロトタイプIL-8（CXCL8），続いてMCP-1（CCL2）の精製と遺伝子クローニングが報告され，その他のケモカインが次々に明らかになったことよってこれら細胞集積現象の様相が次第に明らかになってきた[2]．また，リンパ球が体内循環の後，当初のリンパ組織にホーミング（homing）する現象などもケモカインの働きによって起こることも明らかにされてきた．

ケモカイン（chemokine）とはケモタクティック・サイトカインを意味し，細胞が産生し細胞遊走を誘導する蛋白質分子群で，現在まで，50以上のケモカインと20近くのケモカイン受容体の報告がある．種々の名称が使われたため1999年Keystone会議で統一名称が制定された．本章ではケモカインについては通称で表記し，カッコ内に統一名称を記す．ケモカイン分子は8〜10 kDaの塩基性蛋白質であり，N末に保存されている2つのシステインの位置からCXC, CC, C, CX3Cの4グループに分類されている．Lはリガンド（ligand）を意味しRは受容体を指す．他の遊走刺激因子と同様，生体内の臓器は恒常的あるいは刺激によりケモカインを放出し，ケモカイン受容体を発現している細胞は，ケモカインの濃度勾配・発現部位に従って遊走する．ケモカインは細胞または組織特異的に産生され，一方，その受容体は，好中球，単球，リンパ球やそのサブセットなど，各白血球にそれぞれ異なった分子が発現されている．例えば，IL-8は炎症局所で線維芽細胞や血管内皮や単球から産生され，IL-8の受容体（CXCR1/CXCR2）をもつ好中球はそれに向かって集積する．SLC（CCL21）はリンパ節の高内皮小静脈が産生し，SLCの受容体（CCR7）を発現するTリンパ球は高内皮小静脈からリンパ節内に入りその中で活動を開始する．生体防御の各段階，各組織において異なったケモカインが産生され，それによって対応する細胞の遊走がみられるわけである．また細胞の受容体発現も分化や成熟などに伴って変化する場合が多い．

ケモカインシステムのもう1つの特徴は，多くのリガンド-受容体の組み合わせに重複（redundancy）がみられることである．例えばRANTES（CCL5）はCCR1, 3, 5の3種の受容体に結合できる一方，CCR1のリガンドはRANTESに加えMIP-1α（CCL3），MCP-3（CCL7）などがある．これらの重複は，遺伝子欠損動物モデルでは重篤な機能異常はみられないことから，ケモカイン間での代償機能に寄与していると思われる．一方，SDF-1（CXCL12）とCXCR4の組み合わせのように遺伝子欠損による障害が共通で重篤であるものは，1対1の対応であり，このために発現形質が重篤になるものと考えられている．

多くの遊走刺激因子やケモカインを含めて，これら遊走刺激物質の受容体は，7回膜貫通型のG蛋白共役型の受容体（G protein coupled receptor：GPCR）であり，嗅覚，光覚，味覚，アドレナリン，モルヒネなどの受容体と類似の受容体であるが，反応に関わる三量体G蛋白質の種類が異なる．

ケモカイン受容体の活性化は百日咳毒素（pertusis toxin）で抑えられ，これと共役するG蛋白は主にGαiクラスが共役するものと考えられている．受容体の第2細胞内領域にあるDRY（Asp-Arg-Tyr）モチーフがG蛋白の結合に重要とされている．

3. 細胞遊走と疾患

細胞遊走は生体防御に必須な現象であるが，その制御が不適切な場合，種々の疾患の原因となることが知られている．遊走能亢進に関係している疾患として，関節リウマチ，クローン病，潰瘍性大腸炎，乾癬，アトピー性皮膚炎，気管支喘息などをはじめとする炎症性・アレルギー性・自己免疫性疾患が多数知られている．また，動脈硬化症では血中の単球がマクロファージフォームセルとして動脈の血管内皮と基底膜の間に集積しており，生活習慣病でも細胞遊走能の関与が指摘されている．さらに，悪性腫瘍においては，臓器への遠隔転移やリンパ節への浸潤は，癌細胞の遊走を抜きにしては語れない．転移抑制が癌治療のターゲットの一つとしても注目されている．まさに細胞遊走は現代人の多くが罹患する疾患と切っても切れない縁にある．

これら遊走能亢進の疾患に対して，遊走能の低下・欠損でも人体に大きな影響を及ぼす．遊走能自体の欠損ではないが，白血球接着不全症（LAD）は接着分子の異常により好中球の血管壁への粘着能が抑制されることにより好中球が細胞外に遊走できず，出生後間もなく反復性細菌性皮膚化膿症を起こす先天性疾患である[3]．LAD type I は LFA 1, Mac 1, p 150/95 を含む接着分子 β_2 インテグリンの共通鎖変異，type II は接着分子セレクチンのリガンドである sLe^x や sLe^a の産生障害による．さらに variant が知られているが，最近，その中の常染色体劣性遺伝の形式をとる GPCR 系シグナルの異常が原因とみられる LAD を type III とすることが提案されている．アクチン異常症は Nunoi らが初めて報告した疾患で，反復性細菌感染に光過敏症，精神遅滞を伴った女児で，遊走の動力分子 β アクチンの点突然変異（E 364 K）を認めた先天性疾患である[4]．好中球遊走能低下，活性酸素産生能低下などがみられており，この異常 β アクチンは重合はできるが，プロフィリンなどのアクチン結合蛋白質との結合が阻害されていた．一方，情報伝達分子の1つ低分子量GTP結合蛋白 Rac 2 の異常について Ambruso らのグループと Williams らのグループは，ほぼ同時期に同一の患児について好中球の接着異常，遊走の異常，貪食能の低下，活性酸素産生低下などの広汎な異常を示す反復性細菌感染症を報告した[5,6]．この疾患は Rac 2 の 57 番目アミノ酸の置換（D 57 N）により dominant negative 型となった Rac 2 変異体が引き起こす好中球機能異常と判明した．

癌転移においては，乳癌細胞でケモカイン受容体 CXCR 4 の発現が認められ，リガンドの SDF-1（CXCL 12）の発現がみられるリンパ節，肺，肝，骨髄への転移が，これで説明できると報告された．その後，SDF-1は細胞増殖や血管新生にも働いて転移巣を増悪させることも指摘されている．その他の癌（肺癌，口腔癌，食道癌，胃癌，大腸癌，膵癌，前立腺癌，卵巣癌，黒色腫，白血病など）でも同様の報告がされている[7]．

先述したように各種白血球の遊走は多くの疾患に関係しており，走化性のメカニズム解明とその制御法の開発は直接当該疾患の治療法に結びつくと考えられている．そこで実際に走化性をターゲットにした薬剤の開発が世界中の製薬会社などで試みられている．すでに，抗ケモカイン受容体抗体やケモカイン受容体拮抗薬，情報伝達分子阻害薬などが開発され，そのうちいくつかはすでに臨床試験も始まっている．また，今後増えてくる治療として，走化性・癌転移をターゲットにした免疫療法も考えられる．

このように細胞遊走能は，多種の疾患に関わっており，既存の検査・治療に加えて，遊走能を正確に測定・評価することは患者の治療方針決定・予後の予測や生活の質を向上するうえでも重要になってくると思われる．

4. *in vivo* での遊走測定

生体内における細胞遊走能の測定は，しばしばマウスなどの哺乳動物を使って行われる．古典的な定量法としては組織に遊走してきた細胞を計数する方法，例えば，白血球の場合，腹腔に何らかの刺激（リガンドや注入）を加え，一定時間後に浸潤してきた細胞を腹腔洗浄で回収し計数する方法や，同様に気管支肺胞洗浄を行って回収した細胞を計数する方法である．特別な機器を必要としない簡便な方法である．小児科などでよく用いられるスキンウインドウテストは，皮膚に5mm程度の穴のあいた絆創膏を貼り，穴に露出した皮膚を擦過して表皮を剥離して真皮乳頭部を露出させた後，カバーグラスを圧

着して一定時間後の集積細胞を染色・観察するもので，炎症巣における白血球の集積状態とガラス面への付着能をみることができる[8]．

一方，病理などで組織切片を顕微鏡下に浸潤している細胞を観察する方法では，細胞の計数のほか浸潤細胞の形態観察や染色法によって色分けができる．また抗体を使った酵素抗体法や蛍光抗体法で特異的抗原を染めることもでき，高解像度の画像も撮影可能である．白血球に限らず癌細胞をはじめとしてさまざまな細胞に応用ができる．ただしこれらの方法では静的な一面しか評価できない．最近開発された2光子励起顕微鏡法では生体組織の深部の断層的撮影可能で，組織中の動的な細胞移動も撮影可能となってきた．撮影できる組織の厚みや大きさに限界はあるが，遊走像の動画撮影も可能である．このほか，個体全体を対象にした方法として被験細胞をルシフェラーゼ遺伝子導入などで化学発光させ，静脈に注射後，高感度のCCDカメラで個体全体を撮影する方法も考案された．被験動物の種類が限られていることや解像度に問題があるが，whole bodyでの細胞の集積場所が感知できる．ヒトで試みられるラジオアイソトープを用いた臨床検査に似ている．これら in vivo 遊走能測定法はマクロからミクロまで使い分けができるようになったが，今後は whole body で高解像度の解析ができる方法の開発が望まれている．

5. in vitro での遊走測定

生体外における細胞遊走能の測定は，定量的な方法，定性的な方法，両者を兼ね備えた方法に分けら

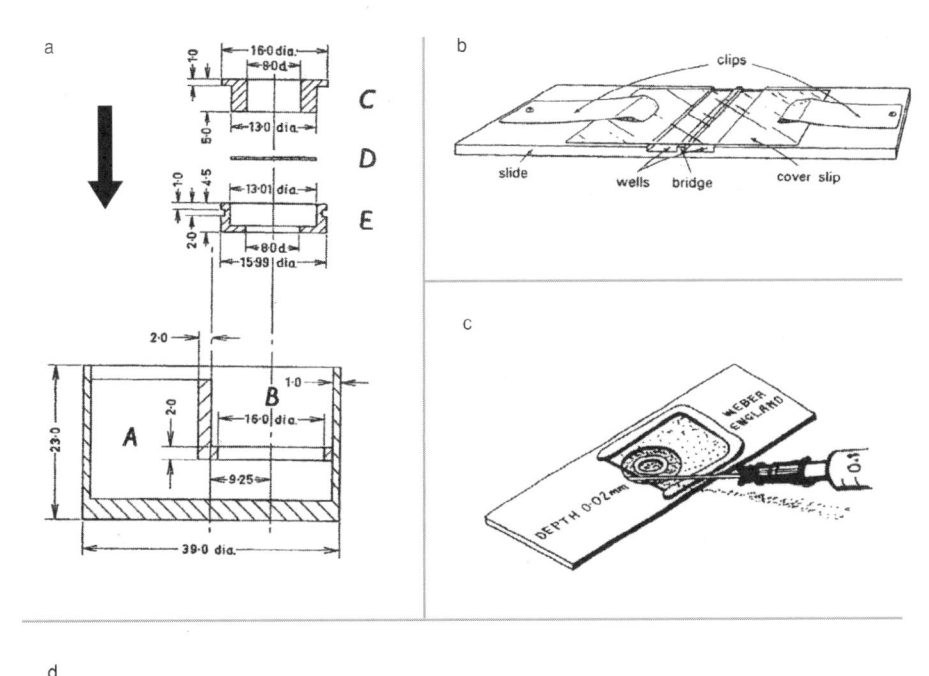

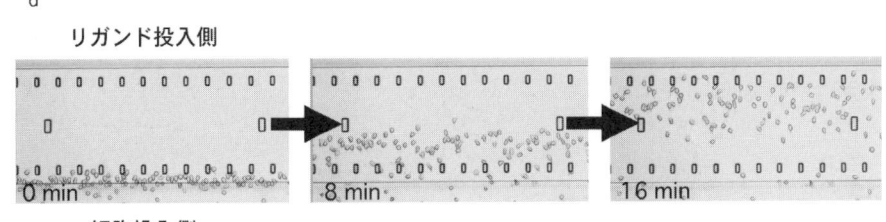

図1 *in vitro* での遊走測定
a：Boyden chamber の断面図[9]．C，D，Eが重ねられてBに挿入される．b：Zigmond chamber の全体図[10]．c：Dunn chamber の全体図[11]．d：TAXIScan chamber を用いた好中球の遊走実験（筆者作成）．細胞をスタートラインに整列（0 min）させた後，リガンドを対側に投入すると，時間経過ともに好中球は対側へ遊走する（8 min, 16 min）．

れる．

　遊走細胞を定量する方法のうち現在まで最もよく使用されてきたのが1962年に発表されたBoyden法である（図1a)[9]．この構造は，細胞が変形しながら何とか通り抜けることのできる多孔質のメンブレンフィルター（図1a-D）の上下に，細胞（図1a-B, C, E）と走化性因子（図1a-A）を入れる空間（液を満たすと槽になる）を配置したものである．試料投入1〜2時間の後，膜下面または下槽に移動した細胞を染色したのち顕微鏡下で計数する．長所は単純な構造で安価であることで，96穴プレートタイプなどがありスクリーニングの系にも応用できるなど広く使われている．その反面，次のような問題点が指摘されてきた．①多量の細胞（1アッセイ当たり10万個）を要する，②測定値はエンドポイントのみで，途中経過がブラックボックスの中である，③一見単純な構造だが，膜の孔はランダムなうえ，実際の走化性因子の濃度勾配は正確にはわからない，④上から下への遊走であるため重力の影響が排除できない，⑤得られる情報が遊走した一部の細胞の数値だけである，⑥再現性が乏しいため，アッセイするのに同一濃度の実験を多数行う必要がある，⑦アッセイに時間がかかる，⑧ランダム移動と走化性を区別するには，特別の工夫と計算が必要であること，などである．また簡便で多用される方法にアガロース平板法もあげられる．これはスライドグラスや細胞培養皿上に作成したアガロース平板に3連の穴をあけ，一方の端の穴に走化性因子を他端の穴に対照として培養液を入れ，真ん中の穴に細胞を投入して，一定時間後の細胞の移動距離を測るものである．細胞塊先端の移動距離を測り，因子側と対照側の移動距離を比較するものであるので，細胞数の計測は難しい．使用する細胞も1ウエル当たり100万個必要である．一方，遊走細胞を定性的にあるいは詳細に画像解析するための方法には，Zigmondの方法[10]やDunnの方法[11,12]などがある（図1b, c）．原理的には，あらかじめランダムに細胞を吸着させたカバースリップをガラス製の本体に装着して20μmほどの隙間を形成し，この中に走化性因子の濃度勾配を作る．細胞は吸着している位置から濃度勾配を感知して水平なカバースリップの下面を走ることになる．遊走している個々の細胞は顕微鏡下で観察され，ビデオや間歇的撮影で遊走像を動画化でき，解析ソフトもいくつか開発されている[13,14,15]．この方法の欠点は，①ガラス面に吸着する細胞のみの測定，②個々の細胞が最初にいる位置が異なるので，それぞれの細胞の解析を行う必要があること，③したがって，濃度勾配との関連がつけにくいこと，④不安定な勾配のため，結果は操作の習熟に左右されること，⑤実験操作が複雑で多くの時間がかかること，⑥解析に長時間かかること，などである．

　筆者らはこれら既存の方法の数々の欠点を払拭する画期的な走化性測定法TAXIScan法の原理と装置の概要を報告した[16]．これは定性・定量・画像解析を同時に行うことができるもので，最大の特徴は，細胞が変形して通る厚さの水平のチャンネルに安定した濃度勾配が形成されること，アッセイに必要とする細胞数が極少量ですむことにある．その基本構造は，微細加工されたシリコンチップとガラス面により形成される均一な深さの間隙と，その両側に細胞または走化性因子を投入するための2つの空間からなっている．投入後の細胞100個程度を一直線に並べることのできる構造となっており，あたかも細胞がスタートラインに並ぶ格好となる．遊走因子投入により数分以内に安定な濃度勾配が形成され，それを感知して遊走していく細胞はガラス下面からCCDカメラで撮影される．遊走細胞数の自動定量ができ，遊走像を直接モニターするので経時的変化が追跡できる（図1d）．また，解析用ソフトにより短時間で簡便に多くの情報が得られる．使用する細胞数が少ないため，生体内から分離できる数に限りがあるために今まで不可能だった各種の細胞の走化性を定量解析できる[17,18]．遊走因子が微量ですむのでランニングコストも他の方法より安い．ガラス面は細胞外マトリックスなどでコーティングできるので，接着因子と走化性の相互関係などの研究にも応用できる．また，この原理を基に開発された多チャンネル化ハイスループット型の装置は，走化性制御物質のスクリーニング向け装置で，創薬の分野にも貢献し始めている．

おわりに

　細胞遊走は，単細胞生物のアメーバの段階ですでに観察されていたが，細胞が動くという性質は多細胞生物へも伝えられ保存された．特に高等動物の体内では，各種の白血球がプロフェッショナルな遊走細胞として局所に移動し生体防御や生体制御に働いている．このような細胞機能は生体の恒常性の維持には必須であるが，一方，その制御が不十分の場合

にはそれにより各種疾患が惹起される．病理切片の観察では，疾患に応じた白血球の浸潤が認められる．また白血球以外でも，細胞自体が移動をできる性質を内在しており，必要に応じてその機能を発揮している．細胞の遊走活性を測定することは，遺伝子解析等とは異なり，生体内の状況を直接反映した情報が得られることから，きわめて貴重である．

[山内　明，金ヶ崎史朗]

参考文献

1) 和合治久編著：動物の血液細胞と生体防御，pp. 2-20，菜根出版，1997．
2) 分子予防環境医学研究会編：分子予防環境医学—生命科学研究の予防・環境医学への統合，pp. 16-45，本の泉社，2003．
3) 笹田昌孝編：好中球—機能低下と機能亢進，pp. 129-142，医薬ジャーナル社，1998．
4) Nunoi H, et al: A heterozygous mutation of beta-actin associated with neutrophil dysfunction and recurrent infection, *Proc Natl Acad Sci USA*, **96**(15): 8693-8698, 1999.
5) Ambruso DR, et al: Human neutrophil immunodeficiency syndrome is associated with an inhibitory Rac 2 mutation, *Proc Natl Acad Sci USA*, **97**(9): 4654-4659, 2000.
6) Williams DA, et al: Dominant negative mutation of the hematopoietic-specific Rho GTPase, Rac 2, is associated with a human phagocyte immunodeficiency, *Blood*, **96**(5): 1646-1654, 2000.
7) 山内　明，玉谷卓也：癌転移浸潤をめぐる話題—ケモカイン，別冊・医学のあゆみ・消化器疾患—state of arts Ver.3, 4081-4084, 2006.
8) 月刊 Medical Journal 編：細胞性免疫機能検査のすべて，pp. 64-67, 医歯薬出版社，1985．
9) Boyden S: The chemotactic effect of mixtures of antibody and antigen on polymorphonuclear leucocytes, *J Exp Med*, **115**: 453-466, 1962.
10) Zigmond SH: Ability of polymorphonuclear leukocytes to orient in gradients of chemotactic factors, *J Cell Biol*, **75**(2 Pt 1): 606-616, 1977.
11) Zicha D, Dunn GA, Brown AF: A new direct-viewing chemotaxis chamber, *J Cell Sci*, **99**(Pt 4): 769-775, 1991.
12) Ferguson G, et al: PI(3)K gamma has an important context-dependent role in neutrophil chemokinesis, *Nat Cell Biol*, **9**(1): 86-91, 2007.
13) NIH Image (Macintosh 版フリー解析ソフトウェア，National Institute of Health. http://rsb.info.nih.gov/nih-image/)
14) Scion Image (Windows 版フリー解析ソフトウェア，Scion Corporation. http://www.scioncorp.com/)
15) MetaMorph (Windows版解析ソフトウェア，Molecular Devices, http://www.molecular-devices.com/pages/software/metamorph.html)
16) Kanegasaki S, et al: A novel optical assay system for the quantitative measurement of chemotaxis, *J Immunol Methods*, **282**(1-2): 1-11, 2003.
17) Nishio M, et al: Control of cell polarity and motility by the PtdIns (3, 4, 5) P(3) phosphatase SHIP 1, *Nat Cell Biol*, **9**(1): 36-44, 2007.
18) Nitta N, et al: Quantitative analysis of eosinophil chemotaxis tracked using a novel optical device-TAXIScan, *J Immunol Methods*, **320**(1-2): 155-163, 2007.

IX 補体

39 補体活性化制御

補体は抗体の反応を助けて殺菌反応などを起こす因子として発見された．抗体の機能を補うという意味で「補体（complement）」の名称がつけられた．しかし，1950年代に Pillemer は抗体の介在なしにも補体が異物反応を起こすことを示し，抗体の介在は必ずしも必要ではないことを示した．異物を認識する抗体がなければ反応は起らないはずだとの理屈で Pillemer のプロペルジン反応系は無視されてしまった．認められるには20年近い歳月を必要としたが，Pillemer は失意の中で死亡してしまった．プロペルジン系の中心因子として A 因子と命名されたものは補体の C3 であることが後にわかったが，その C3 には自動活性化システムが組み込まれている分子であることがその後明らかとなった．C3分子内にはチオエステル結合が存在し，それが水分子の侵入を受けて加水分解されることにより C3分子の自動活性化が起こる．C3分子 α-鎖内チオエステル結合の加水分解開裂による C3分子の高次構造変化が常時継続的に起こっているので，この補体自動活性化により補体系は常時活性化のプレッシャーの下にある．すなわち，補体系は活性化の始動を常時行っており，それを抑制するシステムが働いて拡大増幅反応を止めていると理解できる．

このように，常に活性化プレッシャーを受けている補体系はその制御システムが重要である．抗体によって始動される補体活性化も抗体反応が補体制御を解除する視点からも見直す必要もあるだろう．補体が抗体反応を補っているのではなく，抗体が補体反応を補助しているとする逆の視点が真実なのかもしれない．

1．液相中での制御因子

1）C1 inactivator

補体第1成分（C1）は抗原に反応した抗体や脂質に反応した C-reactive protein：CRP などによって活性化が始動されるが，活性化C1はC4やC2を限定分解する酵素であるので，際限なく反応を続けるポテンシャルをもっている．その過剰反応を制御するために血清（血漿）中にはC1 inactivator が用意されている．これは活性化C1のC1rおよびC1sに結合して酵素活性を阻害する仕組みになっている．

2）I因子とH因子

C3分子内チオエステル結合が加水分解により開裂してC3(H_2O)になると高次構造変化を起こして活性型となる．B因子とも結合するようになり，C3(H_2O)Bを形成し，D因子の作用でB因子が限定分解を受けてBaとBbになるが，形成されるC3(H_2O)Bbには他のC3をC3aとC3bに分解するC3 convertase 活性をもつ．新たに形成されたC3bは分子内チオエステル結合が露出し直ちに開裂して活性型C3bとなる．このC3bにはB因子が結合してC3(H_2O)Bbと同様にC3 convertase 活性をもつC3bBbを形成する．C3段階での拡大増幅反応である．この拡大増幅反応を制御する体液性因子がH因子である．C3(H_2O)やC3bにH因子はB因子と競合して結合することにより過剰増幅反応を制御する役目を果たしている．C3(H_2O)BbやC3bBbなどのC3転換酵素である2分子複合体に別のC3bが加わってC3(H_2O)BbC3bやC3bBbC3bになると新たに加わったC3bがC5分子のアクセプターとして働き，C5をC5aとC5bに分解するC5 convertase 活性をもつので，H因子はC5 convertase 形成も制御していることになる．

H因子が結合したC3bはC3bを限定分解して不活性化するI因子の作用を補助する機能もあるので，C3 convertase の不活化には重要な制御機構となっている．H因子やI因子に欠陥のある患者はC3の活性化が進んでC3が消費されてしまうので，あたかもC3欠損症のようにみえることもある．

3）basic carboxypeptidases

補体反応系の活性化反応の進行過程で限定分解により放出されるC3a，C5a，C4aなどのペプチドには起炎活性がありアナフィラトキシンとよばれ

る．これらのペプチドのC末には塩基性アミノ酸（アルギニンやリジン）となっており，basic carboxypeptidase（塩基性C末アミノ酸を切除する酵素）によってC末アルギニンが切除されるとアナフィラトキシン活性が抑えられる．この役割を果たしているのが carboxypeptidase N：CPN と carboxypeptidase R：CPR である．CPN は血漿や血清中に安定な活性型で存在しているが，CPR は前駆体の ProCPR として存在しており，thrombin などで限定分解を受けて活性型の CPR になるが 37℃では半減期が5分程度で速やかに活性を失う．CPN は C3a にはよく働くが C5a に対しては不活化効率が高くない．C5a の制御には CPR が主役になると考えられる．これらのアナフィラトキシン不活化酵素が十分に働かないと炎症反応が拡大して不都合な病態に進む危険がある．なお，CPR は thrombin activatable fibrinolysis inhibitor：TAFI の活性型（TAFIa）と同一物質で TAFI は ProCPR と同じものであることが明らかになり，フィブリン溶解を阻害する作用が CPR（TAFIa）にあるので，炎症制御とともに線溶系の制御にも関わっていることが注目される[1]．

4） S-protein やリポ蛋白質

C5が C5 convertase により C5a が切除されて C5b になると C6 と速やかに反応して C5b6 複合体となる．これに C7 が反応して C5b67 complex になるとこの3分子複合体は疎水性に変わり，細胞膜などに疎水結合で吸着する．これに C8，続いて C9 が反応することにより細胞膜を貫通する membrane attack complex：MAC である C5b6789 complex を形成し細胞溶解を引き起こす．C5b が C6 と反応した C5b6 は C5b が形成された場所に止まるわけではなく，C7 と反応して疎水性の C5b67 になるまでは体内のどこにでも移動できる．C7を欠損した人の血清からは C5b6 複合体を抽出精製することもできるほどである．補体活性化で形成された C5b が広範囲に MAC を形成する仕組みとしては好都合である．しかし，過剰に MAC 形成が進めば広い範囲の組織障害を起こしてしまう危険も伴う．そこで，液相中で C5b67 を速やかに不活化する血清中の因子として S 蛋白質やリポ蛋白質が働いている．これらの因子は疎水結合を起こす分子なので C5b67 複合体を速やかに吸着し細胞膜への沈着を防ぐ役割を果たす．過剰傷害の防止システムの一つとして捉えることができるだろう．

2. 細胞膜上補体制御分子

正常な細胞は自己補体反応の標的とならないように，細胞膜上補体制御膜因子群により護られている．したがって，補体系は血清中で外来異物や異常細胞のみに対して活性化反応を押し進め，異物を破壊排除する最強のエフェクターとして機能する．補体反応系の前半は連続的酵素反応系であり，後半は複合体形成反応という特徴的なカスケードを形成しており，それゆえに反応性カスケードの要所要所に同種を認識する制御膜因子が配備されている[2]．

1） 同種認識補体制御膜因子発見の経緯

細胞膜上のシアル酸が補体反応を特異的に抑制していることが明らかとなった（Nature, 299：261, 1982）．しかし，シアル酸をシアリダーゼで取り除いて補体反応を受けるようにしても同種補体による攻撃は免れる（Eur J Immunol, 13：344, 1983）．したがって細胞膜上に種特異的に補体反応を制御する膜分子が存在することが示唆された．さらに 1983 年に Okada らはヒトおよびモルモット赤血球より得たシアロ糖蛋白分画を，ウサギ赤血球とインキュベートした後に alternative complement pathway：ACP 活性化による溶血作用を調べたところ，ヒト赤血球膜の分画はヒト血清の，モルモット赤血球膜の分画はモルモット血清の ACP 活性化を抑制して溶血阻止が起こることを報告した．この溶血阻止は分画をウサギ赤血球と反応後に，血球を洗浄しても同様に起こる．これにより膜に吸着性があり同種間の補体反応のみを特異的に阻止する同種認識補体制御因子の存在が具体的に示された．1986 年に Muller-Eberhard らにより新たな細胞膜上補体制御因子が報告された．この因子は特徴として同種の細胞膜においてのみ補体制御機能を発揮できるので，homologous restriction factor：HRF と命名された．これ以後，数種類の同種認識補体制御膜因子が報告されるに至った．

2） 細胞膜上補体制御因子群の機能

補体制御蛋白（complement control protein：CCP）群は regulators of complement activation：RCA 遺伝子ファミリーともよばれる[3]．このファミリーのメンバーには，Factor H（H因子），C4結合蛋白（C4bp），decay accelerating factor（DAF, CD 55），membrane cofactor protein（MCP, CD 46），complement receptor 1 型（CR1, CD 35）および2型（CR2, CD 21）などが含まれ

る．CCP 蛋白は，ヒトでは第1染色体上に遺伝子クラスターを形成しており，それらは共通して short consensus repeat : SCR とよばれる約60アミノ酸より成るドメイン構造を形成している．CCP 蛋白群のうち，H因子，C4bp, DAF, MCP および CR1 は共通して古典的経路あるいはレクチン経路および副経路のそれぞれのC3分解酵素であるC4b2aおよびC3bBbの形成阻害と不安定化を起こす．すなわちC4bへのC2の結合およびC3bへのBの結合の阻害，C4bからのC2aの解離およびC3bからのBbの解離の促進（DAF活性），およびC3bやC4bを分解するI因子の補助作用（コファクター活性）などを示す[4]．

細胞膜上の MAC 形成阻止因子として，65 kD の HRF が報告された．これは後にC8bp あるいは MIP と同一であると認められたが，いまだに遺伝子の報告はない．我々は 20 kD の HRF 20（CD 59）を同定しており（*Int Immunol*, **1**: 205, 1989), 65 kD-HRF のフラクションと HRF 20 に対するモノクローナル抗体が反応することを確認している．

HRF 20 は強い種特異性を示すことより，その分子内に MAC 形阻止活性部位と種特異性認識部位が分かれて存在すると仮定して解析した結果，各々の活性部位が同定されており，種特異性における共通のアミノ酸配列が存在するのかどうかの解析が進んでいる．

3） 補体の自己非自己識別と感染症

自己細胞膜には DAF, CR 1, MCP などが存在し，自己細胞膜上でのC3転換酵素の形成は阻止される．これに対して，細菌の菌体膜のような非自己膜面上では，そこに結合したC3bに対してはH因子よりもB因子の方が結合親和性が高くなり効率よくC3bBを形成できるので，H因子の制御を受けにくくなる．したがって，ごくわずかのC3b分子の反応が非自己膜面上に起これば，比較的安定性の高い副経路C3転換酵素であるC3bBbPが形成されて，それは周囲に次々とC3bの沈着を起こしていく．このようにして，自己膜面上では補体は活性化されずに，非自己である異物面上にのみ補体活性化は進行する[5,6]．古典的経路の各因子やC3などの補体因子の欠損や，あるいは CR 3/CR 4/LFA-1 のような補体レセプターファミリー分子などの欠損においても，化膿性細菌に対する感染抵抗性の低下が認められる．また，MAC 形成に必要な各因子の欠損は いずれの因子欠損においても *Neisseria meningitidis* 感染に対する感受性を高める．細胞内寄生性細菌であるナイセリア菌などに対する生体防御は，補体による体液中での溶菌が主役となっていることを示している[7]．

4） 病原性微生物と補体依存性防御機構

補体系と微生物は長い進化の過程を通じて，お互いの優位性を確保する歴史を刻んできた．補体系が進化してくるには，感染性の病原菌が大きな選択的要因となっていたであろうし，それゆえに，微生物は補体による自己非自己識別の監視からのがれる術を選択進化させてきたものと推察される．そして，微生物においては，自らの病原性を発揮するために補体系を逆手に利用している場合もある．ある種のグラム陰性細菌はその膜面に長鎖のO結合型リポ多糖が存在しており，補体活性化を引き起こしてC3沈着やMAC形成は起こすが，細菌の細胞膜からは離れた場所で起こるために，細菌に対する溶菌作用が発揮されるには至らない[8]．また，微生物の中には，副経路の活性化やC3沈着の拡大を阻止できる膜分子をもっているものがある．例えば，シアル酸含量の高い莢膜を菌体表面に形成するグラム陽性細菌では，莢膜形成のないものに比べて，明らかにその病原性が高い．この莢膜上に結合したC3bにはB因子よりもH因子の結合が優位に起こるためにC3bの分解性が高まり，C3活性化の拡大が阻止される．

5） 病原性微生物が発現する補体制御膜因子様分子

補体による自己非自己識別反応を回避するために微生物がもつ戦略として，表1に示すごとく宿主が発現している補体制御膜因子様分子を発現している例が多く報告されている．例えば，herpes virus は Fc レセプター機能を発揮する分子を発現していることが知られているが，補体レセプター活性分子である protein-C も発現している．*Candida albicans* は CR 2 や CR 3 様分子を発現しており，特にこのCR 3 様分子はヒトのCR 3 と抗原的相同分子である．これらの微生物由来の分子は，微生物自身を抗体や補体の攻撃から回避させることに役立っていると推察される．つまり，IgGやC3が微生物上の疑似レセプターなどと反応してしまい，宿主の食細胞上のオプソニンレセプターに結合されないので本来の防御機能を免れることになる．また，補体活性化を阻止する制御分子を発現する戦略をとる微生物もある．例えば，*Trypanosoma* 原虫は DAF 様分子

表1 病原性微生物が発現する補体制御膜因子様分子の例

病原体型	微生物	微生物蛋白	補体制御相同分子	分子的特徴
真菌	Candida albicans	130〜165 kDa	CR 3	インテグリン
	Candida albicans	60 kDa	CR 2	不明
寄生虫	T. cruzi	gp 160	CR 1, DAF	SCR
	T. cruzi	87〜93 kDa	CR 1, DAF	不明
	T. cruzi	58〜69 kDa	DAF	不明
	S. mansoni	130 kDa	CR 1	不明
	S. mansoni	70 kDa	DAF	SCR
	S. mansoni	94 kDa (SCIP-1)	CD 59	CD 59 類似
	E. histolytica	不明	CD 59	CD 59 類似
ウイルス	HSV	gC-1, gC-2	CR 1, DAF	不明
	EBV	不明	CR 1, DAF, MCP	不明
	HVS	65〜75 kDa	CR 1, DAF, MCP	4 SCR
	HVS	20 kDa	CD 59	CD 59 類似
	VV	gp (VCP)	CR 1, DAF, MCP	4 SCR

HSV：herpes simplex virus, EBV：Epstein-Barr virus, HSV：herpes virus saimiri, VV：vaccinia virus, SCR：short consensus repeat, CR 1：complement receptor type 1, DAF：decay accelerating factor, MCP：membrane cofactor protein, CD 59：homologous restriction factor 20 (HRF 20).

およびCD 59様分子を発現するし，住血吸虫は宿主のDAFを虫体に吸着して補体反応を回避する[9,10]．

6) レトロウイルス感染と自己補体反応

HIVは現在最もよく研究されているレトロウイルスであり，他のウイルスと同様に，補体反応をかいくぐって感染を成立させていることが知られている．HIV粒子はその膜糖蛋白，gp 120やgp 41がC 1 qと結合して補体活性化を誘導するが，粒子溶解には至らない[11,12]．逆にHIVは沈着した補体成分によって補体レセプターに結合して，細胞内への侵入感染を促進することになる[13]．しかし，我々はHIV感染細胞では，補体制御膜因子，特にHRF 20の発現低下が起こることを見出しており[14]，感染細胞に反応できるIgM抗体と自己補体の作用により，感染細胞やウイルス粒子の破壊を効率よく誘導できることを突き止めた．この際，感染細胞にIgG抗体が反応しても細胞破壊は誘導されない．HIV粒子にもDAFやHRF 20の存在が証明されており，これらが補体非感受性の一因とされているが，IgM抗体が反応したときには自己補体依存性のウイルス粒子破壊も同時に起こることを確かめた[15,16]．IgM抗体は1分子で自己補体活性化を誘導でき，細胞破壊に有効なMAC形成が行われると推察される[17]．IgM抗体が補体制御分子による制御を回避する分子機構を解明する必要がある．

3. 臨床応用への視点

補体反応は外来異物や異常細胞を効率よく排除するために，自己非自己認識の機構を制御膜因子群にもたせて進化してきたと結論される．ウイルス感染などによって，補体の非特異的活性化が誘導されて感染細胞膜上にC 3分子の沈着が起こる．有核細胞においては，補体活性化による細胞破壊はきわめて起こりにくく，むしろ感染細胞自体の活性化や，白血球系細胞の活性化を誘導する．また，ウイルス粒子自体も補体活性化を誘導するが，粒子破壊まで至らずに補体レセプター保有細胞に取り込まれて感染成立を促進することが知られている．それゆえに，感染性微生物となり得ているわけであるが，その感染成立戦略を解析して，そのルートを遮断したり，IgM抗体などを活用して補体活性化を高める人為的戦略も新しい視点からの治療法に育つと期待している．

1) 補体活性制御を目指す薬剤

complement receptor 1：CR 1はヒト赤血球膜に存在するC 3 b inhibitorとして発見されたものであるが，C 3 bを結合するとともに，H因子と類似してI因子によるC 3 b分解を促進する作用がある．このCR 1を遺伝子組換法を活用してリコンビナントCR 1を可溶性の形で大量に作成され，soluble CR 1とよばれる．過剰な補体活性化反応を制御する手段として静脈内に投与する検討が展開されてい

る.

　C5aはきわめて強力なアナフィラトキシンとして炎症反応の惹起に働いているので，その制御は過剰炎症反応に有用であることが示されている．致死量のLPS（4 mg/kg）を投与したカニクイザルもC5aを阻害するペプチドで救命治療ができることを示す知見も蓄積してきているので，敗血症などの救命薬としてC5a阻害ペプチドが特効薬的役割を果たすことも期待できる．［岡田秀親，岡田則子］

参考文献

1) Campbell W, Okada N, Okada H : Carboxypeptidase R (CPR) is an inactivator of complement derived inflammatory peptides and an inhibitor of fibrinolysis, *Immunol Rev*, **180** : 162-167, 2001.
2) Harris CL, Morgan BP : The many faces of the membrane regulators of complement. In : Szebeni J, editor, The Complement System-Novel roles in health and disease, pp. 129-166, Kluwar Academic Publishers, 2004.
3) Hourcade D, Holers VM, Atokinson JP : The regulators of complement activation (RCA) gene cluster, *Adv Immunol*, **45** : 381-416, 1989.
4) Miwa T, Song WC : Membrane complement regulatory proteins: insight from animal studies and relevance to human diseases, *Int Immunopharmacology*. **1** : 445-459, 2001.
5) 岡田則子：補体の異物識別機構, 日本臨牀, **46** : 1955-1961, 1988.
6) 岡田則子：種特異的合い言葉分子反応における補体制御膜因子, 日本医学会総会誌, **24** : 25, 1995.
7) 岡田則子：補体系の遺伝的異常とその病態, 生体防御, **8** : 209-218, 1991.
8) Joiner, KA : Compelement evasion by bacteria and parasites, *Annual Rev Microbiol*, **42** : 201-230, 1988.
9) Cooper NR : Evasion of complement-mediated damage by microorganisms. In : Rother K, Hansh GM, editors, The complement system, pp. 309-322, 1998.
10) Rother RP, Rollins SA, Fodor WL, Albrecht JC, Setter E, et al : Inhibition of complement-mediated cytolysis by the terminal complement inhibitor of herpesvirus samiri, *J Virol*, **68** : 730-737, 1994.
11) Hoshino H, Tanaka H, Miwa M, Okada H : Human T cell leukemia virus is not lysed by human serum, *Nature*, **310** : 324-325, 1984.
12) Susal C, Kirschfink M, Kropelin M, Daniel V, Opelz G : Complement activation by recombinant HIV-1 glycoprotein gp 120, *J Immunol*, **152** : 6028-6034, 1994.
13) Thieblemont N, Haeffner-Cavaillon N, Ledur A, L'Age-Stehr J, Ziegler-Heitbrock HW, Kazatchkine MD : CR 1 (CD 35) and CR 3 (CD 11 b/CD 18) mediate infection of human monocytes and monocytic cell lines with complement-opsonized HIV independently of CD 4, *Clin Exp Immunol*, **92** : 106-118, 1993.
14) Wu X, Okada N, Iwamori M, Okada H : IgM natural antibidy against an asialo-oligosaccharide, gangliotetraose (Gg 4), sensitizes HIV-1 infected cells for cytolysis by homologous complement, *Int Immunol*, **8** : 153-158, 1996.
15) Okada H, Wu X, Okada N : Complement-mediated cytolysis and azidothymidine are synargistic in HIV-1 suppression, *Int Immunol*, **10** : 91-95, 1998.
16) Wu X, Okada N, Irie RF, Okada H : Complement-mediated anti HIV-1 effect induced by human IgM monoclonal antibody against ganglioside GM 2, *J Immunol*, **162** : 723-727, 1999.
17) Okada N, Okada H : Human IgM antibody therapy for HIC-1 infection, *Microbiol Immunol*, **43** : 729-736, 1999.

IX 補体

40 ヒト血清レクチンによる補体活性化

免疫系の機能を簡潔にいいあらわすと異物（非自己）を識別する認識能力とそれを排除する能力である．高等動物における免疫系は，初期感染防御において重要な働きをする自然免疫（innate immunity）と，特異的な認識機構とその記憶に特徴をもつ獲得免疫（acquired immunity）に分けることができる．自然免疫は本来生体に備わっており，生体に侵入した病原微生物にただちに働くという特徴をもつ．そして，引き続き起こる獲得免疫の反応を確実なものとする．自然免疫は，獲得免疫をもたない無脊椎動物においても普遍的に生体防御に機能している．そして，自然免疫は，貪食作用を中心とした異物排除システムでその認識機構については不明な点が多かったが，近年，この自然免疫が注目される大きな理由は，ショウジョウバエで発見されたTollレセプターとその機能に関する研究が飛躍的に進むにつれて，獲得免疫とは異なった認識機構と異物排除機構が明らかになったためと考えられる．

特に，自然免疫において生体に侵入した病原体を非自己と認識する機構は，パターン認識とよばれ，微生物上に保存されているpathogen-associated molecular patterns：PAMPsに対する認識機構であると考えられている．このパターン認識分子は，胚細胞（germ line）にコードされ，獲得免疫の認識分子（抗体とT細胞レセプター）が遺伝子の再構成によって多様性を得ていることときわだった違いを示している．このようなパターン認識分子として補体系蛋白のマンノース結合レクチン（mannose-binding lectin：MBL）とフィコリン（ficolin）が存在し，補体レクチン経路を活性化する．そこで，本稿では，最近明らかとなった補体レクチン経路の生体防御における役割を概説する．

1. 生体防御における補体の役割

補体系は，抗体を認識分子として機能する古典的経路が先に発見されたため，抗体を補うという意味で補体と名づけられた．補体系が活性化されるとその第3成分（C3）が，侵入した病原微生物上に結合し，オプソニンとして機能し，食細胞に微生物を貪食させる．さらに，炎症を引き起こし，ある種の細菌を溶かすことができる（溶菌作用，図1）．補体系の活性化経路には，抗原抗体反応により特異的に活性化される古典的経路と，細菌やウイルス上の糖鎖を認識するレクチンによって活性化されるレクチン経路と，非特異的にC3を結合させる第2経路が知られている．

補体蛋白は一部の膜蛋白を除いて，肝臓で産生分泌される血清蛋白で，生体内では酵素前駆体，チモーゲン（zymogen）として存在する．補体活性化に伴い，活性型の酵素となる．これら補体系の生体防御に関する重要性と臨床的な意義に関しては最近の総説を参照されたい[1~3]．さらに補体系は，アジュバントとして機能し，獲得免疫における抗体産生を増強することが最近明らかになった．これらの結果は，補体欠損マウス（C3，C4，補体レセプターCR2欠損マウス）によって得られ，T細胞依存性の抗原に対する反応が著しく低下していることが判明した．このことは，C3フラグメント（C3d）の結合した抗原が補体レセプターと反応することが抗体産生には重要であるということを示している[4]．

免疫の初期反応における補体系の活性化は，次に示す3経路で起こると考えられている．①自然抗体としてのIgM抗体が古典的経路を活性化する．②最近明らかにされたレクチン経路が微生物上の糖鎖を認識して活性化される．③C3の沈着により，認識分子が関与しない第2経路（増幅経路）が活性化される．このように補体は，感染初期の生体防御に重要な役割を果たしている．

2. 生体防御レクチン

レクチンは，はじめ赤血球を凝集する因子として植物より発見され，糖鎖を多価認識する蛋白と定義されている．哺乳類で発見された動物レクチンは主として細胞接着やエンドサイトーシスに関与しているほか，自然免疫では，糖鎖をもつさまざまな微生物に結合できる優れた生体防御の担い手である．レ

IX 補 体

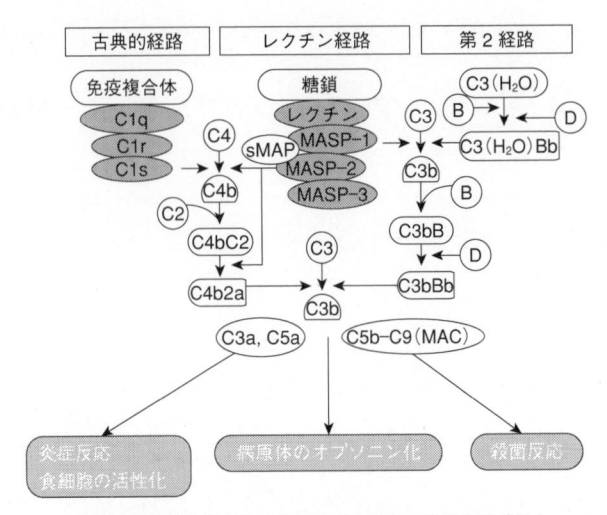

図1 補体活性化経路の分子機構と補体の生物学的活性

古典的経路の活性化は，抗体が認識分子として機能し，抗原に結合しその形状が変化した抗体分子にC1が結合することによって始まる．C1分子は，C1q1分子とC1rとC1sが2分子ずつ結合した複合体で，C1q分子は免疫グロブリンへの認識と結合をつかさどり，N末端はコラーゲン様構造を有し，C末端は球状となっている．C1の酵素活性は，酵素前駆体として存在するC1rとC1sの活性化によって生じ，C1sはC4をC4bとC4aに限定分解する．C4bは，C2を結合し，C1sによって分解されたC2aと新たな分子集合体C4b2aを形成する．この複合体がC3転換酵素とよばれC3をC3bとC3aに分解する．レクチン経路の認識分子としては，MBLとフィコリンが存在し，多くの細菌・酵母・ウイルスに結合し補体系を活性化することが判明している．その機序は，2種類のセリンプロテアーゼ，MASP-1とMASP-2を介して活性化されると考えられている．MASP-2は古典的経路と同様にC4とC2を分解し，C3転換酵素を生成する．一方，MASP-1にはC2を活性化するとともに，直接C3を分解する活性があり，第2経路を活性化する．また，MBLとフィコリンには，MASP-2と一部相同なsMAPと最近，新たに発見されたMASP-3が結合しているが，その機能は不明である．第2経路の活性化には認識分子は関与せず，微生物上の得意な構造が関与していると考えられている．また，第2経路は，古典的経路とレクチン経路が活性化されると増幅経路として機能する．

クチンは最初，微生物に結合することで凝集を引き起こし，単純に増殖を阻止する機能をもった蛋白であったであろう．その後，これらのなかで，セリンプロテアーゼが結合して大きな進化を遂げ，その結果，レクチンとセリンプロテアーゼから成る全く異質な性質の蛋白の複合体が形成された．この複合体は，異物を認識するだけでなく，セリンプロテアーゼが作用して補体系を活性化するという劇的な変化を起こしたものと思われる[3]．私たちは，このような広く生体防御に関与する動物レクチンを生体防御レクチン（bio-defense lectin）とよぶことを提唱する．これらのレクチンは，微生物上の糖鎖を認識するが，自己成分の糖鎖に結合することはない．

3. レクチン経路の認識分子

生体防御レクチンのMBLとフィコリンは，古典的経路のC1qと同様にコラーゲン様構造をもつ特徴がある．また，構造的にも機能的にも，ともにレクチンとして異物を多価認識するという点ではIgMにも類似している．MBLは糖鎖結合にカルシウムを必要とし，マンノースやN-アセチルグルコサミン（GlcNAc）などに結合特異性を示す．分子量32 kDのサブユニットからなり，主としてコラーゲン様ドメインと糖鎖認識ドメイン（CRD）から構成される．一方，フィコリンはコラーゲン様ドメインとフィブリノーゲン様ドメインをもつ蛋白質のファミリーで，ヒト血清には2種類のフィコリン，L-ficolinとH-ficolin（博多抗原）があり，さらにM-ficolinは，肺や白血球などに存在する．フィコリンの糖鎖結合部位はフィブリノーゲン様ドメインにある．L-ficolinは主としてGlcNAcに結合し，H-ficolinはN-アセチルガラクトサミンとフコースにも結合すると考えられている．MBL，フィコリンとも3つのサブユニットがジスルフィド結合で架橋して1つのユニットとなり，さらにユニット間の架橋でオリゴマーを形成する（図2）．

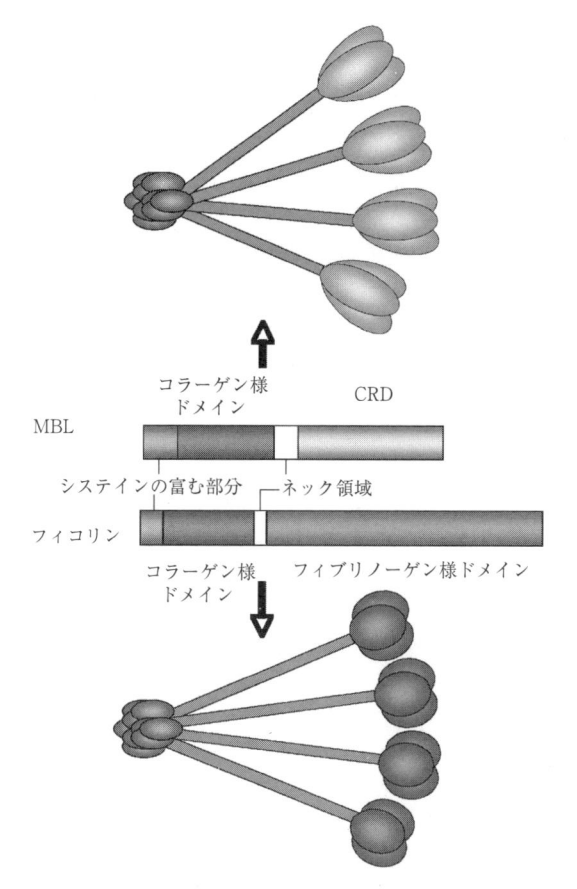

図2 マンノース結合レクチンとフィコリンの構造
マンノース結合レクチン（MBL）とフィコリンは、各々3本の同一のサブユニットで構成され、MBLは分子量32 kDaで、フィコリンは35 kDaで構成される。N末端より、システインの富む部分、コラーゲン様構造、ネック領域があり、MBLではCRD、フィコリンでは、フィブリノーゲン様構造をとる。MBLには三〜六量体の構造が知られており、本図では、四量体を示している。フィコリンはMBLと同様に多量体対をとり、本図は、L-ficolin の四量体を示している。H-ficolin, M-ficolin は六量体であると考えられている。

　補体を活性化するレクチンが、侵入した異物を非自己として識別する機構は以下の通りである。MBLは、CRDを介してピラノース環3、4位に水酸基をもつ糖を認識することが結晶化解析により判明している[5]。このことは、CRDの認識ポケットに合致する糖、すなわち、主としてマンノースとGlcNAcを認識し、生体内に多く存在するガラクトースやシアル酸を認識することはない。もう1つの機構は、MBLが多くのCRDを介して糖鎖を多価認識し、結合力（avidity）を増している点である。したがって、同じ糖鎖であっても、生体内の糖鎖に結合せず、微生物上に多く連続的に存在する糖鎖、

すなわち、PAMPsには結合し、自己と非自己を識別している。フィコリンについては、いまだ不明な点が多いが、糖鎖を認識すると考えられるフィブリノーゲン構造の結晶化解析がカブトガニのTachylectin 5 A で行われ、ピラノースリングのN-アセチル基を認識する構造が明らかにされており、同様の機構が推定される。

　このようにレクチン経路では、MBLとフィコリンが認識分子として機能し、抗体の関与なしに感染初期で働く重要な補体経路と考えられる[1,5]。

4. 認識分子に結合するセリンプロテアーゼ

　レクチン経路の認識分子として働くMBLとフィコリンには、MBL-associated serine protease：MASPとよばれるC1r/C1s類似のセリンプロテアーゼが結合している。MBLとフィコリンが異物を認識するとMASPが活性化され、レクチン経路が活性化される。特に、最近M-ficolinにも補体活性化することが明らかとなった。古典的経路のC1分子は、C1qのコラーゲン様ドメインにセリンプロテアーゼのC1rとC1sが結合した複合体である。レクチン経路では、今まで3種類のMASP-1,2, 3が同定され、C1r, C1sとともに1つのセリンプロテアーゼのファミリーを形成している。これらのセリンプロテアーゼは、血清中で一本鎖ポリペプチドの未活性型で存在しており、認識分子が異物などに結合すると、2本のポリペプチド（H鎖とL鎖）の活性型に転換する（図3）。古典的経路では抗体にC1qが結合することにより、まずC1中のC1rの自己活性化が誘発され、引き続きC1sを活性化する。活性型C1sはC4とC2を限定分解し、C4b2aから成るC3転換酵素ができる。レクチン経路の活性化機構はいまだ不明の点が多いが、C1sに類似したMASP-2にC4, C2分解活性がある。一方、MASP-1にはC2分解活性と直接C3を分解し（図1, 3）、引き続き第2経路（増幅経路）を活性化するという特徴がある[1,5]。

5. レクチン経路の生体内における役割

　MBLやフィコリンは各々の糖鎖結合特異性に基づき、微生物表面の糖鎖を認識して結合する。MBLが結合することが知られている微生物は多岐にわたっている。細菌では大腸菌、サルモネラ菌、リステリア菌、髄膜炎菌、インフルエンザ菌、抗酸菌など、ウイルスではHIV-1, HIV-2, インフル

エンザAなど，真菌ではカンジダやクリプトコッカスなどである．一方，フィコリンではL-ficolinがサルモネラ菌や大腸菌に結合し，最近，グラム陽性菌のリポテイコ酸にも結合することが判明した．またH-ficolinではサルモネラ菌由来のLPSに結合することがわかっている．細菌や酵母と反応させるとオプソニン化が不十分で食細胞が貪食しないような血清をもち，易感染性傾向のある免疫不全の幼児の症例が以前から多く報告されていた．このオプソニン化不全に関与する血清成分はMBLであり，オプソニン化不全の血中のMBLは欠損または異常低値を示す．このようなMBL欠損と易感染性の関係は，免疫機構が未発達な幼児のみでなく成人でも症例がみられる．MBL欠損はMBL遺伝子のコドン52（Arg→Cys），54（Gly→Asp），57（Gly→Glu）において，括弧内のアミノ酸置換へつながる変異をもつ対立遺伝子で起こることが知られている．これらのコドンはいずれもコラーゲン様ドメイン内にあり，合成されるMBLはホモポリマーが正常に形成されないと考えられている．コドン54変異のリコンビナントMBLはオプソニン活性を示したものの，MASPとの結合性が損なわれているためにレクチン経路活性化能はなかった．構造遺伝子上の変異のほかに，プロモーター領域にある多型性も血清MBL量を規定している．血清MBLの欠損や低値を伴うMBL遺伝子の変異は細菌感染を起こしやすいのみでなく，HIV，慢性B型肝炎などのウイルス感染や，SLEのリスクファクターであるとの報告がある．さらに，興味深い点は，虚血再還流障害においては，レクチン経路が認識分子として機能している点である．また，最近，MASP-2欠損症が報告され，易感染性とSLE様の症状を呈し，レクチン経路は全く活性化されない．この遺伝子変異は，MASP-2蛋白のCUB1ドメイン中にあり，105番のAspがGly（GCA→GGC）に変異したものであり，今後の検索に興味がもたれる．

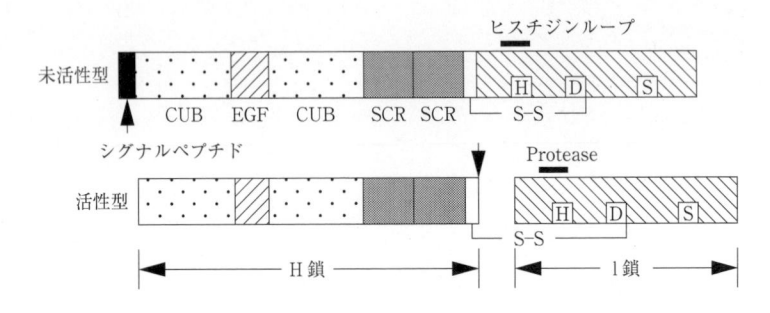

	MASP-1	MASP-2	MASP-3	C1r	C1s
血中濃度（μg/ml）	6	0.5	?	50	50
遺伝子座	3q27-28	1p36	3q27-28	12p3	12p3
セリンプロテアーゼドメイン					
エクソンの数	6	1	1	1	1
システインの数	7	5	5	5	5
活性中心セリンのコドン	TCT	AGC	AGC	AGT	AGT
基質特異性					
C4	−	+	?	−	+
C2	+	+	?	−	+
C3	+	−	?	−	−

図3　MASPの構造と機能

血清中のMASPは一本鎖の未活性型でMBLと結合している．MBLの糖鎖リガンドへの結合に伴ってMASPはArg残基のC末端側で限定加水分解され2本鎖（H鎖とL鎖）の活性型に転換する．MASPファミリーは共通のドメイン構造を有している．N末端側半分を占めるH鎖は，2つのCUBドメイン，1つのEGF様ドメイン，2つのshort consensus repeats（SCR，またはCCP）の5つのドメインから成り，C末端側半分はセリンプロテアーゼドメインから成っている．

おわりに

補体が抗体のエフェクター分子として発見されてから，100年以上を経過して，最近初期免疫反応における補体の役割が明らかになるとともに，抗体産生における役割やアポトーシス細胞の処理のおける役割などが明らかになり，補体の生体防御における重要性が再認識されている．一方，免疫の起源を探ってみると抗体やリンパ球や主要組織適合性遺伝子複合体（MHC）などの獲得免疫の基本形と補体古典的経路は，サメやエイに代表される軟骨魚類で完成したと考えられている．最も原始的な脊椎動物の円口類（ヤツメウナギなど）と多くの無脊椎動物には，獲得免疫は存在せず，Tollレセプターやレクチンなどのパターン認識分子が自己と非自己を識別し，自然免疫に機能していると考えられる．特に，原索動物のマボヤにおいてはレクチン経路の原型の存在が確認されており，この原型をもとに，遺伝子重複などを重ね，哺乳類の存在するレクチン経路に進化したと考えられる．また，レクチン経路を原型として，古典的経路が進化したものと思われる．このことは，抗体と補体古典的経路が出現するまで，補体が生体防御の中心的役割を果たしてきたことを意味し，無脊椎動物の自然免疫と高等動物の獲得免疫との橋渡しをしているということができる[1,5]．

[藤田禎三]

参考文献

1) Fujita T : Evolution of the lectin-complement pathway and its role in innate immunity, *Nature Rev Immunol*, **2** : 346-353, 2002.
2) Walport MJ : Complement. First of two parts, *N Engl J Med*, **344** : 1058-1066, 2001.
3) Walport MJ : Complement. Second of two parts, *N Engl J Med*, **344** : 1140-1144, 2001.
4) Fearon DT, Carroll MC : Regulation of B lymphocyte responses to foreign and self-antigens by the CD19/CD21 complex, *Annu Rev Immunol*, **18** : 393-422, 2000.
5) Fujita T, Matsushita M, Endo Y : The lectin-complement pathway—its role in innate immunity and evolution, *Immunol Rev*, **198** : 185-202, 2004.

X 生体防御に必要な活性酸素産生機構

41　活性酸素産生系活性化の分子機構

自己の体を守るために，生体は活性酸素（reactive oxygen species：ROS）をうまく利用している．好中球などの食細胞による殺菌には活性酸素が必須の役割を果たす．また近年，種々の上皮細胞での防御において活性酸素が重要な役割を果たすことがわかりつつある．本章では，活性酸素による生体防御機構について，最新の知見をもとに概説したい．

1. 活性酸素とNADPHオキシダーゼ

活性酸素とは，酸素分子（O_2）由来の不安定で反応性に富んだ酸素分子種のことで，O_2が還元されて生じるスーパーオキシド（O_2^-），過酸化水素（H_2O_2），ヒドロキシルラジカル（$\cdot OH$）などが含まれる．一般に，生体内の活性酸素は，主として代謝（例えば，ミトコンドリア呼吸鎖の電子伝達系）の副産物と考えられてきた．

一方，生体内には「真の産物」として活性酸素を生成する酵素系が存在する．その1つが，哺乳類などの食細胞（好中球，マクロファージなど）が微生物を貪食する時に活性化される「食細胞NADPHオキシダーゼ」である．この酵素は，細胞休止時には活性を全くもたないが，微生物などを貪食する時に活性化され，酸素分子（O_2）を1電子還元してスーパーオキシド（O_2^-）を生成する．この時の電子はNADPHに由来する（すなわちNADPHは酸化される）ので「NADPHオキシダーゼ（NADPH酸化酵素）」とよばれている（$NADPH + 2O_2 \rightarrow NADP^+ + 2O_2^- + H^+$）．食細胞NADPHオキシダーゼの活性化によって$O_2^-$が生成する時にはその結果として「酸素分子が消費される」（呼吸）ことになる．この微生物貪食時（食作用時）の酸素消費の急激な上昇は呼吸バースト（respiratory burst）として知られており，そのため食細胞NADPHオキシダーゼは"respiratory burst oxidase"ともよばれる．本酵素の遺伝的欠損症である慢性肉芽腫症（chronic granulomatous disease：CGD）は，微生物に対して活性酸素を全く生成できないために好中球の殺菌能が著しく低下し，生命を脅かすような感染症を幼少時より繰り返す重篤な疾患である．このように，食細胞NADPHオキシダーゼは生体防御においてきわめて重要な役割を果たしているのである．

2. フラボシトクロムb_{558}（gp91^{phox}-p22^{phox}複合体）：食細胞NADPHオキシダーゼの酵素本体

食細胞NADPHオキシダーゼはどのような構造をしているのであろうか？　活性型のオキシダーゼは複数の蛋白質からなる複合体であるが，その酵素活性部位は，gp91^{phox}という膜貫通型の蛋白質に存在する．gp91^{phox}は，やはり膜貫通蛋白質であるp22^{phox}と会合することで初めて安定に存在でき，この両者の複合体はシトクロムb_{558}として知られている（図1）．ちなみに，食細胞NADPHオキシダーゼに関与する蛋白質には，kDa単位での分子量を示す数字にphagocyte oxidaseを意味するphoxをイタリックの肩文字で付す約束になっている．例えば，gp91^{phox}は糖鎖を含めた分子量が約75～91 kDaの糖蛋白質（glycoprotein）であり，

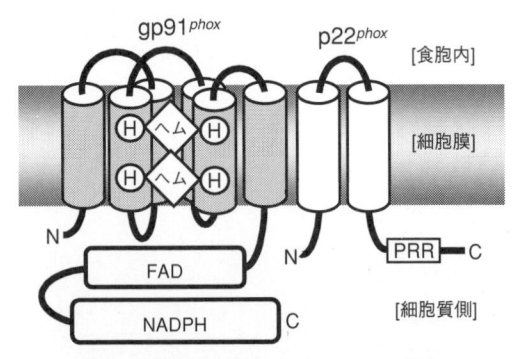

図1　食細胞NADPHオキシダーゼの構造
食細胞NADPHオキシダーゼの酵素本体であるフラボシトクロムb_{558}はgp91^{phox}とp22^{phox}の2つのサブユニットからなる．gp91^{phox}はそれ自身でNADPHからFADさらにヘムを経て酸素分子に電子を輸送する「完全な電子伝達系」を構成している．p22^{phox}のC末の細胞質部分にはプロリン・リッチ領域（PRR）が存在する．

p22^{phox} は分子量 22 kDa の糖鎖をもたない蛋白質である．

gp91^{phox} は，一次構造上，N 末に 6 つの膜貫通セグメントがあり，3 番目と 5 番目の膜貫通セグメントそれぞれに 2 つの保存されたヒスチジン残基が存在する．3 番目の膜貫通セグメントの 1 つのヒスチジン残基と 5 番目の膜貫通セグメントの 1 つのヒスチジン残基に対して 1 つのヘム鉄が配位し，その結果 3 番目と 5 番目の膜貫通セグメント間の 2 つのヘムが結合し，これらが膜平面に対して垂直に並んでいると考えられている（図 1）．この構造が，電子が膜を越えて内側から外側へ輸送されるのを可能にしている．一方，膜の内側（すなわち細胞質側）にある gp91^{phox} の C 末領域には，FAD 結合部位および NADPH 結合部位が存在する（図 1）．このように，gp91^{phox} 内には，細胞質の NADPH から受け取った電子を膜を越えて運び，最終的に細胞外（食作用時は食胞内）の酸素分子に渡して O_2^- を生成するのに必要な電子伝達系（NADPH → FAD → ヘム → ヘム → O_2）がすべて存在する（図 1）．ちなみに，gp91^{phox} がヘムに加えてフラビン（この場合 FAD）をもつことから，シトクロム b_{558} はフラボシトクロム b_{558} ともよばれている．

一方，p22^{phox} は，N 末領域と C 末領域がともに細胞質側にある 2 回膜貫通型の蛋白質である（図 1）．先に述べた gp91^{phox} を安定化する役割に加え，食細胞 NADPH オキシダーゼの活性化を担う細胞質蛋白質（後述）の結合部位としての働きをもつ．

3. 食作用とフラボシトクロム b_{558} の局在

それでは，フラボシトクロム b_{558} は細胞内のどこに存在しているのだろうか？ この問題を考える前に，食作用（ファゴサイトーシス，phagocytosis）の過程を簡単に説明しておこう．好中球などの食細胞は，オプソニン化された（すなわち IgG や補体が結合した）微生物を，まず細胞表面の Fcγ 受容体および C3bi 補体受容体 CR3（インテグリン CD11b/CD18）を介して認識する．続いて細胞膜が伸展して（偽足の形成）微生物の取り込みが起こり，その結果，食胞（ファゴソーム）が形成される．その後，食細胞内の顆粒が食胞と融合し，食胞内への顆粒内成分の放出が起こるが，この過程は脱顆粒といわれている（同時に，顆粒と食胞の膜成分の融合が起こる）（図 2）．好中球には数種類の顆粒が存在することが知られているが，その主なものはアズール顆粒（第 1 顆粒）と特殊顆粒（第 2 顆粒）である．アズール顆粒は，ミエロペルオキシダーゼ（myeloperoxidase：MPO），種々のプロテアーゼ，ディフェンシンなどの蛋白質性の抗菌物質を含む．一方，特殊顆粒は内容物としてラクトフ

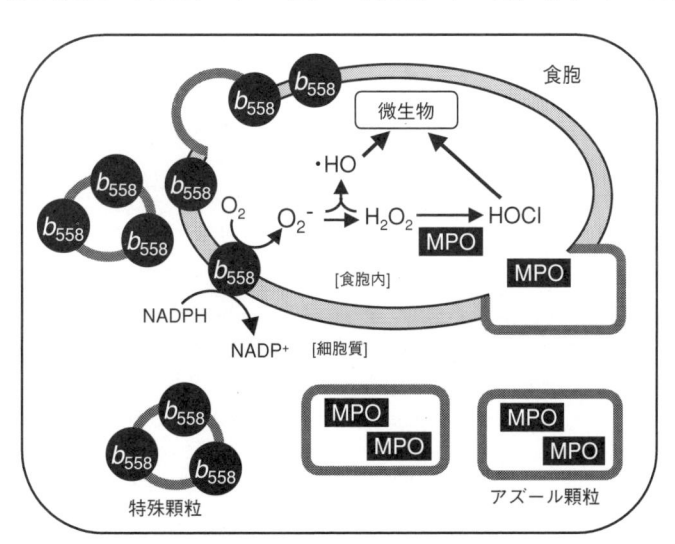

図 2 食胞内における酸素依存性の殺菌
食胞が形成されると好中球内の顆粒が食胞と融合する（脱顆粒）．脱顆粒により，アズール顆粒からは食胞内へミエロペルオキシダーゼ（MPO）が放出され，特殊顆粒の膜成分であるフラボシトクロム b_{558}（b_{558}）が食胞膜に供給される．食細胞 NADPH オキシダーゼが活性化され，食胞内に放出された O_2^- は不均化反応により H_2O_2 となり，H_2O_2 は MPO の作用で HOCl へと変換される．また O_2^- と H_2O_2 から ·OH が非酵素的に生成する．HOCl や ·OH などの反応性が高い化合物によって殺菌が行われる．

ェリンなどの抗菌蛋白質をもつばかりでなく，特殊顆粒の膜にはフラボシトクロム b_{558} が豊富に存在する．したがって，食胞膜（ファゴソーム膜）には，細胞膜由来のフラボシトクロム b_{558} に加えて，特殊顆粒膜由来のフラボシトクロム b_{558} が集まることになる（図2）．これは，食胞内に取り込まれた微生物に向けて集中的に活性酸素を放出して殺菌する，という意味ではきわめてよくできた機構だと考えられる．

しかし，フラボシトクロム b_{558} は，食胞膜に局在するだけではまだ不活性型であり，O_2^- を生成できない．活性化されて $gp91^{phox}$ 内での電子伝達を引き起こすためには，食作用時の $Fc\gamma$ 受容体および $C3bi$ 補体受容体を介した細胞内シグナル伝達の結果，本来は細胞質に存在する特異的蛋白質（$p47^{phox}$ および $p67^{phox}$）と低分子量G蛋白質であるRacが，膜移行してフラボシトクロム b_{558} と会合することが必要である（図3）．細胞質蛋白質の重要性は，CGDの原因遺伝子が，酵素本体をなす $gp91^{phox}$ や $p22^{phox}$ の遺伝子ばかりでなく，$p47^{phox}$ または $p67^{phox}$ の遺伝子であることからも明らかであろう．

4．食細胞NADPHオキシダーゼの活性化

$p47^{phox}$ と $p67^{phox}$ は，細胞質で複合体を形成しており，食作用時など細胞刺激時にはともに膜に移行する（図3）．一方Racは，細胞休止時にはRhoGDIと結合して細胞質に存在しており，細胞刺激に伴いRhoGDIから解離して膜に移行する（図3）．このRacの膜移行は，$p47^{phox}$ と $p67^{phox}$ の膜移行とは独立の過程であり，お互いに依存しない．膜に移行したRacは，グアニンヌクレオチド交換因子（guanine nucleotide exchange factor：GEF）の働きによりGTP結合型（活性型）のRacに変換される．膜上で，GTP結合型Racと $p67^{phox}$ は直接結合し $gp91^{phox}$ の活性化を引き起こすと考えられている．

それでは，$p47^{phox}$ はどのような機構で膜に移行するのだろうか？ $p47^{phox}$ は，N末から，PXドメイン，2つのSH3ドメイン，自己抑制領域（autoinhibitory region：AIR），およびプロリン・リッチ領域（proline-rich region：PRR）をもつ（図3）．休止状態の $p47^{phox}$ において，SH3ドメインは，AIRとの間で分子内結合しているために標的蛋白質とは相互作用できない状態になっている．

食作用時など細胞刺激により $p47^{phox}$ のAIRがリン酸化されると，SH3ドメインとの間の分子内結合が切れ高次構造変化（コンホメーション変化）が誘導される．その結果，SH3ドメインは標的である $p22^{phox}$ のC末細胞質領域にあるPRRと相互作用できるようになる．この時 $p47^{phox}$ の2つのSH3ドメインは挟み込むような形で $p22^{phox}$ のPRRと結合する．また，高次構造変化によりPXドメインもその標的である膜のホスホイノシチドと結合できるようになる（図3）．この $p22^{phox}$ との結合と膜ホスホイノシチドとの結合により，$p47^{phox}$ は単独で膜に移行することができる．

一方，細胞刺激時の $p67^{phox}$ の膜移行は，$p47^{phox}$ に完全に依存している．$p67^{phox}$ は2つのSH3ドメインをもち，細胞休止時からC末SH3ドメインを使って $p47^{phox}$ のPRRと結合している（図3）．この結合のおかげで，$p47^{phox}$ が膜移行する時に $p67^{phox}$ も一緒に膜に移行できるわけである．$p67^{phox}$ はまた，2つのSH3ドメインの間にあるPB1ドメインの作用で $p40^{phox}$ とも恒常的に結合しており，$p47^{phox}$-$p67^{phox}$-$p40^{phox}$ 複合体（存在比は1：1：1）を形成している（図3）．

$p40^{phox}$ は，PXドメイン，SH3ドメイン，およびPB1ドメインからなるアダプター蛋白質であり，このPB1ドメインにより $p67^{phox}$ のPB1ドメインと結合している．$p40^{phox}$ は，NADPHオキシダーゼの活性化に必須の因子ではないが，$p47^{phox}$ と $p67^{phox}$ の膜移行を強力に促進する作用をもち，オキシダーゼ活性化を増強する働きを有する．また，$p40^{phox}$ のPXドメインは，ホスホイノシチドのなかでもホスファチジルイノシトール-3-リン酸（PtdIns(3)P）に特異的に強く結合する（一方，$p47^{phox}$ のPXドメインのホスホイノシチドとの結合は弱く特異性も低い）．PtdIns(3)Pは食胞膜に強く集積することが知られており，$p40^{phox}$ のPXドメインとPtdIns(3)Pとの結合は，$p47^{phox}$-$p67^{phox}$-$p40^{phox}$ 複合体が正確に食胞膜に移行する上で重要な役割を担うと考えられている．

前述のように，Racは，細胞刺激時に $p47^{phox}$ と $p67^{phox}$ とは独立に膜移行する．食細胞においてRacは，NADPHオキシダーゼの活性化ばかりでなく，食作用自体においても必須である．膜上でGEFの働きによりGTP結合型になったRacは，$p67^{phox}$ のN末領域にあるTPRドメインと直接相互作用するが，この結合はオキシダーゼ活性化に必

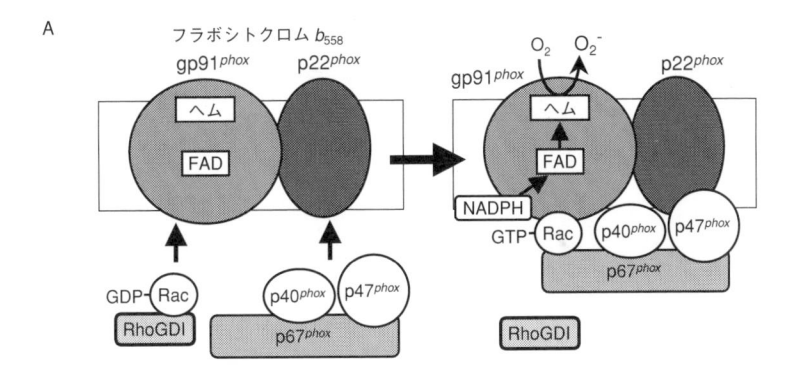

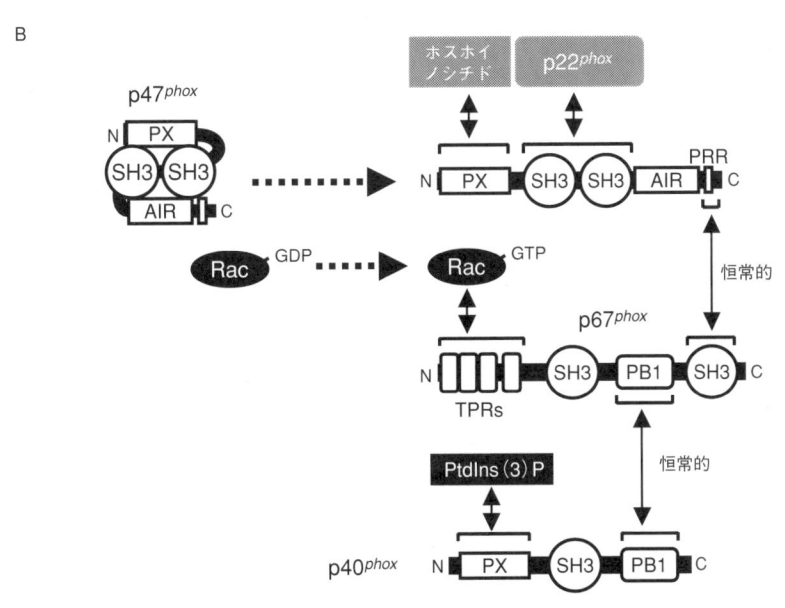

図3 食細胞NADPHオキシダーゼの活性化機構

A：食細胞NADPHオキシダーゼの活性化．食作用時には，細胞質に存在する活性化蛋白質（p47^{phox}, p67^{phox}, p40^{phox}, およびRac）が，食胞膜に移行してフラボシトクロムb_{558}と相互作用することによりオキシダーゼを活性化する．B：細胞休止時には，p47^{phox}のSH3ドメインは，そのC末端側のAIRと分子内相互作用している．細胞刺激時にはp47^{phox}のコンホメーション変化が誘導されて分子内相互作用が切断され，SH3とPXはそれぞれの標的分子（p22^{phox}とホスホイノシチド）と結合できるようになる．またp67^{phox}は，C末SH3ドメインによりp47^{phox}のPRRと，PB1-PB1相互作用によりp40^{phox}とそれぞれ結合し，三者複合体を形成している．一方，細胞内シグナル伝達により活性化されたRac（GTP結合型）は，p67^{phox}のN末領域にある4つのtetratricopeptide repeat：TPRモチーフからなるTPRドメインを認識し結合する．この結合もオキシダーゼ活性化に必須の役割を果たす．p40^{phox}のPXドメインは，食胞膜に豊富なPtdIns(3)Pに結合する．

須の役割を果たす．

5. 食細胞NADPHオキシダーゼによる殺菌

食細胞NADPHオキシダーゼによる直接の生成物はスーパーオキシドであるが，O_2^-それ自身の殺菌力はきわめて低い．O_2^-は自発的な不均化反応により速やかにH_2O_2に変換されるが（$O_2^- + O_2^- \rightarrow H_2O_2 + O_2$），$H_2O_2$の殺菌力もそう高くないと考えられている．また，$O_2^-$と鉄イオンや銅イオンが存在する時は$H_2O_2$から高殺菌能をもつヒドロキシルラジカル（・OH）が非酵素的に生成すると考えられるが，食胞内でどの程度のヒドロキシルラジカルが生成されるのかについては議論のあるところである．一方，H_2O_2に，アズール顆粒から食胞内に放

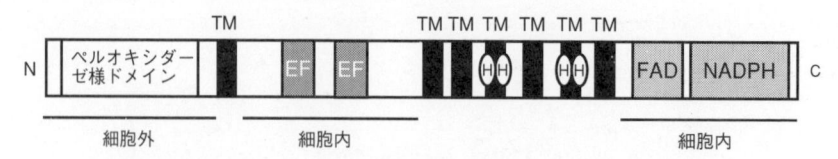

X 生体防御に必要な活性酸素産生機構

図4 Duox の構造
TM：膜貫通セグメント，EF：EF ハンド，FAD：FAD 結合領域，NADPH：NADPH 結合領域．

出された MPO が働くと，強力な殺菌剤である次亜塩素酸（HOCl）が生成する（$H_2O_2 + Cl^- \rightarrow HOCl + OH^-$）．このように，食胞膜で活性化される NADPH オキシダーゼと MPO の働きにより，食胞内の殺菌力は高まる．

さらに，食細胞 NADPH オキシダーゼの活性化は，食胞内での抗菌性プロテアーゼの作用を著明に上昇させることが知られている．それは，①抗菌性プロテアーゼの顆粒から食胞への放出促進，②活性酸素による内因性プロテアーゼインヒビターの不活化に伴う抗菌性プロテアーゼの活性化，などの機構によると考えられている．以上のように，食細胞 NADPH オキシダーゼは，生成した活性酸素による直接の殺菌ばかりでなく，種々の機構で感染防御に関与している．

6. 食細胞以外の NADPH オキシダーゼ

gp91^{phox} の発現は主として食細胞に限られているが，食細胞以外の種々の細胞に gp91^{phox} のホモログが存在することが知られている．動物の gp91^{phox} のホモログは NADPH oxidase の略から Nox と命名され，ヒトでは Nox1 から Nox5 まで5種類の Nox が存在する．この命名法では，gp91^{phox} は Nox2 にあたる．これらの Nox は，gp91^{phox} と同様に，N 末に6つの膜貫通セグメントがあり，C 末の細胞質ドメインに FAD 結合部位と NADPH 結合部位が存在し，いずれも O_2^- 生成能を有する．一方，Nox に近縁の分子として Duox があり，ヒトでは Duox1 と Duox2 の2つの分子種が存在する．Duox の構造は Nox タイプのものと少し異なり，N 末端が細胞外に出てペルオキシダーゼと類似した構造をしている（図4）．そのすぐ C 末に膜貫通領域が1つあり，さらにそれに続く細胞質領域には2つの EF ハンド（Ca^{2+} が結合するモチーフ）が存在する．一方，C 末側は Nox と同様の構造（6つの膜貫通領域とそれに続く FAD および NADPH 結合部位）をしている（図4）．このように，ペルオキシダーゼと Nox オキシダーゼの2つのオキシダーゼをもつと予想されることから dual oxidase 略して Duox と命名された．

7. Nox1：大腸上皮細胞の NADPH オキシダーゼ

Nox1 は，消化管の上皮細胞に豊富に存在しており，ヒトでは特に大腸上皮細胞での発現が高い．Nox1 により生成された O_2^- は消化管管腔側に放出され，O_2^- に由来する生成活性酸素が局所における感染防御に関与していると考えられている．

Nox1 も p22^{phox} と会合している．Nox1 が活性化されて O_2^- を生成するには，Noxo1（Nox organizer 1；p47^{phox} のホモログ）と Noxa1（Nox activator 1；p67^{phox} のホモログ）が必須である（図5）．p47^{phox} と p67^{phox} の組み合わせでも Nox1 の活性化は可能であるが，Noxo1 と Noxa1 の組み合わせよりもずっと効率が悪い．Noxo1 は，p47^{phox} と同様に PX ドメインと2つの SH3 ドメインをもつが，p22^{phox} との結合を担う SH3 とホスホイノシチド結合能をもつ PX はともに Nox1 の活性化に必須である．一方，SH3 と分子内結合してその働きを負に制御している AIR を欠いているので，SH3 は常に働き Noxo1 は細胞非刺激時にも膜に局在している．Noxa1 は，1つしか SH3 ドメインをもたないが，その C 末端近くにある SH3 ドメインを用いて Noxo1 と恒常的に会合している．そのため Noxa1 も常に膜に局在する．GTP 結合型 Rac は，Noxa1 の N 末の TPR ドメインにも結合でき，この結合により Nox1 活性化を促進する（図5）．

8. Duox：唾液腺導管上皮細胞，呼吸器系上皮細胞，消化管系上皮細胞に存在する NADPH オキシダーゼ

Duox は，甲状腺濾胞上皮細胞に発現し甲状腺ホルモンの合成に必須の役割を果たしているが，甲状

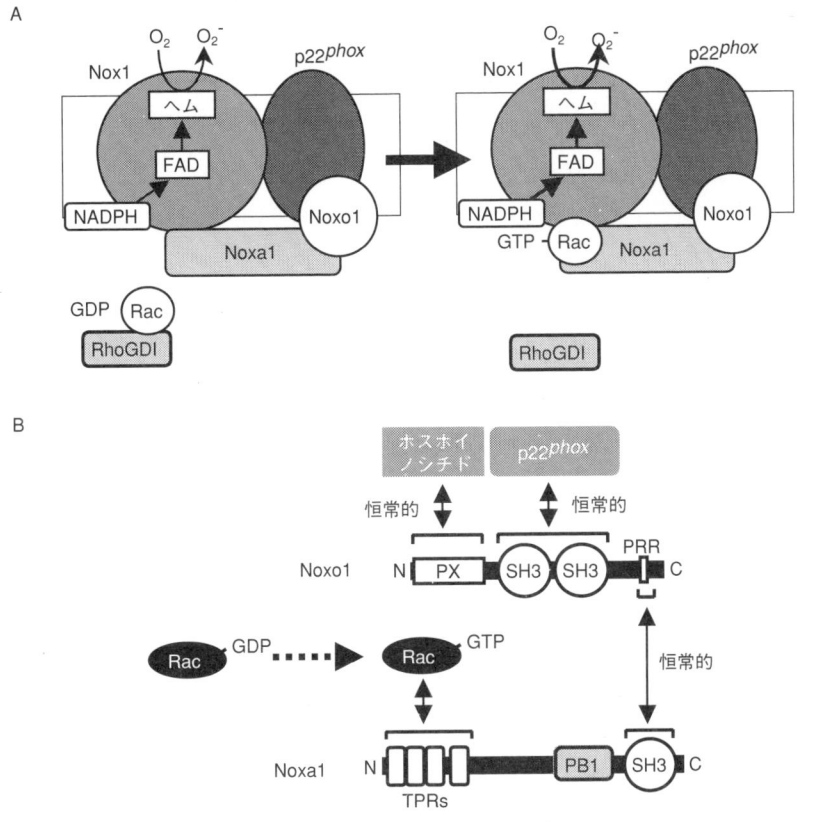

図5 Nox1の活性調節機構
A：Nox1の活性調節．Nox1には恒常的にNoxo1とNoxa1が結合しており，細胞非刺激時でもO$_2^-$を生成できると考えられている．Racが活性化されるとNox1の活性はさらに上昇する．B：細胞休止時には，Noxo1のSH3ドメインとPXドメインはそれぞれの標的分子（p22^{phox}とホスホイノシチド）と細胞非刺激時でも結合していると考えられる．またNoxa1は，SH3ドメインによりNoxo1のPRRと結合し，やはり恒常的に膜に存在している．細胞内シグナル伝達により活性化されたRac（GTP結合型）は，Noxa1のTPRドメインを認識し結合する．

腺に限らず種々の上皮系細胞に発現している．Duox1はヒト気管支上皮細胞などにも，一方Duox2はヒト唾液腺の導管上皮細胞や消化管上皮細胞などにも発現しており，それぞれ局所での感染防御に一役かっている可能性が示唆されている．Duoxは，哺乳類ばかりでなく，ウニ，ショウジョウバエ，線虫など動物界に広く存在するが，ショウジョウバエのDuoxが消化管での感染防御に重要であることが示されている．Duoxの活性化にはCa^{2+}が必要であり，Ca^{2+}はEFハンドを介して作用するものと考えられている． ［住本英樹］

参考文献

1) 住本英樹：活性酸素による自然免疫病原体排除機構，細胞工学，**21**：1312-1317, 2002.
2) Nauseef WM: Assembly of the phagocyte NADPH oxidase, *Histochem Cell Biol*, **122**: 277-291, 2004.
3) Lambeth, JD: Nox enzymes and the biology of reactive oxygen, *Nat Rev Immunol*, **4**: 181-189, 2004.
4) 住本英樹：動物におけるNoxファミリーの役割とその活性化機構，蛋白質 核酸 酵素，**50**: 302-309, 2005.
5) Sumimoto H, Miyano K, Takeya R: Molecular composition and regulation of the Nox family NAD(P)H oxidases, *Biochem Biophys Res Commun*, **338**: 677-686, 2005.

X 生体防御に必要な活性酸素産生機構

42 活性酸素産生酵素遺伝子の発現調節

　食細胞 NADPH オキシダーゼ蛋白質をコードする遺伝子は，同一の DNA 鎖上にある特定の配列（シスエレメント）とそれを標的として働く転写因子によって厳密に調節されている．

1. gp 91^{phox} 遺伝子（*CYBB*）

　CYBB の発現調節に関わる遺伝子領域は，トランスジェニックマウスを用いた系により決定された．まず，ヒト *CYBB* プロモーターとレポーター遺伝子（検出が容易な蛋白質をコードする遺伝子）をつないだハイブリッド遺伝子を導入したトランスジェニックマウスにおけるレポーター遺伝子の発現解析がなされた．その結果，ヒト *CYBB* 転写開始点下流12塩基対（+12 bp）から上流450塩基対（−450 bp）までの領域は，単球・マクロファージでの発現に十分であることが明らかとなった．

　その後，大きな遺伝子を導入できる酵母人工染色体を導入したマウスの解析により，すべての成熟食細胞で *CYBB* が特異的に発現するには，さらに転写開始点の上流10〜60 kbp の領域が必要であることが明らかとなった．*CYBB* 転写機構の詳細な解析は，主にマクロファージ系細胞を用い+12〜−450 bp の領域について行われており，図1に示すように種々のシスエレメントとそれらに結合する転写因子が同定されている．以下，シスエレメントを基に話を進める．

1) CDP 結合部位

　CCAAT displacement protein：CDP は，発生・分化の過程で抑制因子として働くことが知られている．ヒト *CYBB* プロモーターには，CDP 結合部位が4カ所以上存在することが示されているが，このうち CDP-α（−137〜−76 bp）は，欠失させると *CYBB* プロモーター活性が著しく上昇することが示されており，特に重要である．食細胞の分化過程においては，CDP の *CYBB* プロモーターへの結合活性の低下に伴い *CYBB* の発現が誘導される．また，CDP を恒常的に過剰発現させると食細胞の分化に伴う *CYBB* の発現誘導が阻害されることから，CDP はこれらのシスエレメントを介して *CYBB* プロモーター活性を負に制御していると考えられる．

　この細胞分化に伴う CDP の *CYBB* プロモーターへの結合活性の低下は，株化細胞では CDP の翻訳後修飾による DNA 結合能の低下が主で，一方，末梢血単球や初代培養マクロファージでは CDP 蛋白質量の低下が主であることから，量的・質的変化の両方によると思われる．このように *CYBB* 発現には CDP による転写抑制機構の解除が必要であるが，この解除は *CYBB* を発現していない種々の細胞でも認められることから，*CYBB* の細胞種特異

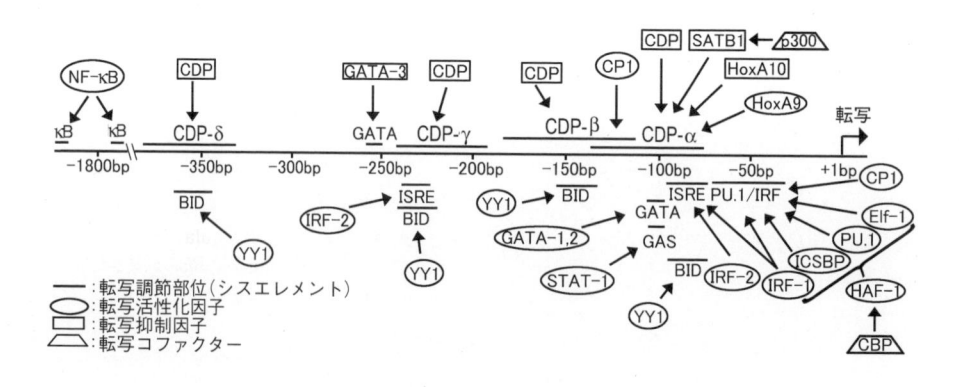

図1 *CYBB* プロモーターのシスエレメントとそれらに結合する転写因子

的発現には，この解除のみでは十分ではないことは明らかである．CDP-αには，special AT rich sequence binding protein-1：SATB1とよばれるマトリクス付着領域結合蛋白質も結合することが示されている．

SATB1は，CDP同様にcut repeatとホメオドメイン-DNA結合ドメインを含み未分化食細胞におけるCYBB発現抑制因子として働く．やはり，食細胞の分化に伴いCYBBプロモーターへの結合活性が低下するが，その機序は主にSATB1発現量の低下によると考えられている．SATB1の発現は造血器系細胞に優位であり，CDPに比べるとより限られた細胞種における転写調節機構であろう．また，SATB1は，転写コファクターであるp300と会合することが示されている．

CDP-α内の5′-TTAT-3′配列には，ホメオボックス蛋白質であるhomeodomain transcription factor A 10：HoxA 10が結合することが示されている．HoxA 10は，histone deacetylase 2：HDAC 2をコリプレッサーとしてCYBB領域のヒストン蛋白質を脱アセチル化することにより未分化食細胞におけるCYBB発現を抑制していると思われる．未分化食細胞でみられるHoxA 10のCYBBプロモーターへの結合は，CDPやSATB1同様にIFN-γによる分化誘導とともに低下する．

その機構はHoxA 10発現量の低下よりむしろ，Janus protein kinase 2：JAK 2などのチロシン残基リン酸化酵素を介したリン酸化によるDNA結合能の低下と考えられている．逆に未分化食細胞におけるHoxA 10のCYBBプロモーターへの結合活性の維持は，SHP 1蛋白質-チロシン脱リン酸化酵素によるHoxA 10の脱リン酸化によると考えられている．一方，別のホメオボックス蛋白質であるHoxA 9は，食細胞の分化に伴いチロシン残基のリン酸化を受け，HoxA 10と同じ領域を介しCYBBの転写を促進する．また，CDP-α中の遠位CCAAT配列には，CP 1が結合しCYBB転写を促進することが示されているが，その重要性は細胞種により異なる．

2) PU.1/IRF（interferon regulatory factor）composite element

CYBBプロモーター中のPU.1/IRFの発見は，遺伝性の食細胞NADPHオキシダーゼ異常症（慢性肉芽腫症）の患者遺伝子の解析に端を発する．CYBB転写異常が原因と考えられる慢性肉芽腫症患者においてCYBBプロモーターの-53 bp近傍に集中して独立した点変異が見出された．この事実を基に解析が進められた結果，これらの変異部位を含む-31〜-68 bpの相補鎖に存在する，PU.1の結合部位とIRFの結合部位のハイブリッド配列であるPU.1/IRF（-53 PU.1/IRF）が，CYBBの基本発現に必須であることが示された．

PU.1は，骨髄系細胞およびBリンパ球の遺伝子発現を規定する転写因子で，IRFは多岐の生体防御系に関わるサイトカインであるinterferon：IFNによる転写調節を介在する転写因子である．-53 PU.1/IRFに結合する転写因子としてはPU.1と転写因子複合体hematopoietic associated factor 1：HAF-1が示されている．HAF-1の本体に関しては，PU.1結合部位とIRFの結合部位にそれぞれPU.1とIRF-1またはPU.1とinterferon consensus sequence binding protein：ICSBPが結合した複合体であるという意見とElf-1（Tリンパ球を含む広い細胞分布を示す）とICSBPが結合した複合体であるという意見があり一致していない．また，IFN-γによるCYBB発現誘導にも-53 PU.1/IRFが必須であることが示されている．

-53 PU.1/IRFに結合する転写因子としてはHAF-1成分であるPU.1, IRF-1, ICSBPに加えコアクチベータ蛋白質であるCREB binding protein：CBPが会合したHAF-1 aと称する複合体が示されている．HAF-1 a形成のためにCBPをリクルートするにはIRF-1, ICSBPのチロシン残基のリン酸化が必要であるが，HoxA 10と同様JAK 2チロシンリン酸化酵素の関与が示されている．一方，SHP 1蛋白質-チロシン脱リン酸化酵素は，IRF-1, ICSBPのチロシン残基を脱リン酸化することによりCYBBプロモーター活性を抑制していると考えられている．-53 PU.1/IRFのPU.1結合部位と一部重なってCP 1結合活性があるCCAAT配列が存在するが，その重要性は示されていない．

3) interferon-stimulated response element：ISRE

CYBB近位プロモーターの-88 bpには，IRFファミリーの結合部位であるISRE（-88 ISRE）が存在する．-88 ISREにIRFが結合できないような変異を入れるとCYBBプロモーターの定常活性が低下することから，基本発現に関わっていると考えられる．IRF-1とIRF-2を強制発現させた実験

では，ともに−88 ISREに結合しCYBBプロモーター活性を上昇させることが示された．

しかし，phorbol myristate acetate：PMAでマクロファージに分化させたPLB 985細胞ではIRF-2の−88 ISREへの結合のみが検出された．一方，前単球であるU 937細胞をIFN-γで刺激すると，発現誘導されたIRF-1が−88 ISREに結合し，後述するsignal transducer and activator transcription-1：STAT-1とともにCYBBプロモーター活性を増大させる．また，−233 bpから−222 bpの領域にもISREが存在し，IRF-2の結合が確認されているが，その機能的意義は明らかではない．

4) binding increased during differentiation：BID

BIDエレメントは，CDPエレメントに重なって存在する．BIDには普遍的に存在する多機能転写因子であるYY 1が結合し，CYBBプロモーター活性を上昇させることが示されている．また，YY 1の発現は，食細胞の分化により影響されないが，そのDNA結合活性は上昇することから，YY 1は細胞分化に伴うCYBBの基本発現に関わると考えられる．

5) gamma-interferon activation site：GAS

ISREの項で紹介したように，IFN-γによるCYBB発現誘導機構の研究は，慢性肉芽腫症患者で認められた遺伝子変異に基づき見出された−53 PU.1/IRFに注目して行われていたため，詳細なシスエレメントの解析はなされていなかった．そこで改めて，CYBBプロモーターを連続的に欠失させて活性変化を解析する，という基本的なシスエレメント解析法が行われた．その結果，−100 bpのGAS配列（−100 GAS）が本発現誘導に必須なシスエレメントであり，このエレメントにチロシン残基がリン酸化されたSTAT-1が結合することが示された．

そしてさらに−100 GASに結合したSTAT-1は，先に述べた−88 ISREに結合にしたIRF-1と協調して相乗的にCYBB転写活性を増大させることが示された（−100 STAT-1/−88 IRF-1機構）．STAT-1のチロシン残基リン酸化には，ICSBPやHoxA 10同様，IFN-γにより活性化されるJAK 2によると考えられる．CYBBのIFN-γによる発現誘導機構は，現在のところ−53 PU.1/IRFを介した機構と−100 STAT-1/−88 IRF-1を介した機構の存在が明らかとなっているが，両機構の相互関係は今後の研究課題である．

6) GATA結合部位

前出の−53 PU.1/IRFに点変異をもつ慢性肉芽腫症患者において，好中球，単球ではCYBB発現が著しく低下しているにもかかわらず，好酸球のみはCYBBが正常レベル発現しているという新規な病態が見出された．このことは，好酸球特異的CYBB発現機構の存在を示唆している．そこで，好酸球性細胞であるHL 60-C 15を用いて検証が行われた．

その結果GATA-3がCYBBプロモーターの−253 bpにあるGATA結合部位に結合しその転写活性を抑制する機構が見出された．そしてさらにHL 60-C 15をより分化・成熟させた細胞を用いた解析から，CYBBプロモーターの−98 bpにあるGATA結合部位を介してGATA-1とGATA-2が協調してCYBBプロモーター活性を促進することが見出された．GATA-1とGATA-3はともにCYBB発現細胞中では，好酸球でのみに発現している転写因子であることから，これらの転写調節機構は好酸球特異的であるといえよう．

7) NF-κB結合部位

ヒト単球・マクロファージがLPSにより刺激されるとCYBB発現が誘導されることが知られている．最近，マウスCYBBプロモーターの−1788 bpと−1819 bpにあるNF-κB結合部位がLPSとIFN-γによるCYBB発現誘導に必須であり，この誘導はp 65/RelAに依存していることが示された．これらのNF-κB結合部位およびその周辺の塩基配列と高い相同性をもつ領域が，ヒトのCYBBの転写開始点上流−3.5 kbpに存在することから，ヒトでも同様の機構が働いていることが示唆される．

2. p 22^{phox}遺伝子（CYBA）

p 22^{phox}は，gp 91^{phox}と会合することなしには安定に存在できないため，蛋白質レベルではgp 91^{phox}が発現している細胞でのみ検出されるが，mRMAレベルでは食細胞のみならず，さまざまな細胞で恒常的に発現していることが知られている．また，CYBAの発現は，CYBBと異なり未分化細胞においても発現が認められる．

未分化細胞や非食細胞におけるCYBAの発現の意義は明確ではないが，最近p 22^{phox}が非食細胞NADPHオキシダーゼ成分と会合して働くことが示唆されている．サイトカインや炎症性因子による

CYBA発現への影響の有無の議論は決着していないが，全般的にCYBAは，恒常的に安定して発現している遺伝子である．CYBAの遺伝子発現調節機構に関しての研究は，これまでのところ十分なされていない．

3. p47^{phox}遺伝子（NCF1）

NCF1は，CYBB同様に未熟食細胞ではほとんど発現せず分化とともにその発現が誘導される．NCF1の細胞特異的発現に必要なプロモーター領域は，転写開始点下流+52 bpから上流-86 bpであることが機能実験により示されている．その領域中の-43 bpには，PU.1結合部位（-43 PU）が存在するが，それを破壊するとNCF1プロモーター活性が激減すること，また-43 PUには，PU.1が特異的に結合することから，PU.1による-43 PUを介した転写調節機構が，NCF1の細胞特異的基本発現に必須であると考えられる．

分化に伴うNCF1プロモーター活性上昇機構としては，PU.1のハイパーリン酸化によるDNA結合能の増大が示されている．また，-110 bpに存在するISREもNCF1プロモーターの細胞特異的基本発現に必須であることが示されているが，結合する転写因子はまだ同定されていない．

NCF1発現抑制機構としては，NCF1プロモーターの-1350 bp付近に並んで存在するHMG box-containing protein 1: HBP1結合部位を介したHBP1による転写活性抑制機構が示されている．NCF1プロモーター領域にはこれら以外のシスエレメントの存在も示唆されているが，どれが実際に働いているかは明らかではない．

4. p67^{phox}遺伝子（NCF2）

NCF2の細胞分化に伴う発現調節はCYBBやNCF1といった他のNADPHオキシダーゼ遺伝子とは少し異なるようである．図2に示すようにNCF2のイントロン1内の-176 bp（翻訳開始点よりの塩基数）にPU.1/IRF（-176 PU.1/IRF）が存在し，CYBB同様にHAF-1により調節されることが示されている．しかし，-176 PU.1/IRFにPU.1の結合を阻害する変異を入れてもCYBBのようには基本転写活性が消失しないことから，NCF2基本発現のPU.1/IRFに対する依存性はCYBBよりかなり低いと考えられる．また，イントロン1に2つのPU.1結合部位が同定されたが，いずれの変異によっても基本転写活性が消失することはない．

-176 PU.1/IRFを含むNCF2のイントロン1にある3つのPU.1結合部位に対するPU.1の結合親和性はそれぞれ異なり，またこれらの転写活性化における役割はそれらのプロモーター内での位置に依存しているようである．このようにCYBBやNCF1とは異なり，NCF2の場合PU.1は基本転写活性の促進因子ではあるが，必須因子ではないと考えられる．このことは，PU.1 nullマウスの解析結果において，NCF2 mRNA量の減少度がCYBBやNCF1より低いことからも伺える．一方IFN-γによるNCF2発現誘導には，-176 PU.1/IRFがCYBBと同様に必須であることが示されている．-176 PU.1/IRFに結合する転写因子としてはHAF-1とHAF1aが示されているが，その構成成分に関してはCYBB同様の議論がある．HAF-1とHAF1aの成分であるIRF-1, ICSBPのリン酸化・脱リン酸化反応もCYBB同様にそれぞれJAK2とSHP1蛋白質-チロシン脱リン酸化酵素によるとされる．

PU.1結合部位に加えAP-1（イントロン1），AP-4（イントロン1），Sp1/3（エクソン1上流）結合部位がNCF2プロモーターで同定されている．変異実験の結果，AP-4エレメントは機能していない

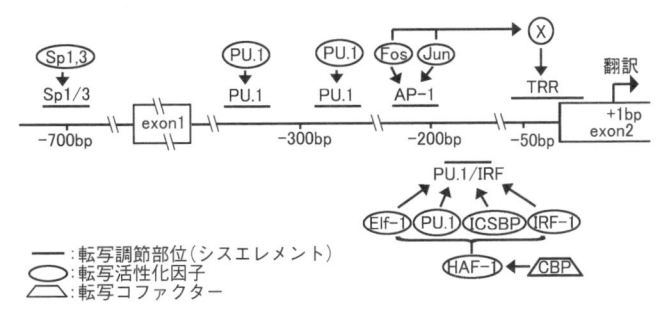

図2 NCF2のシスエレメントとそれらに結合する転写因子

が，AP-1エレメントは NCF2 の基本発現に必須であり，本エレメントには Fos と Jun が結合することが示されている．また，TNF-α により NCF2 の発現が誘導されることが知られているが，この機構には翻訳開始点上流−36 bp にある新規なシスエレメントである TNF-α-responsive region：TRR と AP-1 がともに重要であることが示されている．この場合 AP-1 結合部位は必要ではなく，AP-1 はコファクター様に未知の因子を介し TRR に結合すると考えられている．Sp1 は必須ではないが NCF2 のイントロン1と協調して働く．

5. p40^{phox} 遺伝子（NCF4）

NCF4 も CYBB，NCF1，NCF2 同様食細胞で優位に発現している．NCF4 近位プロモーターには，転写開始点上流に2つと下流に1つの計3つの PU.1 結合部位が存在する．そのいずれにも in vitro，in vivo において PU.1 が結合し，PU.1 結合部位の変異によって NCF4 プロモーター活性が減少するが，PU.1 に対する結合性やプロモーター活性における貢献度はそれぞれ異なる．NCF4 プロモーター活性を完全に消失するには3つを同時に破壊する必要があり，それらの協調的機構が示唆される．また，PU.1 結合部位の活性は NCF4 発現細胞でのみで機能すること，および食細胞分化に伴う NCF4 プロモーターの活性化にも必須であることから，NCF4 においても PU.1 は細胞種特異的発現の中心的役割を担っていると考えられる．

以上，食細胞 NADPH オキシダーゼ遺伝子の発現機構についてこれまでの知見を概説した．本遺伝子群は，食細胞に加え B リンパ球や樹状細胞でも発現しており，しかも細胞種ごとに特徴的な発現調節機構を有している．また細胞分化成熟により発現が誘導または抑制され，さらに上記に紹介した以外にもさまざまなサイトカインや炎症性因子によりその発現が大きく影響を受ける．これらのことから考えると，CYBB 発現調節機構でさえほとんど解明されていないといえ，さらなる研究の活性化が必要である．　　　　　　　　　　　［熊取厚志］

参考文献

1) Quinn MT, Gauss KA : Structure and regulation of the neutrophil respiratory burst oxidase : comparison with nonphagocyte oxidases, *J Leukoc Biol*, **76**(4): 760-781, 2004.
2) Friedman AD : Transcriptional regulation of granulocyte and monocyte development, *Oncogene*, **21**(21): 3377-3390, 2002.

X 生体防御に必要な活性酸素産生機構

43 微生物感染とNOX

NOX familyは，活性酸素を産生するNADPH oxidaseの一群の酵素である．現在，NOX 1，NOX 2，NOX 3，NOX 4，NOX 5，DUOX 1，DUOX 2からなっている[1]．この内，phagocyte oxidaseとして知られるNOX 2については，感染防御において多くの報告がなされている．一方，その他のNOXについては現在まで感染免疫における役割の詳細は不明であり，ノックアウトマウスによる研究はこれからの課題である．

1. NOX 2（gp 91^{phox}）と感染

NOX 2は，食細胞のNADPH oxidaseのサブユニットgp 91^{phox}であり，他のphox蛋白（p 47^{phox}, p 67^{phox}, RAC 2）とともに，感染免疫の鍵となる重要な分子である．この分子の変異や欠失は，微生物を殺菌できず慢性的な感染症を伴う慢性肉芽腫症という重篤な疾病を引き起こす．この疾患には，カタラーゼ陽性の微生物（*Staphylococcus aureus*, *Burkholderia cepacia*, *Aspergillus species*, *Nocardia species*, *Serratia marcescens*など）の感染を繰り返すという特色がある．非H_2O_2産生，カタラーゼ陽性菌では，菌から活性酸素が提供されず，食細胞からも活性酸素が提供されないので，この患者では食細胞による殺菌ができないからである．逆にIFN-γは，マクロファージや好中球を活性化してTNF-α産生やNADPH oxidaseの活性化をきたし，病原体の殺菌能を高めている[2,3]．

NOX 2ノックアウトマウスとともに，p 47^{phox}ノックアウトマウスが作成されたことにより実験的感染においても個体レベルでNADPH oxidaseの重要性が明らかとなってきた．ここでは，参考のためにp 47^{phox}ノックアウトマウスで得られた結果についてもまとめて表1に示した．また，活性酸素reactive oxygen species：ROSとともにreactive nitrogen species：RNSはマクロファージの2つの確立した抗菌機構であるので，ここでも関連事項として言及する．以下に，NADPH oxidaseのサブユニットのノックアウトマウスで得られたいくつかの最近の知見を紹介する．

Arataniらは2002年，gp 91^{phox}とミエロペルオキシダーゼ（MPO）のノックアウトマウスおよびそれらのダブルノックアウト（DKO）マウスを使用し，*Candida albicans*, *Aspergillus fumigatus*を鼻腔内投与にして，①菌の増殖，あるいは菌のクリアランスができないことによりマウスの生存日数が減少すること，②易感染性の程度はDKOマウス＝gp 91$^{phox-/-}$マウス＞MPO$^{-/-}$マウスであること，③*C. albicans*に対しては高量の菌の投与でgp 91$^{phox-/-}$マウス＝MPO$^{-/-}$マウスとなることを報告した．

RNSの基になるNOを産生するNOS 2との関連では，Shilohらが，1999年，gp 91$^{phox-/-}$/NOS 2$^{-/-}$のDKOマウスでは，たとえSPF条件下で抗菌薬を投与しながら飼育されても本来は共生する腸内細菌による膿瘍を形成することを見出した．それぞれ単独のノックアウトマウスではみられないことから，gp 91^{phox}とNOS 2が互いに補って腸内細菌を制御していると考えられる．そのマクロファージでは，*Salmonella enterica* serovar Typhimurium（以前は*Salmonella typhimurium*），*E. coli*, *Listeria monocytogenes*の殺菌能が低下していた．

Whiteらは，2005年*S. enterica* serovar Typhimuriumや*Leishmania donovani*に対する自然抵抗性Solute carrier family 11 a member 1：Slc 11 a 1（natural resistance-associated macrophage protein 1と以前よばれていた）におけるNOS 2とgp 91^{phox}の関与を検討した．それらの感染に対して，Slc 11 a 1に依存しないphaseの感染には両者が影響するが，Slc 11 a 1による自然抵抗性（*Salmonella* 7日以内，*L. donovani* 7〜15日の急性期）には影響しないことを見出した．

Q熱の原因となる*Coxiella burnetii*の宿主コントロールは主として活性化された単球/マクロファージでなされると考えられている．感染マクロファージにIFN-γ処理するとマクロファージはNOや

H_2O_2 を産生し，この菌の増殖を阻害する．この増殖阻害は N(G)-monomethyl-L-arginine（NOS 2 阻害薬）やカタラーゼの添加でみられなくなる．p 47$^{phox-/-}$ マウスや NOS 2$^{-/-}$ マウス感染モデルでも Coxiella に対する感染防御能の低下がみられた（Brennan RE, 2004）．

ROS は転写因子 NF-κB の活性化を含め，細胞内シグナルに関与していると考えられている．リポ多糖の腹腔投与あるいはエアロゾルによる肺への投与により，肺組織の核蛋白抽出部において，NF-κB の結合および RelA の集積が，正常マウスに誘導される．この誘導は，p 47$^{phox-/-}$ マウスでは低下した．しかし，肺におけるケモカイン MIP-2 産生や好中球の集積という肺の炎症は低下しなかった（Koay MA, 2001）．このように肺に多形核白血球の集積することは，グラム陰性菌による敗血症に伴う炎症性肺障害の重要な要素である．実際に大腸菌を，p 47$^{phox-/-}$ あるいは pg 91$^{phox-/-}$ に腹腔投与して検討したところ，これらのマウスでは殺菌能が低下し，肺における MIP-2 の産生の増加と肺への多形核白血球の集積が認められたという（Gao XP, 2002）．

NADPH oxidase の欠損で菌のクリアランスが進む例もある．Helicobacter pylori 感染により pg 91$^{phox-/-}$ あるいは pg 91$^{phox-/-}$/NOS 2$^{-/-}$ の DKO マウスでは，胃粘膜における炎症が増強され菌数が減少し，防御免疫が誘導されていたという（Blanchard TG, 2003）．

表 1 phagocyte NADPH oxidase の抗菌作用（ノックアウトマウス，変異株細胞を利用）

病原体	宿主	報告者, 年	備考
リケッチア			
Coxiella burnetii	マウス, IFN-γ 活性化マクロファージ	Brennan RE, 2004	p 47$^{phox-/-}$
細菌			
Brucella abortus	マウス	Ko J, 2002	クリアランスの遅れ
	IFN-γ+LPS による活性化マクロファージ	Sun YH, 2002	J774 細胞，腹腔マクロファージで NOS 2 も寄与
Burkholderia cepacia	マウス	Segal BH, 2000	p 47$^{phox-/-}$, xanthine oxidase も寄与
Legionella pneumophila	活性化マクロファージ	Kura F, 1994	J774 細胞
	マクロファージ	Saito M, 2001	貪食直後
	マウス	Kura F, this review	
Listeria monocytogenes	マウス	Dinauer MC, 1997	
	マクロファージ	Shiloh MU, 1999	
	IFN-γ, LPS, IL-6, antiIL-10 抗体による活性化マクロファージ	Myers JT, 2003	NOS 2 より寄与が大
Mycobacterium tuberculosis	マウス	Adams LB, 1997	静脈投与，NOS 2 の寄与大
Salmonella enterica serovar Typhimurium	マウス	White JK, 2005	
	マウス, マクロファージ	Shiloh MU, 1999	
	マウス	De Groote MA, 1997	
Staphylococcus aureus	マウス	Pollack JD, 1995	
真菌			
Aspergillus fumigatus	マウス	Pollack JD, 1995	
		Aratani Y, 2002	
Candida albicans	マウス	Aratani Y, 2002	
Trichosporon beigelii	マウス	Lacy SH, 2003	p 47$^{phox-/-}$
寄生虫			
Leishmania major	マウス	White JK, 2005	NOS 2 の寄与が大

2. その他のNOXと感染

結腸上皮，腎臓上皮，肺上皮，keratinocyteにはそれぞれ，NOX 1，NOX 4，DUOX 1，NOX 1が発現している．これらのNOXは，食細胞のNOX 2からの類推で，局所における生体防御に関与している可能性がある．しかし，これまでのところ，直接的な証拠は得られていない．

NOX 1の感染における関与を示唆する例は，IFN-γやLPS（TRL 4を介し）によるNOX 1 mRNAの誘導である．胃のpit細胞では H. pylori により，NOX 1に依存して活性酸素が産生される．H. pylori によるNOX 1の活性化はpit細胞にapoptosisを誘導する．

NOX 5は，リンパ組織のリンパ球や精巣に発現しているが，末梢血リンパ球には発現していない[4]．生体防御というよりNF-κBの活性化を通じた細胞分化に関連していると考えられている．またNOX 5は齧歯類ではみられていない．

DUOX 1やDUOX 2の気管支，気管，唾液腺の上皮における発現も，これらの酵素の生体防御との関連を示唆する．唾液や気管支液中のlactoperoxidaseは，H_2O_2に依存した抗菌効果をもつ．DUOXが直接的あるいは間接的（O_2^-の不均化による）に産生するH_2O_2が，このlactoperoxidaseの基質になるかもしれないし，DUOX自身のperoxidaseの基質になるかもしれない．しかし，これらが実際に局所における殺菌にきいているかどうか不明である（一方，DUOX 2の不活化変異を伴う遺伝病では，甲状腺ホルモンの合成低下がみられることが報告されている）．

NOX 3欠損het（head-tilt）マウスや，最近作成されたNOX 1ノックアウトマウスにより今後，これらNOXの微生物感染における意義が明らかになるであろう．

3. NOXによる直接的殺菌と間接的殺菌

NOXにより産生される活性酸素が，直接微生物に作用するのではなく，他の機構を介して殺菌作用を発現しているという例がある．これには，活性酸素が宿主の別の殺菌分子を誘導する場合や，活性酸素が菌側の病原因子誘導物質を不活化する場合などがある．

NOX 2により産生されたO_2^-が貪食胞膜を脱分極して，H^+とK^+の貪食胞への流入をきたし，そのイオン強度の上昇がproteoglycan matrixに結合していたプロテアーゼの遊離を促す．このプロテアーゼが微生物の消化と殺菌に働いていることが報告されている[5]．

quorum sensingは，autoinducing pheromoneを菌の濃度に応じて増加させ，病原因子の発現を誘起する．HOClやONOO$^-$を含むROSやNRSは，黄色ブドウ球菌由来のautoinducer蛋白のC末のメチオニンを酸化することによって不活化する．これにより菌の病原遺伝子の発現と下流の反応のup-regulationを阻止できることが報告されている（Rothfork JM, 2004）．

4. 細菌によるNADPH oxidaseからの回避

phoxは，微生物の貪食に伴い，好中球のphagosome膜上で活性化され，高濃度のO_2^-と付随して生じる他の活性酸素を貪食胞内に産生する．この貪食胞へのNADPH oxidaseの会合には，TNF-α-TNF-Rp 55シグナルが関与している．サルモネラでは，salmonella pathogenicity island-2：SPI 2という領域にコードされたIII型分泌装置が貪食胞へのNADPH oxidaseの会合を阻止する[6]（表2）．SPI 2変異株は，正常マウス由来マクロフ

表2 微生物のNADPH oxidaseに対する抵抗例

遺伝子	菌 種	機 構	報告者，年
SPI 2のtype III分泌系	Salmonella enterica serovar Typhimurium	貪食胞へのNADPH oxidaseの会合沮止	Vazquez-Torres A, 2000
?（不明）	Anaplasma phagocytophilia	gp 91^{phox}の転写阻害	Banerjee R, 2000
htrA	Salmonella enterica serovar Typhimurium	酸化ストレスへの抵抗性	Mutunga M, 2004
katG	Mycobacterium tuberculosis	H_2O_2の消去	Ng VH, 2004
sodC	Mycobacterium tuberculosis	O_2^-の消去	Piddington DL, 2001
	Salmonella enterica serovar Typhimurium		De Groote MA, 1997

ァージにおいて生存できないが，gp 91$^{phox-/-}$マウスに対しては，マクロファージ中の生存とマウスに対する致死的感染を回復した．

病原体による直接的な NADPH oxidase 阻害は，2000 年 Banerjee らによっても報告されている．ヒト granulocytic ehrlichiosis の病原体はダニ媒介性で，好中球に入り込む．感染した HL-60 細胞では，gp 91^{phox} の mRNA 発現が抑制され，細胞表面の gp 91^{phox} 蛋白も減少して，PMA 刺激下でも O_2^- を産生しなくなる．マウス脾臓の好中球でも，感染により gp 91^{phox} の mRNA の発現が減少したという．

5. 細菌の NADPH oxidase 活性への抵抗

Mutunga らは 2004 年に，S. enterica serovar Typhimurium のストレス蛋白 htrA 変異株は酸化ストレスに感受性が高まりマウスへの致死性が消失したことを報告している．この変異株でも gp 91$^{phox-/-}$マウスには致死的で，そのマウス由来の骨髄由来マクロファージへの障害性と対応していた．同様に，Ng らは 2004 年に，結核菌の katG 欠損株は正常あるいは NOS 2$^{-/-}$マウスへの病原性が低下し，骨髄由来マクロファージにおいて菌の増殖が障害されることを報告した．この katG 欠損株は gp 91$^{phox-/-}$マウスおよびその骨髄由来マクロファージには親株と同様の病原性を示した．さらに，Piddington らは，結核菌の膜型スーパーオキシドジスムターゼである sodC の null 変異株は，IFN-γ活性化腹腔マクロファージで殺菌されやすくなるのに対し，活性化されていないマクロファージあるいは gp 91$^{phox-/-}$マウス由来のマクロファージでは野生株と感受性が変わらないことを示した．S. enterica serovar Typhimurium の sodC 変異株についてもマクロファージにおける生存，マウスへの病原性がともに低下し，NO や O_2^- に顕著に感受性となった．これらの病原性は，NOS 2$^{-/-}$あるいは gp 91$^{phox-/-}$マウスでは回復したので，NO や O_2^- が共同して殺菌に働いていると考えられた．以上のことは，htrA，katG，sodC が宿主の gp 91^{phox} の活性に対抗していることを示している．

6. レジオネラ感染と NOX 2

以下では，Legionella pneumophila を例にやや詳しく，NOX 2 との関連をみてみよう．L. pneumophila は，重篤な肺炎の原因となる細胞内寄生細菌で，肺炎球菌とともに市中肺炎の重要な起因菌である．L. pneumophila はカタラーゼとスーパーオキシドジスムターゼを，それぞれ膜型と細胞質型の 2 種類もっている[7]．自然界では，通常アメーバを宿主として増殖するありふれた環境細菌である．循環式浴槽のような人工的な暖かい水環境で，老廃物を栄養源として一般細菌が増殖し，それを補食するアメーバの増加とともに，L. pneumophila は増殖する．このような状況でエアロゾルが発生すると人への感染が起こりうる．この菌はヒトに感染すると単球/マクロファージの貪食腔で増殖する[2]．肺胞上皮細胞にも感染し増殖することができる．

L. pneumophila に対する生体防御機構には，主な宿主であるマクロファージのレベルと，個体の細胞性免疫のレベルがある．この菌のマクロファージにおける増殖を規定する自然抵抗性（Lgn1），NOX 2 や MPO をそれぞれ系統の違うマウスやノックアウトマウスで検索し，L. pneumophila 感染において NADPH oxidase＞MPO という重要性の違いと，それを修飾する Lgn1 の重みが以下のように明らかになってきた．

① L. pneumophila は A/J マウス由来腹腔マクロファージでは増殖できるのに対して，C 57 BL/6 のような他の近交系マウス由来マクロファージでは増殖できず Lgn1 で支配されていることが明らかになっている．交配により Lgn1 と gp 91^{phox} について 4 種のマウスを得，L. pneumophila 血清群 1 の臨床分離株 80-045 を鼻腔内投与した．肺における生菌数，LD 50 値，生存曲線から（gp 91$^{phox-/}$/Lgn1^s），（gp 91$^{phox-/}$/Lgn1^r），（gp 91$^{phox+/}$/Lgn1^s），（gp 91$^{phox+/}$/Lgn1^r）の遺伝子型の順に肺炎の程度が軽くなった．（gp 91$^{phox-/}$/Lgn1^s）マウスは，重症の肺炎になり，肝臓や脾臓にも菌が検出され Lgn1 に加えて NADPH oxidase の重要性が明らかになった．

② MPO は，好中球に存在し，殺菌活性のある次亜塩素酸を産生する．C 57 BL/6 系のマウス感染においては，MPO 欠損の影響がほとんどみられなかったものの，A/J 系では正常マウスは全く死亡しなかったが，MPO$^{-/-}$マウスは 7 日までに 8 割のマウスが死亡した．肺の生菌数は，感染 1〜2 日後にピークに達した後に減少した．感染 2 日目から正常マウスおよび MPO$^{-/-}$マウスの間で有意差がみられ，差は log で 1〜2 に達した．図 1 に，肺の生菌

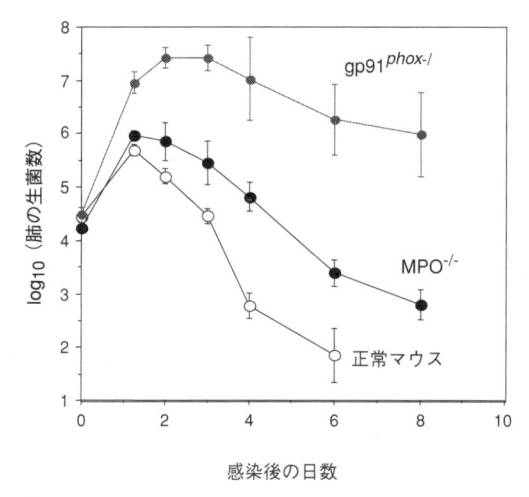

図1 *Legionella pneumophila* 肺感染における gp 91^{phox} と MPO の寄与（A/J マウス）

数の感染後のタイムコースを示した．これら3種のマウスのLD 50 は，MPO$^{-/-}$で 14 分の 1，gp 91$^{phox-/-}$で 170 分の 1 に低下した．これらは，生体内で *L. pneumophila* 感染防御における NOX 2 と MPO の重みの違いをよく示している．

[倉　文明]

参考文献

1) Lambeth JD : NOX enzymes and the biology of reactive oxygen, *Nat Rev Immunol*, **4** : 181-189, 2004.
2) Kura F, Suzuki K, Watanabe H, Akamatsu Y, Amano F : Difference in *Legionella pneumophila* growth permissiveness between J 774. 1 murine macrophage-like JA-4 cells and lipopolysaccharide (LPS)-resistant mutant cells, LPS 1916, after stimulation with LPS, *Infect Immun*, **62** : 5419-5423, 1994.
3) Gallin JI, Farber JM, Holland SM, Nutman TB : Interferon-γ in the management of infectious diseases, *Ann Intern Med*, **123** : 216-224, 1995.
4) Krause KH : Tissue distribution and putative physiological function of NOX family NADPH oxidase, *Jpn J Infect Dis*, **57** : S 28-S 29, 2004.
5) Reeves EP, Lu H, Jacobs HL, Messina CG, Bolsover S, Gabella G, Potma EO, Warley A, Roes J, Segal AW : Killing activity of neutrophils is mediated through activation of proteases by K$^+$ flux, *Nature*, **416** : 291-297, 2002.
6) Vazquez-Torres A, Xu Y, Jones-Carson J, Holden DW, Lucia SM, Dinauer MC, Mastroeni P, Fang FC : *Salmonella* pathogenicity island 2 -dependent evasion of the phagocyte NADPH oxidase, *Science*, **287** : 1655-1658, 2000.
7) Amemura-Maekawa J, Mishima-Abe S, Kura F, Takahashi T, Watanabe H : Identification of a novel periplasmic catalase-peroxidase KatA of *Legionellap neumophila*, *FEMS Microbiol Lett*, **176** : 339-344, 1999.

X 生体防御に必要な活性酸素産生機構

44 神経変性疾患と酸化ストレス

神経細胞は，細胞分裂および機能的分化を終えた後，終生にわたって生存維持することが求められている．この生存維持機構になんらかの破綻が生じ，徐々に特定の神経細胞が失われていく疾患は，一般に神経変性疾患とよばれている．神経変性疾患は，難治性疾患であり大きな社会問題となっている．プリオン病（prion disease）を含め多くの神経変性疾患の顕著な特徴として神経細胞における異常蛋白質の出現と酸化的傷害（oxidative damage）が認められる．「異常プリオン蛋白質」の脳内蓄積がプリオン病の発病原因であると考えられているが，アルツハイマー病（Alzheimer's disease：AD），パーキンソン病（Parkinson's disease：PD），筋萎縮性側索硬化症（amytrophic lateral sclerosis：ALS），ポリグルタミン病（polyglutamine disease）などの神経変性疾患においてもそれぞれの疾患特有の異常蛋白質の蓄積が発病原因として疑われている．ただここで取り上げた疾患とプリオン病が，現時点で決定的に異なる点は，プリオン病が長い潜伏期を経て同種哺乳動物（場合によっては異種哺乳動物）に伝達可能な点にある．しかし，プリオン病の病態形成機構を理解するためには，他の神経変性疾患から得られた科学的知見が非常に役に立っている．

神経細胞は，生存していくのに不都合な状態を作り出すような遺伝子の異常があった時，変性し脳より脱落していく．その結果，脳の特定の領域の機能が失われ，疾患ごとに特有な症状が現れる．このような神経細胞が変性・脱落していく分子機構は長く不明であった．しかし近年，遺伝的に神経細胞が変性・脱落する疾患（遺伝性神経変性疾患）の原因遺伝子が一つ一つ判明している．また一方で，細胞死（アポトーシス）の研究が飛躍的に進み，細胞死を引き起こす関連物質が次々と発見されている．特定遺伝子の発見と細胞死の研究領域が繋がり，神経変性疾患の全容が徐々に明らかにされようとしている．プリオン病における神経細胞変性，脱落において全く関連のない疾患と考えられてきた他の神経変性疾患が多くの点で共通の発病分子機構を有していることが明らかになってきている．ここでは，神経変性疾患の原因蛋白質と酸化ストレス傷害を中心に記述していきたい．

1. 酸化ストレスと神経組織

我々の体を構成する細胞は酸素の水への4電子還元（$O_2+4H^++4e^-\rightarrow 2H_2O$）を利用してエネルギーを獲得しているが，その酸素還元過程においていくつかの中間代謝産物を生じている．これらはきわめて反応性が高く活性酸素種（reactive oxygen species：ROS）とよばれ，細胞にさまざまな傷害をもたらすことから，活性酸素種と種々の疾患との関わりが近年次々と報告されている．活性酸素種による傷害は日常的に細胞内で生じているが，①活性酸素の生成，②抗酸化物質による消去，③脂質，蛋白質，DNAの損傷の修復の3つのバランスがそれぞれの疾患特異的な特定の蛋白質の代謝異常によって崩され，神経傷害の原因となっているとする考えが近年注目を集めている．脳や脊髄を含む神経組織は金属イオン（鉄，銅，亜鉛，マグネシウム）と不飽和脂肪を非常に多く含み，これらの物質自体が非常に酸化されやすい状態に置かれている．特に脳灰白質は鉄，銅，亜鉛を多く含む組織であり，0.1〜0.5 mMの濃度範囲で存在している．これら金属イオンは代謝にとって非常に重要であると考えられてきたが，微量元素という言葉の使用によって研究の中心から置き去りにされてきた．通常，金属イオンは蛋白質と結びつき活性酸素種の発生や消去に深く関わっている．他の組織に比べ神経組織の高い有酸素活動（aerobic activity）は，常に高レベルの酸化ストレス（oxidative stress）に曝されている．神経変性疾患では神経細胞内で異常な反応がある種の蛋白質と酸化還元活性をもった金属イオンとの間で起こり，神経細胞にとって有害な活性酸素種の過剰な発生を引き起こすことによって機能的障害を受け，アポトーシスによる細胞死にまで至ると考えられている．Alzheimer病，Parkinson病，筋萎縮性側索硬化症だけでなく，多くの神経変性疾

患の発病機序に酸化ストレスは原因因子または補助因子として関係している．近年，プリオン病も例外ではないことが続々と報告されている．

2．プリオン病

プリオン病または伝達性海綿状脳症（transmissible spongiform encephalopathy：TSE）はヒトのクロイツフェルト・ヤコブ病（Creutzfeldt-Jakob disease：CJD），ウシの牛伝達性海綿状脳症（bovine spongiform encephalopathy：BSE），ヒツジおよびヤギのスクレイピー（scrapie）などがある．CJDは非常にまれな致死性神経変性疾患（100万人に1人）であり，全身の不随意運動と急速に進行する痴呆を主徴とする．孤発性（散発性），遺伝性（家族性），医原性，変異型に分類されている．プリオン病の原因蛋白質は「プリオン蛋白質（prion protein：PrP）」である．正常な神経細胞においても産生しており正常と異常を区別するために正常プリオン蛋白質（cellular isoform of prion protein：PrP^C），異常プリオン蛋白質（abnormal prion proteinまたはscrapie isoform of prion protein：PrP^{sc}）とよばれる．正常と異常を区別する方法として「プロテイナーゼK」で蛋白質消化を行い，完全分解されないPrPを「蛋白質分解酵素抵抗性プリオン蛋白質（proteinase resistance prion protein）」とよび，異常プリオン蛋白質と同じ意味で使われている．異常プリオン蛋白質（蛋白分解酵素抵抗性プリオン蛋白質）が検出されれば，プリオン病と診断される．蛋白質分解酵素による抵抗性の違いから正常と異常プリオン蛋白質は，蛋白質構造が異なっていると考えられている．また，異常プリオン蛋白質の存在が神経細胞死を引き起こし，さらにプリオン病の感染因子本体と考えられている．ヒトの場合25％が家族性であり，15カ所ほどのPrP遺伝子単一点突然変異（single-point mutation）がプリオン病発症と関係している．しかし，残り75％の孤発性CJDのPrP遺伝子に変異は認められない．

PrPはアミノ酸構造として8個のアミノ酸が4～5回繰り返した領域があり，この領域でヒスチジン残基を介して4～5分子の銅イオン（Cu^{2+}）と結合することができる．PrPはCu^{2+}と複合体を形成し，「スーパーオキシドジスムターゼ1（superoxide dismutase 1：SOD1）」様活性をもつと考えられている．SOD1はフリーラジカルであるスーパーオキシドを処理する酵素（$2O_2\cdot^- + 2H^+ \rightarrow H_2O_2 + O_2$）である．PrPは細胞膜に存在するが，細胞膜をスーパーオキシドによる障害から防ぎ，リン脂質の酸化を防いでいると考えられている．PrPを遺伝子破壊した細胞ではリン脂質の酸化が亢進しているという報告がある．ところが，異常プリオン蛋白質はこのSOD1様の活性を失っているという報告がある．おそらく異常プリオン蛋白質の特性である構造変化や凝集によって，活性中心が隠されているのか，銅イオンとの結合能力に変化が生じているのであろう．また，PrPは細胞膜に存在し，銅イオンの細胞内輸送に関与しているという報告があることから，細胞内に存在するSOD1に銅を供給する役割をもつことによって細胞内の酸化ストレスの軽減に関与しているのかもしれない．PrPを遺伝子破壊した細胞にPrPを再び産生させる処理をすると，細胞内のSOD活性の上昇が認められる．また，PrPがCu^{2+}を捕捉することによって，銅がもつ細胞毒性中和に関係しているのかもしれない．PrPは抗酸化物質として細胞の生存保護に働いているのであろうが，具体的な細胞分子機構についてはいまだ推測の域を出ていない．主に細胞表面に存在しているPrPがどのようにして情報を細胞内に伝えているのかが不明だからである．今後PrPとどのような蛋白質が結合し細胞内にどのようにしてシグナルを伝えているのかが明らかになっていくだろう．

孤発性CJDの患者脳と健常人脳からPrPを精製して金属イオンや抗酸化活性を調べた報告がある．健常人脳から得られたPrP（正常プリオン蛋白質）の精製画分にはMn^{2+}は検出されなかったが，患者脳から得られたPrP（異常プリオン蛋白質を含んでいると考えられる）の精製画分にはCu^{2+}の減少とMn^{2+}の増加が認められ，85％の抗酸化活性の低下が認められている．CJD脳組織においては，最大50％のCu^{2+}の減少と約10倍のMn^{2+}の増加が認められ，酸化ストレス傷害が広範囲で認められている．以上のことから，正常から異常への構造変換に伴って一部がCu^{2+}からMn^{2+}に置き換わっていると推測され，金属イオン代謝の異常が酸化ストレスの増加となって神経細胞を傷害していると考えられている．PrPは4～5個のCu^{2+}を結合させる能力があるが，どの部分の結合がMn^{2+}に置き換わっているのかは不明である．ここまでプリオン病における神経細胞変性について金属イオンや酸化スト

レスについて記述してきたが，後述するような小胞体ストレス理論の登場によって異常蛋白質の産生と細胞死は新たな展開をみせている．

3. Alzheimer病

Alzheimer病の高齢者発症率は2～3％である．脳に老人斑というアミロイドの沈着や，糸くずのような神経原線維が認められる．Alzheimer病の根本的な原因は解明されていないが，発症した患者の脳内で，「アミロイドβペプチド（Aβ）」の蓄積が確認されている．「Aβ前駆体蛋白（APP）」の大部分はAβの中央で「αセクレターゼ」によって切断されAβ産生に至らないが，αセクレターゼ切断を受けずに，「βおよびγセクレターゼ」によって切断されるとAβが産生される．Aβは常に脳内で合成され，正常な人の脳ではすぐに分解されるが，Alzheimer病の患者ではうまく分解できないため，正常な人よりも蓄積が早いことがわかっている．また，Aβは，それを分解する酵素である「ネプリライシン」という蛋白質が発見されている．Alzheimer病患者では脳の海馬とよばれるアミロイド蓄積の起こりやすい部分でネプリライシンの量が低下しているという報告がある．ネプリライシンの活性低下がAβの神経細胞内での蓄積を早め，神経細胞死を引き起こしていると考えられている．一方で，「プレセニリン1」という蛋白質をコードしている遺伝子の変異が家族性Alzheimer病の引き金となることが知られている．前述のようにAβはその前駆体であるAPPからβセクレターゼおよびγセクレターゼとよばれるプロテアーゼ群によって切り出されてくるが，プレセニリンはそのγセクレターゼの活性本体と考えられている．プレセニリンに異常が起こると，γ-セクレターゼによるAPPの切断位置が2アミノ酸だけC末側にシフトし，正常ではあまり産生されない長いAβ「Aβ42」が産生される．このAβ42は正常のAβ（Aβ40）よりも凝集しやすく脳に沈着しやすい．家族性Alzheimer病でみられる数多くのプレセニリン変異はいずれも，Aβ42の産生を高めることが知られている．以上のことから，Alzheimer病はAβの代謝異常が引き金となって神経細胞死を起こし，発病に至るのであろう．

酸化ストレス傷害との関連では，過酸化脂質やDNAおよび蛋白質の酸化亢進が認められている．高コレステロールや高脂肪など酸化促進物質を多く含む食事がAlzheimer病を促進し，穀類や野菜など抗酸化物質を多く含む食事が発病を抑制するという報告が多数あるが科学的実証の途中段階である．動物実験段階では抗酸化物質であるトコフェノール（ビタミンE），βカロチン，アスコルビン酸（ビタミンC）などがアポトーシスによる神経細胞死を抑制するという報告がある．また，多くの研究結果がAβの神経細胞毒性を明らかにしている．銅や亜鉛をキレート剤で選択的に取り除くことによってAβアミロイド沈着の再可溶化が起こることから，Aβの凝集とアミロイド沈着には，銅イオン（Cu^{2+}）や亜鉛イオン（Zn^{2+}）の存在が必要と考えられている．さらに，脳内のAβアミロイド沈着中にZn^{2+}が検出されている．また，Aβの凝集には鉄イオン（Fe^{3+}）も関係しているようである．試験管内の実験では，AβはCu^{2+}またはFe^{3+}を減少させ，電子をO_2に渡すことによってH_2O_2を産生させる酸化還元活性（redox activity）をもつことが示されている．Aβ42はCu^{2+}やZn^{2+}と複合体を形成し，SOD1様活性をもつと考えられている．おそらくAβによる細胞毒性のほとんどは，過剰に産生されたH_2O_2によるものと推測されている．神経細胞変性や脱落において，プリオン病や後述する筋萎縮性側索硬化症との共通点がここにもあるのである．

4. Parkinson病

Parkinson病はAlzheimer病についで患者数が多い神経変性疾患であり，日本では1,000人に1人程度が患うが，高齢者の発症率は100人に1人程度になる．大部分が孤発性（非遺伝性）だが，一部遺伝性のものがある．Parkinson病は，運動機能に重要なドーパミン神経が変性することによって引き起こされる．その結果，手足にふるえが現れ，姿勢維持や歩行に障害が生じ，発病後数年から十数年で寝たきりになる．Parkinson病の大部分を占める孤発性のParkinson病において，変性しつつあるドーパミン神経細胞内に蛋白質が不溶化し蓄積した「Lewy小体」という塊がしばしばみられる．若年で発病する遺伝性Parkinson病は，「パーキン」とよばれる蛋白質をコードしている遺伝子の変異が認められている．パーキンは「パエル受容体」とよばれる蛋白質の分解に関わる酵素で，変異パーキンは不要となったパエル受容体をうまく分解できない．そのため，パエル受容体がドーパミン神経に異常蓄

積し細胞死を引き起こすと考えられている．大部分を占める孤発性Parkinson病においても，パエル受容体の異常蓄積がドーパミン神経に認められる．こちらの蓄積原因として「heat shock protein 70: Hsp 70」や「C-terminus of Hsc 70-interacting protein: CHIP」という蛋白質との関連性が取り上げられている．異常蛋白質分解と分子シャペロンについては後述するが，パーキンとHsp 70やCHIPが結合しパーキンが不要なパエル受容体を分解するのを助けている．Hsp 70やCHIPがうまくパーキンに働かないとパーキンがパエル受容体をうまく分解できないと考えられている．Hsp 70は，分子シャペロンとよばれるグループに属する蛋白質であり，正常な形に作られなかったパエル受容体が細胞内で不溶化しパーキンによって分解されなくなることを防いでいると考えられている．CHIPは，蛋白質の分解に関わる酵素で，パーキンのパエル受容体分解酵素活性を増強していると考えられている．

Parkinson病患者では，脳内の抗酸化物質の減少が認められ，酸化ストレス傷害と思われるリン脂質の過酸化やDNAの酸化が脳の中脳黒質部に認められる．なぜパエル受容体の異常蓄積が黒質の神経細胞のアポトーシスを誘導するのかはまだ不明な点が多いが，ミトコンドリア呼吸障害や活性酸素の生成増大が疑われている．Parkinson病においても食事との関連性が取り上げられているが明確な関連性が認められていない．

5. 筋萎縮性側索硬化症

筋萎縮性側索硬化症（ALS）は10万人に2～5人程度が患い，90～95％は孤発性で，5～10％が遺伝性である．全身の筋肉を支配する脳・脊髄の運動神経細胞が徐々に変性・細胞死を起こし，重篤な筋肉の萎縮と筋力低下をきたす神経変性疾患である．意識清明で認知・思考能力を維持したまま，全身の筋肉が麻痺し寝たきりとなる．通常，発症から2～5年で呼吸障害のため人工呼吸器の補助なしには生きられなくなる疾患である．孤発性ALSの原因は，ほとんどわかっておらずエンテロウイルス属説やグルタミン酸過剰説（興奮性アミノ酸の代謝異常）などが提唱されているが，確証は得られていない．遺伝性ALSの約20％（全体で約2％）で「SOD 1」とよばれる蛋白質をコードしている遺伝子の変異が認められている．変異ヒトSOD 1遺伝子を導入したマウスがヒトALSによく似た病像を呈することから，ALSの病態解明と治療法の開発に役立つ動物モデルとして利用されている．SOD 1遺伝子に変異のない残り98％のALS患者の病因についても解明が進んでいるが，神経細胞のシナプスに多く存在する「AMPA受容体（alpha-amino-3-hydroxy-5-methyl-4-isoxazolepropionic acid receptors）」という蛋白質が発症した部位の神経細胞では，アミノ酸の一つが通常のアルギニンとは異なるグルタミンに置き換わったタイプが3～6割含まれるという報告がある．このタイプの受容体蛋白質は，神経細胞内にカルシウムイオンを過剰に取り込むことが知られており，それが細胞死につながるとする1つの考えがある．

酸化ストレスと本疾患の観点からSOD 1に話を戻すと，ALS全体では2％ほどのSOD 1遺伝子の欠陥が，残り98％のALSと区別できない症状を引き起こすことから，SOD 1に密接に関連した共通する部分をもっていると考えられている．SOD 1は細胞内において，フリーラジカルつまり酸化力に富んだスーパーオキシド分子が細胞膜のリン脂質や蛋白質，および遺伝子物質（DNA）等を損傷するのを中和している．SOD 1は銅と亜鉛を2原子ずつ含んでいる．孤発性および遺伝性ALSの両方に共通して，SOD 1の機能不全を招く機構が報告されている．正常の活性のあるSOD 1は亜鉛と銅の両分子と結合してフリーラジカルを除去し神経細胞を酸化ストレス傷害から保護している．しかし，変異SOD 1は亜鉛と効率的に結合することができず，銅分子とだけ結合したSOD 1は反対にフリーラジカルを産生する活性をもつ．これにより酸化ストレスが増し神経細胞死が起こる．実験的に変異のないSOD 1に亜鉛を不足させると，SOD 1自身が消去する量を上回るフリーラジカルを産生することが示されている．このことからアミノ酸変異のないSOD 1は亜鉛と効率的に結合できるが，亜鉛がSOD 1に供給されない現象がALSの神経細胞では引き起こされ，フリーラジカルが産生され神経細胞死が起こるという説がある．その説の中で，孤発性ALSにおいては運動神経細胞中の亜鉛が他の分子に取られ，SOD 1と結合できる十分な量の亜鉛が残されていないと推測している．しかし，後述するような分子シャペロン機構の異常によって，SOD 1に遺伝性のアミノ酸変異がなくても，変異SOD 1のような分子構造の変化が起き，変異SOD 1と同じような挙動を示すのかもしれない．

6. ポリグルタミン病

　ポリグルタミン病（polyglutamine disease）は，球脊髄性筋萎縮症（spinobulbar muscular atrophy : SBMA），ハンチントン病（Huntington's disease），脊髄小脳変性症1型（spinocerebellar atrophy : SCA 1），SCA 2，Machado-Joseph病：MJD（SCA 3 ともよばれる），SCA 6，SCA 7，SCA 12，歯状核赤核淡蒼球ルイ体萎縮症（dentaterubral-pallidoluysian atrophy : DRPLA）の9疾患が含まれ，遺伝性神経変性疾患である．原因遺伝子はそれぞれ異なっているが，遺伝子中の CAG（グルタミンをコードしている）リピートの異常伸長がある．転写，翻訳後の蛋白質にグルタミンの異常伸長（ポリグルタミン）があり，これらの蛋白質が神経障害の原因と考えられている．CAG リピートの長さは健常者においても多様性があるが，発病者には明らかな CAG リピートの伸長が認められている．CAG リピートが長いほど発症年齢が若年化し，重症化する．病因遺伝子の発現は，神経組織に限らず，多くの臓器に広く発現しているが，神経組織だけが障害を受ける．さらに神経の特定部位の障害が認められるのが特徴である．神経細胞には原因蛋白質の凝集体（核内封入体）が認められる症例があり，伸長ポリグルタミン鎖を有する変異蛋白質が核内に凝集しやすいと考えられている．ポリグルタミン鎖が長くなると蛋白質の構造として β シート構造をとりやすくなり，凝集するという説が有力である．ある一定のポリグルタミン鎖を超えると凝集を始め，ポリグルタミン鎖の長さに依存して凝集しやすくなることによって，「CAG リピートが長いほど発症年齢が若年化し，重症化する」現象の存在が説明されている．

　ポリグルタミン病において，伸長ポリグルタミン鎖による神経細胞障害の機構は，依然として大きな謎として残されている．異常蛋白質と金属や酸化ストレス発生についてもよくわかっていない．最近，分子シャペロンや，ユビキチン-プロテアソーム系の関与が報告されつつある．伸長ポリグルタミン鎖に伴う蛋白質構造の変化に対して分子シャペロンが作用するものの，分解処理が完全にできないと考えられている．そのため小胞体ストレス（endoplasmic reticulum stress）が発生し，神経細胞死が引き起こされると考えられている．

7. 小胞体ストレスと神経変性疾患

　最近，新たに産生された蛋白質の 30% 以上が正常に折り畳みされない不良品（misfolded protein，異常蛋白質）であり，それらは「ユビキチンプロテアソームシステム（ubiquitin-proteasome system）」で速やかに分解されるという驚くべき事実が明らかになってきている．蛋白質の合成のみならず分解にも大量のエネルギーを消費しているのである．一方で，正常に折り畳まれた蛋白質であっても，酸化や金属汚染などによる傷害を受けていることもよく知られている．しかしながら，これらの異常蛋白質や障害蛋白質は，正常な状態では細胞内でほとんど検出されることはない．それは，ユビキチンプロテアソームシステムが細胞内で異常蛋白質を速やかに発見し破壊してしまう品質管理装置として働いているからである．このシステムで働いている蛋白質に「分子シャペロン（molecular chaperon）」，「ユビキチン（ubiquitin）」，「プロテアソーム（proteasome）」，「ユビキチンリガーゼ（ubiquitin ligase）」があり相当数の蛋白質が存在し，大きなファミリーを形成している．分子シャペロンは，蛋白質をあるべき折り畳み方にしたり，傷害を修復したり，機能すべき場所に輸送したりする機能をもった蛋白質の一群で熱ショック蛋白質（heat shock protein : HSP）などとよばれる多くの蛋白質がある．細胞内で不要となった蛋白質の多くは，ユビキチンが鎖のように多数結合することによって，プロテアソームに認識されて分解される．蛋白質のユビキチン化にはユビキチンリガーゼやユビキチン結合酵素の協力が必要である．これまで述べてきた $\alpha\beta\gamma$ セクレターゼ，プレセニリン，プリライシン，パーキンなどがユビキチンリガーゼに属している．ユビキチンリガーゼが変異したりするなどして活性を失うと，標的蛋白質（基質蛋白質）はユビキチン化されなくなり，プロテアソームによって分解されず，細胞のなかに異常に蓄積するのである．

　小胞体ストレス（endoplasmic reticulum stress）は，異常蛋白質の蓄積によって小胞体の構造や機能障害が発生した時に引き起こされる．小胞体は細胞内の蛋白質製造工場で翻訳の調節，分子シャペロンやユビキチンリガーゼが導入され，異常蛋白質を排除している．しかし，慢性的に過度の小胞体ストレスが発生した場合，アポトーシスシグナルが活性化され，細胞死が誘導されることが明らかになってき

た.さらに,異常蛋白質の細胞内凝集はそれ自体毒性がなく,ユビキチンプロテアソームシステムで認識,分解できなくなった異常蛋白質を隔離するための手段であるとさえ考えられ始めたのである.Alzheimer病,Parkinson病やポリグルタミン病の異常蛋白凝集物自体には神経毒性がなく,凝集体を作る前のモノマーまたはオリゴマーの異常蛋白質が小胞体ストレスや金属代謝,酸化ストレス傷害を引き起こすと考えられつつある.近い将来,プリオン蛋白質特定の分子シャペロン,ユビキチンリガーゼが明らかにされ,プリオン病の異常プリオン蛋白質がどのように細胞内で合成され,蓄積していくのかが明らかになっていくであろう.また,ユビキチンプロテアソームシステムの破綻とも考えられる神経変性疾患の研究が多方面から1つ1つ明らかにされ,これらの難治性神経変性疾患の発症阻止に向けた新しい戦略の構築がされつつあるのである.

〔佐伯圭一〕

参考文献

1) 小野寺節,佐伯圭一:脳とプリオン―狂牛病の分子生物学―,朝倉書店,2001.
2) Onodera T, Sakudo A, Wu G, Saeki K : Bovine spongiform encephalopathy in Japan: history and recent studies on oxidative stress in prion diseases, *Microbiol Immunol*, **50** (8): 565-578, 2006. Review.

X 生体防御に必要な活性酸素産生機構

45 活性酸素産生異常の治療

好中球やマクロファージなどの食細胞は，感染初期に発動する非特異的免疫機構に属し，細菌や真菌に対する防御機構の中心となる．食細胞は血管壁に接着したのち，炎症部位へ遊走し，到達した後は病原体を貪食，殺菌することよって排除する．殺菌機構には，活性酸素やmyeloperoxidase：MPOのような酸素依存性のものと，酸やリゾチーム，ラクトフェリンなどの酸素非依存性のものとがあり，いずれも生体防御に必要不可欠なものである．

なかでも活性酸素産生機構が障害された場合，生後より重症細菌・真菌感染症を反復し，多くが青年期までに死亡する．ここでは，活性酸素産生異常の代表的疾患である慢性肉芽腫症（chronic granulomatous disease：CGD）をあげ，その病因・病態から治療までを述べる．

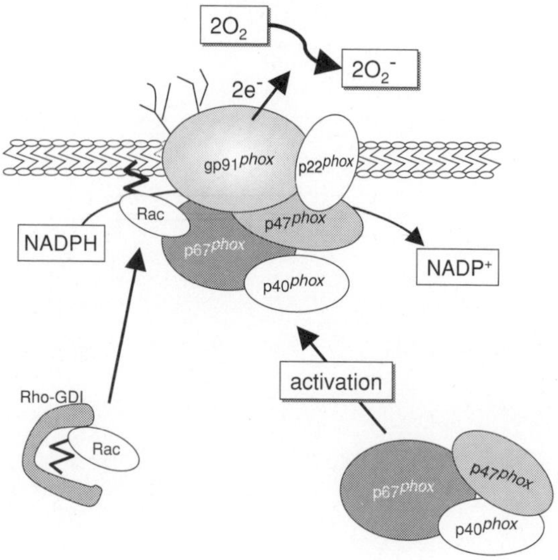

1．慢性肉芽腫症とは

CGDは食細胞活性酸素産生障害を原因とする，原発性免疫不全症候群の一疾患である．乳幼児期より重症細菌・真菌感染症を反復し，諸臓器に肉芽腫形成を伴うのが特徴である．

2．病因・病態

好中球をはじめとする食細胞は，自ら産生した活性酸素種（H_2O_2，OH^-，$-OCl$）を用いた殺菌機構を有する．この活性酸素産生の場となる主要な分子がNADPH oxidaseとよばれる酵素複合体である．

この酵素複合体を形成する分子のうち（図1），

図1 スーパーオキシド産生機構

gp 91^{phox}，p 22^{phox}，p 67^{phox}，p 47^{phox}のいずれかが欠損するとCGDを発症する．

筆者の施設ではCGD患者の病型判定ならびにgp 91^{phox}，p 22^{phox}欠損型の遺伝子解析を行っているが，これまで解析された患者の病型を示す（表1）．また国内gp 91^{phox}欠損型患者の遺伝子変異概要を示すが（図2），とくにhot spotはなく，coding region全域に散在している．同一変異であっても症例によって重症度が異なり，環境要因の影響も大きいと考えられる．

患者では活性酸素産生が障害された結果，食細胞

表1 日本国内のCGD患者病型

component	type of CGD	Cyt b_{558} (%)	O_2^- production (%)	incidence (%)
gp 91^{phox}	X 91⁰	0	0	138(75.4%)
	X 91⁺	100	0	5(2.7%)
p 22^{phox}	A 22⁰	0	0	16(8.7%)
	A 22⁺	100	0	1(0.5%)
p 47^{phox}	A 47⁰	100	0〜1	11(6.0%)
p 67^{phox}	A 67⁰	100	0〜1	12(6.6%)

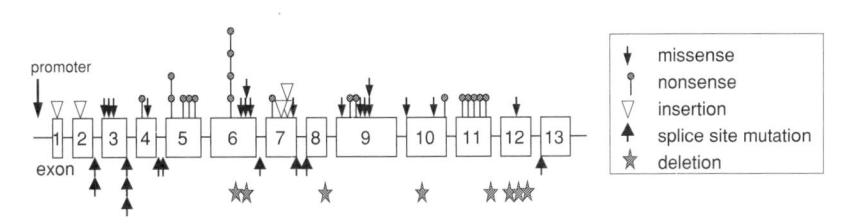

図2 gp 91^{phox}遺伝子変異部位の分布（2003年12月末現在）

内に貪食されたブドウ球菌，クレブシエラ菌，大腸菌，カンジダ，アスペルギルスといった非H_2O_2産生・カタラーゼ陽性菌を殺菌できなくなる．このため患者は全身性にこれらの菌による化膿性病巣を形成することがある．

肺や消化管などに肉芽腫を形成することも多い．肉芽腫を形成する機序は不明だが，貪食した菌を殺菌できない単球が活性化状態を持続したまま多種のサイトカインを放出し，周囲に炎症細胞を集結させる結果，肉芽腫を形成し，増大していくものと予想される．

3. 慢性肉芽腫症の臨床

1) 疫 学

厚生労働省原発性免疫不全症候群研究班の登録患者は1,300名を超えるが，CGD患者が最多で約18％を占める．発症頻度は22.5万出生に1人程度であり，国内では2005年末現在260名以上が登録されている．男女比はおよそ6.9：1で，国内に偏りなく分布している．

病型別ではX連鎖性のgp 91^{phox}欠損型が78％を占め最多である（表1）．諸外国に比べp 47^{phox}欠損型が6.0％と少なく，p 22^{phox}欠損型が9.2％とやや多いのが特徴である．

2) 症状・予後

患者は，乳児期より全身諸臓器の難治性細菌・真菌感染症を繰り返す．皮膚化膿症，リンパ節炎，肺炎，中耳炎，肛門周囲膿瘍などがよくみられる．原因菌は先述の，ブドウ球菌，クレブシエラ菌，大腸菌，カンジダ，アスペルギルスなどが主である．軽症例では10歳を超えてから肝膿瘍などで初めて見つかる場合もある．

CYBB遺伝子（gp 91^{phox}）と隣接遺伝子のXKやRP3の同時欠失の認められるMcLeod症候群は網膜色素変性を合併する．

CGD患者は敗血症やアスペルギルス感染症などで命を落とすことが多く，平均寿命は25～30歳とされたが，最近は生命予後が改善して30歳以上の患者が増えてきている．

3) 診 断

好中球NBT還元能，検査会社の好中球殺菌能（DCFH-DA法）などでスクリーニングできる．Dihydrorhodamine-123：DHR-123法による活性酸素産生能，化学発光法，モノクローナル抗体を用いた好中球膜表面gp 91^{phox}発現解析，ウエスタンブロッティングでの蛋白発現解析，遺伝子解析も行われているが，これらは専門施設への依頼が必要である．

4) 治 療

一般的な治療方針は抗生物質，抗真菌薬の投与であり，感染症罹患時の対症療法と，予防投薬とに分けられる．薬剤で不十分な場合，顆粒球輸血が用いられることがある．

根治療法には造血幹細胞移植，そして海外で実施された遺伝子治療がある．造血幹細胞移植は肉芽腫を十分に治癒できない症例や，臓器障害などによりこれ以上の薬物治療を続けることが困難な症例などに実施されたため，成績は決して満足できるものではなかったが，最近は移植前処置法や管理の進歩，新たな薬剤の登場などにより，成績も良好になってきた．

i) 予 防

スルファメトキサゾールとトリメトプリムの合剤（ST合剤）は食細胞内に入り，貪食された菌の殺菌に働くとされており，予防効果が認められている．すでに数十年以上にわたって大半の患者に投与されているが，ときどきアレルギーや肝障害，骨髄抑制などが出現することがある．

抗真菌薬の予防投薬はitraconazole：ITCZが用いられることが多いが，これは後述する．

基本的にウイルス感染症に対する免疫力は損なわれていないので，予防接種はおおむね問題ないが，BCGは播種性感染症に進行する可能性があり禁忌である．まれに水痘ワクチンが重症化した場合もあ

ii) インターフェロン・ガンマ（IFN-γ）

1991年の二重盲検による欧米多施設共同研究で，IFN-γがCGDの約1/3の患者で重症感染症の発症を抑制できることが報告された．日本でもCGD患者の約4割に投与されている．

IFN-γの作用機序は未だ明らかではない．Newburgerらによると，バリアント型gp91^{phox}欠損患者ではIFN-γ投与によりgp91^{phox} mRNAスプライシングが改善するとされている．我々はgp91^{phox}遺伝子のexon 3スプライスサイトにサイレント変異（GCGgta → GCAgta）を有する患者にIFN-γを週3回皮下注射し，mRNAスプライシングパターンと好中球の活性酸素産生能，gp91^{phox}発現の変化を確かめた．するとIFN-γ投与開始後2～4週間目にかけて健常者好中球の約30％の活性酸素産生能を有する好中球を検出できた．また，正常なスプライスを受けたmRNAが投与開始後25日目にごく少量ながら検出された（図3）．IFN-γはおそらく，幼弱骨髄球レベルでmRNAスプライス是正に影響しているものと思われる．

IFN-γによって産生された活性酸素は多量ではないが，重症感染症を予防するには十分量であろうことは，実際に彼らが重症感染を起こさずに，就職・結婚・子どもをもうけていることからもわかる．ほかにも，IFN-γ投与後から急速にBCGitisが改善したp22^{phox}欠損症例や，IFN-γ投与後から深部膿瘍が改善し5年たっても安定している症例もある．どのような遺伝子変異例に有効であるかは今後も分析が必要だが，患者への投与を試みてよいと思われる．

iii) 抗真菌薬

真菌感染症の予防は，慢性肉芽腫症患者の予後を左右する重要な因子である．とくにアスペルギルス属は肺などに肉芽腫を形成し，治療に難渋する症例が多い．現在これに有効とされているのはamphotericin-B：AMPH-B, micafungin：MCFG, ITCZ, voriconazole：VCZなどである．

AMPH-Bは幅広いスペクトラムと優れた抗真菌活性を有する薬剤で，耐性菌もほとんどみられない．腎毒性が強いことが欠点で，積算投与量が5gに達すると不可逆的障害を起こすとされるため，漫然と投薬すべきではない．

MCFGはキャンディン系抗真菌薬である．これは真菌細胞壁の構成成分である1,3-β-Dグルカンの合成酵素活性を特異的に阻害するとされる．カンジダ属やアスペルギルス属に対しても強い抗真菌活性を示す．臓器毒性や薬剤相互作用もほとんどない．組織移行は肺などへは良好だが，食道，口腔内，中枢神経系などへは不良である．最近投与中に

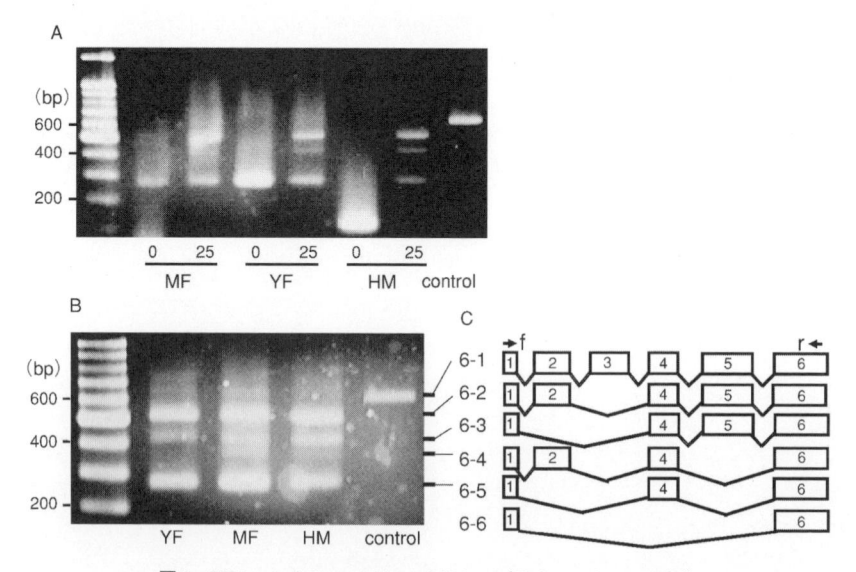

図3　IFN-γによるgp91^{phox} mRNAスプライスパターンの変化
A：IFN-γ投与前および25日後のgp91^{phox} mRNAスプライスパターン．B：3名の患者の25日後のgp91^{phox} mRNAスプライスパターン．C：Bで検出されたバンドの具体的なスプライスパターン．

break throughを起こした真菌感染症例が報告されており，注意が必要である．

ITCZはトリアゾール系抗真菌薬である．良好な抗アスペルギルス活性を有し，国内でもCGD患者の真菌感染予防に投薬されている．2003年にNIHから，ITCZがCGD患者の真菌感染症予防に有効であったとの報告もあった．従来のカプセル薬の欠点である腸管吸収性を改善した，経口シロップ剤と注射薬が2006年に発売された．

VCZは2005年国内販売開始されたトリアゾール系抗真菌薬である．抗真菌スペクトルは非常に広く，fluconazole：FCZ低感受性のC. glabrataやC. kruzeiに対しても優れた効果を有する．とくに侵襲性アスペルギルス症に対してはAMPH-Bと同等もしくはそれ以上の有効性をもつとされ，CGD症例でも有効であったとの報告がある．注射薬と経口薬があるが，経口薬でもバイオアベイラビリティ90％以上と良好である．

これまではAMPH-Bを注意しながら用いてきたが，最近は重症真菌感染症に対してアゾール系とキャンディン系などの併用療法が行われる場合が増えてきた．アスペルギルス属にはこの併用療法が有効とする報告もあり，今後症例の蓄積と解析が必要である．

iv）造血幹細胞移植

1990年代前半まではHLA一致血縁者間でも生着率が低く，骨髄移植もなかなか進まなかった．最近はreduced intensity stem cell transplantation：RISTの導入や，移植後管理技術の進歩などにより成功率が改善し，症例数も増加してきた．

Segerらは欧州の造血幹細胞移植27症例について報告しているが，その内訳は，ドナーについてはHLA一致同胞25例，HLA一致非血縁2例，移植細胞については3例が末梢血幹細胞で残りは骨髄幹細胞であった．大半はbusulfan：BU，cyclophosphamide：CYを用いたレジメンで前処置され，27例中23例が生存し4例が死亡した．彼らは移植時点での活動性感染症や活動性炎症（大腸炎など），臓器障害の有無によって3グループに分類し，移植に対するリスクを評価した．その結果，Group 1（移植時点で活動性感染症を有していた群）は，Group 2（移植時点で活動性炎症または臓器障害を有していた群）やGroup 3（移植時点で明らかな活動性感染症や炎症を有しなかった群）に比較して死亡例が4例あり，Group 1がハイリスクであったことを示した．

米国からは，移植前に複数回の難治性感染症に罹患した10症例に対する骨髄非破壊的末梢血幹細胞移植の結果が報告された．CYとfludarabine：Fluに抗胸腺細胞グロブリンを加えたレジメンで処置した後に，HLA一致同胞から採取したT細胞除去ずみ末梢血幹細胞が移植された．結果は10例中3例が死亡（IV度急性GVHD1例含む），1例が拒絶されている．RISTを用いて比較の安全に移植を実施した点は重要で，その後の移植症例の前処置法選択に影響した．しかし移植後に混合キメラとなることが多い点，年齢の高い患者で死亡例が多い点などが問題であった．

日本国内ではこれまで28症例32移植（再移植含む）が登録されているが，調査できた移植25症例26移植（再移植1例）の概要を述べる（食細胞機能異常症研究会）．ドナー細胞では，HLA一致同胞骨髄とHLA一致非血縁骨髄とでは，ともに成績良好で差はなかった．臍帯血幹細胞は半数（4例中2例）が死亡していた．前処置レジメンはBU＋CY，CY＋Fluとで全体の約7割を占め，最近はCY＋Fluが主流となっている．

国内症例をSegerらのリスク分類で分けると，Group 1が16例中2例死亡，1例拒絶で，他の群より目立つ印象があった．しかし活動性感染症を抱えていても無事移植できたのは，多くの症例で，生着までの期間が短く合併症が少ないCY＋Fluが採用されたことと関係があると思われる．CY＋Fluの欠点は移植後に混合キメラ状態が持続し，徐々にドナー細胞が減少する症例がみられることである．この場合donor lymphocyte infusion：DLIが施行される場合があるが，DLIも有効例から無効例，その副作用に加療を要したものなど症例差が大きく，その適応は十分検討する必要がある．国内28症例全体の転帰は，生存22例死亡6例であり，死因は移植後の感染症が多かった．

造血幹細胞移植はCGDの根治療法として有効な手段であり，今後症例数が蓄積されるにつれて，さらに安全かつ有効なプロトコール，管理法，GVHD予防法が見出されると思われる．

v）遺伝子治療

造血幹細胞移植はまだ解決すべき問題も多いが，その有効性は明らかで，同時に，幹細胞を用いた遺伝子治療が可能なことも示している．健康保因者の解析から，正常好中球が全体の5％以上あれば重症

感染症を回避できることもわかっており，今後はより安全で効果的な遺伝子治療の開発が望まれる．

レトロまたはレンチウイルスベクター（RD 114-pseudotyped MFGS‐gp 91, MSCV‐m 91 Neo, VSV-G-pseudo typed lentivector-gp 91^{phox} など）を患者ヒト造血幹細胞やgp 91^{phox} ノックアウトマウスに用いた異種移植でも，NADPH oxidase活性は再構築された．

1995年NIHのMalechらは，p 47^{phox} 欠損型CGD患者5名に遺伝子治療を実施した．症例により違いはあるが，一度の遺伝子導入で，1カ月後頃から活性のある好中球が末梢血中に0.01％程度出現し，1～2カ月間持続して消失した．その後末梢血幹細胞の動員方法および遺伝子導入にretronectinを用いるなどの改良がなされ，1997年にはIndiana大学のDinauerらがMSCV‐h 91 Neoを用いて，また1998年には再びMalechらがレトロウイルスベクター（MFGS-gp 91, MFGS-p 47）を用いて，gp 91^{phox} およびp 47^{phox} 欠損型CGD患者に実施したが，最高でも1％以下の改善であった．2000年欧州で，骨髄への前処置を施した遺伝子治療が開始された．まず英国Institute of Child Health の Thrasher らが gp 91^{phox} 欠損型CGD患者にmelpharanによる前処置の後，SF 71 gp 91^{phox} ベクターを用いた遺伝子治療を行った．一時は正常の約30％の活性を得たが，1年後にはほとんど活性を認めなくなった．しかしこの間に肺肉芽腫症は改善し，患者は現在も健在である．2002年にはスイスのSegerらとドイツのGrezらがBU（8 mg/kg）前処置で同じベクターを用いて，26歳と25歳の患者に遺伝子治療を実施し，30～40％と10～20％の活性の再構築を達成，約2年にわたってその活性が維持された．レトロウイルスの骨髄性白血病に関わる*MDS/Evi1* と *PRDM16* 遺伝子近傍へ挿入されたクローンが多く認められたが，危惧された白血病の報告は現在までない．3例目では四肢麻痺が回復するなど臨床的な効果を示しており，注目されている．

遺伝子治療で懸念されていた白血病発生（1名死亡）という不幸な出来事がFischerらのグループから報告されたが，今後もより安全な治療法を目指して開発が進められている．

国内では杉本らがHa-MDR-IRES-gp 91 ベクターによるCD 34陽性細胞への遺伝子導入後，*in vitro* で薬剤選択によりp‐glycoproteinとgp 91^{phox} の *in vivo* における共発現を確認し，タキソールによる *in vivo* selectionをマウスに遺伝子導入CD 34陽性細胞移植を用いて証明した．原らはretrovirus encoding GcRERベクター系を用いた遺伝子導入を行い，estrogen刺激による遺伝子導入した幹細胞の *in vivo* 増殖を報告している．また筆者らNIHのMalechと共同で，MFGS‐gp 91, MFGS-gp 91. 293. SPAを用いた遺伝子導入実験や開発を試みているが，臨床実施までには至っていない．現在成育医療センターを中心にCGDの遺伝子治療が計画されている．

vi) 日常生活管理指導

以上のような新たな治療選択肢が増えるにつれて，CGD患者の生命予後も改善し，就職・結婚する患者も出てきた．同時に患者の行動範囲は広がり，医師の予期せぬところで病原菌に強く曝露されて感染し病状悪化する，または環境衛生上不適切な職場に就職して悪化するという事態も気づかれるようになった．すでに患者の約半数は成人であり，職業選択などは重大な問題になりつつある．

このため幼小児から成人までを含めて，安全な日常生活を送らせるためにはメリハリの効いた日常生活管理指導が必要という視点から，2003年食細胞機能異常症研究会によって「日常生活の手引き」が発刊された．この中では日常生活・学校生活の注意点から職業選択上の注意点まで述べている．内容の詳細は割愛するが，手引き書が必要な場合は，宮崎大学小児科教室までお問い合わせください．

5) 実際の症例

症例1：4歳男児，肺アスペルギルス肉芽腫，腸管肉芽腫

生後3カ月時に右肺野の巨大肉芽腫（図4A）をきっかけにgp 91^{phox} 欠損型CGDと診断．初回時はAMPH-B投与により軽快した．しかし1年後，予防投薬にもかかわらず，再度肺門部から広がる肉芽腫を確認（図4B）．AMPH-Bに反応せず，肉芽腫が肺動脈を巻き込んでいるため外科的切除も困難であった．

この肉芽腫は単独で胸壁に癒着していたため，肉芽腫縮小と副作用軽減目的でAMPH-Bを局所注入した．加えて肉芽腫の炎症細胞層を小さくする意味でステロイドを注入した．さらに，慢性肉芽腫症ではO_2^- が産生されないこと，*in vitro* の実験で真菌に対してH_2O_2 が有効であることを考え，動物実験から得られた濃度のH_2O_2 を局所に注入した．結

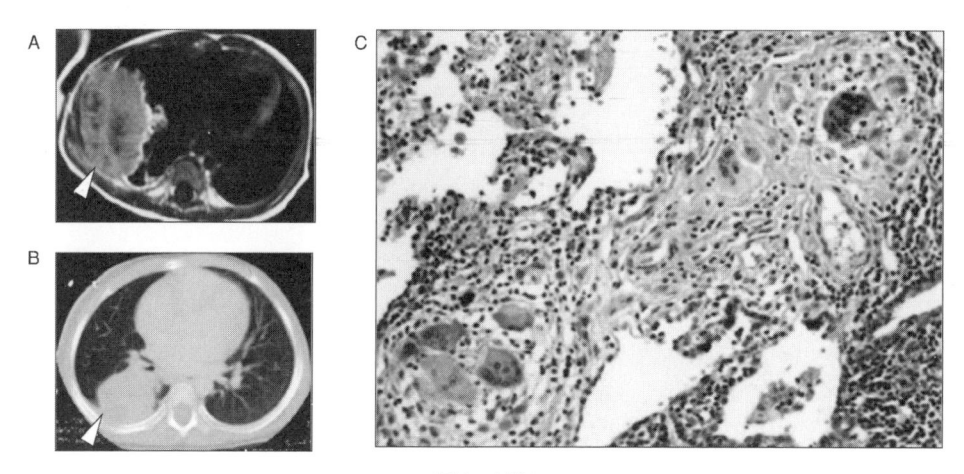

図4 症例1
A：症例の初回入院中の胸部MRI（生後6カ月）．B：3歳再入院時の胸部CT．C：摘除された肺肉芽腫組織．中心部に乾酪壊死巣らしき部分が認められるが，多核巨細胞を含む類上皮細胞がみられ，周囲をリンパ球の集落が取り巻いている．

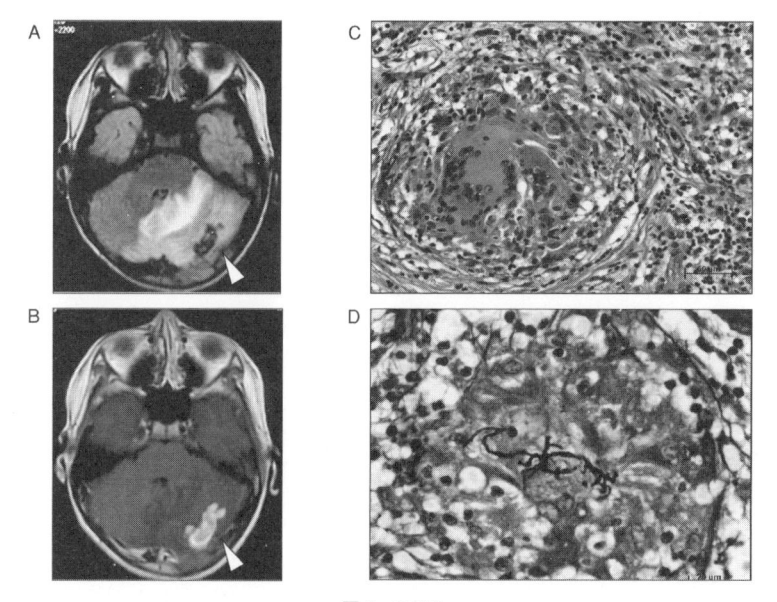

図5 症例2
A，B：入院時の頭部MRI．AはT2強調，BはGd造影である．不整形の病変部が描出され，周囲組織が炎症性に浮腫状になっている．C：摘除肉芽腫組織の多核巨細胞．D：多核巨細胞内に染め出された菌糸．

果として肉芽腫が縮小し，外科的切除できた．組織検査で多核巨細胞も認められた（図4C）が，病原と想定される真菌は同定されなかった．

その半年後にS字結腸〜直腸粘膜下の肉芽腫が見つかった．抗真菌薬の増量で消失したが，経過を通して抗真菌薬静注から離脱できないこと，AMPH-B総投与量が3.7gに達して腎機能障害が出現し始めていたことなどを考慮して，骨髄移植を

選択した．
CY+Flu前処置でHLA一致非血縁骨髄が移植され，無事に生着した．いったん完全ドナー型となったが，次第にドナー細胞割合が減少した．2年後DLIを行い，現在管理中である．

症例2：12歳男児，小脳肉芽腫
1歳9カ月時にgp91^{phox}欠損型CGDと診断．以降ST合剤内服とIFN-γ注射にて加療されてい

た．11歳時に頭痛あり，頭部CTで左小脳半球にlow density areaが認められたため，小脳膿瘍と診断，加療された．

12歳時に再び頭痛あり．頭部MRIで同部位にT1強調およびT2強調とも低信号域を認め（図5A, B），mid line shiftを伴ったこと，抗生物質に反応しなかったことなどより小脳肉芽腫と考えられた．MCFG，AMPH-Bに反応しないため，入院から3カ月後に左小脳半球病変部切除を行った．摘出された病変は固い実質性で，中心部乾酪壊死層と周囲炎症細胞浸潤，巨細胞出現が認められ（図5C），肉芽腫と確認された．Grocotto染色とPAS染色で菌糸が染め出され（図5D），真菌（おそらくアスペルギルス）が原因菌と考えられた．

患者はとくに後遺症はなかったが，その後感染症を反復したため，CY+Flu前処置によるHLA一致同胞骨髄移植を選択した．

[水上智之，布井博幸]

参考文献

1) Heyworth PG, et al: Chronic granulomatous disease, *Curr Opin Immunol*, **15**: 578-584, 2003.
2) Seger RA, et al: Treatment of chronic granulomatous disease with myeloablative conditioning and an unmodified hemopoietic allograft: a survey of the European experience, 1985-2000, *Blood*, **100**: 4344-4350, 2002.

XI 各種生物の生体防御：微生物，植物，動物

46 カブトガニの異物認識と排除

脊椎動物の獲得免疫は，リンパ球が作る抗体による特異的な異物認識とその記憶に特徴がある．一方，自然免疫に関わる蛋白質は常に体内に存在しており，感染初期の生体防御に重要な役割を果たしている．特に，無脊椎動物では，獲得免疫が欠除しているため，自然免疫が感染防御の主役となっている．獲得免疫においては，特異的な抗体が多種多様の抗原を認識するが，自然免疫においては，感染微生物の表面に保存された分子パターン（pathogen-associated molecular patterns：PAMP）が標的となり，それを認識する蛋白質がパターン認識蛋白質である．すなわち，パターン認識蛋白質は，グラム陰性菌のリポ多糖（lipopolysaccharides：LPS），グラム陽性菌のペプチドグリカンやリポテイコ酸，そして真菌のβ-グルカンなどがつくりだす分子パターンを認識する．

カブトガニは，北アメリカ東岸と中米ユカタン半島沿岸，アジア大陸の東南海域沿岸に計4種が現存し，日本には *Tachypleus tridentatus* が棲息する．甲殻類よりもクモ形類に近縁である．甲殻類の体液には，顆粒細胞や無顆粒細胞などの多様に分化した血球が観察されるが，カブトガニ血球の99％は1種類の顆粒細胞である．その細胞内には密度の異なる2種類の顆粒があって，体液凝固因子，プロテアーゼインヒビター，レクチン，抗菌ペプチドなど生体防御因子が選択的に貯蔵されている．カブトガニ顆粒細胞の特徴は，LPSに鋭敏に反応して，生体防御因子を細胞外に分泌することである．その結果，体液凝固カスケードが起動して体液の流出が阻止されるとともに，レクチンと抗菌ペプチドにより感染微生物が認識，殺菌され，最終的には，トランスグルタミナーゼを介した創傷治癒反応が誘導される．

カブトガニレクチンはその学名にちなんでタキレクチンとよばれる．さらに，血漿中には，少なくとも22種類のC-反応性蛋白質が存在する．これらカブトガニレクチンは，単糖やオリゴ糖に対する親和性は互いに異なってはいるが，すべて感染微生物由来の非自己成分を認識することができる．最近になって，カブトガニ血漿に哺乳類の補体C3因子やC2因子/ファクターB（C2/Bf）のオーソログが見出され，補体系が前口動物においても異物排除に機能する可能性が指摘されている．

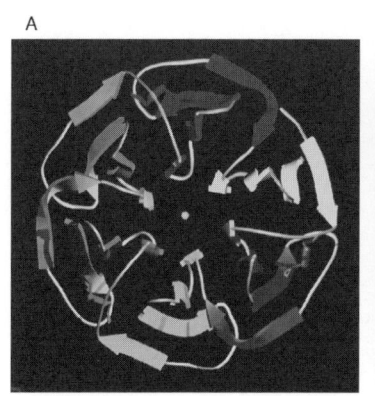

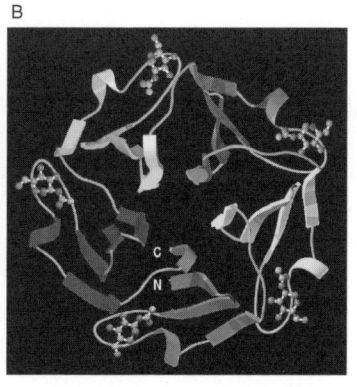

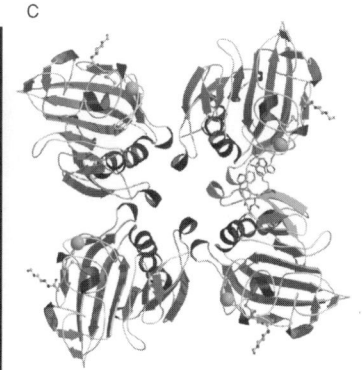

図1 タキレクチン類の結晶構造の比較
A：タキレクチン-1の結晶構造．中心の球は亜鉛を示す．B：タキレクチン-2とGlcNAc複合体の結晶構造．C：タキレクチン-5A（四量体）とGlcNAc複合体の結晶構造．プロペラの先端にある球はCa^{2+}を示す．

1. 顆粒細胞に貯蔵されているタキレクチン類の構造機能

タキレクチン-1から4には相互の配列類似性はみられない．タキレクチン-1は，リピドAと2-ケト-3-デオキシオクトン酸からなるLPSに共通する構造要素を認識し，アガロースやデキストランに吸着する性質がある．グラム陰性菌を凝集して抗菌作用を示すが，ヒト赤血球を凝集しない．タキレクチン-1は，亜鉛を1原子含み，37残基の6回繰り返し配列からなる．その結晶構造は4本ストランドの逆平行β-シートを構造単位とした6回転対称のβ-プロペラ構造である（図1A）．

A型赤血球特異的レクチンであるタキレクチン-2は47残基の5回繰り返し配列を含み，結晶構造は繰り返し配列を反映した5回転対称のβ-プロペラである（図1B）．正五角形の頂点，すなわち，各プロペラ先端のループ構造にリガンド（D-N-アセチルグルコサミン：GlcNAc）が結合している．5つのリガンド結合部位は構造的に等価であり，隣り合うリガンド結合部位の距離はわずか25Åである．GlcNAcが結合してもタキレクチン-2の構造変化はほとんどなく，リガンド結合の協調性はみられない．

タキレクチン-3は，A型赤血球を凝集するが，GlcNAcやGalNAcといった単糖を認識せず，A型5糖を特異的に認識する点でタキレクチン-2と異なる．A型5糖の糖鎖構造は，ある種の大腸菌LPSのO抗原にみられる糖鎖の繰り返し構造と酷似しており，タキレクチン-3は，これらオリゴ糖で生み出される複雑な分子パターンを認識していると考えられる．タキレクチン-3は，56残基の2回繰り返し配列からなり，ウイルスシアリダーゼと部分的に相同性がある．また，水溶液中では二量体で存在しているので，その立体構造は4回転対称のβ-プロペラであろう．

タキレクチン-4は，A，B，O型すべての赤血球を強く凝集する．例えば，A型赤血球に対する凝集活性は，タキレクチン-2や3と比較して100倍も強い．単糖に対しては，L-フコースやN-アセチルノイラミン酸に結合特異性がある．赤血球凝集活性はキレート剤で阻害されることから，金属イオンを含有しているものと考えられる．タキレクチン-4は，ある種の大腸菌LPSのO抗原に特異性を示し，L-フコースの3位のデオキシ体であるコリトース（3-デオキシ-L-フコース）を認識すると推定される．タキレクチン-4には繰り返し配列は存在せず，水溶液中では多量体を形成する．ヨーロッパウナギ血清からタキレクチン-4と相同性のあるL-フコース認識レクチンが報告されているが，その結晶構造は，ジェリーロールのトポロジーを示すβ-バレルである．ウナギレクチンは結晶中では三量体を形成し，全体としては3回転対称のプロペラ様の構造をとり，各プロペラ先端のループ構造にL-フコースが結合している．したがって，タキレクチン-4の多量体もプロペラ様構造をとっている可能性が高い．

2. タキレクチン-5とフィブリノーゲンの相同性

前述のタキレクチン-1から4は，顆粒細胞に貯蔵されており，LPSの刺激に応じて速やかに分泌されるが，血漿中にもタキレクチン類が存在する．タキレクチン-5は，アセチル基を含む単糖に特異性を示し，アセチル基を固定化したトヨパール樹脂を用いて，25 mMのGlcNAcで溶出されるタキレクチン-5A，および250 mMのGlcNAcで溶出されるタキレクチン-5Bが得られている．タキレクチン-5A，5BともにA，B，O型すべての赤血球を凝集し，その凝集活性はタキレクチン類の中では最強である．血漿中の濃度は，両者とも10 μg/ml であり，感染微生物の凝集には十分な量である．タキレクチン-5Aは，小腸と心臓で，タキレクチン-5Bは，顆粒細胞で生合成される．タキレクチン-5A，5Bの凝集活性はEDTAで完全に失われるが，Ca^{2+}の添加により可逆的に回復する．また，アセチル基を含む糖に限らず，アセチルサリチル酸，酢酸ナトリウム，酢酸アミドなども認識できる．興味深いことに，タキレクチン-5A，5Bは，抗菌ペプチドの殺菌活性を増大させる．この活性は，他のタキレクチン類にはみられないもので，感染防御の初期過程に重要な役割を果たしているものと推定される．

タキレクチン-5Aと5Bの配列類似性は45%であり，フィブリノーゲンのβ，γ鎖のC末端ドメインと相同である（配列類似性40%）．フィブリノーゲンは，α，β，γの各鎖2本ずつが会合した六本鎖からなり，フィブリノーゲンの祖先遺伝子から遺伝子重複によりα鎖遺伝子が分岐したのが10億年前，β鎖とγ鎖が分岐したのが6億年前と推定

されている．カブトガニの先祖である三葉虫が繁栄をみせるのは，その後の古生代である．カブトガニの凝固蛋白質であるコアギュローゲンは，哺乳類の神経成長因子と相同であり，構造的にはフィブリノーゲンとは大きく異なっている．

3. タキレクチン-5Aのアセチル基認識の構造基盤

タキレクチン-5Aの単量体の結晶構造は，34Å×36Å×53Åの卵型でA，B，Pの3つのドメインで構成されており，図1Cには四量体のモデルを示した．ドメインPは，タキレクチン-5Aの機能ドメインであり，リガンド結合部位とカルシウム結合部位を含んでいる．3つのαヘリックスと2本のβ-ストランドの逆平行β-シートから成り，1つのジスルフィド結合で安定化されている．漏斗状のリガンド結合部位は6残基（Tyr 210，Cys 219，His 220，Tyr 236，Ala 237，Tyr 248）で構成されている（図2）．これら3つのTyr残基の芳香環とHis 220のイミダゾール環でリガンド結合部位のポケットの壁が形成され，その底にはAla 237側鎖のメチル基が存在する．そのためポケット内が疎水的環境となり，リガンドであるGlcNAcの2位アセチル基のメチル基との疎水相互作用を効果的なものにしている．

通常，ペプチド結合の立体配置は *trans* をとるがArg 218とCys 219間のペプチド結合は *cis* 結合である．その結果，鋭角なターン構造となって *cis*-ペプチド結合のNH基がアセチル基のカルボニル酸素と理想的な水素結合を形成している．したがっ

て，この *cis*-ペプチド結合がタキレクチン-5Aのアセチル基に対する特異性に大きく寄与していることは明らかである．Ca^{2+}結合部位は，リガンド結合部位と11Åの距離で近接している．Ca^{2+}はリガンド結合には直接は関与していないが，EDTAなどでCa^{2+}を除くとレクチン活性が失われることから，リガンド結合部位の構造安定性に寄与していると考えられる．

フィブリノーゲンγ鎖C末端ドメインには，フィブリンが重合する際に，重要な働きをする重合ポケットとCa^{2+}結合部位が含まれている．すなわち，トロンビンの作用によりフィブリノーゲンγ鎖のアミノ末端から16残基のフィブリノペプチドAが遊離すると，Gly 17-Pro 18-Arg 19-の配列で始まる新しいアミノ末端が重合ポケットにより認識され，重合が開始する．この重合ポケットとタキレクチン-5Aのリガンド結合部位，および両者のCa^{2+}結合部位や *cis*-ペプチド結合は立体構造的に保存されている．ある生物種が進化の過程で機能的にユニークな蛋白質の創造に成功したとしても，それを生み出した遺伝子は模倣の産物に他ならないことを示すよい例である．

4. タキレクチン類によるパターン認識の構造基盤

タキレクチン-1は，LPSに共通した構造要素を認識し，タキレクチン-3やタキレクチン-4は，特定のグラム陰性菌のO抗原にみられる複雑な糖鎖構造を特異的に識別する．一方，タキレクチン-2は，GlcNAcやGalNAcといった単糖を，タキレ

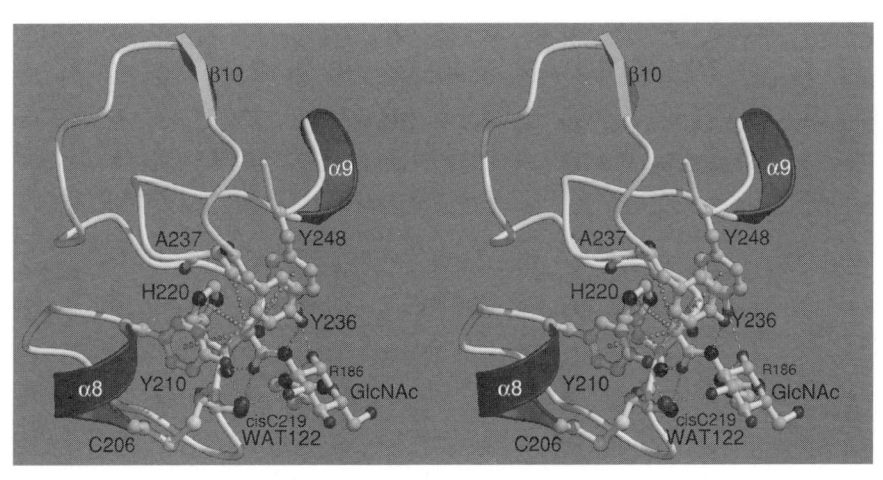

図2　タキレクチン-5Aのリガンド結合部位

クチン-5は，さらに構造的に単純なアセチル基を標的としている．なぜ自己にも存在する糖やアセチル基を標的にして非自己を認識できるのだろうか．タキレクチン-2が単量体で存在していながら，多量体レクチンと同様に赤血球凝集活性を示すのは，1分子中に5つものリガンド結合部位を備える多価性のためである．外骨格の主成分であるキチンは，GlcNAcのβ-1,4結合からなる重合体であるが，タキレクチン-2は，キチンにはまったく親和性を示さない．1つは，非還元末端を除いて，認識に重要な遊離の4位の水酸基が存在しないためであり，全体に占める非還元末端糖の密度が極端に低いためであろう．タキレクチン-2の遊離のGlcNAcに対する解離定数は5.1×10^{-5} Mで，1つの結合部位で安定に結合しているのは不可能に違いない．ところが，GlcNAcをアルブミンに密度高く不溶化したもの（GlcNAc-BSA）に対する解離定数は，1.5×10^{-8} Mとなり，親和性が1,000倍以上も上昇する．タキレクチン-2の非自己認識には，それぞれの結合部位が25Åと近接していることが非常に重要なのである（図1B）．

タキレクチン-5Aは，結晶中ではモノマーであるが，電子顕微鏡では，プロペラ様のオリゴマーが観察される．結晶学的には四量体が可能であり，生理的条件下ではこのようなオリゴマーを形成して，高密度のアセチル基に対して特異的に結合することが期待される（図1C）．事実，タキレクチン-5Aと5BのGlcNAc-BSAに対する解離定数は，それぞれ1.8×10^{-9} Mと4.3×10^{-9} Mであり，いったん結合するとほとんど解離しない．したがって，生体防御レクチンの異物認識の1つの方法は，感染微生物に特有の成分を認識するのではなく，普遍的に存在するリガンドの高い表面密度を認識することに他ならない．個々の結合部位とリガンドとの親和性は安定な結合を維持するほど強くはないが，結合部位を多価にして親和性を増強させるとともに，結合部位をプロペラ様に近接させることにより，リガンドが高密度で存在している状態（異物表面の分子パターン）に対する高い特異性を獲得している．

5. C-反応性蛋白質

広く多細胞動物の血漿中には，肺炎双球菌（*Streptococcus pneunoniae*）の莢膜に存在するC多糖に結合するC-反応性蛋白質（C-reactive protein：CRP）が存在している．CRPは系統進化的に高度に保存性されたペントラキシン（pentraxin，ギリシャ語で5個のイチゴ）とよばれる蛋白質ファミリーに属している．CRPは，カルシウムイオン依存的にホスホリルコリンやホスホリルエタノールアミンに特異的に結合する性質があり，感染微生物の細胞壁成分の認識と排除に深く関わっていると考えられている．事実，ウサギCRPを過剰発現する遺伝子導入マウスは，エンドトキシン血症に耐性となる．

ヒトC-反応性蛋白質については，急性期蛋白質として炎症時にオプソニンとして機能し，異物認識と殺菌排除に重要な役割を果たしていることが明らかにされてきた．CRPの生理機能としてまず考えられるのは，そのオプソニンとしての機能であろう．リガンドと複合体を形成したCRPは，IgG受容体を介して食細胞を活性化する．また，リガンド-CRP複合体は，補体成分のC1qと結合して古典的補体経路を活性化することができる．ヒトCRPは，206残基からなるサブユニットが会合して五量体の円環体を形成し，さらに五量体がface to faceで会合して十量体となる．そのCRP円環体の穴にC1qのコラーゲン様ドメインが結合する．このようにCRPは，感染微生物の認識と排除に機能しているが，傷害を受けた細胞のリン脂質や低分子リボ核蛋白質とも結合することから，炎症の際に生じる不要な自己物質のクリアランスにも重要な働きをしていることが推測される．さらに，CRPは，好中球のL-セレクチンの発現を抑制することで，血管内皮への接着と活性酸素の産生を調節している．

一方，カブトガニの体液中には，ホスホリルコリン，ホスホリルエタノールアミン，およびポリシアル酸に対する親和性の違いにより機能的に3つに分類できるCRP蛋白質が存在している（tCRP-1〜-3）．tCRPの電子顕微鏡観察では，六量体の円環体が2個結合して十二量体を形成している像が得られている．3種のtCRPには，それぞれに，アミノ酸配列のわずかに異なったイソ蛋白質が存在し，1個体の*T. tridentatus*より22種類のtCRPの塩基配列が決定された（8種のtCRP-1，7種のtCRP-2，7種のtCRP-3）．すべてのtCRPは，218アミノ酸残基からなり，tCRP-1，tCRP-2，tCRP-3の各グループ内でのアミノ酸配列の類似性は，89〜99.5%，88〜99.5%，95〜99.5%である．一方，グループ間では，tCRP-1とtCRP-2とは類似性が高い（74〜82%）のに比較して，tCRP-3は

tCRP-1（56〜70％）とtCRP-2（56〜59％）から分子進化的に離れている．tCRP-3のアミノ酸配列には，tCRP-1とtCRP-2にはみられない20残基程度からなる疎水的な領域があって，その配列がニジマスのクラスⅠ主要組織適合性抗原の膜貫通ドメインと配列類似性を示す．獲得免疫をもたないカブトガニにあっては，いつ何時侵入するかもしれない感染微生物に備えて，CRPの備蓄体制を整えているのかもしれない．カブトガニCRPの構造と機能の多様性には，自然免疫に関与する有限の遺伝子群を微妙に変異させることで，異なった特異性を生み出そうとする無脊椎動物の生体防御戦略を垣間見るようである．

6．補体因子

哺乳類の補体系は，抗体の機能を補うものとして発見されたが，現在ではレクチン経路の発見により自然免疫において重要な役割を果たしていることが明らかとなっている．特に，C3はオプソニンとして機能し，C3受容体を介して食細胞による貪食能を高めるなど，補体系の中心的役割を担っている．これまで昆虫やカブトガニのような節足動物においては，α^2-マクログロブリンやthioester containing proteins：TEPなどの補体類似蛋白質は同定されていたが，哺乳類補体因子のオーソログに相当するものは報告されていなかった．ホヤ，ナメクジウオなどの原索動物のC3はすでに同定されており，そのため補体系は，前口動物と後口動物の分岐後に進化を遂げた生体防御システムであると考えられてきた．最近になって，カブトガニ血漿と細菌をインキュベートすることで，哺乳類C3およびC2/Bfのオーソログが同定された（Zhu et al, 2005）．補体系の祖先遺伝子が前口動物と後口動物の分岐以前すでに存在していたことを示すものであり，自然免疫機構の進化を考察するうえでも注目に値する．しかし，カブトガニ補体系の活性化や作用の分子機構は依然として不明であり，今後の研究が待たれる．

おわりに

タキレクチン-2やタキレクチン-5Aの結晶構造をもとに，パターン認識の構造基盤の一端を紹介したが，生体防御レクチンの多価性によるリガンド密度を標的とした異物認識は哺乳類のマンノース結合レクチンでもみられる．マンノース結合レクチンは，花束状に会合した各サブユニットの糖結合部位が53Åの距離で存在し，感染微生物表面の糖鎖の繰り返し単位を認識すると考えられている．哺乳類においては，マンノース結合レクチンやフィコリンといった生体防御レクチンがプロテアーゼ前駆体と複合体を形成しており，補体系を活性化する．これら生体防御レクチンによる糖鎖認識に伴うプロテアーゼ前駆体活性化の分子機構が，結晶構造をもとに推定されはじめた．筆者の知る限り，多細胞動物に普遍的にみられる自然免疫の異物認識の分子機構を説明する仮説としては，パターン認識説を超えるものはない．感染微生物に形成される特異的な分子パターンを知るためには，微生物表面構造の三次元的な理解が不可欠である．

［川畑俊一郎］

参考文献

1) Iwanaga S, Kawabata S, Muta T : New types of clotting factors and defense molecules found in horseshoe crab hemolymph, *J Biochem*, **123** : 1-15, 1998.
2) Kawabata S, Tsuda, R : Molecular basis of non-self recognition by the horseshoe crab tachylectins, *Biochim Biophys Acta General Subjects*, **1572** : 414-421, 2002.
3) Ezekowitz A, Hoffmann JA, editors : Innate Immunity, Humana Press, 2003.
4) Hoffmann JA, Guest editor : Primitive immune system, *Immunological Reviews*, **198** : 1-303, 2004.
5) Morikis D, Lambris JD, editors : Structural Biology of the Complement System, CRC Press, 2005.

XI 各種生物の生体防御：微生物，植物，動物

47 植物の生体防御

植物は動物のように移動することができないため，環境の変化に対して巧みな生存戦略を獲得している．病原菌に対する抵抗性も，植物のもつ多様な防御機構の一つであり，さまざまな環境ストレスに対する生体防御機構とのクロストークもみられる．

動物と同様，植物にも，菌類（糸状菌）卵菌，細菌，マイコプラズマ（ファイトプラズマ），ウイルス，ウイロイド，線虫などさまざまな病原体が感染する．植物の感染症の8割以上は，糸状菌による真菌病といわれている．病原菌の中には，生細胞でのみ生活できるもの，菌体外に毒素を生産し，植物の細胞死を誘導することにより，感染を成立させ，死細胞から養分を摂るものなど，さまざまな生存戦略をもつものがある．糸状菌の多くは，菌糸を植物表層や細胞間隙に伸長させ，付着器 (appressorium) から吸器 (haustorium) を植物細胞内に挿入して栄養を摂取しようとする．

病原菌が植物に感染すると，病原菌の増殖に伴い感染部位から病斑が拡大し，植物は病気になる．しかし，植物がその病原菌に対して抵抗性を獲得している場合，病原菌の感染部位で小さな壊死斑が形成されるものの，その後の病斑の伸展はみられない．これは，感染細胞において，抵抗性反応が誘導された結果である．

1. 感染部位の局所的防御反応

植物は，病原菌由来のさまざまな物質を認識し，感染防御応答を誘導する．感染部位局所的な防御応答としては，活性酸素種の生成，細胞壁中の糖蛋白質や多糖類の架橋反応を介した物理的強化，二次代謝系の活性化による，種々の抗菌性低分子物質の合成，病原体を攻撃する種々の蛋白質の合成，病原体を道連れにして封じ込めるための，過敏感反応 (hypersensitive response) とよばれる局所的な細胞死などが含まれる．

1) 病原体の認識に関与するシグナルと受容体

植物に一連の防御応答を誘導する，病原体由来のシグナル物質を総称してエリシター (elicitor) と

よぶ．エリシターの中には，病原体の表面に存在する，または分泌される蛋白質またはペプチド，病原体の表面から遊離されるオリゴ糖（キチンや β-グルカンの断片）や糖脂質などがあり，細菌の鞭毛構成蛋白質フラジェリン，リポ多糖（LPS）など，哺乳動物の Toll-like receptor で認識されるような patho-gen-associated molecular pattern：PAMP と共通の物質も多い．

植物が誘導する抵抗性反応は，病原体に限らず，広く微生物一般により誘導されることから，エリシターや PAMP の概念をさらに広げて，microbe-associated molecular pattern：MAMP とよぶことも提唱されている．MAMP の多くは，動植物自身がもたない物質であり，非自己の認識に基づいて，一般的な生体防御応答を誘導する機構が動植物に共通して存在すると考えられる．自然界に存在する無数の微生物のうち，特定の植物に感染できるものは，ごくわずかで，大部分のものは植物の非特異的な基盤的な抵抗性反応（non-host/basal resistance）によって撃退される．逆に，病原体は，植物の基盤的抵抗性反応を打破する機構を備えることによって初めて感染が可能になると考えられる．

植物は，細胞外（細胞壁）に chitinase，β-glucanase などの加水分解酵素を分泌している．病原菌の感染に伴い，こうした加水分解酵素が微生物の細胞表層からオリゴ糖を遊離させ，それらが植物の細胞膜上の MAMP に対する受容体によって認識されると考えられる．一方 MAMP の下流で発現が誘導される蛋白質の中には，chitinase や β-glucanase が含まれることから，植物は正のフィードバック機構により感染シグナルを増幅し，自然免疫応答を活性化すると考えられる．

ショウジョウバエの Toll は，最初発生に異常を示す突然変異体の原因遺伝子として単離されたが，1994年に，タバコモザイクウイルスに対する抵抗性遺伝子 N が単離され，TIR〔Toll や哺乳類のインターロイキン-1 受容体（IL-1 R）の細胞内ドメイン T と相同な領域〕，leucine rich repeat：LRR， nucleotide binding site：NBS をもつことが明らかにされた．NBS, LRR, TIR をもつ遺伝子は，植物のゲノム中に数百種類存在し，病原体に対する抵抗性遺伝子として機能するものが多数発見されている．その後哺乳動物で発見された細胞表層の PAMP 受容体である Toll-like receptor は，LRR と TIR を，また細胞内の PAMP 受容体と考えられている NOD 1/2 は，LRR と NBS をもっており，こうした点からも，動植物の自然免疫系が，単細胞段階において，共通の祖先から進化した可能性が示唆される．

植物は，哺乳動物細胞と異なり，7 回膜貫通型の三量体 G 蛋白質共役型受容体や，細胞膜チロシンキナーゼ受容体がほとんどみられない一方，受容体型セリンスレオニンキナーゼが数百種類存在する．特に細胞外ドメインとして，LRR をもつ受容体キナーゼが，ステロイドホルモンや種々のペプチド性生理活性物質など，多くのシグナル分子の受容体として機能することが明らかになっている．MAMP の受容体として，多くの種類のフラジェリンに共通する 22 アミノ酸のペプチド（flg 22）に対する受容体蛋白質 FLS 2 が最近単離され，LRR をもつセリン/スレオニンキナーゼであることが明らかにされた．また，多くの真菌の細胞壁の中心的な構成要素であるキチンの断片である N-アセチルキトオリゴ糖の受容体蛋白質は，窒素固定能力をもつ根粒菌の共生シグナル分子 nod 因子の受容体と共通のドメインをもつことが明らかにされた．nod 因子の基本骨格は，キチンの断片であり，このことは，植物が発達させてきた生体防御・自然免疫系に関与する微生物の認識システムから，根粒菌の細胞内共生システムが進化したことを示唆している．

2) MAMP/PAMP のシグナル伝達系と活性酸素種の生成

受容体が MAMP を認識することにより病原体の侵入を感知すると，植物は Ca^{2+} の動員に代表されるシグナル伝達を介して，感染部位において活性酸素種の一過的な生成を誘導する．感染シグナルの初期応答として，細胞膜の一過性の脱分極が誘導される．この波形は神経細胞の活動電位と類似しているが，植物のゲノム中には Na^+ チャネルは存在しないと考えられ，Ca^{2+} チャネルと陰イオンチャネルが重要な役割を果たすと考えられる．実際，多くの感染シグナルにより，細胞膜を介した Ca^{2+} と H^+ の流入および，K^+ と Cl^- など陰イオンの流出が誘導される．

植物のゲノム中には，哺乳動物に広くみられる膜電位依存性 Ca^{2+} チャネルと相同の因子は存在しないが，哺乳動物に広く存在しながら機能が全く解明されていない TPC ファミリーチャネルと相同な遺伝子が広範な植物種に存在する．イネ培養細胞の OsTPC 1 過剰発現株と機能破壊株を，真菌由来の蛋白質性シグナル分子で処理したところ，過剰発現株においては MAP キナーゼの活性化や過敏感細胞死などが著しく促進され，感染シグナルに対する感受性が上昇する．一方 Ostpc1 機能破壊株では，逆に感染シグナルに対する感受性は顕著に低下していたことから，植物の TPC ファミリー Ca^{2+} チャネルは，植物の感染防御応答において，Ca^{2+} 流入を制御することにより，MAP キナーゼカスケードの活性化や過敏感細胞死の誘導を含む生体防御反応の調節因子として重要な役割を果たすと考えられる．

Ca^{2+} シグナル伝達系の下流では，種々の Ca^{2+} センサー蛋白質が関与する．植物のゲノム中には，哺乳動物以上に多様な EF-hand 領域をもつ多様な Ca^{2+} 結合蛋白質が存在する．calmodulin：CaM は，ヒトに 1 種類しか存在しないが，植物にはアミノ酸配列の異なる 3 種が存在し，機能分担し，生体防御系においても重要な役割を果たす．さらに植物ゲノム中には，プロテインキナーゼドメインの C 末端側に，CaM と相同な Ca^{2+} ドメインをもつ，CaM domain (calcium-dependent) protein kinase：CDPK が大きなファミリーを形成しており，生体防御応答にも関与する．

生体防御応答の初期過程で，細胞表層で活性酸素種 (ROS) が生成される．この反応は，oxidative burst とよばれ，生成された ROS は，病原菌を直接攻撃するだけでなく，糖蛋白質や多糖類の架橋反応を司る細胞壁中の peroxidase の基質として細胞壁の強化に寄与し，二次的な感染に備えている．植物の細胞壁は，分子架橋の生成と切断の制御を通して，その堅さ，柔らかさを巧みに調節している．細胞伸張の際には，細胞壁が緩むのに対して，完成防御応答の過程では，細胞壁を堅くして，病原体の細胞内への進入を防ぐ．さらに ROS は，レドックス制御系を介して，下流の防御応答や細胞死を制御すると考えられている．

細胞膜上の NADPH oxidase を介した $\cdot O_2^-$ の発生は，哺乳動物の好中球や食細胞における ROS の生成と一見類似している．しかし，哺乳動物の

Nox 2やNox 1の活性制御に必要なp 67^{phox}，p 47^{phox}その他の活性調節因子は，低分子量G蛋白質Racを除いて植物に存在しない．シロイヌナズナには10種のNox遺伝子が存在し，膜貫通領域は，哺乳動物のNox蛋白質と相同性が高いが，細胞質側に長いN末端領域をもち，2個のEF-hand領域が存在する．植物のNox蛋白質の活性制御には，Ca^{2+}やRacの結合，および蛋白質リン酸化反応が関与すると考えられ，分子機構の詳細が解明されようとしている．

さらに，植物のNoxには，恒常発現型と誘導型の双方が存在する．感染シグナル認識後のROS生成は，しばしば二相性のパターンを示すが，初期のROS生成は，Noxの活性化，後期の大量のROS生成は，誘導型のNoxの発現誘導を介した反応と考えられる．さらに，細胞膜上のNADPH oxidase以外に，細胞壁中に存在するperoxidaseなどの酵素を介したROS生成機構も提唱されている．

3) 局所的なプログラム細胞死と細胞周期

感染シグナルの認識後，しばしば局部的な細胞死が誘導される．この細胞死は，病原体の感染による受動的な死ではなく，抵抗性発現のために遺伝的にプログラムされた積極的，自律的な細胞死である．この自発的な細胞死は，病原体を道連れにしてその増殖を抑制するとともに，感染シグナルを周囲の細胞に伝達する役割を担っていると考えられる．ROS生成は，この細胞死の引き金として機能する．

プログラム細胞死は，動植物の双方において，個体が生存するために適切な制御のもと個々の細胞を死に導く重要なメカニズムである．近年動物細胞のアポトーシス制御因子が数多く同定されたが，caspaseを初め，そのほとんどは，植物ゲノム中に相同遺伝子が見出されておらず，植物のPCDの分子機構は謎に包まれている．最近，植物のcaspase-1の本体が，液胞中に存在するvacuolar processing enzyme：VPEであり，植物の細胞死制御において重要な役割を果たすことが報告された．実際，VPEの発現を抑制した植物体では，過敏感細胞死とウイルス抵抗性がともに抑制される．

哺乳動物のアポトーシスの過程では，自己抗体の産生を防ぐために，核が断片化するとともに，死細胞がアポトーシス小体に分割され，食細胞による貪食を助けている．植物には食細胞が存在しないが，液胞が細胞死の際の自爆装置として，食細胞による貪食のかわりに，細胞死に伴う消化の働きを担っていると考えられる．植物は進化の過程で，受光面積を大きくするために細胞体積を大きくする必要に迫られ，リソソームを巨大化させて液胞を発達させたが，液胞は細胞死制御においても中心的な役割を果たすのかもしれない．動物でもオートファジーと細胞死との関係が注目を集めており，自然免疫系と同様に細胞死制御系においても，動植物は共通の機構からそれぞれ独立に多様化させてきたことが伺える．

最近，動植物のゲノムを比較することにより，細胞死制御因子の単離と機能解析が進められている．ヒトのアポトーシス抑制因子（inhibitor of apoptosis protein：IAP）は，その主要ドメインであるBIRを介してcaspaseと結合することにより，その活性を抑制するが，最近BIRドメインと類似のドメイン BIR-like domain：BLDをもつ新奇遺伝子 Arabidopsis thaliana IAP-like protein：AtILP 1, AtILP 2がシロイヌナズナで同定され，さらにAtILPsのorthologとしてヒトゲノム中に機能未知の新規遺伝子HsILPが同定され，細胞死制御に重要な役割を果たすことが報告された．

動物細胞では，プログラム細胞死（アポトーシス）の制御系と細胞周期の制御系との間に密接なクロストークが存在し，癌抑制遺伝子p 53に代表される両方を制御する因子が細胞の運命決定に重要な役割を担っている．植物は移動して悪環境から逃避する能力を欠くため，外部環境変化に対する優れた適応機構を発達させており，例えば高塩濃度などのストレス条件下に置くと，根は伸長を停止し死滅するが，通常環境下に戻すと，一度分化した細胞から根が再び形成される．このように環境条件に応答して植物の生長・分化，防御機構は複雑かつ厳密に制御されている．

細胞周期を高度に同調させたタバコ培養細胞を用いた最近の研究から，感染シグナル誘導性の細胞死に先立ち，G_1期とG_2期とで細胞周期が停止し，細胞の増殖から死への転換の引き金が引かれることが明らかとなった．細胞死や防御関連遺伝子の発現誘導は感染シグナルを受容する細胞周期の時期に依存しており，細胞周期のS期とG_1期で感染シグナルを受容した時のみ細胞死が誘導される．それに対してG_2期とM期の細胞は，感染シグナルを受容しても，細胞周期がG_1期に進行した後で再び感染シグナルを受容しないと細胞死，防御関連遺伝子の

発現が誘導されない．一連の防御反応誘導には細胞周期依存性があり，感染シグナル認識後数分で起こる一過的な活性酸素生成，一過的なMAPキナーゼの活性化は細胞周期のどの時期でも起こるのに対して，細胞死に重要と考えられている長時間の持続的な活性酸素生成，持続的なMAPキナーゼの活性化はS期とG_1期に感染シグナルを受容した時のみ誘導される．このことは，感染シグナルの受容は細胞周期のどの時期でも起こるのに対して，細胞死を初めとする防御反応は細胞周期の特定の時期でしか誘導されないことを示している．また，感染シグナル処理後，数分で起こる細胞質Ca^{2+}濃度変化は，細胞周期のどの時期でも起こるものの，細胞死を誘導できないG_2期，M期ではその変化が大きく抑制されていた．

以上のように，植物の生体防御応答や細胞死の誘導も，細胞周期によって厳密に制御を受けている．このことは，耐病性と生育促進とを併せもつ植物作出のための基礎として重要と考えられる．

4) PR蛋白質と抗菌性物質

植物は病原体の感染に応答して，感染時特異的(PR)蛋白質とよばれる一群の蛋白質を誘導する．PR蛋白質の中には，抗菌活性をもつもの，病原体を攻撃したり，PAMPを遊離させる活性をもつものもある．PR蛋白質は，酸性，塩基性の2種類に大別される．酸性PR蛋白質は，N末端に分泌シグナル配列をもち，細胞壁中や細胞間隙に存在する．一方，塩基性PR蛋白質は，細胞内の液胞に蓄積される．両者の一部は機能的に類似しており，多様な病原体の感染に備える機構として，細胞間隙と液胞の両方に感染防御に関与する蛋白質を準備しているものと考えられる．

植物は多種多様な二次代謝系を発達させており，人間はさまざまな形でその恩恵にあずかっているが，その多くは，生体防御に関連した物質である．感染防御応答過程では，それぞれの植物種が，phytoalexinとよばれる特徴的な抗菌性物質を蓄積する．主要なものは，フェニルプロパノイド経路を経て合成されるflavonoid化合物や，メバロン酸経路を経て合成されるterpenoid化合物などである．

フィトアレキシン生合成系など，二次代謝系の活性化には，植物ホルモンであるジャスモン酸が関与する．ジャスモン酸の生合成経路は，興味深いことに，動物細胞の炎症反応に関与するプロスタグランジン/ロイコトリエンの生合成経路であるアラキドン酸カスケードと共通性が高い．植物には，炭素数20，二重結合数4のアラキドン酸が存在しないかわりに，炭素数18，二重結合数3のリノレン酸が細胞膜に存在し，phospholipase A_2の基質となる．lipoxygenaseが関与する点も類似性が高く，ヒトの抗炎症薬として知られるイブプロフェンは，植物の感染防御応答に伴うフィトアレキシン生合成を抑制することが知られている．

最近，非宿主抵抗性（non-host resistance）とよばれる，広範囲の病原体に対する基礎的抵抗性に欠損をもつ一連の突然変異株が単離され，その原因遺伝子が解明されつつある．その結果，低分子性の抗菌性物質の代謝酵素，膜小胞輸送系に関与するsyntaxin，ABC transporterなどの，抗菌性物質の代謝系や輸送系が，広範な病原体に対する基礎的な防御機構において重要な役割を果たすことが明らかとなった．病原体が感染すると，感染部位に向かってアクチン繊維などの細胞骨格系が再構築され，小胞輸送系を介して病原体を攻撃するさまざまな物質が輸送されると考えられる．

5) 病原体由来のエフェクターと，植物によるその認識

type III secretion system : TTSSをもつ病原性細菌は，そのニードル構造を介して宿主細胞にさまざまなエフェクター分子を注入する．こうしたエフェクター分子の中には，宿主植物が発動する生体防御・抵抗性反応を阻害する機能をもったものも少なくない．これは，植物のもつ基礎的な感染防御応答系を抑制するため，病原体が進化させてきた機構と考えられる．

一方，遺伝学的な研究から，植物による抵抗性の発動は，植物と病原体の特定の遺伝子の一対一（gene for gene）の関係によって成立する場合が多くの例でみられることが明らかにされている．非病原性遺伝子（avirulence gene : avr）は，病原体がもつ遺伝子で，その遺伝子をもつために植物に侵入を認識され，防御応答を発動される結果，病原性を示すことができなくなる．一方，特定の非病原性遺伝子と一対一の関係をもつ植物側の遺伝子は，抵抗性遺伝子（resistance gene : R）とよばれ，直接または間接に非病原性遺伝子産物の認識に関与する．このように，非病原性遺伝子と抵抗性遺伝子との相互作用によって誘導される植物の抵抗性反応は，非常に特異的であると同時に，非常に強力である．一つの植物と病原体の組み合わせには，多数の抵抗性

遺伝子と非病原性遺伝子の組み合わせが存在しており，それぞれの遺伝子間の相互作用によって抵抗性の誘導が決定されている．

病原体の非病原性遺伝子産物と，植物の抵抗性遺伝子産物は，直接のリガンドと受容体をコードする場合もある．一方，多くの場合，非病原性遺伝子産物は，植物のもつ基礎的な防御応答を抑制する機能をもち，抵抗性遺伝子産物は，直接的に非病原性遺伝子産物を認識するのではなく，植物のもつ防御応答系の作用をモニターすることにより，病原体の感染を間接的に認識し，より強い防御応答を発動させる機能をもつと考えられている．

植物の抵抗性遺伝子は，抵抗性を示す病原体が細菌，糸状菌その他の真核生物，ウイルス，線虫などと多様であるにもかかわらず，共通の構造的特徴をもつ．TLRなどの哺乳動物の自然免疫に関与する受容体分子と比較すると，分子全体としてのオルソログは存在しないものの，NBS，LRR，TIRなど，共通のドメイン構造を共有している．LRRは，ロイシンを多く含むアミノ酸配列の繰り返しが存在する領域で，分子間相互作用に関与すると考えられる．植物の抵抗性遺伝子として最も数の多いグループは，NBSとLRRをもつものであり，そのうちの一部はTIRももつ．一方，TIRのかわりに，LRRやNBSとともにロイシンジッパー構造をもつものも数多く存在する．一方，抵抗性遺伝子の中には，FLS2と同様にLRRをもつ受容体型セリンスレオニンキナーゼをコードするもの，LRRをもつ膜蛋白質で明確な細胞質ドメインをもたないものもある．

6) ウイルスに対する抵抗性と遺伝子サイレンシング

植物にある種のウイルスが感染して病徴がみられた後，しばらくすると病徴が弱まることがある．こうした植物では，ウイルスのRNAが分解される．一方，高等植物の遺伝子工学の歴史の中で，外来遺伝子を過剰発現させようとしたところ，逆に内在性遺伝子との相互作用により，発現が抑制される現象が発見され，cosuppressionと名づけられた．こうした現象は，RNA干渉と類似の機構によるpost-transcriptional gene silenging：PTGSの一種であり，植物がウイルスに対する抵抗性反応として進化させてきた生体防御応答と考えられる．こうした現象は，農業や園芸の現場でも応用されており，弱毒ウイルスを事前に感染させておくことにより，後に強力なウイルスが感染しても，発病が抑えられるワクチン様の効果が得られる．

2. 全身獲得抵抗性と，個体内，個体間の遠距離シグナル伝達

植物は，MAMPの認識などを介した基礎的抵抗性，非病原性遺伝子と抵抗性遺伝子の特異的な相互作用を介した強い抵抗性反応の他に，感染シグナルを植物個体全体に伝達し，抵抗性を誘導する機構を発達させてきた．例えば，ある植物個体に病原体が感染し，局所的な抵抗性反応が発動すると，同じ個体のより上位の葉において，二次感染時の抵抗性が強化されるという反応がみられる．これは全身獲得抵抗性（systemic acquired resistance：SAR）とよばれ，植物免疫（plant immunity）の重要な要素を構成する．つまり，一次感染のシグナルを全身に伝えて，二次感染に備える機構と考えられる．サリチル酸加水分解酵素を過剰発現させた植物体では，SARの誘導がみられないことから，全身獲得抵抗性の発現過程では，サリチル酸がシグナル分子として機能することが必要と考えられる．

一方，植物はさまざまな揮発性物質を合成し，感染シグナルを個体間で伝達していることも明らかになりつつある．サリチル酸のメチルエステルや，森林浴との関連で注目を集めているフィトンチッドを初めとして，多くの分子の関与が示唆されている．このように植物は，病原体の感染による被害を最小限に食い止めるために，感染シグナルを個体内，個体間で遠くまで伝達し，二次感染に備える，一種の免疫系を進化させてきたと考えられる．

3. 植物の病害防除に向けて

人間の食糧生産の歴史は，病虫害との闘いの歴史でもあった．今もなお，地球全体の農業生産は，病虫害による被害のため，可能農業生産量の約3割が失われているといわれる．すなわち，病虫害を防除できれば，農業生産を約1.5倍に増加させることができると期待される．今世紀中に食糧危機の到来が懸念される中，植物の感染防御の重要性は明らかである．

病害防除においてこれまで主流だったのは，殺菌剤を中心とする農薬による防除である．しかし，農薬は同時に，深刻な食品・環境汚染を引き起こした．これを解決するには，植物が本来もつ生体防御機構の強化法，すなわち「植物の免疫力を高める」

手法の確立が必要不可欠と考えられる．こうした観点から，植物の抵抗性反応を強化する"plant activator"の探索とその応用の研究が進められ，殺菌剤に代わる新世代の技術として期待されている．またさまざまな植物バイオテクノロジー技術を用いた耐病性植物の育種も進められている．こうした応用的な展開のためにも，本稿に述べた，植物の自然免疫/生体防御反応のシグナル伝達系や実行機構の分子的，統一的な理解が重要な鍵を握ると考えられる．

[朽津和幸]

参考文献

1) 島本　功，渡辺雄一郎，柘植尚志監修：新版・分子レベルから見た植物の耐病性―ポストゲノム時代の植物免疫研究，秀潤社，2004．
2) 福田裕穂，町田泰則，神谷勇治，柿本辰男監修：新版・植物ホルモンのシグナル伝達―生理機能からクロストークへ，秀潤社，2004．
3) 奥田誠一，他：最新植物病理学，朝倉書店，2004．
4) 上田一郎編著：微生物の病原性と植物の防御応答，2006，北海道大学出版会，2007．
5) Kadota K, Kuchitsu K: Regulation of elicitor-induced defense responses by Ca^{2+} channels and cell cycle in tobacco BY-2 cells, *Biotechnol Agr Forest*, **58**: 207-221, Springer, 2006.

XI 各種生物の生体防御：微生物，植物，動物

48 魚類の自然免疫関連遺伝子

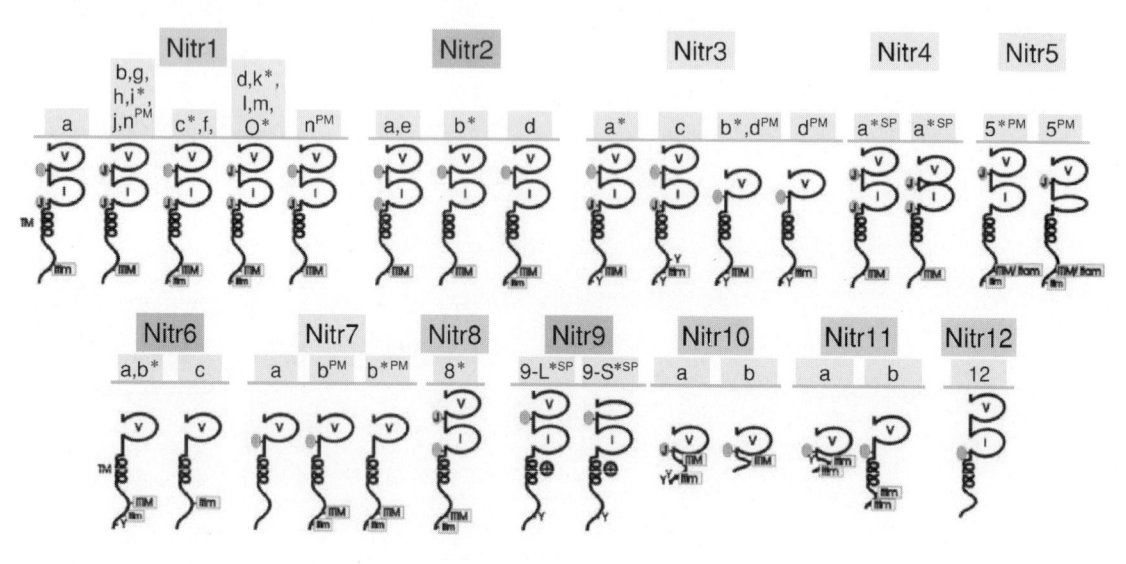

図1 zebrafish の NITR 模式図[1]
V: variable Ig domain, I: intermediate Ig domain, TM: trnasmembrane region, itim: variant of the conventional ITIM, itam: variant of the conventional ITAM.

　異物の排除には，マクロファージなどによるエンドサイトーシスが重要な役割を果たす．Atlantic cod（タイセイヨウダラ）の心内膜内皮細胞には少なくとも4つのエンドサイトーシスレセプター，①コラーゲンレセプター，②ヒアルロナンレセプター，③マンノースレセプター，④スカベンジャーレセプターが存在している．コラーゲンレセプターは，コラーゲン α 鎖と結合する．ヒアルロナンレセプターは，ヒアルロナンやコンドロイチン硫酸のようなプロテオグリカンや，多糖体の成分と結合する．マンノースレセプターとスカベンジャーレセプターは，生体防御機構に重要な役割を果たしている．マンノースレセプターは，D-マンノースや L-フコース，N-アセチル-D-グルコサミンを末端にもつ分子や，酵母や細菌の細胞壁に存在する糖蛋白の取り込みと貪食に重要である．スカベンジャーレセプターは，老化細胞，傷害を受けた細胞などを取り込む際に用いられるレセプターで，陰性電荷を帯びた多くの分子と結合する．Atlantic cod の心内膜

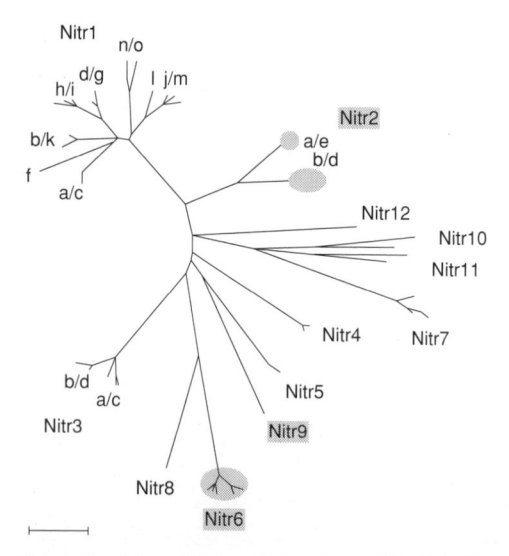

図2 zebrafish の NITR の V ドメインの系統学的解析[1]

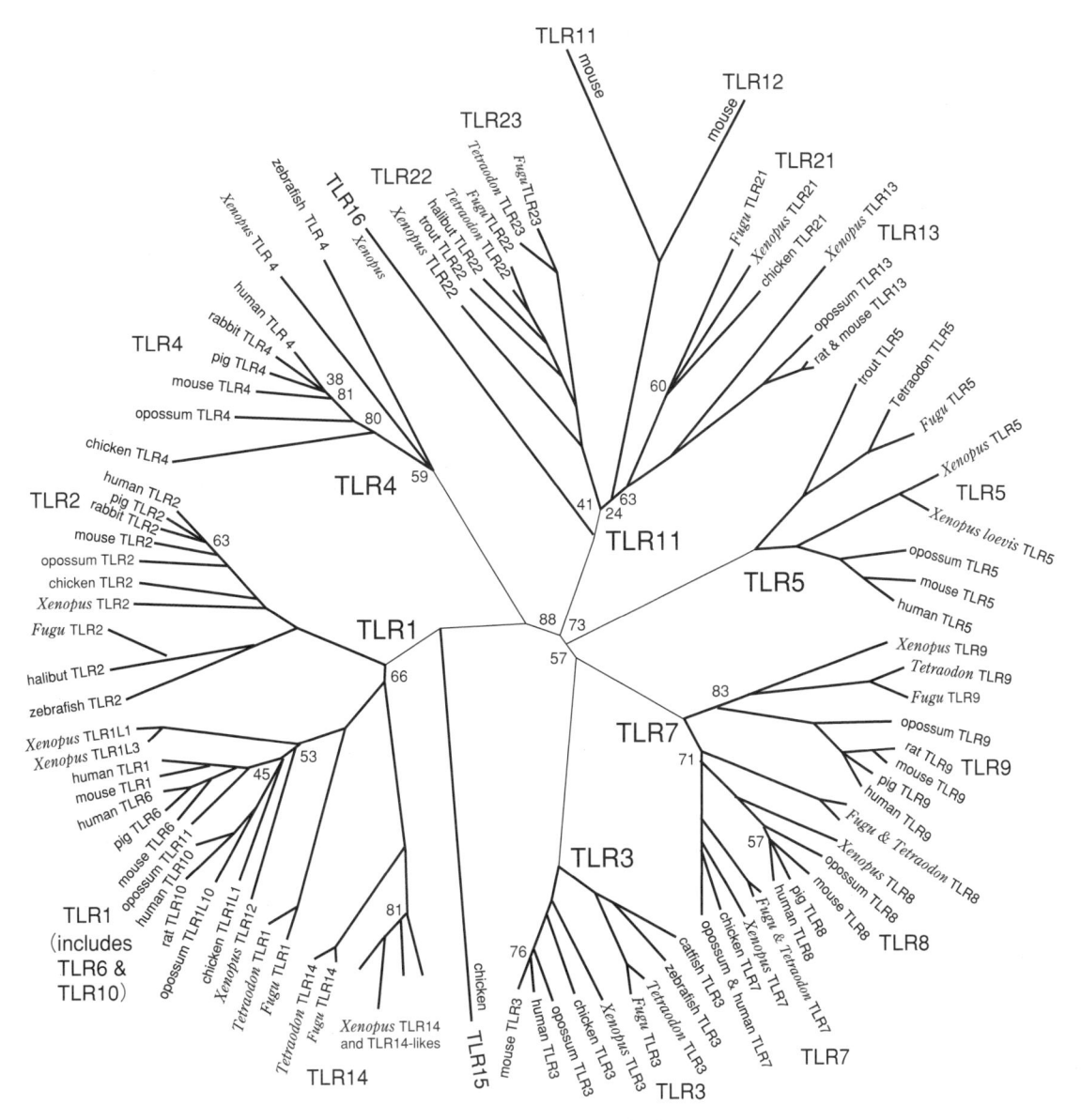

図3 脊椎動物のTLR分子系統樹[2]

内皮細胞では，リポ多糖（LPS）がスカベンジャーレセプターを介して取り込まれる．また trout（マス）のマクロファージでは，CD 11 b/CD 18 のような β_2 インテグリンが LPS の認識に重要な分子であると考えられている．

natural killer：NK 細胞も自然免疫に重要な役割を果たしている．魚類にも NK 細胞が存在している．哺乳動物の NK 細胞には，NK レセプターとして killer immunoglobulin (Ig)-type receptor：KIR と Ly 49 receptor が存在している．魚類の NK 細胞に NK レセプターは存在していないが，近年 NK レセプターに類似した構造のレセプターが発見された．Ig-type レセプターである novel immune-type receptor：NITR は，細胞外に Ig 様可変部ドメインをもち，膜貫通領域をもっている．細胞質側末端には immunoreceptor tyrosine-based inhibition motif：ITIM もしくは immunoreceptor tyrosine-based activating motif：ITAM をもつ．zebrafish（ゼブラフィッシュ）の NITR 遺伝子は第 7 染色体上にあり，個体間の異型接合性が高く，

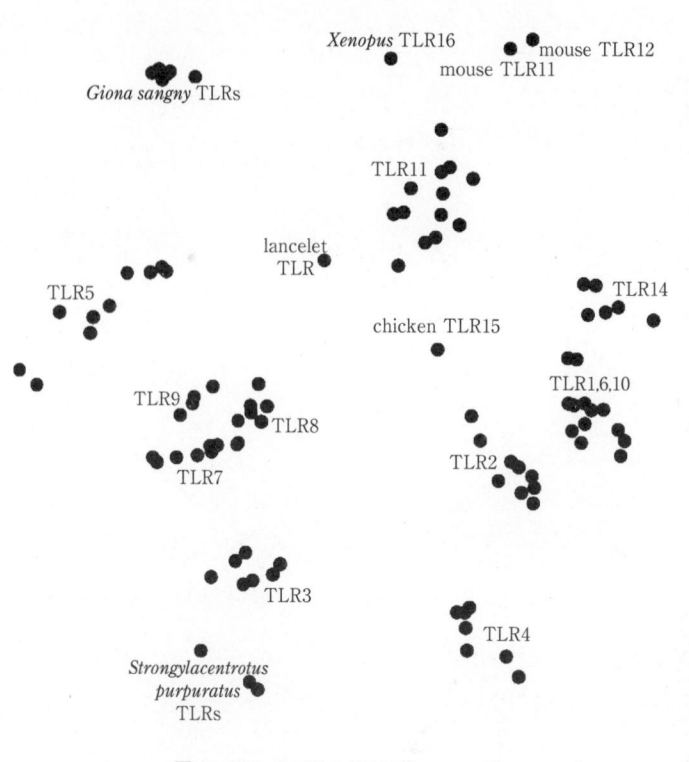

XI 各種生物の生体防御：微生物，植物，動物

図4 TLR分子間の多次元的スケール[2)]

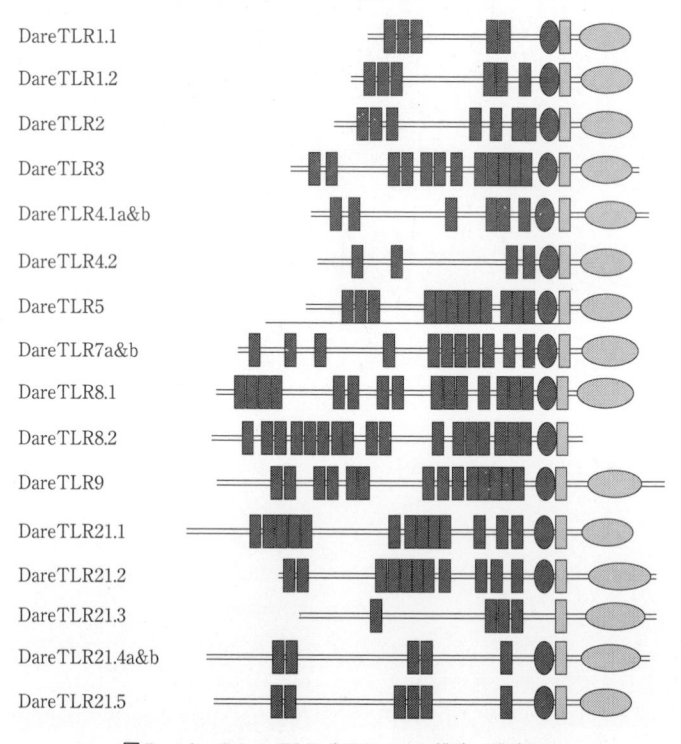

図5 zebrafishのTLR分子ドメイン構造の模式図[3)]
DareTLR: *Danio rerio* TLR.

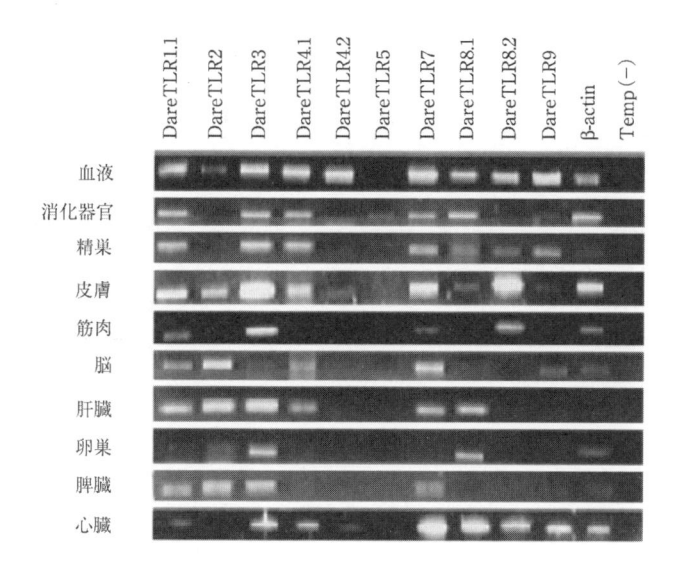

図6 zebrafishの各臓器におけるTLRmRNAの発現[3]

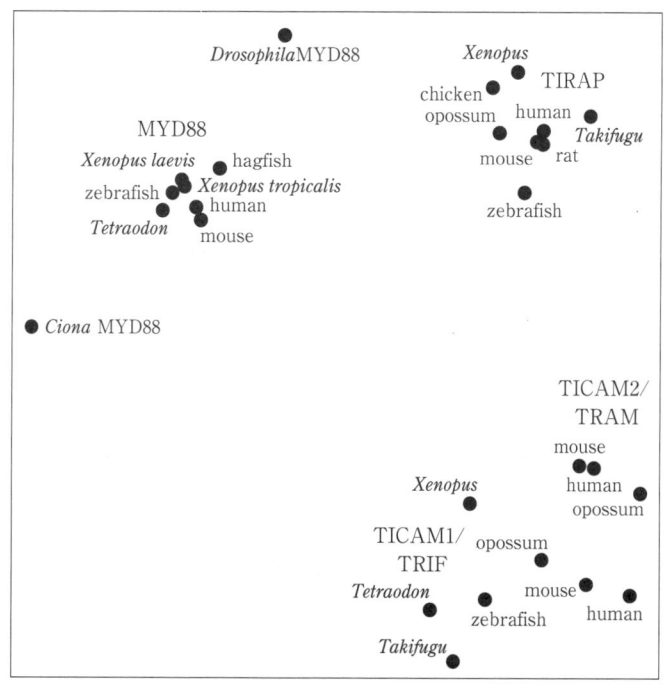

図7 TIRドメインアダプター分子の分子間の多次元的スケール[4]

対立遺伝子の多型性，ハプロタイプの多様性，ファミリー特異的なアイソフォームの複雑性を示す．遺伝子座内にC-typeレクチンをもっており，36個のNITR遺伝子ハプロタイプ（全138遺伝子配列）から，12個のファミリーに分類することができ，活性化レセプターもしくは抑制レセプターとして働く．zebrafishのNITRの模式図を図1に，NITRのVドメインの系統学的解析結果を図2に示した．

病原体に関連した分子構造のパターン（pathogen-associated molecular pattern：PAMP）を認識するレセプターとして，樹状細胞やマクロファージに発現しているToll様レセプター（Toll-like

XI 各種生物の生体防御：微生物，植物，動物

receptor：TLR）が知られている．魚類のTLRは現在，TLR1〜TLR23までが知られている（図3）．

すべてのTLRファミリーと，それぞれのファミリー内の遺伝子は，系統樹の中心からほぼ同等の距離にあることから，すべてのTLRは，同じような速度で進化していることがわかる．TLR7ファミリーには，核酸のPAMPを認識するTLR7〜TLR9のサブファミリーが存在する．硬骨魚のTLR7〜TLR9は，それぞれ単一のオルソログをもっていることから，3つのサブファミリーへの分枝は，硬骨魚の分枝の前に起こっている．リポペプチドのPAMPを認識するTLRファミリー（TLR1, TLR2, TLR6, TLR10, TLR14）においても，サブファミリーへの分枝は，硬骨魚の分枝の前に起こっている．また，多次元的な解析から，サブファミリー間の距離は，ファミリー間の距離よりも密接していることがわかる（図4）．

図5に，zebrafishのTLR分子ドメイン構造の模式図を示した．DareTLR分子は，哺乳動物のTLR分子と同様に，細胞外領域はロイシン・イソロイシンの繰り返し構造になっている．細胞内領域はToll/IL-1受容体相同性領域（TIRドメイン）が存在する．TLR18, TLR21, TLR22は，それぞれTLR1.2, TLR21.1, TLR21.2と表記してある．

TLR分子の発現パターンは魚類間で異なっており，zebrafishやtroutにはTLR4が発現しているが，fugu（フグ）には発現していない．また，zebrafishのTLR8.2にはTIRドメインが存在していない．rainbow trout（ニジマス）において，細菌のflagellinを認識するTLR5には膜型と遊離型が存在し，遊離型にはTIRドメインが存在しない．zebrafishのTLR5は膜型のみで，遊離型TLR5は発見されていない．膜型は恒常的に発現しているのに対し，遊離型はflagellinの刺激によって誘導される．

TLR4.1とTLR4.2では，発現臓器が異なっており，TLR4.1は卵巣と脾臓以外で発現し，TLR4.2は血液，皮膚，心臓で発現している．TLR5は消化器官と精巣でのみ発現している．TLR3とTLR7は，ほぼ一様に発現しており，TLR3は皮膚で，TLR7は心臓と皮膚で強く発現している．TLR8.1とTLR8.2の発現パターンも異なっており，TLR8.2は皮膚で強く発現している．このことから，zebrafishのTLR遺伝子は，病原微生物と最初に遭遇する皮膚で強く発現していることがわかる（図6）．

TIR domain-containing adaptor molecule-2：TICAM2は哺乳動物にのみ発現しており，TICAM1と非常に近い位置に存在する（図7）．マウスのTICAM2で哺乳動物以外の遺伝子のデータ

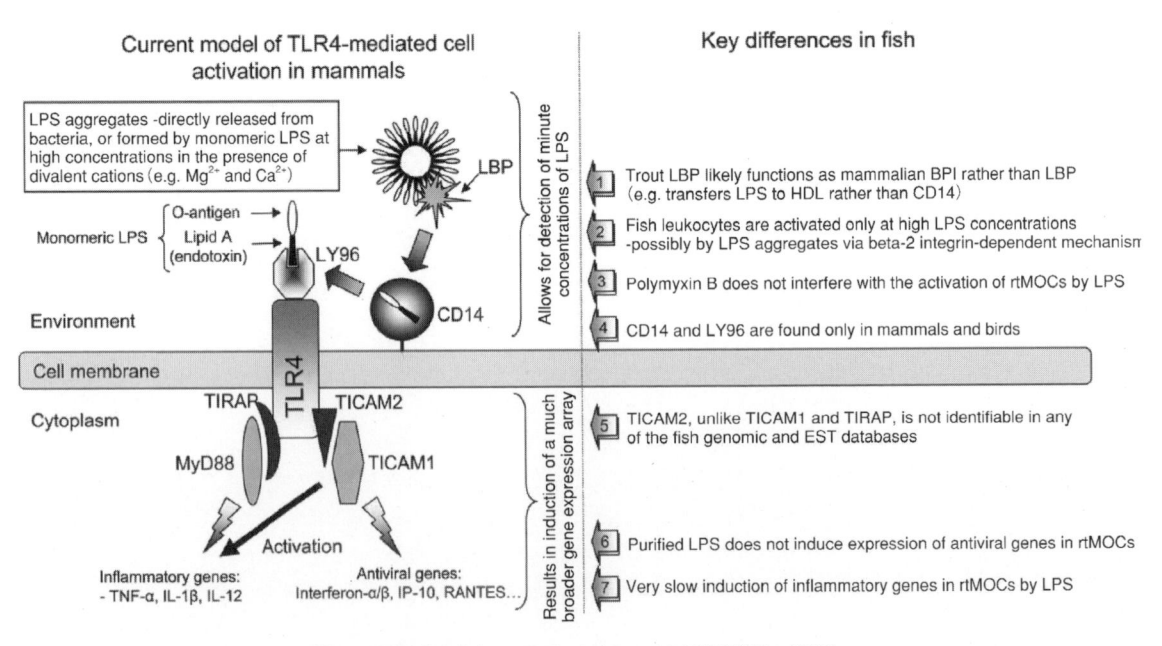

図8　哺乳動物と魚類のTLR4を介したLPS認識機構の比較[4]

ベースを検索すると，TICAM 1 が最も一致することからも，TICAM 2 と TICAM 1 が非常に近い位置にあることがわかる．この他の TIR ドメインアダプター分子として，MyD 88, TIR domain-containing adapter protein : TIRAP が同定されている．zebrafish では，MyD 88, MyD 88 adapter-like : MAL/TIRAP, TIR domain-containing adapter inducing IFN-β : TRIF, TRIF-related adapter molecule : TRAM, sterile alpha motif and Armadillo motif domain-containing protein : SARM が同定されている．すなわち，TLR を介したシグナル伝達経路に必要な分子は，魚類にも存在することを示している．

魚類はエンドトキシンショックに抵抗性であること，LPS に対して感受性が低いことが知られている．図 8 に，哺乳動物と魚類の TLR を介した LPS の認識機構を示した．魚類では，LPS の認識に必要な CD 14 および LY 96（MD 2）遺伝子が同定されていない．また，TICAM 2 が存在しないために，魚類では高濃度の LPS にのみ反応するのかもしれない．さらに，TLR 4 を介した LPS の刺激に対し，抗ウイルスに関連する IFN-α や IP-10 遺伝子の発現もみられない． 〔金子正裕，熊沢義雄〕

参考文献

1) Yoder JA, Litman RT, Mueller MG, Desai S, Dobrinski KP, Montgomery JS, Buzzeo MP, Ota T, Amemiya CT, Trede NS, Wei S, Djeu JY, Humphray S, Jekosch K, Hernandez Prada JA, Ostrov DA, Litman GW : Resolution of the novel immune-type receptor gene cluster in zebrafish, *Proc Natl Acad Sci*, **101** : 15706-15711, 2004.
2) Roach JC, Glusman G, Rowen L, Kaur A, Purcell MK, Smith KD, Hood LE, Aderem A : The evolution of vertebrate Toll-like receptors, *Proc Natl Acad Sci*, **102** : 9577-9582, 2005.
3) Jault C, Pichon L, Chluba J : Toll-like receptor gene family and TIR-domain adapters in *Danio rerio*, *Mol Immunol*, **40** : 759-771, 2004.
4) Iliev DB, Roach JC, Mackenzie S, Planas JV, Goetz FW : Endotoxin recognition: In fish or not in fish? *FEBS Letter*, **579** : 6519-6528, 2005.

XI 各種生物の生体防御：微生物，植物，動物

49 魚類の生体防御の分子機構

1. 魚類の免疫機構の特徴

現存の魚類は，円口類，軟骨魚類および硬骨魚類に分けられる．しかし，同じ魚類といっても円口類と軟骨魚類や硬骨魚類は免疫システムの発達の度合いが大きく異なる．すなわち，円口類のメクラウナギでは胸腺や脾臓の分化は認められず，獲得免疫は円口類のレベルにおいては発達していない．一方，軟骨魚類や硬骨魚類では，胸腺や脾臓など独立したリンパ器官を有しており液性免疫応答および細胞性免疫応答のいずれも高等脊椎動物に匹敵する機能的発達を示し，免疫グロブリン（Ig），主要組織適合遺伝子複合体（MHC），T細胞レセプター（TCR）などの特異的な抗原認識に関与する分子が機能的・構造的に哺乳類とほぼ同じレベルで分化を遂げている（表1）．

もう一つの特徴は，魚類のレベルでは骨髄やリンパ節は存在せずリンパ器官においても胚中心が存在しないなど組織学的に未分化な場合が多い．免疫関連分子についても一般に哺乳類に比べて分化が進んでいない．例えば，硬骨魚類の主な免疫グロブリンはIgMであり，IgG，IgA，IgEなどに相当するIgは認められていない（表1）．また，サイトカインについても，IL-1についてみればIL-1βが存在しているが，IL-1αやIL-1レセプターアンタゴニストの存在は報告されていない．ただし，後述するように軟骨魚類ではIgWやIgNARが存在し，硬骨魚類ではIgDに加えてごく最近IgZ/Tなどの新規の免疫グロブリンが見つかっている．しかも，コイ科やサケ科魚類ではIgMやIL-1βにいくつかのアイソタイプが存在しており，魚類においてはアイソタイプのレベルでの多様化が起こっている．哺乳類の系譜に繋がる分子についてみれば魚類は限られた分子しか有していないようにみえる．しかし，魚類は陸上脊椎動物を生み出した母体であり，哺乳類がもつ分子の祖先分子や哺乳類にはない分子をもっており，陸上脊椎動物とは異なった方向への進化も含め魚類のレベルで多様化が起きたと考えられる．しかも，限られた分子の中でも複数のアイソタイプを生み出すことにより機能的多様化を図っているものと思われる．

表1 魚類と高等脊椎動物における免疫システムの比較

	免疫グロブリン（Ig）	MHC	TCR	胸腺脾臓	骨髄リンパ節	遺伝子再構成	クラススイッチ	胚中心
円口類								
メクラウナギ								
ヤツメウナギ	（VLR）							
軟骨魚類								
nurse shark	IgM, 胎児型IgM (IgW, IgNAR)			+		+		
horned shark	+		+	+		+		
ドチザメ	+	+		+		+		
硬骨魚類								
ゼブラフィッシュ	IgM, IgD, (IgZ/T)	+	+	+		+		
ニジマス	IgM, IgD, (IgZ/T)	+	+	+		+		
トラフグ	IgM, IgD, (IgZ/T)	+	+	+		+		
無尾両生類	IgM, IgY, (IgX)	+	+	+	+	+	+	
鳥類	IgM, IgY, IgA	+	+	+	+	+	+	+
哺乳類	IgM, IgD, IgG, IgE, IgA	+	+	+	+	+	+	+

（ ）内は，哺乳類にないIgサブクラス．

2. 獲得免疫に関与する分子

1) 免疫グロブリン (Ig)

軟骨および硬骨魚類の主要な Ig は，哺乳類においては個体発生および免疫応答の初期に出現するIgM である．硬骨魚類において IgD の存在も報告されている．一方，軟骨魚類においては，IgM の他に NAR（L 鎖を伴わない二量体）や IgW（alternative splicing により 2 つの分泌型が存在，肺魚にも存在することが判明）とよばれる免疫グロブリンが存在することが報告されている[1]（表1）．また，硬骨魚類の IgM は四量体であるが，軟骨魚類においては単量体から五量体まで存在する．ごく最近，ゼブラフィッシュにおいて IgZ とよばれる新規な単量体の免疫グロブリンが見出された[2]．IgZ 遺伝子（Dζ-Jζ-Cζ）は，ちょうど TCRα/δ 遺伝子座における TCRδ 遺伝子のように，IgH 遺伝子座の V_H と Dμ-Jμ-Cμ-Cδ に挟まれるように存在し，分泌型と膜型の 2 種類が存在する．IgM が出現する前の個体発生の初期より出現し，成魚においては硬骨魚類のリンパ器官である頭腎や体腎（哺乳類の骨髄およびリンパ節に相当する器官）および胸腺にのみ発現している．

昨年ほぼ同時期にニジマスより IgT（Teleost の頭文字 T をとって命名された）が見出された[3]．ゼブラフィッシュにおいて発見された IgZ とは，組織における発現が若干異なるが構造的にきわめてよく似ており，オーソログの関係にあると思われる．興味深いことに，IgZ, IgT いずれにおいてもクラススイッチに関わるサイトが見つかっておらず，しかも IgZ(T) は IgM とは独立した D, J 遺伝子を有しており異なった染色体上（遺伝子座）に存在していることがわかっている．こうしたことから，魚類の B 細胞は，TCRα/β あるいは TCRγ/δ いずれかを細胞表面上にもつ T 細胞のように 2 種類の細胞からなっていると考えられる．なお，IgZ(T) はゼブラフィッシュやニジマス以外に，コイ，大西洋サケ，フグにも存在することがわかっている．

硬骨魚類の IgM の H 鎖，L 鎖に複数のアイソタイプが存在することが報告されている．H 鎖については，アメリカナマズやコイで 3 つあるいはそれ以上のアイソタイプが見出されている．L 鎖については，アメリカナマズやニジマスでは 2 つ，ネコザメおよびコイではタイプⅠ，Ⅱ，Ⅲなど複数のアイソタイプが報告されている．したがって，免疫グロブリンサブクラスの分化は軟骨魚類や硬骨魚類のレベルですでに起こっていることになる．

軟骨魚類においては哺乳類と異なった様式で抗体

表2 魚類における T 細胞マーカー遺伝子の単離状況

	TCR				CD 3			CD 4	CD 8		学 名
	α	β	γ	δ	ε	γ/δ	ζ		α	β	
ニジマス	●	●	●	●	●		●	●[*1]	●	●	Oncorhynchus mykiss
大西洋サケ	●	●							●	●	Salmo salar
ブラウンマス	●	●							●	●	Salmo trutta
トラフグ	●	●	●	●	●	●	●	●[*2]	●	●	Takifugu rubripes
ミドリフグ	●	●	●								Tetradon nigroviridis
ヒラメ	●	●	●	●	●	●			●		Paralichthys olivaceus
アメリカナマズ	●	●						●[*1]			Ictalurus punctatus
ゼブラフィッシュ	●	●	●	●							Danio rerio
ギンブナ		●	●	●[*2]					●[*2]		Carassius auratus langsdorfii
コイ	●[*2]	●									Cyprinus carpio
大西洋タラ		●									Gadus morhua
damselfish		●									Stegastes partitus
チョウザメ					●						Acipenser ruthenus
ガンギエイ	●	●									Raja eglanteria
horned shark	●	●									Heterodontus francisci
アフリカツメガエル	●	●	●		●						Xenopus laevis
イベリアトゲイモリ					●						Pleurodeles walti
アホロートル	●										Ambystoma mexicanum
ニワトリ	●	●	●		●	●	●	●	●	●	Gallus gallus

[*1]：2 種類の isoform 存在，[*2]：いくつかの isoform 存在．

の多様性を生み出している．すなわち，数百に及ぶ定常部（Cセグメント）が存在し，しかも，各々が可変部（H鎖においてはV-D-JあるいはV-D-D-Jセグメント，L鎖においてはV-Jセグメント）と密接にリンクしており，哺乳類で認められているV, D, J領域遺伝子間の組み換えによる多様性発現はサメではあまり重要な意味をもたない．さらに，興味深いことに，硬骨魚類のIgはキメラとなっており，H鎖は哺乳類型，L鎖はサメ型の多様性発現機構を有している．

2) T細胞レセプター（TCR）

Tリンパ球は，その表面にTCRを有することにより特徴づけられる．1995年にニジマスよりTCRα鎖およびβ鎖遺伝子が単離されて以来，これまでに多くの硬骨魚からγ, δ鎖様遺伝子も含むTCRが単離されている（表2）．ほぼ時を同じくして軟骨魚類からもα鎖，β鎖，γ鎖およびδ鎖様遺伝子が単離されている．これまでにいくつかのグループがTCRに対する抗体の作製を試みているが，未だ成功するに至っておらず，細胞表面におけるTCR分子の発現は確認されていない．

TCRα鎖，β鎖，γ鎖及びδ鎖様遺伝子の構造や遺伝子座に関する詳しい情報は，ヒラメとミドリフグから得られている．哺乳類や鳥類においては，TCRδ遺伝子座はTCRα遺伝子座の中に位置していることが報告されているが，ミドリフグにおいてはTCRα遺伝子座の後に，TCRδ遺伝子座が並列して存在している．さらに，ヒラメにおいてはTCRαのC領域は1つであるが，β鎖，γ鎖およびδ鎖のC領域はそれぞれ2種類存在することが知られている[4]．興味深いことに，TCRCδ1遺伝子座は哺乳類のようにTCRα遺伝子座の中に位置しているが，TCRCδ2遺伝子座はTCRγ鎖遺伝子座にあり，2つのTCRγ鎖遺伝子が2つのTCRCδ2遺伝子に挟まれるような形で存在している．すなわち，ヒラメにおいてはTCRα/δ遺伝子座に加えてTCRγ/δ遺伝子座も存在している．このような魚類におけるTCRの多様な遺伝子構成は，前述のIgZ/Tの遺伝子構成とともに抗原レセプターの進化を考える上で大変興味深い．

3) 主要組織適合性複合体（MHC）

魚類のMHCについては，これまでに30種以上の硬骨魚および軟骨魚から，クラスIα鎖，クラスIIα鎖，β鎖およびβ2mをコードする遺伝子が単離されている．なお，円口類や無脊椎動物からは今のところその存在は報告されていない．これら魚類のMHC遺伝子の構造は高等脊椎動物のそれと基本的に同じで，抗原ペプチドと相互作用する部位，β2mや糖鎖との結合部位などのアミノ酸がよく保存されている．

ヒトMHC（HLA）は，第6染色体の短腕部に存在し230個以上の遺伝子がクラスI，クラスIIおよびクラスIIIの3つの亜領域に分かれて存在する．魚類の中でも軟骨魚類においては，両生類以上の高等脊椎動物と同様にクラスI，クラスIIおよび補体成分のC4やBfが連鎖しているが，硬骨魚類の場合クラスI，クラスIIおよびクラスIII領域における連鎖がみられず複合体を形成していない[5]．すなわち，メダカ，ゼブラフィッシュ，フグ，ニジマスなどにおいては，クラスI，クラスIIはそれぞれ別々の染色体上に位置しており，メダカではC3, C4, Bfは互いの間でも，またMHCとも連鎖していないことが報告されている．一方，哺乳類ではMHC Iの抗原処理（LMP2, LMP7, MECL-1）や運搬（TAP2）に関わる遺伝子はクラスII領域に存在することが知られているが，硬骨魚類においては，TAP1以外のこれらの遺伝子は鳥類や両生類と同様にクラスI領域に存在する．こうしたことから，MHC Iの抗原処理に関わる遺伝子はもともとクラスI領域に存在していたものが，哺乳類においては転座によりクラスII領域に移動したと考えられている．

軟骨魚類や硬骨魚類のクラスI遺伝子の解析において，哺乳類と同等あるいはそれ以上の多型性に富むこと，MHCクラスI遺伝子の多様性は"exon shuffling"による対立遺伝子および遺伝子座間における著しい組換えにより生じていることなどが明らかとなっている．また，ニジマスにおいては古典的MHCクラスI（MHC Ia）遺伝子座の数は1つで，第18番染色体の長腕基部に，一方，非古典的MHCクラスI（MHC Ib）遺伝子は5種類存在し，第14番染色体の短腕基部付近に存在することが示されている[6]．

ドチザメやニジマスにおいてMHCクラスIa分子がアロ抗原として認識されることが，皮膚移植実験や移入赤血球の拒絶により明らかとなっている．また，MHCクラスI対立遺伝子を共有するホモ接合体クローンニジマスとウイルス感染細胞株を用いた実験においてMHCクラスI拘束性の細胞障害活性が認められている[7]．

これまで魚類において MHC の多型は，抗病性育種，サケ科魚類における系群判別および湖における種分化の解析等に利用されてきた．最近興味深いことに，サケ科魚類やトゲウオにおいて仲間相互の識別，雌雄間におけるパートナーの選択，摂餌行動や攻撃行動などに MHC が関与していることが報告されている[8]．

4) リンパ球サブセットマーカー

脊椎動物の中でもフグやゼブラフィッシュはゲノム解析が著しく進んでおり，T リンパ球の細胞表面マーカーとして，前述の TCR に加えて，CD 3，CD 4，CD 8 遺伝子が単離されている[9]．しかし，細胞表面における分子の発現については確認されていない．トラフグやヒラメにおいては CD 3 ε，CD 3 γ/δ が単離されているが，両生類と同様に CD 3 ξ は存在せず，CD 3 γ と CD 3 δ の分化も認められていない．ニジマスなどのサケ科魚類やトラフグより細胞障害性 T 細胞のマーカーである CD 8 α 鎖および β 鎖遺伝子が単離されている．ヘルパー T 細胞のマーカーである CD 4 については，最近フグおよびニジマスにおいて単離され，いずれの種においても 2 種類以上の CD 4 遺伝子がゲノム上に存在していることがわかっている．

5) 可変性リンパ球レセプター

円口類には哺乳類と相同な獲得免疫は発達していないと述べたが，ヤツメウナギにおいては，感作により血中に特異的な凝集因子が出現し，二次同種移植片をより速やかに拒絶する能力を有している．しかし，胸腺や脾臓の分化は認められず，特異的抗原認識に関与する分子は見つかっていない．ところが，ごく最近体細胞における遺伝子再編成により多様性を有する新規なレセプターが見つかった[10]．variable lymphocyte receptor : VLR とよばれるもので，きわめて多様性に富むロイシン・リッチ・リピート (LRR) を N 末 LRR と C 末 LRR が挟むような構造を有している．ゲノム中には，生殖型 VLR 遺伝子 (germline VLR gene) の前後に膨大な数の LRR カセットが存在し，鳥類の免疫グロブリンの多様性発現における遺伝子変換のような形で，これらの LRR カセットを生殖型 VLR 遺伝子に挿入することにより多様性を生み出している．個々のリンパ球がそれぞれ特異的な 1 種類の成熟型 VLR を発現し，しかも感作によって発現が増強する．有顎動物における抗原レセプターには免疫グロブリン様ドメインが存在するが，無顎類のヤツメウナギの VLR は LRR ドメインをもつのが特徴である．Toll 様受容体において LRR が抗原の認識に関与していることを考えると，抗原認識において獲得免疫を有する動物群は免疫グロブリン様ドメインを使い，自然免疫に依存している動物群は LRR を使うという構図がみえてくる．

3. 自然免疫に関与する分子

1) Toll 様受容体 (TLR)

魚類においても，ヒトやマウスと同様な種類の TLR が存在し，かつ魚類あるいは非哺乳類特有の TLR が存在することが知られている．すなわち，フグでは TLR 1, 2, 3, 5, 7, 8, 9, 14, 21, 22, 23 の 11 種類がフグゲノム中に存在し，TLR 4 を欠くが哺乳類にはない新規の TLR 14, 21, 22, 23 が存在する（表 3）．このうち，TLR 14 は円口類のヤツメウナギを含む魚類および両生類（アフリカツメガエル）より，TLR 21 は魚類，両生類および鳥類（ニワトリ）より，TLR 22 は数種の魚類および両生類

表 3 魚類における TLR の存在

	トラフグ	ミドリフグ	ゼブラフィッシュ	ニジマス
TLR 1	○	○	○ 1-1, -2	
TLR 2	○		○	
TLR 3	○		○	
TLR 4			○ 4-1 a, -1 b, -2	
TLR 5	○＋TLR 5 s	○	○	○＋TLR 5 s
TLR 7	○	○	○ 7 a, 7 b	
TLR 8	○	○	○ 8-1, -2	
TLR 9	○	○	○	
TLR 14	○	○		
TLR 21	○	○	○ 21-1, -2, -3, -4 a, -4 b, -5	
TLR 22	○	○		○
TLR 23	○	○		

より，TLR 23はフグより見出されている[11]．一方，ゼブラフィッシュではTLR 1, 2, 3, 4, 5, 7, 8, 9, 21の9種類が報告されており，TLR 1, 4, 7, 8, 21については複数のアイソタイプが存在する[12]．フグおよびゼブラフィッシュいずれにおいてもTLR 6, 10は見つかっていないが，TLR 1がこれらの機能の一部を代償しているかもしれない．興味深いことに，フグやニジマスには可溶型のTLR 5（TLR 5 S）が存在し，TLR 5の活性を増強することが報告されている[13]．

2）補体

硬骨魚類の補体系には哺乳類と同様な成分からなる古典経路，第二経路，レクチン経路および細胞溶解経路が存在する．魚類の補体に関してはコイやニジマスにおいて最も詳しく研究されており，表4に示すように，C1からC9の9成分，B因子やD因子，補体レセプター，アナフィラトキシン，補体制御因子など哺乳類と同様なものが存在しており，少なくとも硬骨魚類の補体系は構造的・機能的に高等脊椎動物と同等のレベルにまで分化・発達していると考えられる[14]．

魚類の補体系は哺乳類とよく似ているが，機能的には異なった特性も認められる[15]．一般に魚類，特に硬骨魚類の補体は，哺乳類のものよりも熱に不安定で温水魚では45〜50℃，冷水魚では40〜45℃で失活する．また，4℃の冷蔵あるいは−20℃の冷凍保存でも短時間で失活し不安定である．一方，両生類や爬虫類の補体と同様に低温（0〜4℃）においても溶血活性を示す．また，硬骨魚類の補体は，哺乳類や他の魚種の抗体や補体とは適合せず，コイやニジマスの抗体を結合させたヒツジ赤血球に他魚種の補体を加えても溶血せず，同種または近縁種の血清を加えた時のみ溶血が起きる．

魚類の補体系のもう一つの特徴は，CH 50値は哺乳類とあまり変わらないが，ACH 50値は哺乳類よりも著しく高い値を示す（5〜60倍）ことや，古典経路は単独では標的細胞を溶解することができず，第二経路活性化の引き金の役割を果たすに過ぎないことである[15]．こうしたことから魚類においては抗体に依存しない第二経路が重要な役割を果たしていると思われる．

魚類においては多くの補体成分において複数のアイソタイプが存在する[15]．例えば，コイのC3においては，構造や機能（結合特異性，溶血活性，血中濃度）の異なる5種類のアイソタイプが存在する．2倍体魚種であるメダカやヘダイにも複数のアイソタイプが存在することから，進化学的に4倍体と考えられているコイ科魚類における倍数性進化に伴う現象ではないらしい．しかも，コイのC3には多型性が認められている．

4．サイトカイン

これまで魚類と哺乳類とは系統的にかけ離れていることから，サイトカインをはじめとする免疫関連

表4 魚類における補体成分の存在（文献14を一部改変）

	コイ			ニジマス			ヘダイ		メダカ		ゼブラフィッシュ
	cDNA	protein	isoforms	cDNA	protein	isoforms	protein	isoforms	cDNA	isoforms	cDNA
C 1 q/MBL	+										+
C 1 r/C 1 s/MASP	+	+	2	+	+						
C 2/Bf	+	+	4	+	+				+		+
C 3	+	+	5	+	+	3	+	5	+	2	+
C 4	+		2	+	+						+
C 5	+	+	2	+	+		+				
C 6		+		+	+						
C 7		+		+	+						
C 8		+		+	+						
C 9		+		+	+						
Factor D		+		+	+						
C 3 aR				+	+						
C 5 aR				+							
C 3 a anaphylatoxin	+	+		+	+						
C 5 a anaphylatoxin	+	+		+	+						
C 1-like inhibitor				+							
Factor I	+		2								

数字はアイソフォームの数．

分子において両者間の相同性はきわめて低く，従来の哺乳類のシークエンスに基づいて設計したプライマーを用いた PCR 法では魚類よりホモログ遺伝子を単離することは難しかった．この方法により単離されたのはニジマスの IL-1 ぐらいで他の多くは，EST 解析（特にヒラメ），subtraction suppressive hybridization : SSH 法によるものである．ところが，フグやゼブラフィッシュにおけるゲノム解析の急速な進展に支えられて，ゲノムデータを利用してここ数年多くの魚種からサイトカインやケモカイン遺伝子が単離されるようになった（表5）．フグやゼブラフィッシュにおいて IL-1β, IL-2, IL-6, IL-8, IL-10, IL-11, IL-12, IL-15, IL-16, IL-17, IL-18, IL-20, IL-21, IL-22, IL-24, IL-26, TNF-α, IFN-α/β, IFN-γ, TGF-β, および多くの CC および CXC ケモカインが単離またはその存在が示唆されている[16,17]．特に，哺乳類とのホモロジーがきわめて低いために同定が難しかった分子については，シンテニー解析により明らかになったものがあり，これらには IL-2, IFN-γ, IL-21, IL-22, IL-26 などがある．

哺乳類で報告されているサイトカインの多くが魚類のレベルでも存在するが，興味深いことに IL-4, IL-5, IL-7, IL-9 などの Th2 サイトカインに属するものが未だ報告されておらず，フグやゼブラフィッシュのゲノムデータベースにも未だ見つかっていない．

魚類のサイトカインは哺乳類とほぼ同じ程度に分化を遂げているが，依然として未分化の状態で止まっているものもある．例えば IL-1 については，現在のところ魚類では IL-1α や IL-1 レセプターアンタゴニストはなく，IL-1β に相当するものしか見つかっていない[18]．TNF についても同様に，LTα（TNβF）や LTβ はなく TNF-α しか見出されていない．しかし，コイ科やサケ科魚類の IL-1β や TNF-α には2つないし3つのアイソタイプが存在し，アイソタイプのレベルでの機能的多様化が進んでいると考えられる．なお，ごく最近フグおよびゼブラフィッシュにおいて，哺乳類と似た遺伝子構成を示す TNF 遺伝子座が存在し新規な TNF

表5 魚類におけるサイトカイン遺伝子の存在

	IL-1β	IL-1R	IL-2	IL-2R	IL-6	IL-6R	IL-8	IL-8R	IL-10	IL-11	IL-12 P35	IL-12 P40	IL-13R	IL-15
ヤツメウナギ							◎							
ドチザメ	◎						◎							
ニジマス	◎2	◎II	◎	◎γc			◎	◎	◎	◎	◎		◎	◎
大西洋サケ		◎I												
コイ	◎3						◎2			◎2				
ゼブラフィッシュ	○	○			○	○	○	○			○	○		○
トラフグ	○	○	◎	○γc	◎	○	◎	◎			◎	◎		◎
ヒラメ		◎II				◎	◎	◎	◎	○				
アメリカナマズ														

	IL-15R	IL-16	IL-17 & IL-17R	IL-18	IL-20	IL-21	IL-22/26	IL-24	TNF-α	TNF-R	IFN-α&β	IFN-γ	TGF-β	CC-chemokines
ドチザメ														◎
ニジマス	◎	○	◎		◎				◎2			◎I	◎	◎ 18種類報告あり
大西洋サケ											◎	◎I		
コイ									◎2				◎	
ゼブラフィッシュ		○	◎5			○			○	◎	◎	◎I, II		○
トラフグ			◎	◎	◎	○	◎		○			◎I	○	○
ヒラメ									◎			○		
アメリカナマズ									◎			◎I, II		

◎：論文として報告がなされている．○：ゲノムデータベースに存在が確認されている．数字：アイソタイプの数．

遺伝子，TNF-N が存在することが報告されているが，哺乳類の TNF-α，LTα，LTβ のいずれともきわめて低い相同性を示し，帰属については全く不明である．

魚類のサイトカイン発見の時代はようやく峠を越えつつあり，今後は機能解析のための組換えサイトカインやこれらに対する抗体の作製の段階に突入しつつある．これまでに，魚類においては IL-1β，TNF-α，IL-8，IFN-γ について一部の魚種で組換え体が作製され機能解析が進められている．

[中西照幸]

参考文献

1) Flajnik M : Comparative analyses of immunoglobulin genes: surprises and portents, Nature Reviews, **2** : 688-698, 2003.
2) Danilova N, Bussmann J, Jekosch K, Steiner LA : The immunoglobulin heavy-chain locus in zebrafish: identification and expression of a previously unknown isotype, immunoglobulin Z, Nature Immunology, **6** : 295-302, 2005.
3) Hansen JD, Landis ED, Phillips RB : Discovery of a unique Ig heavy-chain isotype(IgT) in rainbow trout : Implications for a distinctive B cell developmental pathway in teleost fish, Proc Natl Acad Sci USA, **102**(19): 6919-6924, 2005.
4) Nam BH, Hirono I, Aoki T : The four TCR genes of teleost fish : the cDNA and genomic DNA analysis of Japanese flounder (Paralichthys olivaceus) TCR alpha-, beta-, gamma-, and delta-chains, J Immunol, **170**(6): 3081-3090, 2003.
5) 野中　勝，松尾　恵：硬骨魚類ゲノムにたどる MHC の進化の道筋，蛋白質 核酸 酵素，**45** (17)：2918-2923，2000．
6) Shiina T, Dijkstra JM, Shimizu S, Watanabe A, Yanagiya K, Kiryu I, Fujiwara A, Nishida-Umehara C, Kaba Y, Hirono I, Yoshiura Y, Aoki T, Inoko H, Kulski JK, Ototake M : Interchromosomal duplication of major histocompatibility complex class I regions in rainbow trout (Oncorhynchus mykiss), a species with a presumably recent tetraploid ancestry, Immunogenetics, **56**(12): 878-893, 2005.
7) 中西照幸，Dijkstra JM, 桐生郁也，乙竹　充：主要組織適合遺伝子複合体（MHC）魚類の免疫系，pp.112-125，恒星社厚生閣，2003．
8) 乙竹　充，Dijkstra JM, 桐生郁也，吉浦康寿，藤原篤志，Fischer U, 中西照幸：ニジマス MHC 遺伝子の多様性及び機能の解析，水産育種，**32**：67-74, 2003.
9) Fischer U, Utke K, Somamoto T : Kollner B, Ototake M, Nakanishi T : Cytotoxic activities of fish leucocytes, Fish Shellfish Immunol, **20** (2): 209-226, 2006.
10) Pancer Z, Amemiya CT, Ehrhardt GR, Ceitlin J, Gartland GL, Cooper MD : Somatic diversification of variable lymphocyte receptors in the agnathan sea lamprey, Nature, **430**(6996): 174-180, 2004.
11) Roach JC, Glusman G, Rowen L, Kaur A, Purcell MK, Smith KD, Hood LE, Aderem A : The evolution of vertebrate Toll-like receptors, Proc Natl Acad Sci USA, **102** : 9577-9582, 2005.
12) Jault C, Pichon L, Chluba J : Toll-like receptor gene family and TIR-domain adapters in Danio rerio, Mol Immunol, **40**(11): 759-771, 2004.
13) Tsujita T, Tsukada, H Nakao, M Oshiumi H, Matsumoto M, Seya T : Sensing bacterial flagellin by membrane and soluble orthologs of Toll-like receptor 5 in rainbow trout (Onchorhynchus mikiss), J Biol Chem, **279** : 487588-487597, 2004.
14) Boshra H, Li J, Sunyer JO : Recent advances on the complement system of teleost fish, Fish Shellfish Immunol, **20**(2): 239-262, 2006.
15) 矢野友紀，中尾実樹：硬骨魚類の補体の特性，魚類の免疫系，pp.50-61，恒星社厚生閣，2003．
16) Kaiser P, Rothwell L, Avery S, Balu S : Evolution of the interleukins, Dev Comp Immunol, **28** (5): 375-394, 2004.
17) Laing KJ, Secombes CJ : Chemokines, Dev Comp Immunol, **28**(5): 443-460, 2004.
18) Huising MO, Stet RJ, Savelkoul HF, Verburg-van Kemenade BM : The molecular evolution of the interleukin-1 family of cytokines ; IL-18 in teleost fish, Dev Comp Immunol, **28**(5): 395-413, 2004.

XI 各種生物の生体防御：微生物，植物，動物

50 鳥類の生体防御機構

高等動物は，通常自然免疫反応と獲得（適応）免疫反応からなる生体防御システムを有している．自然免疫反応は原始的な反応であり，初期の免疫応答に重要である．この反応には好中球やマクロファージなどの食細胞が重要な働きをするが，抗原特異性も免疫学的記憶も認められない．一方，獲得（適応）免疫反応は，主として抗原特異性を有するリンパ球と抗体により誘導される反応である．双方の免疫反応は個別の反応として作用するものでなく，直接的あるいは間接的に相互に作用して防御に関与している．

系統発生学的に独自の進化を遂げた鳥類の生体防御機構は哺乳動物と類似しているが，その防御において中心的役割を担う免疫系の構築に関して特有のシステムが存在する．本章では鳥類の中でも，生体防御に関して特に知見が集積しているニワトリを対象として，その免疫学的特性について概説する．

鳥類の免疫組織における第1の特徴は，B細胞の名称の由来ともなっているリンパ器官であるファブリキウス囊（bursa of Fabricius）が存在することである（図1）．また，液性免疫系の構築を中枢性に支配するFabricius囊に加え，細胞性免疫系の中枢性リンパ器官である胸腺を有し，機能的にも明確に乖離した免疫システムを構築していることである．一次（中枢性）リンパ器官（組織）のそれぞれで教育（分化，成熟）を受けたリンパ球は，脾臓，Payer板，盲腸扁桃，ハーダー腺（Harder gland）などに移動，定着（末梢化）する．したがって，これらの器官が免疫応答の場となることから，二次（末梢）リンパ器官（組織）と称される．また，組織学的にも哺乳類にみられる典型的なリンパ節は水禽類以外には存在しないなどの特徴がある．

1. ニワトリにおける自然免疫

ニワトリにおける自然免疫に関与する細胞群は哺乳動物と同様に血液細胞，マクロファージ，樹状細胞，natural killer：NK細胞であり，病原体などの侵入阻止，排除に働く．自然免疫に関与する細胞に関しては，一部を除いて基本的に哺乳動物と大きな違いはない．最も大きな違いは，鳥類以下の下等脊椎動物では哺乳動物の血小板相当の細胞が有核の栓球であることである．ニワトリの末梢血液中の白血球数，栓球数や百分比は系統，性や年齢などによっても異なるが，白色レグホン種成鶏の末梢血中白血球の百分比を表1に示す．

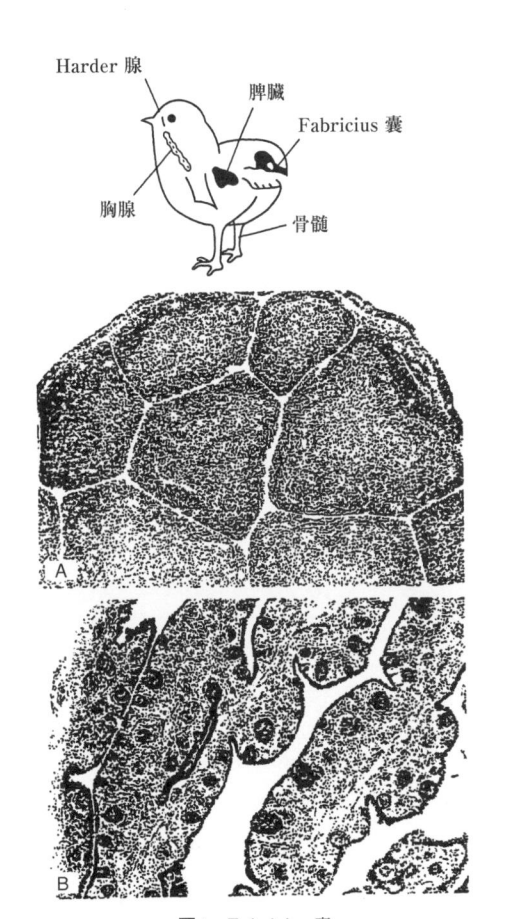

図1 Fabricius囊
A：4週齢の組織像，B：胚期にウイルス感染した4週齢の組織像．

XI 各種生物の生体防御：微生物，植物，動物

表1 ニワトリ血中のリンパ球数，栓球数および白血球百分比（Avian Physiology，第4版，1986より改変）

年齢，性別，品種	細胞数（×10³/mm³）		白血球百分比（%）				
	白血球	栓球	リンパ球	偽好酸球	好酸球	好塩基球	単球
5～10週，雄	―	―	69.5	20.4	1.3	3.3	3.7
6週，雌，白色レグホン	28.6	30.4	81.5	10.1	1.5	2.3	4.5
12週，雌，白色レグホン	30.6	26.2	77.8	11.7	3.0	1.7	4.9
成鶏，雌，白色レグホン	29.4	30.8	76.1	13.3	2.5	2.4	5.7
成鶏，雄，白色レグホン	16.6	27.6	64.0	25.8	1.4	2.4	6.4
成鶏，白色レグホン（強制換羽）	30.9	―	―	25.9	4.0	―	―
成鶏，雌，ロードアイランドレッド	35.8	60.3	58.1	35.1	1.2	3.1	2.5

1) 偽好酸球（pseudoeosinophil）/異染性細胞（heterophil）

ヒトやイヌの顆粒性白血球のなかでも好中球の特殊顆粒は中性好性によく染まるが，鳥類では顆粒が見かけ上ヒトの好酸球のように染まるので，偽好酸球とよばれる．偽好酸球は好酸球よりやや小型で顆粒も小さく，メイ・グリュンワルド染色（May-Grünwald stain）では明るい赤色に染まり，好酸球の深紅色に染まる顆粒と区別されるが，よび名が好酸球と紛らわしいので，現在では異染性細胞（heterophil）ともよばれている．

2) 単球/マクロファージ

マクロファージは血液中の単球が組織に移行した細胞であり，貪食と飲食作用を有する．免疫グロブリン（Ig），特にIgGのFcや補体成分であるC3bに対するレセプターを細胞表面に発現して，補体で被覆された細菌などを結合し，または免疫グロブリンのFcレセプターを介して排除する．単球/マクロファージは活性化されると，インターロイキン1（IL-1）腫瘍壊死因子（TNF），インターフェロン（IFN）などのサイトカインを産生し，種々の細胞の増殖，分化，活性化を促す．この反応により，リン球の活性化が起こり，リンパ球を主体とする獲得免疫が誘導される．

3) 好酸球，好塩基球

白色レグホン種成鶏の末梢血中における全白血球の好酸球は，2%程度である．血中では貪食細胞としての機能は低いが，好酸性細胞内顆粒中の主要塩基性蛋白質を放出して寄生虫に対して傷害作用を示す．一方，好塩基球は末梢血中の白血球の2%程度を占める顆粒球で，好塩基性顆粒にはヒスタミン，血小板活性化因子（PAF），セロトニン，ヘパリンや種々のプロテアーゼなどが含まれる．

4) 樹状細胞

リンパ球に抗原情報を提示する作用を有する細胞であり，マクロファージと同様に種々のサイトカインの産生などを介して，自然免疫と獲得免疫の橋渡しをする重要な役割をもつ．

5) ナチュラルキラー（NK）細胞

NK細胞はT細胞やB細胞とは異なり，抗原非特異的に標的細胞を傷害する作用をもつ．

2. ニワトリにおける獲得免疫

1) 一次（中枢性）リンパ器官

ニワトリの一次（中枢性）リンパ器官として，Fabricius嚢と胸腺がある．Fabricius嚢および胸腺は，それぞれ体液性免疫を担当するB細胞と細胞性免疫を担うT細胞の教育（増殖，分化，成熟）を促す環境としての役割を有している．

Fabricius嚢は図1に示すように総排泄腔の背部にあり，肉眼的には梨状の嚢構造を呈し，その嚢の基部ルーメンは総排泄腔に開口している．また，その嚢の内腔側はバナナ状の襞を有し，組織学的には基底膜を境に髄質と皮質からなる濾胞構造を呈している（図1）．その濾胞（bursal follicle）は主としてB細胞で構成されるリンパ濾胞（嚢当たり10⁴個）が濾胞関連上皮細胞（follicle-associated epithelium：FAE）を介してすべてのリンパ濾胞が嚢内腔に接している．FAEは組織適合抗原複合体（MHC）クラスII（現在，CB6；旧称，Bu-1）抗原陽性であり，嚢内腔物質を積極的に濾胞髄質内に取り込んでいる．Fabricius嚢の主たる機能は体液性免疫系の中心的役割を担うB細胞の教育環境として，いわゆるB細胞依存免疫系を構築することである．Fabricius嚢が液性免疫系の中枢的機能を有することは，胎生期あるいは孵化後早期にFabricius嚢の外科的摘除や男性ホルモンやシクロホスファミドなどの免疫抑制剤による処理により抗体産生が抑制されるのに対して，細胞性免疫の誘導は阻害されないとの事象に基づいている．ニワトリの

抗体産生能力は孵化後急速に発達し，ニワトリの系統にもよるが，通常4週齢でその能力は安定する．しかし，抗原の種類によっては胎生後期で抗体産生の誘導が可能なものもあれば，孵化後数週齢にならないと抗体産生を誘導できない抗原もある．

ニワトリの胸腺は左右頸静脈に沿って7葉ずつ計14葉存在している．胸腺の基本構造は，哺乳動物のそれと大きな差がなく，主としてT細胞で構成される髄質と皮質からなるリンパ小葉が結合組織によって分けられている．なお，胸腺もFabricius嚢と同様に性成熟に伴って退化する．胸腺が細胞性免疫系の中枢的機能を有することは，孵化後早期に胸腺を外科的摘除や放射線の全身照射などにより細胞性免疫の誘導が抑制される実験事実から明らかにされている．

2) 二次（末梢）リンパ器官

鳥類における主要な二次リンパ器官には，脾臓の他に，Peyer板，盲腸扁桃やHarder腺などがある．鳥類の脾臓は基本的に哺乳動物の脾臓やリンパ節と同様に異物や抗原物質の処理の場として機能しているが，構造的には哺乳動物のそれとは若干の異なるところがある．脾髄は白脾髄と赤脾髄に区別されるが，白脾髄にはT細胞や樹状細胞が多数存在する動脈周囲リンパ組織（動脈周囲リンパ球鞘，periarteriolar lympoid sheath: PALS）が観察される．また，自立的増殖中のB細胞の集簇（一次濾胞）や抗原刺激に対応した増殖B細胞集簇である二次濾胞（胚中心，germinal center）も観察される．胚中心にはB細胞やT細胞の他，濾胞樹状細胞（follicular dendritic cells）や核片マクロファージ（tingible body macrophages）などが存在する．胚中心では，B細胞の増殖，分化と免疫グロブリンのクラススイッチが起こる．赤脾髄にはマクロファージが多数存在して，異物を貪食，除去する．また，鳥類特有の領域として，莢毛細管周囲リンパ組織（莢周囲B細胞鞘）や静脈周囲リンパ組織がある．

鳥類においても気道や消化管に付属したリンパ組織である粘膜付属リンパ組織（mucosa-associated lymphoid tissue）としてのPeyer板や盲腸扁桃が存在する．外部環境と接し，防御の最前線であるこれらの組織は局所免疫において重要であるが，その免疫学的解析は遅れているのが現状である．

Harder腺は鳥類の眼球側面に存在する小さな腺組織で，腺上皮細胞とともに多数のリンパ球集簇が観察される．発生学的には，17日胚でリンパ球が認められ，3週齢以降では大多数の細胞がB細胞で，そのほとんどがIgA陽性細胞である．Harder腺は，涙腺，唾液，鼻汁中へIgA抗体を分泌することによって，免疫学的局所防衛に重要な機能を果たしている．

3. ニワトリにおける免疫系の個体発生

1) B細胞の分化

抗体の多様性発現に関連する免疫グロブリン遺伝子の再構成を骨髄で行う哺乳動物とは異なり，ニワトリは成熟個体でなく，胎生期から孵化後早期のFabricius嚢で抗体の多様性を獲得することも特徴

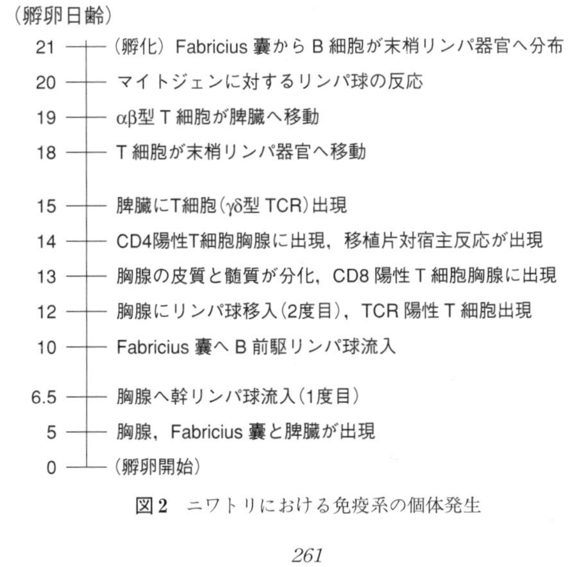

（孵卵日齢）
21 ——（孵化）Fabricius嚢からB細胞が末梢リンパ器官へ分布
20 —— マイトジェンに対するリンパ球の反応
19 —— αβ型T細胞が脾臓へ移動
18 —— T細胞が末梢リンパ器官へ移動
15 —— 脾臓にT細胞（γδ型TCR）出現
14 —— CD4陽性T細胞胸腺に出現，移植片対宿主反応が出現
13 —— 胸腺の皮質と髄質が分化，CD8陽性T細胞胸腺に出現
12 —— 胸腺にリンパ球移入（2度目），TCR陽性T細胞出現
10 —— Fabricius嚢へB前駆リンパ球流入
6.5 —— 胸腺へ幹リンパ球流入（1度目）
5 —— 胸腺，Fabricius嚢と脾臓が出現
0 ——（孵卵開始）

図2　ニワトリにおける免疫系の個体発生

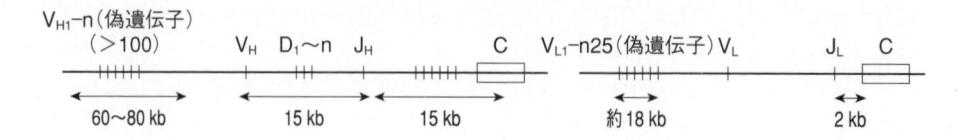

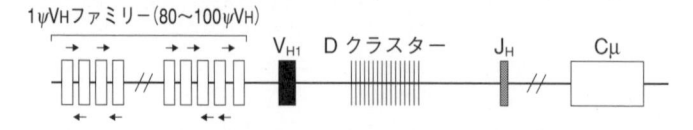

XI 各種生物の生体防御：微生物，植物，動物

図3 ニワトリ免疫グロブリンのH鎖およびL鎖の構造
H鎖遺伝子において機能するV遺伝子はV_{H1}の1つだけで，その上流もある80〜100個の偽遺伝子ψV_Hとのランダム遺伝子変換によって活性型が組み立てられる．

の1つである．Fabricius嚢の原基は，孵卵開始後5日に出現する（図2）．胎生10日前後に脾臓や肝臓で遺伝子再構成を終えたB前駆細胞はFabricius嚢内に移動流入し，嚢内の上皮性細胞との接触や液性因子（bursinなどのペプチドホルモン）の作用により増殖分化を開始する．B細胞への分化は，5〜7日卵の卵黄嚢内で免疫グロブリン遺伝子DJ組み換えから始まる．また，胎生9〜10日から脾臓，肝臓においてV(D)J組み換えが始まり，12〜14日を最大として18日では組み換えを終える．遺伝子組み換えを終えたB細胞（pre-bursal cell）は膜表面にIgMを発現し，Fabricius嚢へ移行する．また，この細胞には接着分子の1つとして知られているセクレチンのリガンドとなる糖鎖（sialyl Lewis x：sLe^x）の発現がみられることから，Fabricius嚢への移行，定着にsLe^xが関与すると考えられている．Fabricius嚢で分化したB細胞は濾胞の髄質から皮質へと移動し，孵化前後に血管系を介して末梢リンパ器官へ移行する（post-bursal cell）が，このB細胞の末梢リンパ器官への供給は孵化後7日頃までにほぼ終了する．その後，Fabricius嚢は中枢的機能（メモリーB細胞の供給など）から末梢リンパ器官のような役割を果たしながら，性成熟に伴って退縮する．末梢化したB細胞は形質細胞となり，免疫グロブリンを分泌するようになる．この免疫グロブリン，すなわち抗体はB細胞表面に存在していた膜型から分泌型に変換したものである．B細胞はMHCクラスI，クラスII分子を細胞表面に発現して，T細胞に対する抗原提示細胞としても機能することができる．

胎生15〜18日から遺伝子変換（gene conversion）による免疫グロブリンレパートリー増大の過程が始まる．遺伝子変換とともにB細胞は細胞表面の免疫グロブリン分子の反応性を変え，Fabricius嚢やその他の自己抗原に反応しないものが血液，脾臓などの末梢リンパ器官に移行する（selection）．ニワトリの免疫グロブリン遺伝子においては，H鎖およびL鎖のレパートリーはそれぞれきわめて限定された遺伝子再構成（VJおよびVDJ）から始まり，多数の偽遺伝子（H鎖では80〜100，L鎖では約25の偽遺伝子が存在する）による遺伝子変換によって免疫グロブリンの多様性が構築される（図3）．H鎖遺伝子において機能するV遺伝子はV_{H1}の1つだけで，その上流にある80〜100個の偽遺伝子ψV_Hとのランダム遺伝子変換によって活性型が構築される．したがって，Fabricius嚢はB細胞の増殖，分化を誘導する機能に加えて，遺伝子変換による免疫グロブリンの多様性を賦与する場となっている．

2) T細胞の分化

哺乳類においては，T細胞はT細胞抗原レセプター（TCR）を発現し，レセプターの構造の違いにより，さらに$\alpha\beta$型T細胞と$\gamma\delta$型T細胞に分類されている．いずれも胸腺でつくられるが，発生学的には$\alpha\beta$型T細胞が$\gamma\delta$型T細胞より早く出現する．末梢では$\alpha\beta$型T細胞が大部分を占め，$\alpha\beta$型T細胞はさらにCD4T細胞とCD8T細胞に分けられる．CD4T細胞の大部分は，他のリンパ球サブセットの機能を助ける役目をもち，ヘルパーT細胞とよばれる．抗原刺激により分化して，その産生するサイトカインの種類によって，Th1とTh2に分けられる．Th1細胞はIL-2，IFN-γ

を産生して細胞性免疫に関与する．Th2細胞はIL-4，IL-5，IL-10などを産生してB細胞の抗体産生を助ける．CD4T細胞のなかにはこの他に，免疫反応に対して負の制御をする調節性T細胞が存在し，CD25（IL-2レセプターα鎖）を発現している．CD8T細胞は抗原刺激によりキラーT細胞に分化し，細胞障害性を発揮してウイルスなどに感染した細胞を除去する．

発生学的に，ニワトリの胸腺の原基は孵卵5日に出現し，$\gamma\delta$型T細胞が孵卵12日に認められる（図2）．$\alpha\beta$型T細胞は孵卵14日の胸腺皮質に出現し，その後，髄質へ移行する．CD8陽性（CD8$^+$）細胞は皮質に孵卵13日に出現し，1日遅れてCD4陽性（CD4$^+$）T細胞が認められる．胸腺で分化したT細胞は，孵卵18～20日に血管系を介して末梢リンパ器官へ移動，定着する．脾臓では，孵卵15日に$\gamma\delta$型T細胞が出現し，$\alpha\beta$型T細胞は遅れて孵卵19日に移動する．

ニワトリT細胞に関する特徴の1つは，TCRの分子構造の違いによりTCR1，TCR2およびTCR3の3種類のサブセットが存在することである．発生学的に胸腺内では，TCR1，TCR2およびTCR3T細胞のサブセットの順に出現し，また末梢血へも同様の順序で検出される．TCR1は$\gamma\delta$型T細胞で，TCR2は$\alpha\beta$型T細胞である．$\alpha\beta$鎖ヘテロダイマーであるTCR2は分子量79,000，等電点6.2～7.6であり，TCR3は$\alpha\beta$鎖からなるヘテロダイマーで，分子量88,000，等電点5.6～6.5と，分子量や等電点に関して異なることから，それぞれTCR$\alpha\beta$1またはTCR$\alpha\beta$2ともよばれている．また，TCR2とTCR3の組織分布に関しても若干異なっている．TCR3陽性細胞は胸腺においてはすべてのCD3陽性細胞に，また末梢血においてはCD4$^+$T細胞（80%）とCD8$^+$T細胞（20%）に認められる．TCR2細胞は消化管にも分布されるのに対して，TCR3陽性細胞は全く検出されない．また，胎生期に抗TCR3抗体を投与すると，末梢血中のTCR3陽性細胞の出現は抑制され，TCR2陽性細胞の相対的比率が増加することから，TCR2T細胞とTCR3細胞は，それぞれ別々の細胞系列から出現すると考えられている．$\alpha\beta$型T細胞および$\gamma\delta$型T細胞のいずれもconcanavalin Aに対して反応性が認められるが，その反応性は$\alpha\beta$型T細胞が高い．もう1つの特徴は，末梢血リンパ球における$\gamma\delta$型T細胞の相対的比率

が50%程度と哺乳動物のそれと比較して高く，しかもその大部分がCD4およびCD8抗原ともに陰性（CD4$^-$/CD8$^-$）の$\gamma\delta$型T細胞であること，また脾臓や消化管のリンパ球の2/3はCD8$^+\gamma\delta$型T細胞であり，CD4$^+\gamma\delta$型はほとんど認められないことである．$\gamma\delta$型T細胞の分子構造，その組織分布の特徴やその意義については，未だ明らかにされていない．最近，$\gamma\delta$型T細胞の解析モデルとしてのmycobacterium死菌免疫ニワトリにおいては，末梢血$\alpha\beta$型T細胞の絶対数の増加は認められないが，mycobacterium抗原に対する反応性の増強やCD8陰性（CD8$^-$）およびCD8陽性（CD8$^+$）の$\gamma\delta$型T細胞の絶対数および相対数の増加が認められ，この事象は菌の65 kD heat shock protein：HSP 65によって誘発されることが報告されている．また，高病原性インフルエンザウイルス（H5N1や*Mycoplasma galliseticum*の感染防御には，IFN-γ産生CD8$^+$TCR2細胞が関与する細胞性免疫が重要であることが明らかにされている．

4. ニワトリにおける免疫応答

1) 液性免疫

1) 鳥類の抗体に関しては，ニワトリおよびアヒルについて詳しい検討がなされている．ニワトリには哺乳類のIgG（IgY），IgMおよびIgAに相当する免疫グロブリンが存在する．一方，アヒルについては，沈降定数（S）の異なる2種のIgG（7.5Sと5.7S）が明らかにされている．ニワトリ血清中における各免疫グロブリンの濃度は50～60日齢でピークに達し，IgG 5.0 mg/ml，IgM 1.25 mg/mlおよびIgA 0.61 mg/mlと報告されている．ところが，鶏卵においては，卵白にIgMとIgAが，そして卵黄にはIgGのみが存在する．卵黄中のIgG濃度は，約10 mg/mlと血清中よりも高い．鶏卵中の免疫グロブリンは親鳥からの移行抗体であり，孵化後，卵白中のIgAとIgMはヒナの腸管内に，卵黄中のIgGはヒナの血液中に移行する．これらの移行抗体は，通常孵化後20日頃まで検出され，ヒナの初期感染防御に重要な役割を果たしている．産卵鶏は獲得免疫を子孫に賦与するため，血中IgGを卵黄へ濃縮し，蓄積する．これは，卵生動物である鳥類特有の母子免疫機能である．

2) ニワトリの母子免疫機能に関しては，1893年にKlempererが卵黄を介して親鳥からヒナへの免疫移行を報告して以来，細菌，ウイルス，蛋白質な

どの種々の抗原で免疫したニワトリにおいて特異抗体が卵黄へ移行することが明らかにされている．卵黄中のIgGは哺乳類のIgGに比べて物理化学的性質が若干異なること，また卵黄（yolk）由来であることから，immunoglobulin in yolk，すなわちIgYとよばれている．IgYと哺乳類IgGの相違点については，以下のように要約される．①IgYの分子量は約18万（IgGは約15万），IgYのH鎖がIgGのものより大きく，そのH鎖の定常領域はCH_1-CH_4の4つのドメインを有する．②IgYの等電点はIgGより約pH 1単位酸性側にある．③IgYは哺乳類の補体を活性化しない．④IgYは *Staphylococcus aureus* のプロテインAとの結合性はない．⑤IgYはリウマチ因子との結合性がない．現在，これらのIgYの性状を利用して糞便中の病原ウイルスや微生物の検出や *E. coli* やロタウイルスなどの病原微生物に対する高度免疫ニワトリ由来の抗原特異的IgY抗体による感染予防に応用，実用化を目指した試みがなされている．

2) 細胞性免疫

ニワトリの細胞性免疫に関与する細胞の存在や推移に関する研究は，感染症や免疫関連疾病などの病態との関連から進められてきた．その要点をまとめると，以下の通りである．①T細胞の個体発生学的観点から，移植片対宿主（GVH）反応が孵卵14日に，またマイトジェン（phytohemagglutin と concanavalin A）に対する反応性は孵卵20日頃から出現することが明らかにされている（図2）．②細胞傷害性T（Tc）細胞は，ウイルス感染免疫ならびに腫瘍免疫の領域において活性の指標として利用されている．ウイルス感染系でのTc細胞は，Marek病，伝染性喉頭気管炎，Newcastle病さらには細網内皮症での研究において，また腫瘍免疫ではMarek病やトリ肉腫での研究において解析されている．*in vitro* 実験では，免疫細胞移植，Winn testそして腫瘍細胞による免疫などにおいてTc細胞の機能が評価されている．哺乳動物系で明らかにされているMHC拘束性（MHC-restriction）の概念はニワトリにも外挿されており，可移植性Marek病腫瘍細胞株を用いた *in vitro* 実験系で，MHC拘束性に関わるエフェクター細胞が哺乳動物と同様$CD 4^-$/$CD 8^+$T細胞であることが明らかにされている．③遅延型過敏反応性（DTH）T細胞（T_{DTH}）はT細胞が関与する免疫反応の第二のタイプとして位置づけられ，DTHエフェクター細胞はマクロファージなどを活性化するサイトカインを産生する．鳥類のDTHについては *in vitro* 実験系において比較的よく調べられており，hytohemagglutininやツベルクリンが誘導抗原として用いられている．また，生体でのDTHの評価には抗原感作後の二次刺激をニワトリでは肉垂（wattle），七面鳥では肉垂に類似の胸垂（dewlop），そして肉垂のないウズラでは翼膜（wing-web）のほか，肛門付近の体表が利用される．④鳥類でのNK細胞については，ニワトリおよびウズラでその存在が確認されている．ニワトリNK細胞は，脾臓リンパ球や末梢血リンパ球中に検出されており，また，腸管上皮間リンパ球にもその存在が確認されている．⑤抗体依存性細胞障害（ADCC）は，鳥類ではニワトリ，ウズラおよびアヒルで確認されている．ADCCに関わる細胞は，付着性，Fcレセプター陽性，放射線感受性でK細胞とよばれている．

鳥類，特にニワトリの免疫特性の一端について述べたが，ニワトリ免疫系の理解の上で重要な主要組織適合抗原，サイトカインおよび分化抗原については多くの知見が蓄積されつつあるにもかかわらず，紙面の都合もあり，それらを取り上げなかった．鳥類CD抗原群などの分化抗原に関しては，1991年鳥類CD命名ワークショップが設立され，統一化が進められているので，"Immunology and Developmental Biology of the Chickenn"（Vainio O, Imhof BA, editors, Springer, 1996），『動物の免疫学』（小沼　操，他編集，文永堂，2001）を参照していただきたい．

　　　　　　　　　　　　　　　　［廣田好和］

XI 各種生物の生体防御：微生物，植物，動物

51 生体防御機構の進化

　脊椎をもたない無脊椎動物は，地球上に現存する動物種の約95%を占めている．この中には，1個の細胞でありながら，1個体でもある原生動物，そして外胚葉と内胚葉から構成される二胚葉性動物の海綿動物や腔腸動物，さらにそこに中胚葉を獲得した三胚葉性動物である扁形動物，環形動物，軟体動物，節足動物，棘皮動物，原索動物などが存在している．

　特に，棘皮動物や原索動物は，発生のプロセスで生じる原口が肛門になり口は新たに生じる後口動物に属しているので，脊椎動物と発生学的に同じ仲間である．一方，魚類，両生類，爬虫類，鳥類，哺乳類は脊椎を獲得した脊椎動物であり，器官や組織の体制が複雑になると同時に，異物から身を守る生体防御機構も免疫担当細胞の分業化と生体防御物質の多様化が進んだために，異物への反応特異性と速効性が高まっている．この観点で，生物は進化の過程で，異物排除の仕組みを巧妙に複雑化してきた．

1. 原生動物の生体防御

　原生動物の場合，細胞自体は個体であり，食物を摂取する食細胞でもある．ここには，非自己として

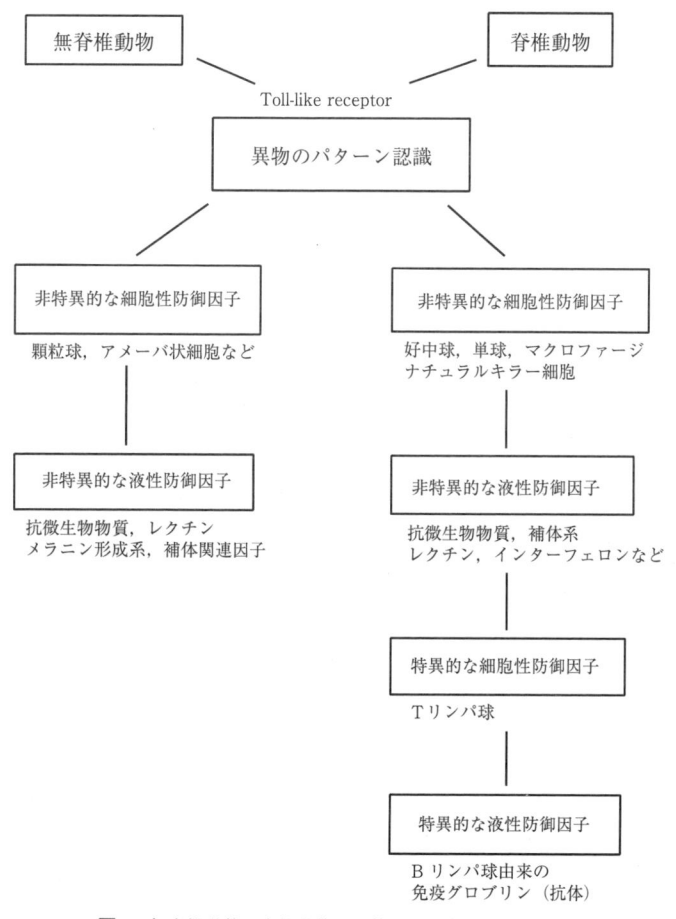

図1 無脊椎動物と脊椎動物の異物認識と生体防御の発動

摂取する餌と捕食してはならない同種の他個体とを識別する仕組みが存在している．例えば，ゾウリムシやアメーバの場合，食作用の対象は同じ環境下で育った同種他個体を除く細胞であり，なかでも侵入する水中のバクテリアは餌として捕食されている．また，同種他個体が捕食されないのは，食作用を抑制する分子が細胞膜に存在するためと考えられている．一方，餌として捕食される大腸菌のグルコース認識レセプターやラテックス粒子の疎水性という特性は，原生動物の異物の取り込みに関与している．

2. 二胚葉性動物の生体防御

多細胞に進化した海綿動物になると，上皮細胞と内側の襟細胞に囲まれた間充ゲルの中に，原生細胞（archaeocyte）というアメーバ状の遊走細胞が免疫細胞として機能するようになった．襟細胞の働きで，取り込まれた食物の一部は，遊走細胞に取り込まれるばかりでなく，不要になった排出物や死細胞，異物なども同様に処理されている．遊走細胞は，ライソゾーム活性があったり，酸性ホスファターゼで染色されるので，系統発生的にはもっとも古いマクロファージとして機能している．また，海綿動物には種特有の糖蛋白質を介して細胞同士が凝集する細胞選別（sorting-out）という識別機構がある．

サンゴやヒドラなどの腔腸動物も海綿動物と同様に，アメーバ状の遊走細胞をもち，異物を食作用で処理している．さらに，同種同系の移植片は自己と認識されるが，同種異系や異種の移植片は拒絶されることが知られている．通常，系統の違いは拒絶の有無に影響している．

3. 三胚葉性前口動物の生体防御

プラナリアなど扁形動物は再生力が旺盛であり，カットすれば再生するので遺伝的に均一なクローンとして得ることが容易である．この動物は生命体として初めて中胚葉を獲得し，神経細胞や感覚細胞が分化している．粘膜面には粘液が分泌され，その中にはN-アセチルガラクトサミンを認識するレクチンや抗菌物質が存在している．また，原体腔の柔組織に存在する細胞の中には，新生細胞，固定柔組織細胞と細網細胞などが存在し，なかでも細網細胞は侵入する異物や損傷細胞を捕食する性質がある．さらに，再生や傷の治癒には，粘液レクチンと熱ショック蛋白が関与していることがわかっている．

ミミズやゴカイなど環形動物になると，体腔に好酸球や好中球，顆粒球，黄細胞が存在し，黄細胞以外の血球は異物を捕食したり移植片の拒絶に関与している．一般的に，同種異系は非自己と認識され，細胞性防御反応が生じると同時に，PHAやConAなどの植物レクチンに反応する血球もみられる．一方，体腔液にはリゾチームやレクチン，異種細胞膜のリン脂質に傷害を与える溶血因子が存在し，異物の排除を行っているし，オプソニン活性も発揮している．

軟体動物の場合，さまざまな感染防御物質やレクチン，溶解因子が存在し，病原体などを攻撃する重要な液性防御に関与している．レクチンはオプソニンとなり，食細胞による異物反応を促進している．さらに，体液には無顆粒細胞や顆粒細胞，アメーバ状マクロファージが存在し，大小の異物を食作用あるいは包囲化作用で処理している．また，脊椎動物のNK細胞のような細胞傷害活性を示す血球も知られている．また，多くの軟体動物は体表面に粘液を分泌するが，この中には外界から侵入する異物を排除する分子が多数存在し身を守っている．

動物の中でもっとも種の分化を果たしたのは，昆虫類や甲殻類を含む節足動物である．昆虫類の場合，原白血球，アメーバ状のプラズマ細胞，顆粒細胞，小球細胞，エノシトイドなどが，甲殻類では無顆粒細胞，小顆粒細胞，顆粒細胞などが知られている．これらの血球の中で，体腔内の異物を食作用で処理するのは，昆虫類では顆粒細胞とプラズマ細胞，甲殻類では主として無顆粒細胞と小顆粒細胞である．後者の血球は血漿の凝固にも関係し，損傷による体液の流出を防止している．とりわけ，グラム陰性菌のもつリポ多糖体やカビのβ-1,3-グルカンによって，顆粒細胞はコアギュローゲンというゲル化蛋白質とゲル化に不可欠な蛋白質を大型の顆粒から放出して体液を凝固している．一方，顆粒細胞は傷の治癒反応にも関与している．自然抵抗性を示す感染防御因子が体液に存在して微生物に攻撃を加えることができる．レクチンも異物侵入時ばかりでなく，個体発生の中で脱皮や変態と関連して出現する．さらに，異物侵入によって黒色のメラニン色素が形成される．特に，微生物のペプチドグリカンやβ-1,3-グルカンによってメラニンを産生するフェノール酸化酵素前駆体活性化系が活性化して，チロシンやドーパなどフェノール性物質が酸化され最後にメラニンが生じてくる．このメラニン形成は寄生

虫の侵入や移植片拒絶にもみられる反応であり，液性の防御反応の中で重要である．一方，昆虫類や甲殻類には，Ｃ３成分様因子などの補体関連因子が存在している．

4. 三胚葉性後口動物の生体防御

棘皮動物や原索動物になると，無脊椎動物ではあるが，発生学的に脊椎動物と同様に，後口動物に属すようになり，生体防御系は脊椎動物に近づき異物の認識も精巧になっている．ウニやヒトデなど棘皮動物では，アメーバ状細胞や鞭毛細胞，桑実状細胞などの血球が存在し，特に糸状突起をもつアメーバ状細胞は異物を捕食する．一方，体腔内には殺菌素や溶菌素などの防御因子がみられると同時に，鞭毛細胞に由来する酸性ムコ多糖体は体液のゲル化と細菌運動の阻止に関係している．また，レクチンや異種細胞膜のスフィンゴミエリンに吸着する溶血素のほか，沈降素や補体Ｂ因子に類似する分子も発見されている．またウニの食細胞膜には補体Ｃ３ｂレセプターがあり，異物の取り込みを促している．

ホヤ，ナメクジウオなどが属する原索動物は，魚類にもっとも近い無脊椎動物であるため，多くの点で脊椎動物の生体防御系の原型がみられる．特に，リンパ球に近い機能をもつ血液細胞が出現したこと，組織適合性に関連する遺伝子を獲得したことは重要である．群体を形成するホヤの場合，群体特異性に基づく癒合という現象の基盤には，遺伝子型が同じであったり，片方のハプロタイプが共通することなどがある．また，自己非自己の識別も巧妙になり，同種間あるいは異種間で体腔細胞を混合すると，接触した細胞は相互に反応して溶解する．この反応は接触反応（contact reaction）とよばれ，原索動物の非自己認識に関係した生命現象になっている．また，血漿には生体防御に重要な種々のレクチン，沈降素，抗菌蛋白質が存在する一方，食細胞に由来する活性酸素も防御に関与している．

地球上に脊椎動物が出現すると，進化に伴い生体防御機構も多様化し，無脊椎動物になかったリンパ球と抗体に依存する反応特異性と免疫記憶を特徴にしたシステムが進化した．このクローン性の生体防御は，抗原特異性を生み出し，Ｂリンパとそれが産生する抗体となる免疫グロブリン，そしてその産生を調節するＴリンパ球が機能を果たしている．さらに，抗原特異的な応答を維持するために，マクロファージ，Ｔリンパ球，Ｂリンパ球の免疫細胞間で相互に細胞機能を監視する高度なシステムも出現し，そこには多様なサイトカインによるネットワークが構築されている．特に，生体防御機構の劇的な変革は，メクラウナギやヤツメウナギなどの円口類で発生したと推測されている．つまり，ヤツメウナギで初めて原始的な胸腺と原始的な脾臓が現れており，抗体に近い分子とリンパ球が生み出されている．

5. 生体防御を担う液性物質

一般的に，脊椎動物の初期の生体防御には，補体，インターフェロン，リジンなどの非特異的な液性因子と好中球，単球，マクロファージなどの食細胞系とナチュラルキラー細胞による細胞傷害系が非特異的な細胞性反応として誘導され，防御の重要な役割を果たしている．さらに，抗原に特異的に反応するＴリンパ球反応や抗体による特異的な液性免疫が発現されてくる．脊椎動物でもっとも生体防御機構を多様化させたのは，人類が含まれる哺乳類である．特に，免疫担当細胞の分化・成熟する部位や役割，抗体の種類やＨ鎖定常部の出現法，そして主要組織適合性に関係する同種移植片拒絶の反応パターンなどは，魚類から哺乳類に至るまで系統発生的な一連の流れにしたがって進化している．例えば，抗体の種類の場合，IgMはどの動物綱にも存在するが，IgAは鳥類と哺乳類に，IgYは無尾両生類や爬虫類，鳥類に，IgNは魚類，爬虫類，鳥類に，IgGやIgD，IgEは哺乳類に存在する．

6. 生体防御を担う免疫細胞

脊椎動物のマクロファージは本来の食作用という細胞機能に加え，Ｔリンパ球に抗原を伝達する抗原提示機能，あるいはインターロイキン-1や腫瘍壊死因子などのモノカインを分泌する機能を獲得している．一方，哺乳類に存在するアレルギー性疾患や大型の寄生虫の感染に関連した免疫細胞も進化している．なかでも，好酸球はIgE抗体の反応を被った寄生虫に対して攻撃することができる．また，好塩基球や肥満細胞は細胞質内にヒスタミンを含む顆粒を数多くもつとともに，細胞膜にはIgEレセプターが存在するために，抗原抗体反応が細胞膜で生じると，脱顆粒化によってヒスタミンを放出する．この結果，血管拡張や平滑筋の収縮が起こりアレルギー症状が現れてくる．

一方，非特異的に癌細胞やウイルス感染細胞を攻

撃するナチュラルキラー細胞の役割も大きく，γ型インターフェロンやインターロイキン-2によって活性を高めている．哺乳類のTリンパ球は，胸腺で成熟する$\alpha\beta$型と肝臓や腸管で生じ発生の早い時期に活性化する$\gamma\delta$型の2つに分化し役割を分担している．通常，Tリンパ球は特異的にウイルス感染細胞や癌細胞を攻撃したり，Bリンパ球による抗体産生を調節したり，ツベルクリン反応で代表されるような遅延型アレルギー反応にも関与している．特に，細胞膜にCD4をもつヘルパーTリンパ球，CD8をもつ抑制性Tリンパ球，細胞質にパーホリンやグランザイムなどを含む顆粒をもつキラーTリンパ球は免疫の要を担っている．

さらに，哺乳類の場合，Bリンパ球は骨髄内のミクロな環境下あるいは腸管関連リンパ組織で分化する．これは，成熟して形質細胞になり，抗体遺伝子を発現する結果，哺乳類は血清中に5種類の抗体をもっており，各抗体分子は機能も分担している．例えば，感染防御機能の高いIgGは胎盤通過性で，生後半年間は新生児の感染防御に役立っている．IgMは抗原刺激後，早く増加して初期防御に重要な役割を果たし，補体の活性化能も一番大きい．IgAは唾液や涙，汗，初乳などに分泌され局所の生体防御を担っている．またIgEはレアギン活性をもちアレルギー反応に関与している．

7. 補体系の出現

脊椎動物では，抗体という抗原特異的な免疫分子が高度に多様化したが，一方で補体という非特異的な防御蛋白質の効率性も高めている．とりわけ，補体の活性化の経路には，抗原抗体複合物によって活性化する古典的経路のほか，主に微生物の細胞壁成分によって活性化する第二（代替）経路，マンノースやフィコリンをもつ異物によって活性化するレクチン経路の3つがあり，これらは侵入する病原体を溶解する上で重要である．この活性化経路の中で，抗体の関与しないレクチン経路は，生体防御の進化に関連して発生したと考えられる．レクチンは最初，微生物の凝集を引き起こして拡散を防ぐ機能をもっていた．その後，多細胞動物の進化に伴い食作用を促すオプソニンとして機能するようになった．このレクチンの中には，マンノースに結合するマンノース結合レクチンが生じ，それがさらにセリンプロテアーゼに結合できるようになった結果，補体系が活性化してマンノースをもつ異種細胞が破壊されるように進化したものと思われる．この補体のレクチン経路の原型は系統発生的には，原索動物のホヤや円口類のヤツメウナギに存在している．この意味で，補体の古典的経路と抗体分子が出現するまで，レクチン経路が中心的な役割を果たしていたと考えられる．

8. 非自己認識の進化

原生動物から脊椎動物までの血液細胞による非自己（異物）の認識方法も，血球が機能分化している動物群ほど精細であり，脊椎動物では血球による種特異性（種が同じであれば攻撃しない），自己特異性（同種他個体は攻撃する），並びに抗原特異性（自己にないエピトープを攻撃する）という3つの認識システムが作動している．つまり，食細胞系には種の認識機構，リンパ球系には自己の認識機構，抗体には抗原エピトープの認識機構が備わっていると考えられる．一方で，非自己の排除に，食作用を用いている動物群では，非自己表面の荷電の差が認識される結果，血球が付着するという現象もみられる．哺乳類の場合も，疎水性の高い異物がより捕食されるので，こうした認識系は共通して存在していると考えられる．他方，昆虫や人間の食細胞は，種に特異的な貪食抑制因子を欠如すると，たとえ自己細胞であっても攻撃するようになることが知られている．したがって，動物の種に特異的な分子が種のマーカーになって存在し，貪食抑制因子の機能を担っていると示唆される．

また，人間の主要組織適合抗原（MHC）は，自己特異性が高いので，自己と他人のMHC構造（HLA）は異なり，同一種内では多型性（polymorphism）を示している．Tリンパ球はこの相違を認識できると考えられ，抗原提示を行うマクロファージから抗原情報を受け取るときにも，自己MHCに結合した抗原ペプチドをTリンパ球レセプター（TCR）を介して認識する．この非自己認識機構は進化上，Tリンパ球を獲得した脊椎動物に発現しているが，認識される構造は，それ以外にウイルスなど外来微生物によって変化したMHC，あるいは元来異なる同種他個体のMHCなどであるので，系統進化的には，このようなタイプの非自己認識機構が無脊椎動物にも原始的な形で存在すると思われる．TCRに相当する分子が血球にあり，MHCに匹敵する自己マーカーが組織適合抗原のように体細胞にあれば，無脊椎動物での同種異系の拒絶反応の

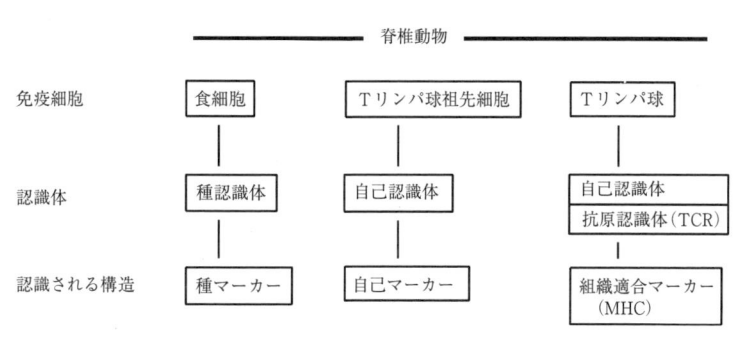

図2 無脊椎動物と脊椎動物の免疫細胞による認識機構の進化

	無脊椎動物		
		脊椎動物	
免疫細胞	食細胞	Tリンパ球祖先細胞	Tリンパ球
認識体	種認識体	自己認識体	自己認識体 抗原認識体（TCR）
認識される構造	種マーカー	自己マーカー	組織適合マーカー（MHC）

しくみが説明できるようになる．

9. 自然免疫におけるパターン認識の重要性

動物には生物の進化とは関係なく，基本的な生体防御機構を温存させている異物認識システムも存在する．今日，それは自然免疫（innate immunity）という生物進化の過程で古くから備わった生体防御系として知られている．このシステムは，脊椎動物に進化した適応免疫（adaptive immunity）と違って，リンパ球のクローン性増殖は発生しないものであり，どんな生物でも防御の最前線を担っている．この自然免疫を担う免疫細胞は，病原体のある構造パターンを認識できるレセプター（pattern recognition receptor）をもっているため，急な病原体の侵入に素早く対応することができる．このパターン認識に関係するレセプターとしてToll-like receptor：TLRがあり，今日，哺乳類では10種類以上のファミリー分子がある．TLRは，細胞外にロイシンに富む領域をもち，これが細菌やウイルス，カビなどの病原体の構成成分を認識できる性質をもっている．例えば，TLR2はグラム陽性菌の細胞壁にあるペプチドグリカンの中にあるリポ蛋白質やカビあるいは酵母菌のザイモサンを認識する．また，TLR5は細菌の鞭毛の成分であるフラジェリンを認識するし，TLR4はグラム陰性菌の細胞壁にあるリポ多糖体（LPS）を認識している．

TLRの原型は昆虫類で最初に見つかり，カビに対する防御に重要な役割を果たしている．さらに，Tollに類似する蛋白質は植物にもあることから，この蛋白質は生物の進化の初期段階から存在し，あらゆる生命体の生存に必要な分子になっている．無脊椎動物では，細菌の感染によって体液の凝固やフェノール酸化酵素前駆体の活性化が引き起こされる．特に，昆虫類や甲殻類では，ペプチドグリカンやザイモサン，LPSなどの微生物成分によって，さまざまなプロテアーゼカスケードが作動して，抗菌ペプチドの産生とともにメラニン色素形成や体液凝固が生じてくる．細菌が感染すると，その病原体の成分やプロテアーゼカスケードによって活性化されるリガンドによりTLRが活性化する．その結果，種々の細胞内のシグナル伝達ならびに核内への移行因子によって感染防御蛋白の遺伝子を発現させることができる．

一方，昆虫では傷によって細胞膜のリン脂質からγリノレン酸やアラキドン酸などの脂肪酸が遊離すると，抗菌物質が誘導されてくる．これと同様のことが植物でも起こり，感染や損傷によって細胞膜からリノレン酸が遊離すると，それがジャスモン酸に変換される．次に，これが脂質メディエーターになり一群の抗菌蛋白質が誘導されてくる．さらに，哺乳類でも感染によって細胞膜からアラキドン酸が遊離すると，それはジャスモン酸に似たプロスタノイドに変換される結果，免疫応答が引き起こされる．したがって，動物や植物には脂質メディエーターによって自然免疫系が誘導される共通の生体防御機構が普遍的に存在していると考えられる．

このように，動物の生体防御機構は進化に伴って複雑化し，生体防御に関与する免疫細胞と生体防御物質を多様化させ，生体外から侵入する病原体などの異物と体内で生じた変性自己成分の排除に関与している．また一方で動物は，進化の初期に獲得した異物のパターン認識を基盤とする自然免疫系をうまく維持しながら，その双方を異物の認識と排除に導入しているのである． ［和合治久］

XII 生体防御異常が誘発する難治性疾患

52　膠原病―オーバービュー

1. 膠原病の歴史的背景

1942年，アメリカの病理学者Klempererらは，全身の結合組織にフィブリノイド変性という共通した病理組織学的所見を呈する疾患群のあることを見出し，これらを総称して「膠原病」という名前を提唱した．それまでは，Morgagniによる臓器病理学の学説が支配的であり，病気は特定の臓器に存在すると考えられていた．Klempererらは，全身性エリテマトーデス，全身性硬化症（強皮症），リウマチ熱にみられる多臓器病変は，結合組織系という全身に共通して広く分布する組織系の系統的病変として把握すべきであることを主張した．結合組織は，以前は膠原または膠原血管系と考えられており，フィブリノイド変性は膠原線維のコロイド状態の高度な物理科学的変化によって生じると考えられていたため，「膠原病」という名前が用いられた．

今日では，フィブリノイド変性は結合組織が変性したものではなく，いくつかの成分が変性沈着したものであり，その組成も疾患により異なることがわかっている．このことは，病理組織学的変化が共通であっても，そこに至る病因は疾患によって異なることを意味し，これはKlempererが膠原病の概念を提唱したときにもすでに強調されている．事実，フィブリノイド変性は，悪性高血圧症の血管や消化管潰瘍部など膠原病以外の疾患においても認められる．その後，1948年のHargravesによるLE細胞（lupus erythematosus cell）の発見を契機とする抗核抗体の証明，自己抗体の概念，1962年のBurnetによる自己免疫の概念が台頭し，膠原病に含まれる疾患は，何らかの形で免疫の異常が関与することが明らかとなった．

2. 膠原病の概念

1950年，Klempererは"The concept of collagen disease"の論文の中で，膠原病という名前は，結合

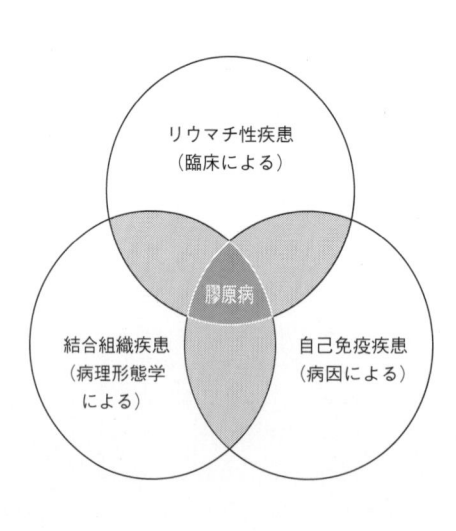

1. 関節リウマチ
    悪性関節リウマチ
    Felty症候群
    Caplan症候群
    若年性特発関節炎
2. 全身性エリテマトーデス
3. 全身性硬化症
4. 多発性筋炎・皮膚筋炎
5. Sjögren症候群
6. MCTD
7. 抗リン脂質抗体症候群
8. 血管炎症候群
    結節性多発動脈炎
    顕微鏡的多発血管炎
    Wegener肉芽腫症
    アレルギー性肉芽腫性血管炎
    高安動脈炎（大動脈炎症候群）
    側頭動脈炎
9. 成人Still病
10. リウマチ熱
11. その他

図1　膠原病の位置づけ

組織の広範な変化,特に細胞外成分の異常を特徴とする急性および慢性の疾患を包含したもので,具体的疾患として,リウマチ熱 (rheumatic fever:RF),関節リウマチ (rheumatoid arthritis:RA),結節性動脈周囲炎 (現在は結節性多発動脈炎, polyarteritis nodosa:PN),全身性エリテマトーデス (systemic lupus erythematosus:SLE),全身性硬化症 (systemic sclerosis:SSc),多発性筋炎・皮膚筋炎 (polymyositis/dermatomyositis:PM/DM) をあげている.これらは big six とよばれているが,Klemperer 自身は,膠原病は病理解剖学的な名称であって,その原因は問わないとしたが,同時に,くずかごのようにわけのわからない病気が膠原病に含まれてしまうことを危惧した.

フィブリノイド変性という共通した病理学的所見をもとに提唱された膠原病の概念は,膠原病という名前が適切であるかどうかの批判があるものの,医学の著しい進歩をみる今日においても姿を変えた形

表1 膠原病を含むリウマチ性疾患

1. 関節リウマチ rheumatoid arthritis
    悪性関節リウマチ malignant rheumatoid arthritis
    若年性特発性関節炎 juvenile idiopathic arthritis
    フェルティ症候群 Felty's syndrome
2. 全身性エリテマトーデス systemic lupus erythematosus
    薬剤起因エリテマトーデス drug-induced lupus
    ルポイド肝炎 lupoid hepatitis
3. 全身性硬化症 progressive systemic sclerosis (強皮症)
    局所性強皮症 scleroderma circumscripta
    好酸球性筋膜炎 eosinophilic fasciitis
4. 多発性筋炎・皮膚筋炎 polymyositis, dermatomyositis
5. 混合性結合組織病 mixed connective tissue disease
6. シェーグレン症候群 Sjögren's syndrome
7. 血管炎症候群 vasculitis syndrome
    結節性多発動脈炎 polyarteritis nodosa
    顕微鏡的多発血管炎 microscopic polyangiitis
    アレルギー性肉芽腫性血管炎 allergic granulomatosis and angiitis
    ウェゲナー肉芽腫症 Wegener's granulomatosis
    側頭動脈炎・巨細胞性動脈炎 temporal arteritis (cranial arteritis), giant cell arteritis
    リウマチ性多発筋痛症 polymyalgia rheumatica
    高安動脈炎 Takayasu's arteritis (aortitis syndrome)
    皮膚白血球破砕性血管炎 cutaneous leukocytoclastic vasculitis
    シェンライン・ヘノッホ紫斑病 Schönlein-Henoch purpura
    結節性紅斑 erythema nodosum
    混合性クリオグロブリン血症 mixed cryoglobulinemia
    バージャー病 Buerger's disease
    ベーチェット病 Behçet's disease
    川崎病 Kawasaki disease
    好酸球性結合組織病 diffuse eosinophilic connective tissue disease
8. 血清反応陰性 (HLA-B 27 相関) 脊椎関節症 seronegative (HLA-B 27 related) spondyloarthropathy
    若年性特発性関節炎 juvenile idiopathic arthritis
    乾癬性関節炎 psoriatic arthritis
    潰瘍性大腸炎 ulcerative colitis
    強直性脊椎炎 ankylosing spondylitis
    ライター症候群 (反応性関節炎) Reiter's syndrome (reactive arthritis)
9. リウマチ熱 rheumatic fever
10. その他
    再発性多発性軟骨炎 relapsing polychondritis
    ウェーバー・クリスチャン病 Weber-Christian disease
    免疫芽球性リンパ節症 immunoblastic lymphadenopathy
    サルコイドーシス sarcoidosis
    アミロイドーシス amyloidosis

で受け入れられている。それは，症例学や病理形態学の類似性のみならず，病因論的な共通性として自己免疫が指摘されてきたことによる．リウマチ熱は，溶連菌感染が原因とされるものの心炎を含む多臓器病変は交叉免疫現象として例示される．膠原病では，抗核抗体をはじめとする自己抗体を多種認める．それらのあるものは疾患特異的に認められ，あるものはいくつかの疾患にまたがって認められるものの共通した臨床病態と関連して認められる．抗核抗体の研究の進歩は，混合性結合組織病（mixed connective tissue disease：MCTD）という新たな疾患概念の提唱をもたらした．さらに自己抗体が出現しがたいとされていた血管炎症候群においても，ウェゲナー肉芽腫症（Wegener granulomatosis：WG）や顕微鏡的多発血管炎などにおいて抗好中球細胞質抗体が高頻度に認められることが明らかとなった．

現在のところ，膠原病は，臨床的にリウマチ性疾患，病理形態学的には結合組織疾患，病因論的には自己免疫疾患のカテゴリーの中にそれぞれ含まれると考えられる（図1）．

リウマチ性疾患は，骨・関節や筋肉に痛みとこわばりをきたす疾患を含んでおり（表1），膠原病はその一部を占める．結合組織疾患には，結合組織の先天性異常によってもたらされるマルファン症候群（Marfan syndrome）やエーラス・ダンロス症候群（Ehlers-Danlos syndrome），さらにはムコ多糖沈着症なども含まれるが，膠原病は炎症性の結合組織疾患としてこれらと区別される．自己免疫疾患は，臓器特異的自己免疫疾患から臓器非特異的（全身性）自己免疫疾患まで幅広く分布しているが（表3），膠原病は後者のスペクトルに位置する．以上より，膠原病の概念は，自己免疫機序を基盤とする多臓器傷害性の炎症性結合織疾患として理解される．

3. 膠原病とその周辺疾患

Klempererが膠原病に含めた疾患は，先に述べたbig sixとよばれる6疾患である．現在，これらに加えて，シェーグレン症候群（Sjögren syndrome：SjS），MCTD，抗リン脂質抗体症候群（antiphospholipid syndrome：APS），Wegener肉芽腫症，アレルギー性肉芽腫性血管炎（allergic granulomatosis and angiitis：AGAまたはChurg-Strauss症候群），顕微鏡的多発血管炎（microscopic polyangiitis：MPA）などが膠原病に含まれる．さらに，膠原病の周辺疾患には表1に含まれる数多くのリウマチ性疾患があげられる．

4. 膠原病の病因

膠原病の病因は未だ不明であるが，表2に示すごとく，遺伝・素因，自己免疫と免疫調節異常，環境因子が重要視され，補助因子として加齢，性ホルモン，栄養などがあげられる．

1）遺伝・素因

膠原病の発症に遺伝・素因が関与することは，家族内発症頻度が高いことから示唆される．また，同一疾患が発症しないまでも，膠原病患者を有する同胞内家族では，無症候性であっても高ガンマグロブ

表2 膠原病の原因

1. 遺伝・素因（polygenic）
    ① 家族内発症
    ② HLA抗原（class I, II, III）を含む疾患感受性遺伝子
    ③ 補体欠損，CR1欠損
    ④ その他
2. 免疫寛容の破綻と免疫応答調節異常
    ① 自己抗原の修飾
    ② 隔絶抗原の曝露
    ③ 交叉免疫，分子相同性
    ④ Ia抗原の異所性発現
    ⑤ clonal anergy, clonal suppression, clonal deletionの解除
    ⑥ 免疫応答の遺伝的調節異常
    ⑦ スーパー抗原
    ⑧ ポリクローナルB細胞活性化
    ⑨ CD5$^+$B細胞
    ⑩ イディオタイプネットワークの失調
    ⑪ サプレッサーT細胞，サプレッサー・インデューサーT細胞機能低下（免疫調節性T細胞の失調），制御T細胞の失調
    ⑫ 活性化リンパ球のアポトーシス誘導不全
    ⑬ その他
3. 環境因子
    ① 感染症（特にウイルス）
    ② 薬物
    ③ 紫外線（SLE）
    ④ 外科的手術・美容形成術
    ⑤ 妊娠・出産
    ⑥ 寒冷
    ⑦ ストレス
    ⑧ その他
4. 補助要因
    ① 加齢
    ② 性ホルモン
    ③ 栄養
    ④ その他

リン血症やリウマトイド因子，抗核抗体，ワッセルマン反応（Wassermann reaction）偽陽性などをみることが多い．さらに，一卵性双生児において，双方が同一疾患にかかる率はきわめて高い（SLEで一致率は24％）．しかしながら，遺伝病といわれるほどの強い遺伝性はなく，polygenicと考えられる．

膠原病の発症要因に関与する遺伝子座の検討が，HLA抗原を初め，補体系遺伝子，T細胞レセプター遺伝子などで行われている．その中で，膠原病の多くが免疫応答遺伝子であるHLA抗原クラスIIと相関すること指摘されている．それらはRAとDR 4（DRB 1* 0405），SLEとDR 2（DRB 1* 1501）などである．しかし，それらの相対危険率は血清反応陰性のリウマチ性疾患である強直性脊椎炎におけるHLA-B 27のそれよりもはるかに低い．また，HLA分子は自己成分に類似した外来抗原の一部と結合してT細胞に提示しうる．その相同性（molecular mimicry）をみる外来抗原は，膠原病，リウマチ性疾患の病因の可能性があり注目されている．

2） 自己免疫と免疫調節異常

自己の生体成分に対して免疫応答が作動する原因としていくつかの説が出されている．それらは，抗原側からは，自己抗原の修飾，隔絶抗原の曝露，交叉免疫，Ia抗原の異所性発現などで，免疫担当細胞の異常の面からは，clonal anergy, clonal suppression, clonal deletionの解除，免疫応答の遺伝的調節異常，ポリクローナルB細胞活性化，CD 5陽性B細胞などがあげられる．現在のところ，健常人においても自己の生体成分に対する抗体産生細胞のクローンが存在し，免疫応答調節機構の働きにより活性化が抑えられていると考えられる．自己抗体産生細胞クローンの活性化の抑制には，免疫制御T細胞が関与し，さらにイディオタイプネットワークが調節的働いていると考えられる．これらの機能低下ないし失調は自己抗体産生の持続につながる．

3） 環境因子

これには，感染症（特にウイルス），薬物，紫外線（特にSLE），外科的手術，異物注入による美容形成術（アジュバント病），妊娠・出産，寒冷ストレスなどがあげられ，発症の誘因ともなる．いくつかの抗核抗体の対応する核抗原のアミノ酸配列は，ウイルス抗原に含まれるアミノ酸配列と相同性が指摘され，自己抗体の産生がウイルス抗体との交叉反応によってもたらされている可能性がある．薬物はハプテンとして自己抗体産生に寄与する．各種抗核抗体の抗原のソースはアポトーシスに陥った細胞であることが示唆されている．細胞死により生じたヌクレオゾームはキナーゼ，カスパーゼ，組織トランスグルタミナーゼなどにより自己抗原が修飾される可能性がある．

4） 補助因子

以上の3つが発症の要因として重視されるが，加齢，性ホルモン，栄養などは膠原病の発症に促進的に，時に抑制的に作用し，膠原病の病像に影響すると考えられる．

5． 膠原病の組織障害機序

組織障害機序にはCoombsとGellによる4つのアレルギー反応機序が関与する．すなわち，I型：アナフィラキシー型は，IgEが関与する即時型のアレルギー反応で，薬剤アレルギーで誘発される病態や過敏性血管炎，気管支喘息が先行するAGAなどが事例としてあげられる．II型：細胞傷害型は，細胞の膜表面ないし組織上にある抗原とそれに対応する特異抗体（IgGおよびIgM）が結合し，時に補体の関与を伴って細胞ないし組織を破壊する．また，抗原と結合した抗体のFcを介して大食細胞，キラー細胞，Bリンパ球，好中球などと結合し，その結果，膜表面に抗原を有する標的細胞が破壊される．事例として，膠原病に併発する自己免疫性溶血性貧血，自己免疫性血小板減少症，グッドパスチャー症候群（Goodpasture syndrome）などがあげられる．III型：免疫複合体型は，抗原と抗体が血管内で可溶性の免疫複合体を形成し，腎，皮膚，血管などに沈着し，補体の活性化を伴って炎症をもたらす．事例として，SLEの腎炎，血管炎などがあげられる．IV型：細胞性免疫型は，抗体に感作されたTリンパ球が標的抗原を有する組織を傷害する．また，標的抗原に接触したときに種々のサイトカインを産出し炎症に関与する．事例として，肉芽腫形成をみるWGやAGA，PM/DMなどがあげられる．

6． 膠原病の臨床的特徴

1） 膠原病の疫学と臨床症状

主な膠原病の疫学と臨床症状を表3に示す．膠原病の多くは女性に好発する．2つ以上の膠原病を重

表3 膠原病の疫学と臨床的特徴

病名	全身エリテマトーデス(SLE)	関節リウマチ(RA)	全身性硬化症(SSc)	多発性筋炎/皮膚筋炎(PM/DM)	Shögren症候群(SjS)	混合性結合組織病(MCTD)	顕微鏡的多発血管炎(MPA)
日本における推定患者数	33,000人	70万人	9,300人	4,000人	17,000人	6,840人	?
性差	女90%	女75%	女66%	女66%	女90%	女90%	男女差なし
好発年齢	20～30歳	30～50歳	30～50歳	10～50歳	40～60歳	20～30歳	50歳以上
主な初発症状	発熱,関節痛,紅斑,Raynaud現象	関節痛,関節腫脹,朝のこわばり	Raynaud現象,皮膚の硬化,こわばり	筋力低下,筋肉痛,関節痛,紅斑,Raynaud現象	口内乾燥,涙液分泌低下,耳下腺腫脹	Raynaud現象,関節痛,手指のこわばりと紡錘状腫瘍,手指硬化	発熱,関節痛,筋肉痛,体重減少,浮腫,咳嗽
主な臓器病変	皮膚,腎,心,脳,肺,血液	関節,肺	皮膚,肺,腎,消化管	皮膚,筋,肺	眼,口腔,外分泌腺	SLE,PSS,PM/DM,SjSなど,2疾患以上が重複	全身の細・小血管,腎,肺,末梢神経

複して認める重複症候群や他の自己免疫疾患の合併をしばしば認める.

原因不明の発熱,体重減少などの全身症状とともに関節痛(炎),筋痛(炎),筋力低下,皮膚症状,レイノー現象(Raynaud's phenomenon)などで発病することが多い.膠原病にみられる関節痛(炎)は,主に滑膜関節の炎症によるものであり,RAでは標的臓器となり骨・関節破壊をみる.皮膚症状は多彩であるが,疾患によって特徴がみられる.その他,各疾患に特徴的な臓器病変を認めるが,共通性をみる症状も多い.

2) 膠原病の検査異常

疾患により種々の検査異常を認めるが,疾患に特異性がみられるものの多くは免疫血清学的所見に含まれる.自己抗体,特に抗核抗体は疾患や病態の目印となり診断や病態把握に重要である.主な検査所見を表4に示す.

7. 膠原病の治療

膠原病の治療は原因療法はなく,薬物療法主体の対症療法である.主たる目標は,早期に寛解導入を図り,長期寛解維持により社会復帰を可能とし,QOLの向上を図ることにある.その治療手段として,抗炎症薬,免疫抑制薬,疾患修飾性抗リウマチ薬,アフェレーシス療法,その他,があげられる.抗炎症薬には,ステロイド薬と非ステロイド抗炎症薬が含まれる.前者は,即効性で強力な抗炎症作用を有するが,多量投与により免疫抑制効果もみられる.後者は,主としてプロスタグランジン抑制作用により抗炎症,鎮痛作用を有するが,免疫抑制作用がないため多くは他の薬剤と併用して用いられる.免疫抑制薬は,多くは遅効性で効果発現まである期間を要する.膠原病では表5に示す薬剤が用いられるが,保険適応外の薬剤が多い.疾患修飾性抗リウマチ薬は主にRAに用いられ,表5に示すごとく免疫調節薬,免疫抑制薬,生物学的製剤の3種に分けられる.効果がみられれば長期寛解導入も可能で,免疫学的指標の改善もみられる.特に生物学的製剤は,骨・関節破壊の進展抑制のみならず修復作用も期待されている.アフェレーシス療法は,疾患や病態に深く関わる有害物質を体外循環により機械的に除去し,疾患や病態の改善を図る治療法である.これには,血漿交換療法と血球除去療法がある.膠原病の成因からみた上記の治療法の位置づけと可能性のある治療法を図2に示す. ［橋本博史］

参考文献

1) アメリカ関節炎財団編,日本リウマチ学会訳:リウマチ入門,第9版,1990.
2) 橋本博史:膠原病教室,新興医学出版社,1995.
3) 橋本博史,飯田 昇監修:膠原病診療のミニマムエッセンシャル,新興医学出版社,2005.

表4 膠原病にみられる特徴的な検査異常

検査異常	関節リウマチ	全身性エリテマトーデス	全身性硬化症	多発性筋炎・皮膚筋炎	Sjögren症候群	混合性結合組織病(MCTD)	顕微鏡的多発血管炎	関連する病態
赤沈亢進	⧺	⧺	⧺	⊕	⧺	⧺	⧺	
CRP強陽性	⧺	±	±	⊕	±	+	⧺	
血球 溶血性貧血		⊕				+		
血球 白血球減少(リンパ球減少)		⊕			+	⊕		
血球 白血球増多	+						⧺	
血球 血小板減少		⊕				⊕		
リウマトイド因子(RAPA, RAテスト)	⊕	+	+	+	⧺	+		関節炎
クームス抗体(赤血球抗体)		+				+		溶血性貧血
Wassermann反応偽陽性		+				+		血栓症, 抗リン脂質抗体症候群
血清補体価(C3, C4, CH50)低値		⧺						
筋原性酵素上昇(CPK, アルドラーゼ)				+	⊕	⊕		筋炎
蛋白尿, 尿沈渣異常		⊕					⧺	腎炎
抗リン脂質抗体		⊕				+		抗リン脂質抗体症候群(*)
血小板抗体		+				+		血小板減少症
リンパ球抗体		⧺			+			リンパ球減少
抗核抗体 蛍光抗体間接法(スクリーニング)	+	⊕	⊕	+	⧺	⧺		
抗核抗体 DNA抗体		⊕			+	+		ループス腎炎
抗核抗体 LE細胞, LEテスト	±	⊕	±	±				関節炎, ルポイド肝炎, 薬剤誘発ループス
抗核抗体 U1-RNP抗体	±	+	±	±		⊕		Raynaud現象, リンパ節腫大, 肺高血圧症
抗核抗体 Sm抗体		⊕						ループス腎炎, 中枢神経症状を伴うSLE(CNSループス)
抗核抗体 SS-A抗体		+			⊕	+		抗SS-A抗体症候群(**)
抗核抗体 SS-B抗体		±			⊕			乾燥症状, 関節炎, 皮疹
抗核抗体 Scl-70抗体			⊕					広汎性皮膚硬化
抗核抗体 Ki抗体		+						間質性肺炎, 乾燥症状
抗核抗体 PCNA抗体		+						ループス腎炎, CNSループス, 血小板減少
抗核抗体 Ku抗体			[+	+]				重複症候群
抗核抗体 PM-Scl(PM-1抗体)			[+	+]				重複症候群
抗核抗体 セントロメア抗体			+					CREST症候群, 原発性胆汁性肝硬変症
抗細胞質抗体 Jo-1抗体				⊕				筋炎, 間質性肺炎
抗細胞質抗体 好中球細胞質抗体							⊕	血管炎症候群, 半月体形成腎炎, 急速進行性腎炎, 肺出血, Wegener肉芽腫症, 顕微鏡的多発動脈炎, AGA

⧺:よくみられる, +:みられることがある, ±:時々, ⬜ 重複症候群.
*:抗リン脂質抗体症候群:血栓症, 臓器梗塞, 自然流産・死産, 血小板減少症, 溶血性貧血, Wassermann反応偽陽性.
**:抗SS-A抗体症候群:円板状皮疹, 亜急性ループス皮疹, 新生児ループス, 補体欠損, 乾燥症状.
○:診断基準に含まれている検査.

表5 膠原病に用いられる治療法

1. 抗炎症薬
    ステロイド薬，非ステロイド抗炎症薬
2. 免疫抑制薬
    ミゾリビン，アザチオプリン，シクロホスファミド*，メトトレキサート*，シクロスポリン*，タクロリムス* など
3. 疾患修飾性抗リウマチ薬
    1) 免疫調節薬
        金剤（経口，注射），D-ペニシラミン，ブシラミン，サラゾスルファピリジン，アクタリット，ロベンザリット など
    2) 免疫抑制薬
        メトトレキサート，ミゾリビン，レフルノミド，タクロリムス など
    3) 生物学的製剤
        インフリキシマブ，エタネルセプト など
4. アフェレーシス療法
    1) 血漿交換療法
        膜分離法，二重膜濾過法，冷却濾過法，吸着法 など
    2) 血球除去療法
        顆粒球除去療法，リンパ球除去療法* など
5. その他
    ガンマグロブリン療法*，幹細胞移植* など

*：保険適用外（一部 RA に適用，疾患修飾性抗リウマチ薬参照）．

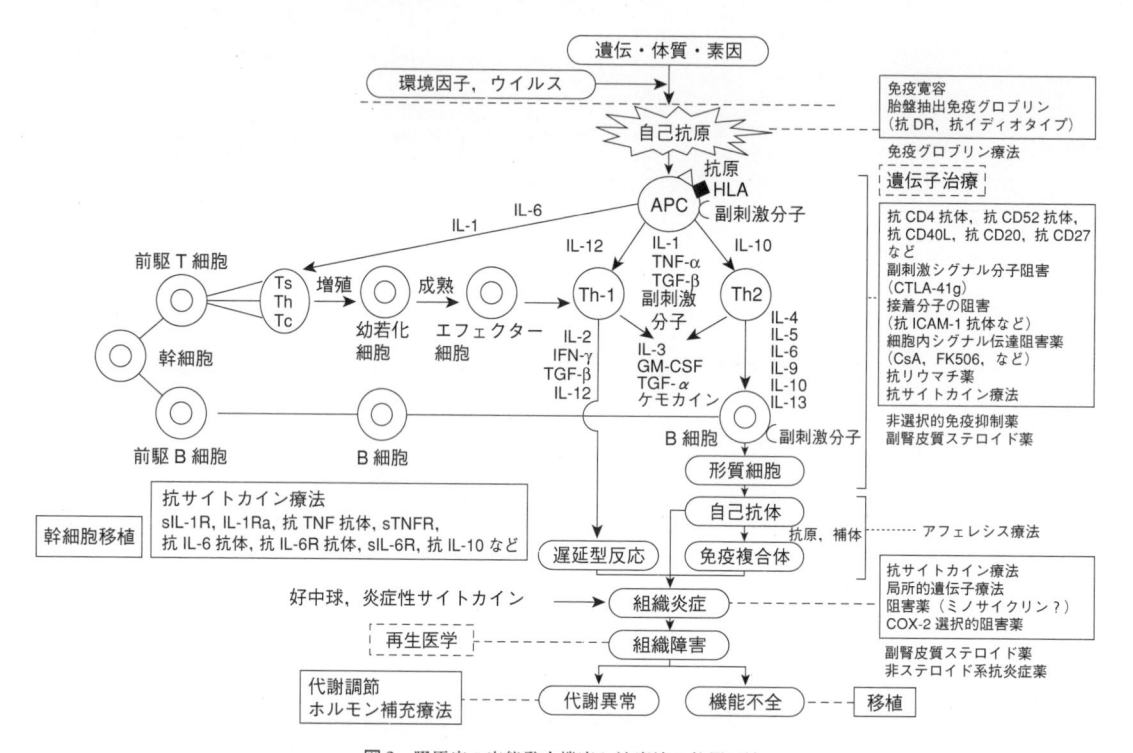

図2 膠原病の病態発生機序と治療法の位置づけ
治療のうち □ は臨床応用が試みられている．Th：ヘルパーT細胞，R：受容体，CsA：シクロスポリン．

XII 生体防御異常が誘発する難治性疾患

53 血管炎の病態と治療

1. 血管炎の分類

　血管炎はさまざまなサイズの全身の血管壁の炎症を総称しているが，その病態も多彩である．当初は発熱，食欲不振，筋力低下，筋肉痛，末梢神経障害，乏尿などの多彩な症状をきたす，壊死性血管炎症例に代表され，全身の中・小型動脈に結節をきたす炎症性病変を認める結節性動脈炎（polyarteritis nodosa：PN）を指していたが，その後，肺，粘膜，皮膚や，腎糸球体毛細血管を含む小血管にも炎症が起こることが示され，その範囲は広がった．その後，さまざまな血管炎を含む症状を呈する疾患のカテゴリーが続々と発表されたが，1994年，Chapell Hill Consensus Conference on the Nomenclature of Systemic Vasculitis（表1）[1]で侵される血管の大きさにより分類された．このうち，大型血管炎としては高安動脈炎，側頭動脈炎があり，中型動脈炎としては前述のPN，川崎病がある．

　一方，小動脈に起こる血管炎ではWegener肉芽腫症（Wegener's granulomatosis：WG），顕微鏡的多発血管炎（microscopic polyangiitis：MPA），アレルギー性肉芽腫性血管炎（Churg-Strauss症候群：CSS）がともに肺，腎を侵すことが多く，血中に好中球の細胞質抗体であるanti-neutrophil cytoplasmic antibody：ANCAを認めることによりANCA関連血管炎と総称される．我が国に多いMPAは，従来の中型血管炎に起こるPNを古典的PNとしその一型としてmicroscopic PNといわれた時期もあったが，現在これらは異なった疾患群であることが確認され，この呼称は使用されなくなった．

表1 血管炎の分類

大血管の血管炎	巨細胞動脈炎（側頭動脈炎）	大動脈とその主要な分枝の肉芽腫性血管炎で，頸動脈の頭蓋外分枝に高頻度である．しばしば側頭動脈に病変を認める．通常，発症年齢は50歳以上でリウマチ性多発筋痛症と関連がある．
	高安動脈炎	大動脈とその主要な分枝の肉芽腫性炎症．通常50歳以下に発症．
中血管の血管炎	結節性多発動脈炎（古典的PN）	小動脈の壊死性炎症で，糸球体腎炎や細動脈，毛細血管，細静脈に炎症を認めない．
	川崎病	粘膜皮膚リンパ節の病変を伴う大，中，小動脈の炎症．冠動脈がしばしば侵される．大動脈や静脈にも病変を伴うことがある．通常小児の疾患である．
小血管の血管炎	Wegener肉芽腫症	気道の肉芽腫性炎症と小〜中血管の壊死性炎症を認めるもの（細動脈，毛細血管，細静脈を含む）．通常，壊死性糸球体腎炎を伴う．
	アレルギー性肉芽腫性血管炎（Churg-Strauss症候群）	気道の肉芽腫性炎症で好酸球を多く含む．また，中小血管に壊死性炎症を認める．気管支喘息や好酸球増多症を伴う．
	顕微鏡的多発血管炎	壊死性血管炎で免疫複合体の沈着を認めない．細動脈，毛細血管，細静脈などの小血管に変化を認める．中動脈の炎症を伴っても，伴わなくてもよい．壊死性糸球体炎の頻度が高く，肺毛細血管炎もしばしば伴う．
	Henoch-Schönlein紫斑病	IgAを主体とする免疫複合体の沈着を認める小血管の血管炎．通常は皮膚，腸管，腎糸球体が障害され，関節を伴う．
	特発性クリオグロブリン血症	血清中にクリオグロブリンを認め，血管壁に免疫複合体の沈着を認める血管炎．小血管が主に障害を受け，皮膚と腎糸球体がしばしば侵される．
	皮膚白血球破砕性血管炎	全身性血管炎や糸球体腎炎を伴わない，皮膚に限局した白血球破砕性血管炎．

2. 血管炎の症状

全身症状：不明熱を特徴とするが，しばしば高熱が続く．感染症と異なり悪寒，戦慄などが先行することは比較的少ない．また長期に発熱が続くことで体重減少，全身倦怠，腹痛，食欲不振，など全身消耗疾患の病態を呈する．

局所症状：全身発熱症状に加え，以下の臓器に局所症状を認める．

1) 皮膚および粘膜症状：中血管に起こる古典的PNでは皮下の血管走行に沿った結節が知られているが，最小血管に起こる血管炎では紫斑，網状皮斑（livedo reticularis），丘疹があり，また難治性の皮膚潰瘍も認められることがある．

2) 耳鼻科病変：最小血管炎ではしばしば，鼻出血，副鼻腔炎様症状，出血性中耳炎症状を認める．上気道炎や喀血の訴えもある．

3) 肺症状：上気道炎症状に続く気管支炎症状から，肺胞出血をきたす喀血症状まで，さまざまな肺気道症状をきたしうる．しばしば細菌性肺炎とも混同され，重症例では換気不全で致命的となることもある．また大血管炎では肺梗塞も起こしうる．

4) 腎傷害：侵される血管のサイズにより，大別されるが，中型以上の血管炎では，両測，片測の腎血流障害によるレニン・アンジオテンシン系の亢進により，腎血管性高血圧症や急速な機能不全をきたす．一方，腎糸球体毛細血管を含む細小血管炎では，糸球体腎炎の所見を呈し，血尿，蛋白尿がみられ，ANCA関連血管炎では老齢者に血尿を呈して，時として急速な腎機能低下をきたす．

5) 循環器病変：大・中血管炎では，四肢の動脈の狭窄による脈なし症状，しばしば動脈硬化病変と混同する狭心症や心筋梗塞をきたすことがある．また小血管炎では心膜炎を認めることもある．

6) 腹部症状：大血管炎で腸間膜動脈梗塞による虚血性腸出血を，腹痛とともに認めることがある．また，小血管炎であるヘノッホ・シェーンライン紫斑病（Henoch-Schönlein purpura）では，しばしば紫斑発生時に下血をきたす．

7) 神経症状：多発性単神経炎は神経を養う中-小血管の炎症による虚血が原因と考えられるが，末梢神経の感覚障害（指や足先のしびれ，味覚異常など），知覚過敏（手先のじんじんした感じなど）として現れる．運動障害は進行した状態で現れる．脳血管傷害はしばしば治療時に脳出血をきたすが，それ以外にも画像でとらえられない程度の小血管炎病変が起こり，老人では認知症と間違えられることもある．

8) 関節・筋病変：関節炎症状はしばしば認められるが，リウマチ様の変形はきたさない．筋萎縮や筋肉痛もしばしば認められる．

3. 血管炎の検査所見

1) 炎症反応：全身炎症反応としてのCRPの上昇は必須であり，しばしば病勢の変動の目安となる．そのほか赤沈亢進もあるが，近年その使用は減ってきている．

2) 尿所見：前述したように腎が侵される血管炎が多く，特にANCA関連血管炎では腎病変の頻度が高い．その際，まず顕微鏡的血尿（潜血陽性），蛋白尿として現れ，時に肉眼的血尿となることもある．尿中に認められる赤血球は変形が強く，しばしば赤血球円柱を伴う．

3) 末梢血所見：白血球数の増加と，好中球分画の上昇はほとんどすべての血管炎に認められるが，好酸球分画の増多もしばしばみられる．また長期化すると血小板の増多も認め，貧血も顕在化する．

4) 血清学的検査所見：血清補体値は上昇し，ポリクローナル高γ-グロブリン血症も認められる．免疫複合体を認める血管炎としてはHenoch-Schönlein紫斑病やクリオグロブリン血症があるが，多くの血管炎では必ずしも免疫複合体を認めない．補体値は免疫複合体陽性疾患で時として減少する．

5) 抗好中球細胞質抗体（anti-neutrophil-cyto-

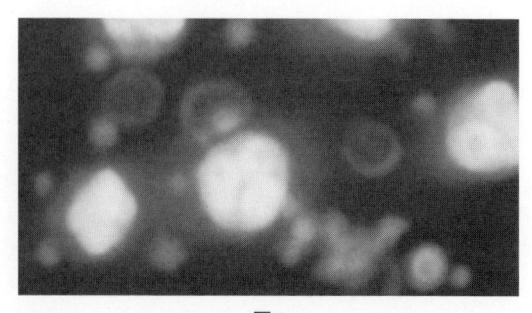

図1

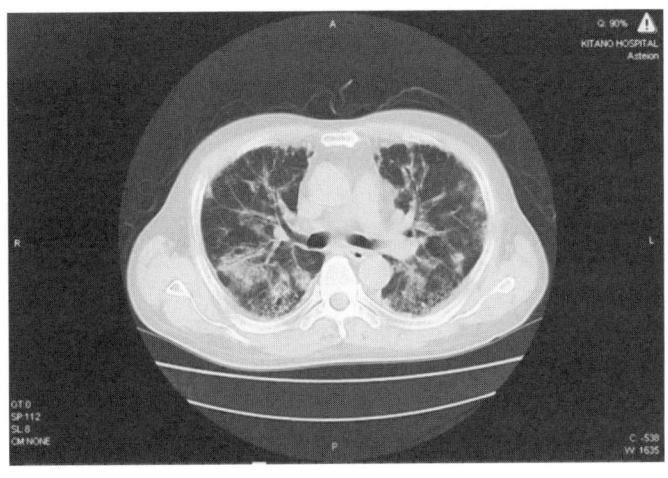

図2

plasmic antibody: ANCA): 1982年にDaviesらによって見出された[2]．小血管炎である，WG，MPA，CSSに高頻度に認められ，その診断的価値が重要視されている．特にWGには好中球細胞質内酵素のなかでもperoxidase 3 (PR 3) に対する抗体，MPA，CSSにはmyeloperoxidase (MPO) に対する抗体が認められることが広く知られている．これらは，従来はアルコール固定したヒト好中球に対する間接免疫蛍光抗体法による染色パターンにより診断した．すなわち，上記のそれぞれのANCAは細胞質全体に染まる型C (cytoplasmic) ANCAと，細胞核の周囲に染色される型P (perinuclear) ANCAにあたる（図1）．我が国に多いMPAはMPO-ANCA陽性となることが多く，近年この抗体の特異性とその認識するMPOのエピトープにより病変活動性が異なることも注目されている．
6) 炎症性サイトカイン：病変活動性時にさまざまな炎症性サイトカインが出現するが，病変特異性はなく，現状では診断に用いられることはないが，病勢を反映する．詳細は他項に譲る．

4．血管炎の画像所見

中-大型血管炎に対しては，血管造影やMRAによる，肉眼的血管病変の描出が可能である．高安動脈炎，側頭動脈炎では，大動脈などの内腔狭窄，血流障害が認められ，中型血管炎では川崎病での冠状動脈瘤，PNでも腸間膜動脈，腎動脈などの内腔狭窄や，不整に加え，動脈瘤陰影も認められることがある．これらの所見はCTでも認めうる．一方小血管炎では胸部CTでびまん性細粒状，網状陰影が認められる（図2）．また，脳MRIでは，小血管炎の所見として，T2強調画像で，フレア所見を認めることがある．一方，超音波所見では，急性期の腎の腫大や心膜炎の診断が可能である．

5．病理所見

小血管炎では生検病理所見の診断価値は高い（図3）．皮膚，筋肉，腓腹神経などは比較的安全に生検が可能であるが，肺や腎，消化管などは重篤な病変時にはその施行に慎重を期すべきである．しかし，特にANCA関連血管炎ではしばしば腎生検がその診断の決め手になることがあり，対象者が高齢な場合はより慎重に適応を決める必要があるが，生検診断を行う努力をする．腎では特に糸球体を侵した場合，半月体形成性糸球体腎炎の形態をとり，急速進行性糸球体腎炎に分類される．蛍光抗体法では陰性

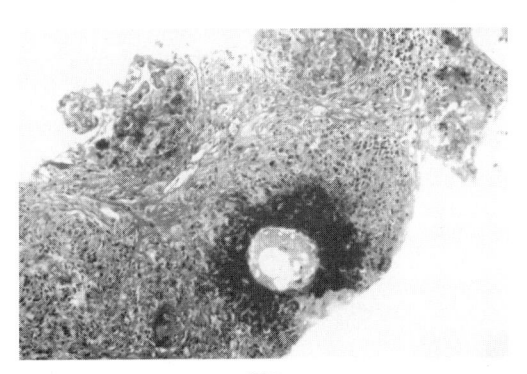

図3

図4

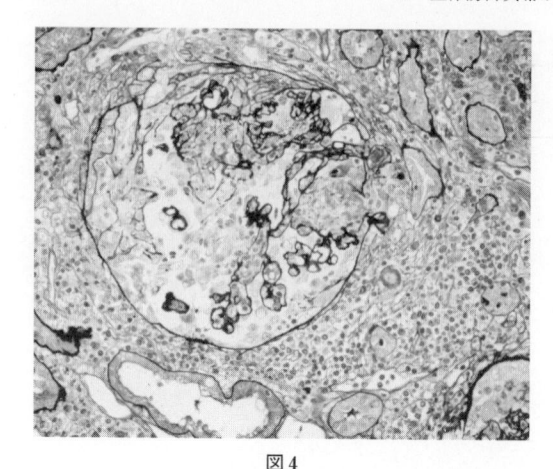

所見を呈する（pauci-immune）ことも多い（図4）．

6. 代表的な血管炎の病態

1）高安動脈炎

大動脈およびその主要分枝や肺動脈，冠状動脈など大血管に発生する原発性血管炎で，若い女性に多い．年間100～200名が発症しているようで，2002年時点で我が国に約5,000人の患者がいると報告されている[3]．原因は不明で，感染を契機とした自己免疫の機序が推測されている．我が国ではHLA-B 52, 39との相関が認められている．血管炎の全身症状である不明熱や全身倦怠感で発症するが，急性期を過ぎると大血管の拡張，狭窄，変形による各種症状が現れる．大動脈弓部分枝病変による脳虚血，腎動脈狭窄による腎血管性高血圧症，肺梗塞症，冠動脈狭窄症などである．血栓による急性の失明などもある．診断は若い女性に発熱，全身倦怠症状に加えて，脈拍，血圧の左右差，血管雑音の有無，大動脈弁閉鎖不全による心雑音，頭部乏血症状などがあれば，確定的である．血管造影，CT，MRAなどで大血管の壁不整，狭窄，拡張などの陽性所見で確定診断をする．

2）側頭動脈炎

大動脈に起こる動脈炎で，頸動脈とその分枝，特に側頭動脈の炎症をきたすもので原因不明である．高齢者に多く，やや女性に発症しやすいが，我が国ではまれな疾患で，1997年の調査では全国に690名が登録されている．HLA-DR 4との相関が報告されている．発熱などの全身症状に加えて，片頭痛や肩こりがあり，側頭部に動脈に沿って有痛性の硬

結を触れる．視力障害，脳梗塞をしばしば合併する．検査では一般炎症所見に加えて，眼底検査で虚血や小出血病変を認めることがある．確定診断は側頭動脈生検で巨細胞を含む動脈炎所見による．

3）結節性多発動脈炎（polyarteritis nodosa：PN）

中・小型の動脈に壊死性血管炎を中年以後にきたす疾患で，古くから報告された血管炎である．従来細小動脈を巻き込むMPO-ANCA陽性血管炎である後述する顕微鏡的多発血管炎MPAを包括していたが，1994年のChapel Hillでの分類以来，我が国でもPNとMPAを分離した．男女差は少なく，我が国約1,400人が登録されている．発熱，体重減少，関節痛に加えて，網状皮斑，結節性紅斑，紫斑などがあり，心筋梗塞，心外膜炎などの心症状，高レニンを伴う腎血管性高血圧症，腎梗塞などの腎症状，多発性単神経炎などの症状を呈する．中・小血管の生検ではI期：急性期，II期：急性炎症期，III期：肉芽期，IV期：瘢痕期に分けられ，急性期は筋線維の腫脹，内膜浮腫，血管腔狭小化があり，次にフィブリノイド変性，好中球や好酸球，単球などの細胞浸潤がみとめられるが巨細胞はまれで，内・外弾性板の断裂を認め瘢痕化した血管は最終的に動脈瘤や狭窄を呈する．遷延する炎症所見にあう検査所見で，MPAにみられるMPO-ANCAは通常陰性である（10％程度陽性）．画像では血管造影で，1 cm前後の動脈瘤を認めることがある．診断基準と重症度分類が厚生労働省難治性血管炎分科会で決められている．

4）川崎病

主として4歳以下の乳幼児に発症する中型の血管に起こる血管炎で，我が国では年間5,000～6,000人の発症がある．手足，皮膚，眼球結膜，口唇，口腔などの発疹，充血，浮腫を伴い，臓器では心血管病変（冠状動脈炎，後に動脈瘤）や，消化管の虚血病変がある．慢性炎症検査所見があり，時に蛋白尿も認めるが，腎病変はまれで，ANCAの陽性率は低い．

5）顕微鏡的多発血管炎（microscopic polyangiitis：MPA）

細小動脈，毛細血管に発生する壊死性血管炎で，高齢者に好発し，やや女性に多い．以下に述べるWS，CSSの3血管炎はすべて血中にANCAを見出すことが多く，「ANCA関連血管炎」と総称する．本症はその中でもMPO-ANCAの陽性頻度が

非常に高い．発症頻度は最近の宮崎，沖縄の疫学調査では65歳以上の老齢者では100万人に40～50人で，現在欧米との比較調査が進行中である．不明熱や体重減少などを前駆症状として，特に急速進行性腎炎や肺出血など，腎と肺の病変を呈することが多い．紫斑，末梢神経炎症状も認められ，時には消化管出血，脳出血もきたす．全身慢性炎症所見に加えて，血尿，蛋白尿，腎機能低下の発症には注意を要する．ANCA関連血管炎の重症度や活動性に関して，Birmingham Vasculitis Activity Score：BVASや，Vasculitis Damage Index：VDIなどが用いられる．本血管炎はANCA関連血管炎のなかでも最も我が国に頻度が高く，また急速進行性糸球体腎炎の約60％はこの血管炎によるもので[4]，その治療が不十分であると，老齢者の慢性維持透析患者を増やすことになる．

6）ウェゲナー肉芽腫症（Wegener's granulomatosis：WS）

上気道を主とする壊死性肉芽腫を中心として，壊死性半月体形成性腎炎や肉芽腫性肺血管炎を呈し，中高年に発症する細小動脈炎である．発症頻度は年間600名程度（1993年）で，上述のようにANCA関連血管炎の1疾患である．とくにPR3に対するANCAが特異的に陽性で，我が国ではMPAに比して，その発症頻度は少ない．特に，急速進行性糸球体腎炎におけるWSの頻度は1割程度である．全身炎症症状に加えて，鼻出血，中耳炎，咽頭痛，血痰，肺浸潤や腎症状を呈する．鼻部や腎などの生検で時として巨細胞を含む壊死性肉芽腫性炎を確認すると確定診断となる．

7）アレルギー性肉芽腫性血管炎，チャーグ・ストラウス症候群（allergic granulomatous angiitis：AGA，Churg-Strauss syndrome：CSS）

細小動脈に発生する血管炎で，気管支喘息が先行し好酸球増多を特徴とする．中年に発症し，我が国では約500名弱が登録されている．先行する難治性の喘息症状で時に好酸球性肺炎をきたすがこれに全身炎症症状が加わり，消化器症状，皮膚症状，急性心外膜炎をきたすこともある．上述したように「ANCA関連血管炎」の一つであり，MPAと同様にMPO-ANCAが陽性であることが多い．また，好酸球増多に加え，IgE高値も認める．

7．血管炎の治療

1）免疫抑制療法

基本的にステロイド薬の治療が初期治療として行われる．大血管炎である高安動脈炎や側頭動脈炎には経口プレドニゾロンの中等量0.5～0.8 mg/kg/日が開始される．難治性の場合，シクロホスファミド，メトトレキサートが使用されることもあるが，まれである．一方，ANCA関連血管炎に対しては，欧米のエビデンスに基づいた治療が推奨されている．大血管炎に比し，大量のステロイド（プレドニゾロン1～2 mg/kg/日または，メチルプレドニゾロン0.5～1 gのパルス治療を3日間，その後経口ステロイドに移行）治療を初期の3～6カ月間に行い，肺出血や腎機能低下などの臓器障害を阻止する．壊死性血管炎に対しては，ヘパリンやワーファリンなどの抗凝固薬を用いることにより，組織の硬化を抑制する．また，急性期には血漿交換療法を併用して，ANCAなどの自己抗体や炎症性サイトカインの血中からの浄化を行い，急速な炎症の抑制を図る．近年，血管炎の免疫学的背景に鑑み，活性化されたマクロファージやT細胞から出る炎症性サイトカインであるTNF-αや，自己抗体産生細胞であるB細胞表面マーカーであるCD20などに対するモノクローナル抗体（それぞれインフリキシマブ，リツキシマブ）を経静脈的に注入して治療することが欧米を中心に行われ効果をあげているが，我が国では未だ効果は検証されていない．

2）血管炎症候群に対するIVIg治療の効果

上記の免疫抑制療法は効果とともに免疫抑制による感染症の発症など副作用も多く，効果も必ずしも一定していない．一方，免疫力を落とすことなくむしろ補助して免疫修飾作用，抗感染症が期待できる，大量γグロブリン（IVIg：400 mg/kg/日，5日間）療法は血管炎に対して一定の効果をあげている．特に我が国で開始された川崎病に対するIVIg療法は冠動脈病変の発生を抑制することが1983年に報告され，少量のアスピリン（80 mg/kg以下）との併用が最も冠動脈瘤の発生率が低いことが確認された．また最近，ANCA関連血管炎とくにMPAに伴う急速進行性糸球体腎炎に対し，免疫抑制療法前に単独でIVIg療法を行うだけでも急性炎症と腎機能低下阻止が可能であることが証明され，さらに後療法を行うことで，6カ月の生命，腎の予後を有意に改善することが報告された[5]．従来の免

疫抑制療法の弊害を補う治療法として，特に老齢者の多いMPAに対して効果が期待できる．

[武曾惠理]

参考文献

1) Jennette JC, Falk RJ, Andrassy K, et al : Nomenclature of systemic vasculitides. Proposal of an international consensus conference, *Arthritis Rheum*, **37**(2): 187-192, 1994.
2) Davies DJ, Moran JE, Niall JF, et al : Segmental necrotising glomerulonephritis with antineutrophil antibody : possible arbovirus aetiology? *Br Med J* (*Clin Res Ed*), **285**(6342): 606, 1982.
3) 厚生科学研究特定疾患対策研究事業難治性血管炎に関する調査研究班（班長：橋本博史）：難治性血管炎の診療マニュアル，pp. 1-8, 2002.
4) 堺 秀人，黒川 清，小山哲夫，他：急速進行性糸球体腎炎の治療指針，日本腎臓学会誌，**44**(2): 55-82, 2002.
5) Ito-Ihara T, Ono T, Nogaki F, et al : Clinical efficacy of intravenous immunoglobulin for patients with MPO-ANCA-associated rapidly progressive glomerulonephritis, *Nephron Clin Pract*, **102**(1): c 35-c 42, 2006.

XII 生体防御異常が誘発する難治性疾患

54 膠原病の病態と治療

　膠原病は，慢性炎症を示す全身性の自己免疫性疾患であり，多彩な病変が認められる．また，同一疾患においても臨床症状は個々で異なり，その重症度もさまざまであるため，治療はそれぞれの病態や重症度により選択される．本章では，代表的な膠原病の病態と治療法について述べる．

1. 膠原病の発症機序

　膠原病では多発家系が認められることや，双生児の疫学調査などから，複数の遺伝的素因が発病に関与していると考えられており，これまでにいくつかの候補遺伝子が報告されている．しかし，一卵性双生児の発症一致率は関節リウマチ（rheumatoid arthritis：RA）で20％，全身性エリテマトーデス（systemic lupus erythematosus：SLE）で25％程度であることから，後天的要因である環境因子の関連も深いと考えられる．発病に明らかに関連するのは，SLEにおける紫外線曝露や妊娠出産などである．

　さまざまな自己抗体が血中に存在することからもわかるように，膠原病は自己免疫性疾患の側面をもっている．よって膠原病においては，本来寛容になっているべき自己の抗原に対して，その寛容が破綻してしまうことが発症に深く関与していると考えられる．以下，自己免疫寛容破綻の機序に関する代表的な仮説をあげる．

1）隔絶抗原の免疫系への曝露

　自己抗原には，通常は免疫系には曝されていないものや，抗原量が不十分で寛容が成立していないものがある．組織破壊などにより抗原が免疫系に初めて曝露され認識されると，T細胞などが外来抗原の場合と同様に活性化され，リンパ球浸潤を伴う組織破壊が起こる．また，隔絶はされていなくとも，自己抗原には普段は認識されずに寛容になっていないエピトープ（cryptic epitope）があり，抗原提示環境の変化でこのエピトープが抗原認識されることが発病に重要であるとの説がある．

2）分子相同性（molecular mimicry）

　外来微生物と自己成分との抗原エピトープの一致により，自己免疫疾患が発症する可能性がある．例えば，リウマチ熱はA群β溶血性連鎖球菌感染後に発病するが，その菌体成分とヒトの心筋成分との間で抗体が交叉反応する共通の抗原性が指摘されている．

3）Th1，Th2バランスの異常

　CD4陽性のヘルパーT細胞（Th）はインターロイキン（IL）-2，インターフェロン（IFN）-γなどを産生するTh1と，IL-4，IL-6，IL-10などを産生するTh2に分類される．両者は，通常拮抗的に働きバランスが保たれているが，このバランスの破綻が自己免疫性疾患の発症に関与し（図1），RAではTh1優位，SLEなどはTh2優位になっていると考えられている．

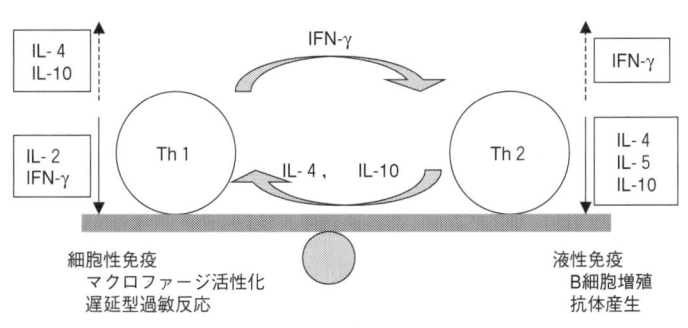

図1　Th1細胞とTh2細胞のバランスと相互作用

T細胞とB細胞におけるCD40リガンドとCD40, CD28とCD80/CD86・CTLA-4などのco-stimulatory moleculeは，以前より病態と関連していることが指摘されていたが，抗CD20抗体によるB細胞除去がRA, SLE, 全身性血管炎などで有効であることから，T-B細胞の細胞間相互作用が病態形成にかなり重要であることが示唆される[1]。

自己抗体のうち，病原性があるのはSLEにおける抗DNA抗体，血管炎における抗好中球細胞質抗体（anti-neutrophil cytoplasmic antibody: ANCA）などであり，治療により抗体価は低下する．一方，抗SS-A, 抗SS-B抗体や抗U1-RNP抗体などは，long-lived B細胞が産生に関与していると考えられ，診断に重要であるが疾患活動性は反映しない．

2. 膠原病でみられる主な病態と機序

1） 関節炎

RAをはじめ，多くの膠原病で認められる病態である．RAでは，関節滑膜に慢性的な炎症がみられ，関節滑膜が増殖し炎症性肉芽組織（パンヌス）を形成し，軟骨・骨の破壊を認めるようになる．骨破壊性の関節炎はRAに特異性が高く，他の膠原病に伴う関節炎では軟部組織を構成する細胞外マトリックスを中心に炎症が起こり，骨が侵されることは少ない．以下，RAの関節炎について述べる．

RAの初期変化は，bare areaといわれる滑膜の関節包付着部の軟骨・骨移行部に認められることが多い．滑膜組織の浮腫と炎症細胞浸潤が認められるが，浸潤細胞はCD4陽性T細胞が優位であり，炎症の経過に伴いB細胞とともに濾胞を形成するようになる．さらに，周囲には活性化マクロファージが浸潤し，これらの細胞は種々の炎症性サイトカインやケモカインを産生し，慢性的な炎症が起こる．同時に滑膜細胞の多層化と，マトリックスメタロプロテアーゼ（MMP）などの蛋白分解酵素の発現が認められる．滑膜細胞の下層では毛細血管新生が盛んになり，ここから好中球が浸潤し，関節腔内に遊走する．よって関節腔内では好中球が多く，リンパ球主体の滑膜組織とは対照的である．好中球やその他の炎症性細胞はエラスターゼなどの蛋白分解酵素やIL-6, tumor necrosis factor-α（TNF-α）などを関節腔内に産生放出する．さらにパンヌスの進展に伴い軟骨の破壊が起こり，X線上で関節裂隙の狭小化として認識される．パンヌスと骨の境界部では骨芽細胞などにNF-κB受容体活性化因子リガンド（RANKL）が発現し，破骨細胞の誘導・活性化を誘導し，骨吸収・骨破壊をもたらす．画像検査では，骨びらんとして認められる．さらに，骨吸収が進行し骨粗鬆症が認められるようになる．炎症と破壊後の繊維瘢痕化により，骨の癒合・強直（ankylosis）が認められるようになるが，一方では骨の再生も行われている．周囲の滑膜，関節包は線維化，瘢痕化し，脆くなった関節周囲組織を牽引し高度の変形をきたす．RAの炎症は燃え尽きたように沈静化することがあるが，関節可動域制限や機能低下により運動障害が起こり，患者のquality of life: QOLは低下する．

2） 血球異常

SLEでは，免疫学的機序による汎血球減少がみられることがある．SLEでみられる白血球減少はリンパ球の減少によるもので疾患活動性を反映するが，治療の対象となることはない．赤血球膜に対する自己抗体が認められ，クームス試験が陽性になる自己免疫性溶血性貧血は重症であり，強力な免疫抑制が必要となる．また，血小板に対する抗体による自己免疫性血小板減少がみられ，SLEの発症に先行することがある．血液検査ではplatelet-associated IgGが高値となり，ときに難治性である．また，SLEでは血栓性血小板減少性紫斑症（thrombotic thrombocytopenic purpura: TTP）がみられることがあるが，これは微小血管障害による溶血と消費性血小板減少によるもので，精神症状や腎障害を伴い，溶血性尿毒症症候群（hemolytic uremic syndrome: HUS）と同様の病態であり，von Willebrand因子特異的切断酵素活性の低下が病態に関与しているとされている．

抗リン脂質抗体症候群（antiphospholipid syndrome: APS）は，原発性とSLEなどに伴う二次性の場合があるが，抗カルジオリピン抗体やループス抗凝固因子などリン脂質に対する自己抗体が陽性で，動静脈血栓症や習慣性流産がみられるが，中程度までの血小板減少症が認められることがある．

成人発症Still病やSLEなどでは，血球貪食症候群（hemophagocytic syndrome: HPS）を併発することがあるが，骨髄生検で貪食像が認められ，末梢血では汎血球減少を呈する．ウイルス感染や悪性リンパ腫などに伴うHPSに比べ，予後はよい．病態は高サイトカイン血症によるサイトカインストー

ムであり，活性化T細胞由来のサイトカインが組織球を活性化して貪食を促し，単球系サイトカインを産生放出させ，それらがまたT細胞を刺激するというサイクルが考えられている．SLEによるHPSでは，免疫複合体が血球に沈着することによるFcレセプターを介した貪食亢進も発症機序として考えられている．

3）腎病変

糸球体病変を示す代表的な疾患としてSLEの腎症（ループス腎炎）があげられる．ループス腎炎では，免疫複合体（DNAと抗DNA抗体など）が糸球体に沈着し補体が活性化して炎症を惹起する．免疫グロブリンや補体成分の沈着により免疫染色パターンが顆粒状に認められる．

顕微鏡的多発血管炎（microscopic polyangitis：MPA）やWegener肉芽腫症（Wegener's granulomatosis：WG）で認められる半月体形成性糸球体腎炎は，急速進行性腎炎の病理所見であるが，免疫染色で染色に乏しいpauci-immuneといわれるパターンを呈する．これらは毛細血管や細動脈レベルの小血管の壊死性血管炎による糸球体障害である．

全身性硬化症（systemic sclerosis：SSc）の腎障害（強皮症腎）は血管病変であり，腎細動脈の内膜肥厚により血管内腔が狭窄し，傍糸球体装置よりレニンが分泌され高レニン・アンジオテンシンII血症を呈し，進行性の高血圧を認める．悪性高血圧を呈し，腎不全に至ることがある（腎クリーゼ）．我が国では欧米に比べて頻度は低い．ANCA陽性の正常血圧性の腎症が認められることがある．

結節性多発動脈炎（polyarteritis nodosa：PN）では，急速進行性の腎不全，腎梗塞を認めるが，これは中小動脈である筋型動脈の血管炎に起因し，血管造影では腎内小動脈に多発性小動脈瘤や狭窄・閉塞像が認められる．

尿細管・間質性病変を呈する代表的な疾患はシェーグレン症候群（Sjögren syndrome：SjS）で，約半数に認められるとの報告がある．発症機序は明らかではないが，自己抗体や免疫複合体の沈着，高ガンマグロブリン血症に伴う血液粘稠度の増加が関与していると考えられている．尿細管障害が進行すると尿濃縮力の低下が認められ，酸塩基平衡調節が障害され尿細管アシドーシスをきたす．SjSでは主に遠位尿細管が障害される．

4）肺病変

間質性肺炎は，多くの膠原病で認められるが，その頻度や予後は原疾患により大きく異なる．頻度の高い疾患として皮膚筋炎・多発性筋炎（dermatomyositis/polymyositis：PM/DM），SScがある．SScでは緩徐に進行するが，PM/DMでは急性・亜急性の経過を示す．特に，筋炎症状やクレアチニンキナーゼの上昇が乏しいいわゆるamyopathic DMでは急速進行性であり予後不良である．SjSの間質性肺炎は，リンパ球浸潤が主体でステロイド反応性が良好である．

肺胞出血では，多くは呼吸困難，喀血・血痰などの症状があり，胸部X線上びまん性浸潤影を認める．一般に重篤で，死亡率も高い．病理学的には，SLEでは免疫複合体沈着を伴う毛細血管基底膜の傷害による毛細血管炎が認められる．また，MPAやWGなどの全身性血管炎では肺の毛細血管炎による肺出血が認められる．基底膜は，細胞間のバリアとして働くが，腎糸球体，消化管粘膜と肺胞壁では，内皮細胞と上皮細胞に挟まれており線維網状層を欠いているため，この形態学的な特徴が臓器出血に関与している可能性がある．

肺高血圧症は，抗U1-RNP抗体陽性との関連性があり，混合性結合組織病（mixed connective tissue disease：MCTD）で頻度が高く，その予後を左右する．膠原病の難治性病態の一つであり，病理学的には筋型動脈の中膜肥大と内膜肥厚および血栓傾向を認める．成因は不明であるが，血管内皮細胞より産生され血管収縮作用をもつエンドセリンや炎症性サイトカインであるIL-6などの病態への関与が示唆されている．最近，肺高血圧の治療として，強力な血小板凝集抑制と血管拡張作用をもつプロスタサイクリン（PGI$_2$）の持続静脈注入やPDE5阻害薬シルデナフィル，エンドセリン受容体拮抗薬であるボセンタン水和物などの投与が可能となり，予後の改善が期待される．

5）消化器病変

SScでは，消化管の平滑筋萎縮・線維化による蠕動障害が認められる．食道病変が最も多く，蠕動低下や食道拡張を特徴とし再発性の逆流性食道炎を認めることが多い．小腸・大腸病変も多く，吸収不良症候群を呈することがある．ベーチェット病（Behçet disease）では再発性口腔アフタが特徴で，腸管Behçet病では回盲部付近に好発する多発性潰瘍を認め，ときに穿孔をきたす．RAにおける続発

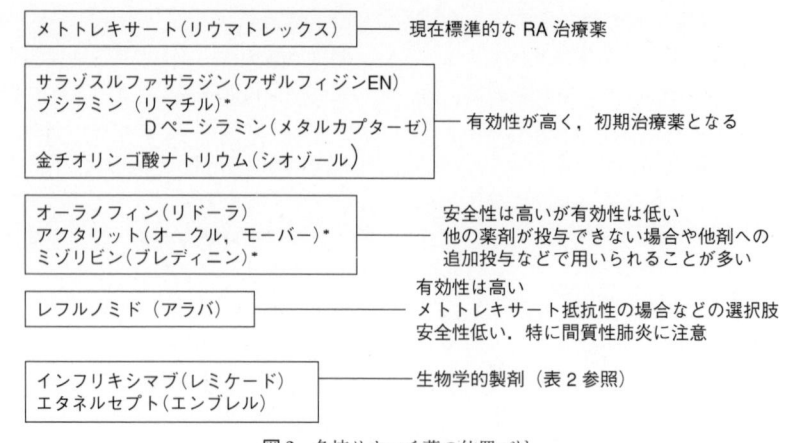

XII　生体防御異常が誘発する難治性疾患

図2　各抗リウマチ薬の位置づけ
＊：我が国のみで使用されている薬剤．

- メトトレキサート（リウマトレックス）―― 現在標準的なRA治療薬
- サラゾスルファサラジン（アザルフィジンEN）
  ブシラミン（リマチル）＊
  Dペニシラミン（メタルカプターゼ）
  金チオリンゴ酸ナトリウム（シオゾール）―― 有効性が高く，初期治療薬となる
- オーラノフィン（リドーラ）
  アクタリット（オークル，モーバー）＊
  ミゾリビン（ブレディニン）＊―― 安全性は高いが有効性は低い　他の薬剤が投与できない場合や他剤への追加投与などで用いられることが多い
- レフルノミド（アラバ）―― 有効性は高い　メトトレキサート抵抗性の場合などの選択肢　安全性低い．特に間質性肺炎に注意
- インフリキシマブ（レミケード）
  エタネルセプト（エンブレル）―― 生物学的製剤（表2参照）

表1　抗リウマチ薬の特色

1．免疫を抑制し，関節破壊をある程度抑えることができる
2．消炎鎮痛作用はない
3．効果がでるまでに時間がかかる（1～数ヵ月）
4．個々のDMARDsで効果がある例（responder）とない例（nonresponder）が存在するが，事前には予測できない
5．効果が減弱することがある（escape）
6．副作用（時に重篤）がある

表2　RA治療に用いられる生物学的製剤（現在未承認・未発売のものを含む）

	infliximab	adalimumab	etanercept	abagtacept	rituximab	tocilizumab
構造	抗TNF-αキメラ抗体	抗TNF-α抗体（ヒト化）	可溶性TNF受容体(p75)とIgG1-Fcの融合蛋白	CTLA-4とIgG1-Fcの融合蛋白	抗CD20キメラ抗体	抗IL-6受容体キメラ抗体
機序	TNF-αの中和 TNF-αの発現細胞除去	同左	TNF-α，TNF-βの受容体への結合阻害	CD28とCD80/86の結合阻害	B細胞除去	IL-6の受容体への結合阻害
投与法	2カ月ごと静注	2週ごと皮下注	週2回皮下注	月1回静注	第1，15日2回静注	月1回静注
投与量	3 mg/kg	40 mg/kg	25 mg/kg	2～8 mg/kg	375 mg/m² ～1.0 g/body	8 mg/kg
その他	MTX併用必須 中和抗体出現あり クローン病に適応あり				中和抗体出現あり B細胞リンパ腫に適応あり	中和抗体出現あり キャッスルマン病に適応あり

性アミロイドーシスでは腸管は好発部位で，下痢や吸収不良症候群の原因となる．

6）中枢神経病変

代表的なものは，SLEに伴うCNS（中枢神経）ループスである．その機序としては，免疫複合体により惹起される血管炎，抗リン脂質抗体による血管の閉塞や出血，神経関連抗原に対する自己抗体の関与，脈絡叢の機能不全，炎症性サイトカインの関与，酸化ストレスなどによる神経障害，などが考えられている．

3．膠原病の治療

1）RAの治療

RAにおける関節破壊は，発症後2年以内に急速に進行することがわかり，早期から積極的な治療が必要とされている[2]．薬剤によるRA治療は，非ス

テロイド性抗炎症薬（non-steroidal anti-inflammatory drug：NSAID），少量ステロイド薬と疾患修飾性抗リウマチ薬（disease-modifying anti-rheumatic drug：DMARD）による．治療の中心はDMARDs（図2）で，免疫異常を是正することによりリウマチの活動性を抑制する作用があり（表1），診断後3カ月以内に使用を開始すべきである[3]．メトトレキサート（methotrexate：MTX）がRA治療のgold standardとなってきている[4]．生物学的製剤（表2）には，骨破壊を抑制する作用があり，骨びらんの修復が認められる場合もある．このような有効性の高い治療薬が使用可能となり，RA治療の目標は単に痛みをとるだけでなく，不可逆的な骨・関節変化の出現や進展を阻止して，患者の身体的・精神的・社会的な生活の質（QOL）を向上させることに変わってきている．

2）膠原病の治療

RA以外の膠原病および類縁疾患においては，病態により治療はさまざまである．主に，副腎皮質ステロイド薬を中心とした抗炎症・免疫抑制療法が行われているが，新しい免疫抑制薬や生物学的製剤による治療が試みられるようになってきている．APSでは抗血小板，抗凝固療法を要し，レイノー現象（Raynaud's phenomenon）に対しては血管拡張薬が使用される．膠原病は全身性疾患であり，多彩な症状や病態を示すことがしばしばあるため，治療開始時においては，どの病態を治療するのかを明確にし，治療効果判定の指標を定める必要がある．

3）治療薬

i）副腎皮質ステロイド薬

副腎皮質ステロイド薬は，未だに膠原病の中心的な治療薬である．少量では抗炎症作用が主体で，中等量以上では免疫抑制作用が主体となる．膠原病では，半減期が24時間程度と中間型であるプレドニゾロンやメチルプレドニゾロンが主に使われる．初期量を2～4週投与し，徐々に漸減し維持投与される．ステロイド薬の初期量は，病態の重症度により経験的に決められているため（図3），治療の対象となる病態の把握が必要である．また，種々の副作用を示すため十分な注意が必要である．

ii）免疫抑制薬

膠原病治療で免疫抑制薬を用いるのは以下の場合である．①MTX，レフルノミド，タクロリムスのように抗リウマチ薬として用いられる場合，②WGの寛解導入療法のシクロホスファミドのようにステロイド薬との併用が必須である場合，③ループス腎炎のシクロホスファミド間歇大量静注療法のように併用により予後の改善が報告されている場合，④ステロイド薬単独では効果が不十分あるいはステロイド薬の減量が困難である場合．

MTXは，葉酸合成を阻害し，RA治療の他，ステロイド抵抗性のPM/DMや成人発症Still病などに併用されることがある．副作用として，まれに間質性肺炎を認める．骨髄抑制の際は葉酸の活性型誘導体であるロイコボリンの投与を行う．アザチオプリンは，プリン拮抗薬で比較的副作用が少なく，SLEや血管炎などでステロイド抵抗性や減量困難な場合に併用されることがある．シクロホスファミドは，DNAをアルキル化することにより複製を阻害し，リンパ球を抑制する．WHO IV型のループス腎炎やCNSループス，WGやMPAの寛解導入に用いられ，間歇大量静注療法がよく用いられる．特に注意すべき副作用として，出血性膀胱炎や卵巣機能障害がある．シクロスポリンは，T細胞のカルシニューリンを阻害し，IL-2などの転写因子を抑制する．難治性ネフローゼ症候群，Behçet病のぶどう膜炎，乾癬性関節炎の他，急性間質性肺炎で用いられることがある．タクロリムスも同様の作用機序を有し，関節リウマチなどで使用される．ループス腎炎や全身性血管炎の維持療法でミコフェノール酸モフェチルの有用性が報告されている[5]．

［田村直人，小林茂人］

少量（10mg/日）	中等量（30mg/日）	大量（1mg/kg/日以上）
膠原病に伴う関節炎	SLE	SLE
	全身性紅斑，漿膜炎，腎症（WHO I, II型）	腎症（WHO III, IV型），CNSループス，溶血性貧血，著しい血小板減少，など
リウマチ性多発筋痛症	高安動脈炎	PM/DM
		MPA, WG（全身型），PN
	MCTD	
	筋炎，間質性肺炎	
	←　成人Still病　→	

図3　膠原病におけるステロイド薬の投与量

参考文献

1) Thatayatikom A, White AJ : Rituximab: a promising therapy in systemic lupus erythematosus, *Autoimmune Rev,* **5** : 18-24, 2006.
2) van der Heijde DM, et al : Related articles prognostic factors for radiographic damage and physical disability in early rheumatoid arthritis. A prospective follow-up study of 147 patients, *Br J Rheumatol,* **31** : 519-525, 1992.
3) 厚生労働省研究班：関節リウマチの診療マニュアル（改訂版）―診断のマニュアルとEBMに基づく治療ガイドライン（越智隆弘，他編），日本リウマチ財団，2004．
4) American College of Rhumatology Subcommittee on Rheumatoid Arthritis : Guideline for the management of rheumatoid arthritis 2002 Update, *Arthritis Rheum,* **46** : 328-346, 2002.
5) Ellen M, et al : Mycophenolate mofetil or intravenous cyclophosphamide for lupus nephritis, *New Engl J Med,* **353** : 2219-2228, 2005.

XI 生体防御異常が誘発する難治性疾患

55 川崎病の治療

　川崎病は4歳以下の乳幼児に好発する原因不明の疾病で，全身の中・小動脈に起こる系統的血管炎を病理学的所見とする血管炎症候群である．
　その診断基準は厚生省（当時）の川崎病研究班により2002年2月に改訂5版が作成され，以下に記す6項目の主要症状のうち5項目以上を満たせば確定診断とするが，4項目しか満たさない場合，その経過中に冠動脈病変が確認されれば川崎病と診断する．

1. 主要症状

1) 5日以上続く発熱
　　（ただし，治療により5日未満で解熱した場合も含む）
2) 両側眼球結膜の充血
3) 口唇・口腔所見：口唇の紅潮，いちご舌，口腔咽頭粘膜のびまん性発赤
4) 不定形発疹
5) 四肢末端の変化：
　　〈急性期〉手足の硬性浮腫，掌蹠ないし指趾先端の紅斑
　　〈回復期〉指先からの膜様落屑
6) 急性期における非化膿性頸部リンパ節腫脹

　また，主要症状を満たさなくても，他の疾患が否定され，本症が疑われる容疑例が約10％存在し，その中には冠動脈瘤（いわゆる拡大を含む）が確認される例もある．
　1970年以降2年ごとに行われている全国川崎病調査によると2004年12月末までの累積患者数は20万人を超え，最近では年間の患者数は約1万人となっている．
　川崎病では急性期に冠動脈の拡張や動脈瘤の形成がみられ，後に狭窄や閉塞病変へと進行し，まれに心筋梗塞や突然死をきたすことがある．したがって，治療するにあたっては，このような冠動脈病変をいかに最小限に食い止められるかが重要な課題である．

2. 治療法の変遷

　川崎病が発見された1967年頃は，抗生物質療法，副腎皮質ステロイド薬や免疫抑制薬の投与が行われていた．1970年代前半からは副腎皮質ステロイド薬が主に使用され，プレドニゾロン2～4 mg/kg/日の経口投与が行われ，さらにメチルプレドニゾロンによるパルス療法も行われた．
　1977年にアスピリン30～50 mg/kg/日の投与が提唱され，厚生省研究班によるコントロールスタディでアスピリン療法が最もよい治療成績を示したため，標準的な治療法として広く使用された．
　1983年に古庄ら[1]が静注用のヒト免疫グロブリン（IVIG）の大量投与が冠動脈病変の発生を抑制することを報告し，それ以後国内外で多くの追試が行われ，その投与量，投与方法と治療効果について種々報告されている．
　古庄らは特発性血小板減少性紫斑病に対するImbachらの方法に準じて400 mg/kg/日を5日間投与した．その後100 mg/kg/日や200 mg/kg/日5日間投与との比較研究が行われ，冠動脈病変の合併率を減少させる効果は100 mg/kg/日では劣るものの，200 mg/kg/日とは顕著な差は認められないため[2] 1990年9月に200 mg/kg/日を5日間投与する方法が保険医療として承認された．しかし，1994年にMorikawaら[3]による多施設の治療研究で，200 mg/kg/日5日間より400 mg/kg/日5日間投与の方が冠動脈病変の発生を抑制する効果が大きいことが報告された．
　一方，1991年米国ではNewburgerら[4]は多施設の治療研究で，400 mg/kg/日4日間より2 g/kgを10時間以上かけて1回で投与した方が，良い治療効果が得られることを報告し，American Heart Association：AHAもこの用法・用量を推奨している．
　また，Durongpisitkul[5]らは文献的にIVIG療法の報告例を集計し，冠動脈障害は投与量が多いほど，その頻度は減少し，しかも単回大量投与法が有

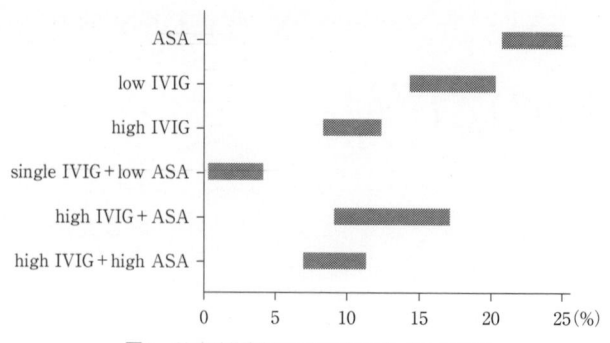

図1 治療法別冠動脈瘤発生頻度（30病日）[5]

ASA：アスピリン単独治療，low IVIG：総量1 g/kg 以下の量，high IVIG：総量1 g/kg を超える量，single IVIG：1 g/kg を超える量の単回投与，low ASA：アスピリン 80 mg/kg 以下の量，high ASA：アスピリン 80 mg/kg を超える量．

用であることを報告している．

我が国においても 2 g/kg を 1 回で投与する方法が優れているという治療研究が相次いで報告されている．

3．各治療法の治療成績

Durongpisitkul ら[5]は各治療法を比較している．それによると 30 病日における冠動脈瘤の発生頻度はアスピリン単独療法で 20～25%，低用量 IVIG（総量 1 g/kg 以下）の分割投与法で 15～20%，高用量 IVIG（総量 1 g/kg を超える量）の分割投与法では 10% 前後，超大量単回投与法（1 g/kg を超える量の単回投与）では 5% 以下となっている（図1）．

したがって現在のところ超大量単回投与法が最も優れた治療法と考えられる．

4．IVIG 療法

1）適 応

近年 IVIG 療法の有用性は広く認められているが，中には IVIG 療法を行わなくても冠動脈病変をきたさず治癒する例もあり，IVIG 療法の適応基準として厚生省川崎病研究班（班長：原田研介）が作成したいわゆる"原田スコア"（表1）が一般的によく用いられている．

2）投与開始時期

IVIG 療法は第 7 病日以前に開始されることが望ましく，特に冠動脈病変が始まるとされる第 9 病日以前に治療が奏効することが重要であり，有熱期間の短縮，炎症反応の早期低下を目指すべきである．

表1 厚生省川崎病研究班 γ-グロブリン適応基準

1. 白血球数	12,000/μl 以上
2. 血小板数	350,000/μl 未満
3. CRP	3+以上[*1]
4. ヘマトクリット	35% 未満
5. アルブミン	3.5 g/dl 未満
6. 年 齢	12 カ月以下
7. 性	男

第 9 病日以内に，上記 7 項目中，4 項目以上を満たす場合に γ-グロブリンを投与する[*2]

[*1]：定量法では 4.0 mg/dl 以上とする．
[*2]：複数回の検査をした場合は，各項目のもっとも異常な値を判定に使用する．

3）用 量

① 2 g/kg/日を 1 日．
② 1 g/kg/日を 1 日または 2 日連続．

近年，国内外で 2 g/kg/日までの単回投与は分割投与に比し，冠動脈病変の発症頻度が明らかに少ないとされている．

1 g/kg/日においては 1 日で著効を示せば 2 日目の投与は不必要となることもある．

表2 IVIG 療法における副反応

発 熱	23(1.11%)
悪寒戦慄	19(0.93)
顔面蒼白，チアノーゼ	6(0.29)
頻 脈	4(0.20)
蕁麻疹，皮疹，紅斑	3(0.15)
血圧低下	3(0.15)
振 戦	2(0.10)
ショック	1(0.05)
嘔 吐	1(0.05)
計 41 症例（2.0%）62 件の副作用報告について	

表3 体重別投与速度（添付溶解液で溶解した場合：5％溶液）

	mℓ/kg/分	単位	体　重 (kg)						
			5	7	10	15	20	30	40
投与開始から1時間	0.01	mℓ/時[*1]	3.0	4.2	6.0	9.0	12.0	18.0	24.0
		滴数/分[*3]	3	4	6	9	12	18	24
その後の最高投与速度（徐々に上げていく）	0.03	mℓ/時[*2]	9.0	12.6	18.0	27.0	36.0	54.0	72.0
		滴数/分[*3]	9	12	18	27	36	54	72

[*1]：体重 (kg)×0.6，[*2]：体重 (kg)×1.8，[*3]：滴数/分は小児用点滴セット (60滴/mℓ) を用いた場合．

4）副反応および投与方法

IVIG療法を実施する時，経験される副反応として，表2に示すごとく発熱とそれに伴う悪寒戦慄がある．ごくまれにショック状態になることがある．

これらの副反応を起こす患児の中にはガンマグロブリン製剤の投与速度が投与開始時から速すぎるために重篤な副反応を示す場合もあり投与開始から1時間は 0.01 mℓ/kg/分で投与し，副反応などの異常がなければ徐々に投与速度を上げる．ただし，0.03 mℓ/kg/分は超えないようにする．2日目以降は前日に堪えられた速度で投与する．

また，2 g/kg を1回で投与する場合は急激な循環血液量の増大に注意して20時間以上かけて点滴静注する方がよい（表3）．

5．IVIGの作用機序

IVIGが冠動脈障害を防止する機序としては
1) 抗原微生物やその産生毒素に対する防御抗体として作用する．
2) IVIGのFc部分による標的器官における免疫複合体との競合作用および血中や組織に沈着した免疫複合体を可溶化する．
3) 単球，マクロファージからのサイトカイン産生を抑制し，補体 C_3 を介する組織障害を抑制する．
4) Fc部分を介して血小板凝集能を低下させる．
5) 抗イディオタイプ抗体により血管内皮細胞に対して自己抗体を排除する．
6) 抑制T細胞を活性化し，B細胞の抗体産生を抑制する．

以上のようなことが考えられる．しかし，今後人工ガンマグロブリン製剤を作成していく過程でさらに追究されるべきことは種々ある．

6．初回IVIG療法不応例の治療

初回のIVIG療法を行っても投与終了後24～48時間後に再び発熱をみるものが全体の10～20％に存在する．

そのような症例を不応例とよんでいるが，その定義はまだ一定したものではない．

いわゆる不応例に対しての追加治療には決定的なものはなく，国内外でもその対応には苦慮している．

1）IVIG追加療法

現在，一般的に行われているのはIVIGの追加療法である．多くの場合1～2 g/kg 1回投与法が用いられている．それでもまだ不応であれば3回目の追加投与が行われた例もある．

2）副腎皮質ステロイド薬

Wrightらは，IVIGの追加治療を2回行っても反応しない例にメチルプレドニゾロンのパルス療法を施行して一定の効果があったと報告している．

一方，石井らは初回IVIG療法として 2 g/kg 単回投与を行い，不応であった患者に 1 g/kg 追加投与を行い，それでも不応なものにIVIG 1 g/kg 追加投与を行った群とメチルプレドニゾロンのパルス療法を行った群に分けて検討し両群間に有意差はみられなかったと報告している．

また，副腎皮質ステロイド薬は冠動脈病変の治療過程で線維芽細胞の増殖を抑えるため，冠動脈壁の脆弱性が増して，一過性に拡大したり冠動脈瘤が破裂したりする可能性がある．また，感染の危険性を高めたり血液凝固を促進したりするため，その使用に際しては慎重であるべきと考える．

3）ウリナスタチンの投与

川崎病の急性期には末梢血中の好中球数が増加しており，好中球がエラスターゼなどのプロテアーゼや活性酸素を産生し，それらが血管内皮細胞を障害

すると考えられている．最近，プロテアーゼ阻害薬であるウリナスタチンが急性期の治療に有効であると報告されている．竹下らは実験的に活性化好中球によるヒトの血管内皮細胞障害をウリナスタチンが抑制することを確認し，川崎病による血管炎の治療に有効であることを示唆した．現行のIVIG療法だけでは冠動脈障害を完全に防止できないので，何らかの併用療法が必要であり，ウリナスタチンはその有力な候補の一つであるが，IVIGに比べてウリナスタチンの炎症抑制効果は弱いため，IVIG超大量単回投与法の補助的な治療法として位置づけるべきであるとしている．

4) 血漿交換療法

川崎病では高サイトカイン血症が存在する．そのためサイトカインの除去を目的として血漿交換療法などが試みられている．血漿交換療法は特別な機器や手技を必要とする侵襲的治療法であり，施行できる施設は限られるが，冠動脈障害の予防効果は約80％であり，考慮すべき治療法の一つである．血漿交換療法においては肺水腫や水中毒などの特有の問題のほかに，体外循環を行ううえでの心臓・循環器への負荷，体重制限，脱血・返血ルートの確保の問題，さらに一般的な感染症と置換液として使用するアルブミンによる感染症の問題がある．

5) インフリキシマブ療法

Burnsらは抗tumor necrosis factor：TNF-α モノクローナル抗体をIVIG療法やメチルプレドニゾロンパルス療法を行っても不応な例に投与し，副作用や合併症もなく効果があるのではないかと報告している．

今後，大規模な治療研究が必要である．

7. 今後の課題

川崎病において冠動脈障害を完全に防止できる治療法を確立するためには，①川崎病の病態および原因を究明する，②IVIGの作用機序を解明する，③IVIG療法の投与日，投与量，投与方法をさらに検討する，④IVIG療法の不応例に対する治療法を確立する，⑤IVIG療法による副作用をなくす，⑥血液製剤であるIVIGを人工化する．これらの課題を解決することにより，川崎病の子どもたちが安心して治療を受けられるようにする必要がある．とくにIVIGに関しては，その材料となる血液の供給にも限度があり，また血液製剤であることによる感染の危険性やアナフィラキシーなど副作用の問題もあり，人工化を急ぐ必要がある． ［岡崎富男］

参考文献

1) 古庄巻史，他：川崎病におけるγ-グロブリンの大量点滴療法，基礎と臨床，**17**(2)：659-672, 1983.
2) 岡崎富男，他：川崎病に対する免疫グロブリン療法：その治療効果と投与量について，小児科診療，**51**(5)：1094-1100, 1988.
3) Morikawa Y, et al : A multicenter, randomized, controlled trial of intravenous gamma globulin therapy in children with acute Kawasaki disease, *Acta Paediatr Jpn*, **36**(4): 347-354, 1994.
4) Newburger, JW, et al : A single intravenous infusion of gamma globulin as compared with four infusion in the treatment of acute Kawasaki syndrome, *N Engl J Med*, **324**(23): 1633-1639, 1991.
5) Durongpisitkul K, et al : The prevention of coronary artery aneurysm in Kawasaki disease: a metaanalysis on the efficacy of aspirin and immunoglobulin treatment, *Pediatrics*, **96**(6): 1057-1061, 1995.

XI 生体防御異常が誘発する難治性疾患

56 真菌多糖により惹起される マウス血管炎モデル

多細胞生物では機能分化したさまざまな細胞や臓器が役割を分担して社会を構築し個体を維持している．血管は各細胞臓器を連結し物質や情報を交換する重要な役割を担うとともに，血管自身も機能分化した細胞の集合体であって，さまざまな因子によって血管形成や形態維持が調節されている．生活習慣病や難治性疾患の多くが，血管病変を伴う．血管炎に関わるモデル動物の作出と解析は，さまざまな観点から重要である．

生物進化の過程を紐解けば，微生物はまっ先に地球上に発生し広がっており，動植物はこれら先住者に対する防御機能をはじめから備えていた，と考えることにさほどの矛盾はない．感染症はさまざまな微生物で引き起こされるが，超高齢化社会となった現在，高等微生物である真菌による感染症も増加傾向にある．我々は病原性真菌 *Candida albicans* に対する生体防御機構についてさまざまな角度から解析してきた．この過程で，菌体外多糖画分CAWSがマウスに致死的な血管炎を惹起することが判明した．これまでに明らかになってきた病態と分子メカニズムについて概要を示す．

1. 病原性真菌由来のリムルスG因子活性化物質CAWS

深在性真菌症患者の血中からはβグルカン（BG）が検出されることが多く，真菌症の早期補助診断法として臨床上汎用される．このBGは真菌の細胞壁が部分的に可溶化して血中に現れたものであることは疑う余地もないが，血中濃度はpgレベルと著しく微量であり全体構造は不明である．この物

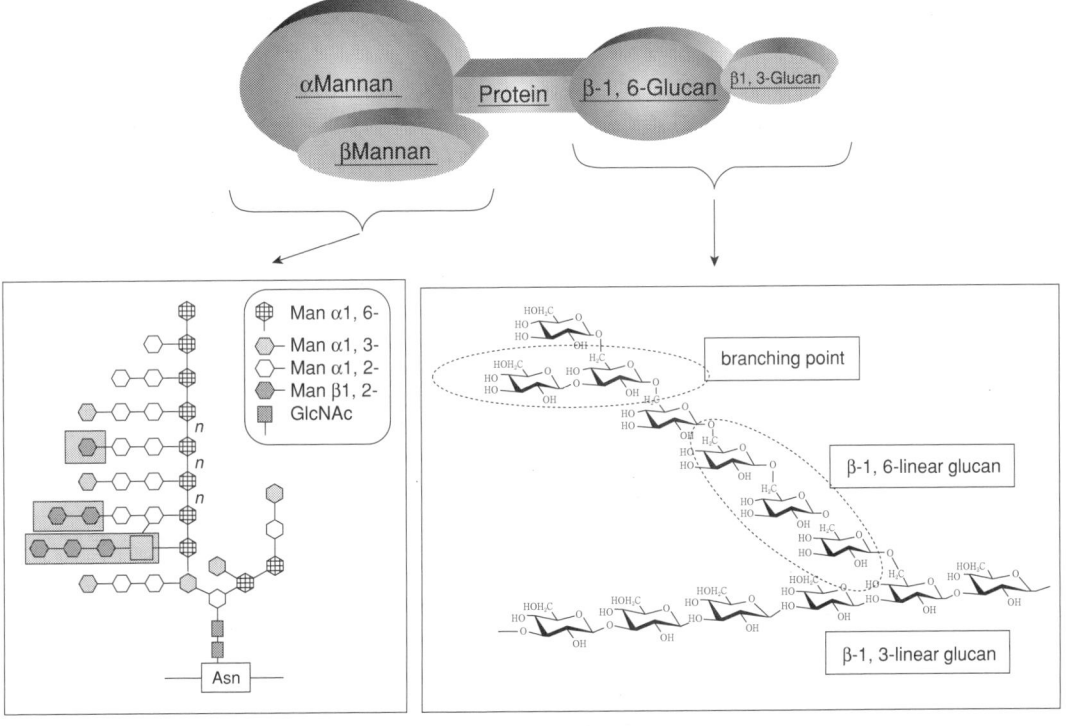

図1 CAWSの基本構造
βマンナン構造部分が培養条件によって著しく変化する．

質はさまざまな生物活性を示す可能性がある．我々はこれらの点を明確にすべく臨床上最も遭遇する可能性の高い Candida albicans に着目し，菌体外多糖画分 CAWS を調製してさまざまな解析を行ってきた．CAWS は C. albicans を完全合成培地にて培養した時に得られる菌体外多糖画分であり，収量は約 80 mg/l，糖含量は 70％，蛋白含量は 10％，主要構成糖は mannose と glucose（M/G ratio＝6.3±1.3 from C. albicans IFO 1385 derived CAWS）からなる．CAWS は Candida 細胞壁 mannan に対する因子血清と反応するとともに，カブトガニ由来の G 因子（リムルス G 因子，factor G）とも反応するので，深在性真菌症患者血中の BG と密接に関係しているものと思われる．CAWS は菌体外に放出された全ての高分子性糖蛋白質を特別の分離操作をせずに調整した画分であり，構造の詳細は明らかではないが mannoprotein，β1,6-glucan，β1,3-glucan を含有する複合体と想定される（図 1）．種々の実験に供する CAWS のエンドトキシン含量は常に 1 ng/mg CAWS 以下である．

2. 川崎病類似血管炎モデル

川崎病は急性の発熱を伴う原因不明の小児疾患であり，冠状動脈に瘤を作るなど，時として致死的な後遺症を残す．グロブリン製剤の大量療法が標準的な治療法として用いられているが，生物製剤としてのリスクもあり，より良い治療法が常に求められている．治療法の開発のためには動物病態モデルを用いた解析は重要であり，これまでに，ブタ，イヌ，ウサギ，マウスなどでモデルが提案され解析されてきた．イヌモデルは自然発症であるが，他は誘発型である．ブタやウサギのモデルはウマ血清の投与による血清病に随伴して惹起されている．しかし，単発で実施された報告が多く，発症機構や治療法の開発のために応用研究が展開されたものは少ない．積極的に研究が継続して進められている系は，マウスを用いた誘発モデルであり，Lactobacillus casei 菌体を用いた Lehman らの研究と筆者らの関与する Candida 成分によるものがある．

L. casei 菌体は関節リウマチの惹起モデルなどさまざまな観点から疾病研究に応用されており，化学構造も含めて詳細な解析が進んでいる．L. casei 惹起血管炎はヌードマウスを含む多くの系統のマウスで発症する．TLR 4 に変異のある C3H/HeJ は抵抗性であったことから，C57Bl/6 系統で作出された TLR 4-KO マウスで評価されたが，感受性であったと報告されている．IFN-γ-KO も感受性である．一方，MyD 88-KO や TLR 2-KO は抵抗性であったと報告されている．L. casei は superantigen 作用があり，これが発症に関わっていることが示唆されているが，詳細は不明である．文献的比較を試みたところ，本章で示す CAWS 血管炎とは組織像が著しく異なるようである．

3. Candida 成分による血管炎モデル

Candida 菌体成分による血管炎モデル動物の開発は，村田久雄博士，直江史郎博士（東邦大学医学部）らによって，川崎病患児の糞便から分離した C. albicans の抽出物（CADS）がマウスに川崎病類似の冠状動脈炎を惹起できることを見出したことに端を発する．血管炎の惹起はプロトタイプのプロトコールでは第 1 週と第 5 週に連続 5 日間 CADS を腹腔内投与し，第 9 週に組織標本を作製・判定するものである．50～60％ 程度のマウス個体に動脈炎ならびに冠状動脈炎が認められる．CADS は粗多糖画分であり，分画して活性本体を追求したところ，mannan 画分が最も強い活性を示すことが判明した．CADS 血管炎は系統差を示し，C3H/HeN は約 70％ と高い感受性を示す一方，CBA/JN はほとんど発症せず抵抗性を示した．両系統の交配の結果生じた F_2 世代の感受性の遺伝子多型解析によって，感受性遺伝子は第 1 染色体上の D 1 Mit 171 と D 1 Mit 245（map position 20.2 cM）に位置し，これらの領域には IL-1 受容体や TNF 受容体が位置することがわかった．

これらの背景のもと，同様のプロトコールで CAWS の血管炎惹起能を比較したところ類似の動脈炎が起きることが見出された．興味深いことに CAWS 血管炎の発症率は CADS 血管炎と比較して著しく高く，定量的解析に適した系であると思われた．血管炎の発症部位については詳細な解析をしていないが，大動脈弁周辺と冠状動脈起始部については再現よく血管炎が惹起される．

4. CAWS の活性スクリーニング

上記したごとく CAWS 研究の発端は深在性真菌症の早期診断における意義づけにあったが，血管炎を惹起するなど，真菌毒素としても興味深いものとなった．そこで，血管炎惹起メカニズム解析の一助となるとの考えから，活性スクリーニングを試み

た．その結果，マウス in vivo においては，静脈内投与で急性の致死毒性を示した．この反応は系統差を示し ICR, C 57 Bl/6, KSN nu/nu（胸腺欠除），C 3 H/HeN, C 3 H/HeJ（TLR 4 変異），WBB 6 F 1-w/w/^{v}（肥満細胞欠損）で惹起されたが，DBA/2（補体 C 5 欠損）では起きなかった．また，この致死は β_2 刺激薬で予防でき，エピネフリンの後投与で救命できた．さらに，抗ヒスタミン，抗セロトニン，抗 PAF 薬の併用投与も救命につながった．一方，シクロホスファミド投与による骨髄抑制，あるいはカラゲナンや塩化ガドリニウム処置による食細胞系の阻害は致死には影響を与えなかった．これらのことから，急性致死は主に補体系の活性化や平滑筋の収縮を介した反応であることが示唆された．また，CAWS を投与し，死に至らなかったマウスに再度 CAWS を投与しても，致死活性を示さなかったことから，ある種のトレランス状態が惹起されることがわかった．CAWS の示した急性致死は，高マンナン構造の O 抗原多糖を有する大腸菌由来の O 9 LPS の示す anaphylactoid 反応に類似しており，トレランス誘導も CAWS と O 9 LPS 間で交叉反応を示した．O 9 LPS の示す anaphylactoid 反応は muramyldipeptide（MDP）投与に依存しているが，CAWS による急性致死には MDP 依存性はなく，この点では異なる機序を介していると考えられる．

マウス in vitro 評価系では，脾臓細胞に対しては低濃度において，IL-6 や IFN-γ など，若干のサイトカイン産生促進作用が認められた．高濃度においては，細胞障害的に働き，LPS ならびに ConA のマイトゲン活性を抑制した．さらに，マクロファージ系細胞株 RAW 264.7 に対しても増殖抑制とサイトカイン産生抑制作用を示した．マウスの骨髄細胞を GM-CSF と IL-4 の共存下に培養して作成した，樹状細胞培養系に CAWS を添加すると，B 7-1 や MHC 分子の発現が上昇し，IL-6, IFN-γ, TNF-α などのサイトカインの産生が上昇し活性化された．

ヒト in vitro の評価系では，レクチン経路を介して補体を活性化してアナフィラトキシンを産生し，PBMC を自己血漿存在下に培養し CAWS 刺激すると，IL-8 や TNF-α などのサイトカイン産生を促し，多血小板血漿では軽度ながら血小板凝集作用を示し，臍帯由来の内皮細胞（HUVEC）のトロンボモジュリン産生を低下させた．

以上のことから，CAWS は in vivo のみならず in vitro 細胞培養系においてもさまざまな活性を示すことがわかった．

5. 血管炎惹起における免疫学的機序

CAWS 血管炎の系統差を比較したところ，C 3 H/HeN, C 3 H/HeJ, DBA/1, DBA/2, A/J, CBA/N, C 57 Bl, AKR, BALB/c が高感受性であり，CBA/j は抵抗性であった．高感受性系統間でも病変の程度はさまざまであり，特に DBA/2 は観察期間中にほとんどの個体が死亡し，心疾患が強く現れていることが示唆された．標準プロトコールでは 4 mg/マウスを用いているが，DBA/2 では 250 μg に減量しても，血管炎が惹起され，致死活性も示した（図 2）．DBA/2 マウスで血管炎誘発の経時変化を観察したところ，血管の組織像は，最終投与から 3 日程度ではまだ目立った変化は認められないが，10 日程度から局所の増殖性変化や弾性線維の断絶が観察された（図 3）．また，心重量変化を比較したところ，血管炎が十分に形成され，死亡するマウスがみられる 4 週間後あたりから重量の増加が顕著となった．これらのことから，血管炎ならびにそれに引き続き起こる致死においては，初期の誘導期，中期の血管炎形成期，ならびに後期の心肥大期に大別できるものと思われる（図 4）．

DBA/2 マウスに CAWS を投与すると全身の免疫系も修飾され，脾腫が強く起こり，好中球とマクロファージの割合が増加した．脾腫は投与後 5 週たっても維持された．CAWS 投与直後に脾臓細胞を調整して in vitro で培養すると，未刺激条件下でも上清中の IFN-γ, IL-6 産生が上昇し，myeloperoxidase の放出も観察された．また，血中の MPO-ANCA 値も上昇した．これらのことから，脾臓中の好中球は活性化状態を維持していることが示唆された．高感受性系統であっても，比較的血管炎の軽度な C 3 H/HeN では CAWS 投与直後の IFN-γ 産生は認められなかった．また，初回投与後，第 9 週の脾臓細胞を CAWS で二次刺激すると，血管炎惹起系統では IL-6 や IFN-γ, TNF-α が高く，一方，抵抗性系統の CBA/j では IL-10 産生が高かった．IL-10 は免疫抑制性のサイトカインとしてよく知られており，CAWS 血管炎の抵抗性因子として位置づけられる．これらのことから，血管炎惹起は初期，中期，後期にわたってさまざまな因子が相加，相乗，あるいは拮抗しながら形成されることが

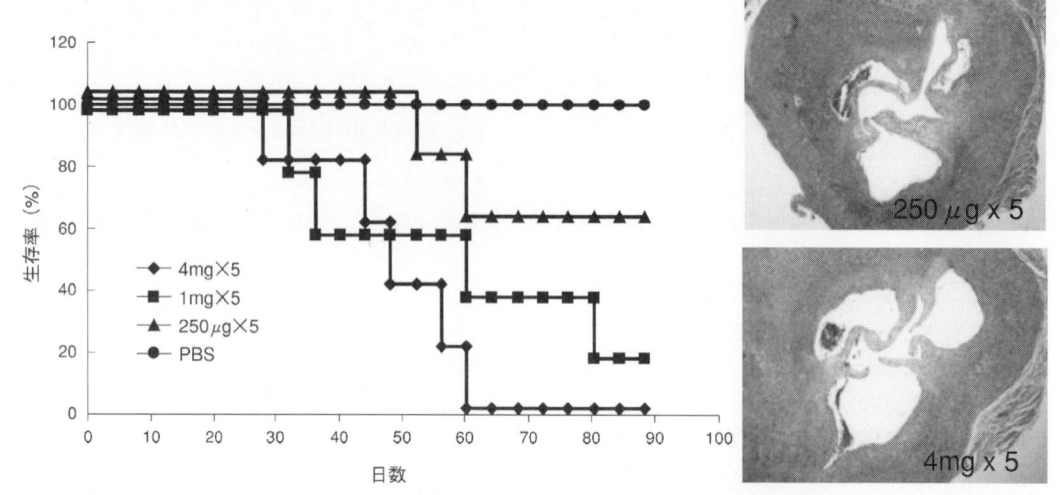

図2　CAWS血管炎によるDBA/2マウスの致死活性と組織像（HE染色）
DBA/2マウスに4 mg，1 mg，または250 μgを5日間腹腔内投与し，生存日数を比較した．右図は屠殺時の大動脈弁周辺のHE染色像．

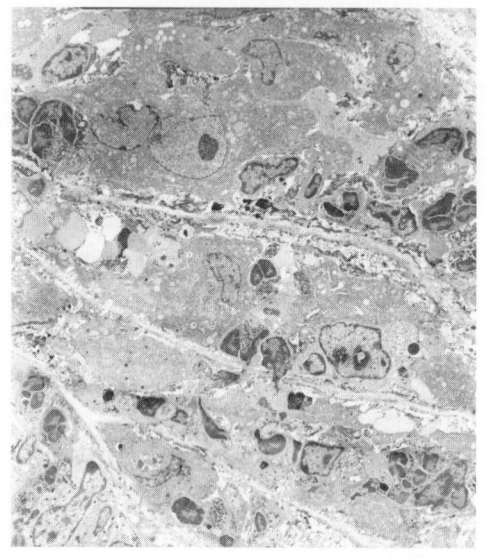

図3　DBA/2におけるCAWS血管炎の電子顕微鏡写真
CAWS投与10日目の大動脈弁周囲組織の電子顕微鏡写真（×1,000）．著しい細胞浸潤と弾性線維の断絶が認められる．

予想される．

6. DBA/2マウスにおける真菌多糖反応性の特徴

原田らは，真菌由来のベータグルカン（BG）に対する，種々のマウス系統の脾臓細胞の反応性を比較し，DBAのみで顕著にIFN-γ産生を惹起することを明らかにした．さらに，他のサイトカインについても検討したところ，GM-CSF, TNF, IL-12などの上昇が観察された．また，これらのサイトカイン産生は，いずれもGM-CSFに対する抗体の添加で阻害された．逆に，他の系統のマウス脾細胞をGM-CSF添加条件下にBG刺激すると，IFN-γの産生が惹起された．これらのことから，GM-CSFがDBAのBGに対する反応性の特徴を現すキーとなるサイトカインであることが推定された．

さらに，BG刺激による脾臓細胞におけるサイトカイン産生の細胞間相互作用について解析したところ，個々のサイトカイン産生は複雑に制御されており，付着性ならびに非付着性細胞の共培養がGM-CSFとIFN-γ産生に必須であり，GM-CSF存在下においては，付着細胞群のみで，TNF, IL-12産生が惹起されることがわかった（図5）．そこで，CAWSについても同様の実験を試みたところ，DBA/2の脾細胞は，容量依存的にGM-CSFを産生し，脾細胞をGM-CSF添加条件下にCAWS刺激すると，IFN-γ, IL-6, TNF-αなどのサイトカイン産生が増強された．これらのことからCAWS反応性においてもGM-CSF産生が律速段階であることがさらに強く示唆された．

7. CAWSのマンナン構造と血管炎惹起活性

CAWSは菌体外多糖画分であり，厳密な精製過程を経ていない．血管炎誘発にはCAWSのマンナン部分が重要と思われるが，構造要求性についてはほとんど解析されていない．一方，Candida man-

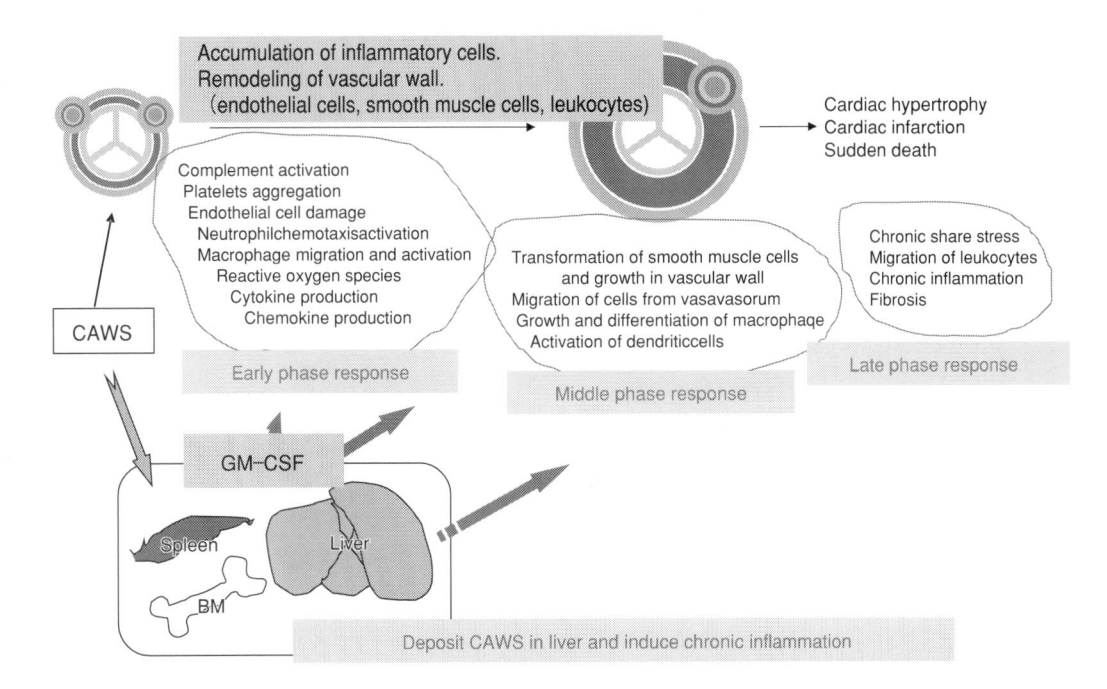

図4 DBA/2 マウスにおける CAWS 血管炎の進展過程
CAWS によって DBA/2 に惹起される血管炎は初期,中期,後期と異なったさまざまな因子が関わっている.関連性の深いイベントを模式的に示した.

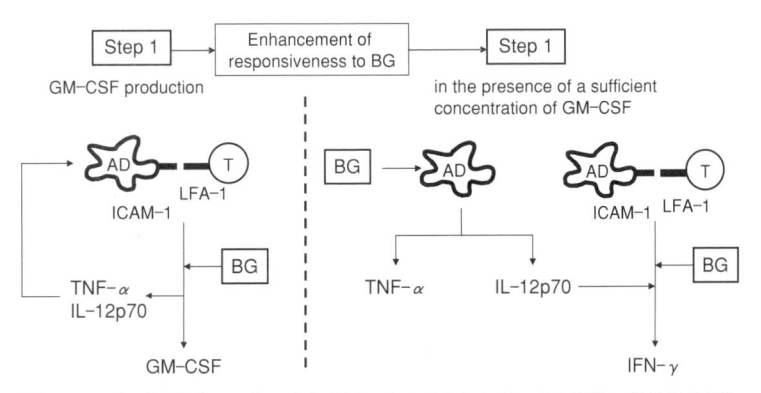

図5 DBA/2 脾臓細胞における真菌多糖によるサイトカイン産生誘導の細胞間相互作用の推定図
DBA/2 の脾細胞を *in vitro* で真菌多糖（βグルカン）で刺激したときに惹起されるサイトカイン産生に関わる細胞間応答性の概略を示した.
BG：真菌多糖，AD：付着細胞群，T：成熟T細胞.

nan は病原性との関係からさまざまな観点に立って解析が詳細になされている.診断においても因子血清を用いて菌種の同定が簡便に行われている.また，Candida mannan は α1,2-, α1,3-, ならびに α1,6-結合を主な結合様式とするが,部分的に存在する β1,2-結合したマンノース残基は細胞への結合性や病原性の発現に密接にかかわっているとの報告が多数なされている.

CAWS は完全合成培地で培養外に放出される多糖画分であり,培養槽で大量培養して製造している.これまでは,完全合成培地を用いて,適宜,流通撹拌培養してきた.この培養過程における,pH 変化を検討したところ,培養中に酸性側に変化していることが明らかになった.Candida のマンナン

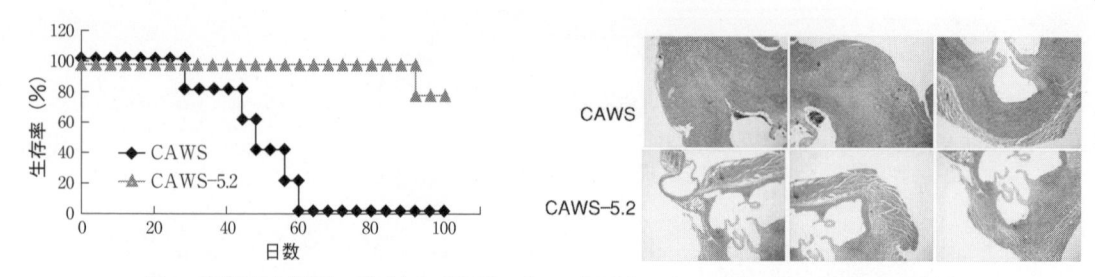

XII 生体防御異常が誘発する難治性疾患

図6 培養条件を制御して作成したCAWSによってDBA/2マウスに惹起される血管炎と致死活性
通常の培養条件で作成したCAWSと培養温度27℃,培養pHを5.2に維持して作成したCAWSの血管炎
惹起活性の比較とそれに伴う致死活性の比較.

構造はpHや培養温度の影響を受けるので,pHならびに培養温度を制御してCandidaを培養し,放出された多糖画分を作成し,血管炎誘発活性を比較した.その結果,血管炎誘発活性は27℃-pH 5 (CAWS-27-5),や27℃-pH 7 (CAWS-27-7)に制御したときには示さないことがわかった.このとき,急性致死活性も著しく減弱した(図6).一方で,37℃培養(CAWS-37)やpH 2 (CAWS-27-2)での培養では血管炎は惹起された.また,これらの多糖画分の構造上の特徴を因子血清を用いて比較検討したところ,血管炎のできない画分では因子血清4,5,6の反応性が上昇していることがわかった.これらの因子血清はβ1,2-結合を認識するので,CAWSの血管炎誘発活性にはβ結合は抑制的に作用することが強く示唆された.

おわりに

CAWSはマウスにおける強力な血管炎惹起物質である.また,血管炎惹起の有無と強度は著しく系統間に格差があったことから,宿主側の複数の遺伝的背景が病態に関わっているものと推定される.サイトカイン産生という観点では,IL-6,IFN-γ,TNF-αは正の要因として,IL-10は負の要因として作用しているものと思われる.一方で,誘発物質の構造上の要因として細胞壁由来のmannoproteinが重要な役割を演じていると思われるが,菌の培養条件を変更すると血管炎惹起に著しく影響し,免疫化学的解析からβ1,2-mannose残基の有無が活性の強弱と密接に関わっている可能性のあることが示唆された.これらのことから,CAWS血管炎は宿主側からも惹起物質側からも特異的に制御された条件においてのみ発現するものであることがわかってきた.血管炎の発症メカニズムと治療法は未だ十分解明,標準化されているとはいいがたい.本モデルはこれらの解析に寄与できるものと考える.

血管の関連する病変には,糖尿病,高血圧,高脂血症など,現代人の抱える多数の疾病が存在する.本モデルの背景に潜む分子メカニズムは,これらの疾病の克服にも大いに役立つ可能性がある.

謝辞 本研究は,東京薬科大学薬学部免疫学教室,東邦大学医学部付属大橋病院病理部,国立感染症研究所生物活性第3室の共同で行われたものである.ここにご協力いただいた先生方に感謝申し上げます. [大野尚仁]

参考文献

1) Murata H, Naoe S : Experimental Candida-induced arteritis in mice—relation to arteritis in Kawasaki disease, *Prog Clin Biol Res*, **250** : 523, 1987.
2) Ohno N : Chemistry and biology of angiitis inducer, Candida albicans water-soluble mannoprotein-beta-glucan complex (CAWS), *Microbiol Immunol*, **47** : 479-490, 2003.
3) Nagi-Miura N, Harada T, Shinohara H, Kurihara K, Adachi Y, Ishida-Okawara A, Oharaseki T, Takahashi K, Naoe S, Suzuki K, Ohno N : Lethal and severe coronary arteritis in DBA/2 mice induced by fungal pathogen, CAWS, Candida albicans water-soluble fraction, *Atherosclerosis*, **186** : 310-320, 2006.
4) 大野尚仁:血管炎の基礎と臨床:CAWSによって惹起される致死的血管炎モデル,CAWS惹起冠状動脈炎,医学のあゆみ,**214** : 13-18, 2005.
5) Harada T, Miura NN, Adachi Y, Nakajima M, Yadomae T, Ohno N : Granulocyte-macrophage colony-stimulating factor (GM-CSF) regulates cytokine induction by 1, 3-beta-D-glucan SCG in DBA/2 mice *in vitro*, *J Interferon Cytokine Res*, **24** : 478-489, 2004.

XI 生体防御異常が誘発する難治性疾患

57　川崎病の病理

　川崎病は，1967年川崎富作博士により小児の急性熱性皮膚粘膜リンパ腺症候群として報告された疾患であり，①5日以上続く発熱，②両側眼球結膜の充血，③口唇の紅潮，いちご舌，口腔咽頭粘膜のびまん性発赤，④不定形発疹，⑤急性期の手足の硬性浮腫，掌蹠ないし指趾先端の紅斑，および回復期の指先からの膜様落屑，⑥急性期における非化膿性頸部リンパ節腫脹を主要症状とする．これら6症状のうち5つ以上の症状を伴うもの，あるいは4つの主要症状しか認められなくても経過中に断層心エコー法もしくは心血管造影法で冠状動脈瘤（拡大を含む）が確認され，他の疾患が除外された場合に川崎病と診断される．

　本疾患では中型筋型動脈を中心とする系統的血管炎が引き起こされるが，なかでも冠状動脈が最も高頻度に侵襲される．血管炎によって発生した瘤の中に生じた血栓による冠状動脈閉塞のために乳幼児に虚血性心疾患が惹起され，時に突然死することで注目を集めた．

　1983年，古庄らにより免疫グロブリンの経静脈的大量療法が提唱されて以来，本治療法の有効性は広く検証され，現在では急性期川崎病患児の86％に免疫グロブリンが投与されている．本治療法により冠状動脈障害の発生頻度のみならず致命率も著しく低下した．しかし，いまだに20％前後の症例では本療法を用いても良好な治療効果を得ることができない．こういった免疫グロブリン不応症例に対してステロイドや好中球エラスターゼ阻害薬，血漿交換療法，抗サイトカイン抗体療法など，さまざまな治療戦略が試みられている．

1．疫　　学

　川崎病は，1970年以降2年ごとに全国規模の疫学調査が施行されており，その動向が詳しく掌握されている．最近では2003〜2004年を調査対象とした第18回全国調査成績が公表されている．これによれば2年間の登録患者は19,138名で，累計登録患者数はついに20万人を超えた．性比は1.37と男に多く，罹患率は0〜4歳児人口10万対170.9（男192.3，女148.2）であった．過去に3回の流行（1979，1982，1986年）があったが，それ以降全国的な流行はみられていない．しかし，年次別推移をみると患者数は着実に増加しており，特に1994年以降急勾配で増加している．その結果，2004年の患者数および罹患率は3回目の流行時のそれに匹敵する値となった（図1）．罹患年齢は9〜11カ月をピークとする1峰性の分布を示し，3歳未満での発症が全体の68％を占める．同胞発生は報告患者中1.1％，再発例は3.7％であった．死亡例は2年間で8人，致命率は0.04％となっている．

　心障害の発生頻度に関し，発症後1カ月以内に発生した急性期の心障害は13.6％（男15.4％，女

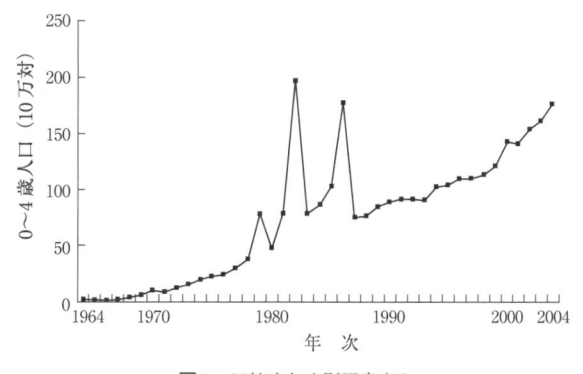

図1　川崎病年次別罹患率[4]

11.1%), 1カ月以降も残存する心後遺症は4.4%（男5.2%, 女3.3%）である．心障害の内訳は急性期，遠隔期ともに冠状動脈拡大が主体をなす．

2. 病因

疫学調査からは季節変化，流行の移動，家族および地区集積性が指摘されており，川崎病の発生には感染が何らかの形で関与していることが示されている．また，日本人をはじめアジア人に多いという人種特性があり，遺伝的背景も大きく関与していると考えられる．

これまでに溶連菌やブドウ球菌，エルシニア，リケッチア，EBウイルスなどの感染説，ダニをはじめとするアレルギー説，水銀中毒説，薬物中毒説など数多くの病因説が提唱されたが，いずれも確認に至らず消滅していった．1990年代からはブドウ球菌や溶連菌などの細菌に由来するスーパー抗原が病原候補として脚光を浴びたが，これらも検証には難渋しているのが現状である．一方，剖検材料を用いた研究で，動脈病変部のみならずさまざまな臓器にoligoclonalなIgA形質細胞が川崎病特異的に出現していることが最近示された．これらを基に合成抗体を作製し免疫組織化学的に抗原検出を試みると，気管支上皮の細胞質内に本抗体と反応する封入体様構造が見出された．経気道的なウイルス感染説が新たに登場しつつあり，今後の解析が期待される．

3. 病態

川崎病では，単球/マクロファージやリンパ球など免疫担当細胞の異常な活性化が引き起こされる．これら細胞から産生，分泌されたTNF-αやIFN-γ, IL-6, MCP-1などの炎症性サイトカイン，走化性因子は免疫細胞相互を活性化させるとともに，動脈構成成分である内皮細胞も活性化させる．その結果，内皮細胞にはICAM-1やselectinなどの接着因子が発現し，白血球は血管壁へ回転，粘着し侵入する．そして，内皮細胞や平滑筋細胞を傷害し動脈という場に炎症が生じると考えられる．さらに，急性期にはVEGFやPDGFなど数多くの成長因子やendothelin, nitric oxideなどの血管作動性物質も増加しており，内膜平滑筋細胞の遊走や増殖を誘導するとともに，血管透過性の亢進や冠動脈拡張などに関与している．また，凝固調節因子の産生増強や血小板，凝固線溶系の異常も引き起こされる（表1）．

4. 病理組織像

1) 冠状動脈

川崎病冠状動脈炎の組織学的推移は，以下の4つの段階に大別することができる．

i) 動脈炎の開始：発症後6〜8日

筆者らの検索で川崎病罹患後最も早期に死亡した症例は6病日例である．本例の心筋層外冠状動脈で

表1 急性期川崎病における分子免疫学的異常[5]

接着因子	
sICAM-1, sL-Selectin, sE-Selectin, sP-Slectin	増加
ICAM-1, ELAM	増加
sVCAM, LFA-1 (PML), L-Selectin (Plt)	変化なし
成長因子, サイトカイン	
VEGF, PDGF, HGF	増加
IL-1β, IL-2, IL-6, IL-8, IL-10	増加
Mac-1, MCFS/MCP-1, M-CSF, G-CSF	増加
TNF-α, IFN-γ	増加または変化なし
TFG-β	低下または変化なし
Prostanoids	
TXA 2, TXB 2, PGE 2, PGF 2 α	増加
LTB 4, LTC 4, LTD 4, LTE 4	増加
PGI 2	減少
血管作動性物質	
Endothelin-1, hANP, thrombomodulin	増加
NO 3$^-$ (serum), NOx (urine)	増加
Biopterine/neopterine ratio	増加
NO 2$^-$ (serum)	変化なし

は，内膜と外膜にリンパ球や単球/マクロファージの浸潤を軽度に認めたが，内弾性板の断裂はごく一部に限られ，中膜には炎症細胞浸潤を認めず，汎血管炎には至っていなかった．このことから川崎病冠状動脈炎は，発症後6日頃に内膜炎および外膜炎として始まると推測される．

ii) 汎血管炎から動脈瘤の形成へ：発症後8〜12日

10病日例の冠状動脈には，炎症細胞は内膜，外膜両側から内・外弾性板を越え中膜に達し，動脈壁全層の炎症すなわち汎動脈炎が観察された．内弾性板は多発性に断裂していたが，中膜平滑筋細胞など既存構築の傷害は比較的軽度で動脈拡張は認められない．同部に浸潤する炎症細胞を免疫組織学的に同定したところ，その多くは単球/マクロファージであったが，これに加えて中膜には好中球エラスターゼ抗体陽性の分葉白血球が相当数出現していた．単球/マクロファージやリンパ球は17病日頃をピークとした浸潤パターンを示したのに対し，好中球は10病日で最も高度の浸潤がみられ，その後急速に数を減じていた．また，炎症細胞浸潤部の中膜は浮腫性に離解し空隙を生じており，同部の中膜平滑筋細胞のアクチンフィラメントや基底膜コラーゲンは消失していた．このように病初期には単球/マクロファージに加え好中球から産生，分泌される蛋白分解酵素や活性酸素などが内皮細胞や平滑筋細胞，そ

して細胞間マトリクスなどの血管壁構成成分を傷害していると考えられる．

この後，汎動脈炎は直ちに動脈全周に波及する．内弾性板や中膜などの動脈構造を保つ上で重要な成分は著しく傷害され，その結果として発症後12病日頃，風船が膨らむように動脈の拡張が生じる（図2）．動脈瘤は球状，紡錘状の瘤として認識され，多くの場合血栓が内腔に充満する．また，動脈瘤は冠状動脈起始部や動脈分岐部に生じやすくその発生には血行力学的因子が関与しているものと推測される．

iii) 炎症の継続から消退へ：発症後2〜6週

動脈瘤に至った冠状動脈には，単球/マクロファージの著明な浸潤とともに少数のリンパ球，好中球を混ずる増殖性肉芽腫性炎症がみられる（図3）．しかし，川崎病動脈炎でフィブリノイド壊死をみることは稀である．激しい炎症はおよそ25病日まで継続した後，徐々に軽減化していき40病日頃には炎症細胞浸潤はほぼ消退する．

激しい血管炎の結果としての冠状動脈瘤破裂による心タンポナーゼが総剖検数の約7%に認められた．ここで注目すべきは，瘤破裂の多くは炎症の極期にあたる10〜20病日の間に生じたのではなく，これまでの検索結果から考えればむしろ炎症反応が沈静化に向かいつつある25病日以降に発生している点である．同一病日死亡の非破裂例との組織像の比較により，破裂例ではより高度の炎症反応が生じ

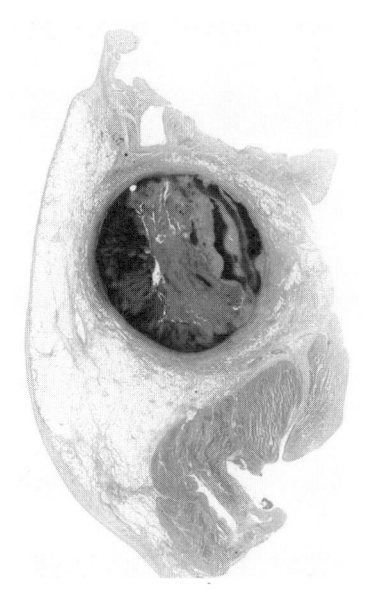

図2 冠状動脈瘤，18病日死亡例
血栓が充満する8mm径の球状動脈瘤．

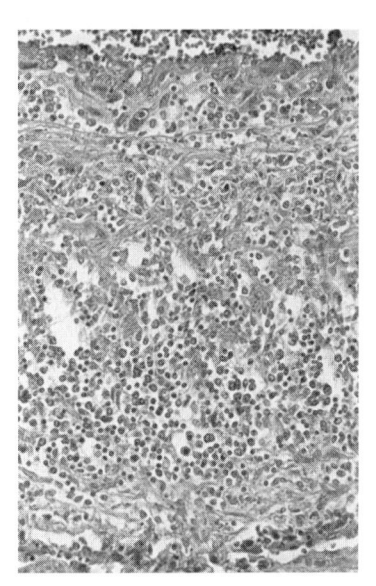

図3 冠状動脈の増殖性肉芽腫性炎症，17病日死亡症例

ていること，組織修復の程度が弱いことが示された．いずれも免疫グロブリンが提唱される以前の死亡症例であり，投与薬剤の種類や投与期間，容量など，詳細について検索することは困難であったが，掌握し得た限りでは破裂例の多くでステロイドが使用されていた．当時，ステロイドは重症例に対して選択的に使用されていた可能性があり，組織学的観察でも破裂例の動脈病変中には高度の炎症細胞浸潤を伴っていた．しかし，病変組織における線維化の程度が破裂例で減弱していた点は，ステロイドが線維芽細胞に働き組織修復を遅延させ，破裂に関与した可能性を否定し得ない．

ここまで，瘤形成に至る冠状動脈の組織学的推移について記載したが，心筋炎などを推定死因とする，冠状動脈瘤の形成をみなかった急性期死亡症例が少数存在する．このような症例の多くにも冠状動脈全層に達する炎症細胞浸潤が認められており，動脈拡張がもたらされない程度の炎症が発生していることが明らかとなった．臨床上，急性期においても85％以上の症例は動脈拡張をきたすことなく経過するが，このような症例にも多くの場合，軽微ではあるが冠状動脈炎が発生していると推測される．しかし，炎症細胞浸潤を認めなかった急性期川崎病死亡症例が存在することも明記しておきたい．

iv) 瘢痕期，遠隔期：発症6週以降

川崎病動脈炎の炎症細胞浸潤は40病日頃にほぼ消退するが，炎症細胞消退後の瘢痕は長期にわたって残存する．巨大動脈瘤が残存する場合や動脈瘤が血栓により閉塞した後に再疎通がもたらされた場合には，遠隔期においても再閉塞を含む血管構造の改築が持続していることが示されており，急性期に動脈瘤を形成した症例では虚血性心疾患に対する厳重な対応が必要となる．

一方，動脈瘤の退縮や一過性拡張を示した動脈においても血管炎の瘢痕が残存していることが明らかになっている．軽微ではあるが正常ともいい難い後炎症性変化を残す動脈が長期的にどのように変化していくのか，このような動脈変化を残す症例が成人期に達した時，粥状動脈硬化症の影響をどのように受けるのか，いまだ不明な点が多い．今後慎重に検討されるべき課題である．

2) 冠状動脈以外の心病変

急性期死亡剖検例では心筋層にもきわめて高頻度に炎症細胞浸潤がみられる．つまり，発症後25病日頃までの症例の心筋層外脂肪組織および心筋層内

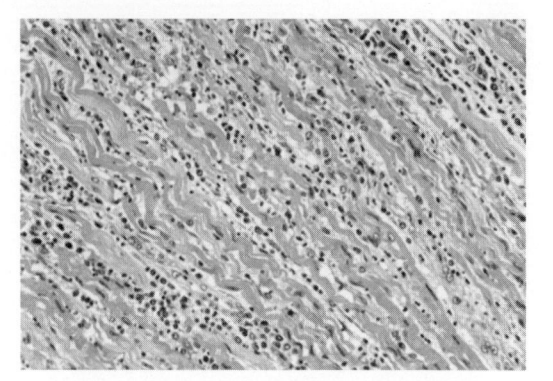

図4 川崎病でみられる心筋層内の炎症細胞浸潤

表2 川崎病における動脈炎発生頻度

90％	冠状動脈
75％	腎
45％	肺
20〜30％	卵巣，睾丸，腸間膜動脈
10〜15％	膵，消化管，肝，腸骨動脈，脾

の冠状動脈に沿った心筋間質には単球/マクロファージを中心とした炎症細胞浸潤を認め，急性間質性心筋炎ともよぶべき像を呈する（図4）．伝導系も急性期には炎症細胞浸潤と血管周囲性浮腫によって伝導系細胞が圧排されている像がみられるという．弁膜炎も剖検例の場合，ほぼ全例で観察される．

3) 冠状動脈以外の臓器動脈変化

川崎病は系統的血管炎であることから，さまざまな臓器動脈に炎症が生じる．これまでに肺，腎，肝，膵，脾，胆嚢，消化管，唾液腺，生殖器などについて病理学的検索が加えられており，頻度はさまざまながらこれら臓器においても動脈炎が存在することが確認されている（表2）．実質臓器の場合，炎症は臓器に進入する直前の実質外中型動脈に生じ，基本的に実質内の小動脈や細小動脈に血管炎はみられない．また，動脈炎の開始時期や炎症の強さは臓器動脈ごとに多少異なるが，冠状動脈炎とほぼ同様の組織学的推移をとる．

おわりに

病理組織学的立場から川崎病血管炎の特徴を要約すると，第1に，1峰性の推移を示す急性炎症性疾患であるということができる．つまり，冠状動脈の炎症が始まると急速にピークへと向かい，動脈構築の破壊により瘤が形成される．その後，炎症は徐々に沈静化していき瘢痕を残しながら治癒する．全経過はおよそ6週間である．他臓器においても心と同

様，臓器外の中型動脈が侵襲され，炎症の発生時期やピーク時期には多少のズレがあるものの冠状動脈とほぼ同様の推移を呈する．これらの事項は川崎病と同様に中型動脈が好んで侵襲されるが，実質内血管も同時に侵されなおかつ急性炎症像と瘢痕像とが同一組織内に混在する結節性多発動脈炎との大きな組織学的相違点となる．第2の特徴は，川崎病血管炎は単球/マクロファージの異常な集簇からなる増殖性肉芽腫性炎症であることである．川崎病では原発性，続発性血管炎疾患群の多くで観察されるフィブリノイド壊死は原則的に観察されない．

川崎病の病理組織像の詳細を掌握しておくことは，他の血管炎疾患との鑑別のみならず川崎病の病因や病態，そして治療戦略を考えるうえでも重要である．

(共同研究者：直江史郎，増田弘毅，大原関利章，跡部俊彦，浅地　聡，渋谷和俊，安藤充利)

[高橋　啓]

参考文献

1) 川崎富作：指趾の特異的落屑を伴う小児の急性熱性皮膚粘膜淋巴腺症候群（自験例50例の臨床的観察），アレルギー，**16**：178-222，1967．
2) 増田弘毅，直江史郎，田中　昇：川崎病（MCLS）における冠状動脈の病理学的検討―特に冠状動脈炎と動脈瘤の形態発生の関連について―，脈管学，**21**(8)：899-912，1981．
3) Takahashi K, Oharaseki T, Naoe S, et al: Neutrophilic involvement in the damage to coronary arteries in acute stage of Kawasaki Disease, *Periatr Int*, **47**：305-310, 2005.
4) 川崎病研究グループ：第18回川崎病全国調査成績，2005．
5) 佐地　勉，監物　靖，高月晋一，他：川崎病の血管病変，リウマチ科，**34**：64-73，2005．

XII 生体防御異常が誘発する難治性疾患

58 ANCA関連腎炎の病態とモデルマウスでの知見

近年,好中球の細胞質に対しての自己抗体が発見され,抗好中球細胞質抗体(ANCA)と命名された.ANCAの出現する疾患が明らかになり,small vessel vasculitis:SVV との関連が明確になってきた.ヒトではMPO-ANCA陽性の顕微鏡的多発性血管炎(MPA)とPR3-ANCA陽性のWegener肉芽腫症とに大きく分けられている.Wegener肉芽腫症は北欧に多く,MPO-ANCA陽性のMPAは本邦に多い.早期の診断や治療,感染による死亡をなくすことが課題になってきている.このような難治性病態の解明には動物モデルが不可欠である.

1. 半月体形成性腎炎と好中球

異種の血清によって惹起される馬杉腎炎(Masugi nephritis)や抗GBM腎炎で代表される免疫複合型腎炎(血清病)において,半月体形成を認めることは報告されてきていた.このようなタイプの腎炎(BSA腎炎も含む)の発症進展には血中の好中球やマクロファージが深く関与していると我々も考えていた[1].さらに,好中球のMPOは血管内皮細胞障害を惹起するとの報告もあり,糸球体の毛細血管内には多数の好中球が出現していることが,病理組織学的手法で証明されていた.しかし,MPO-ANCAを測定することができなかったので,その関連を明確にすることはできなかった.

2. MPOとMPO-ANCAによる腎障害

1993年BrouwerらはヒトMPOでラットを免疫し,MPO-ANCAが産生される状態で,5週間後に片腎をMPOとライソソーム酵素抽出物とH_2O_2をあわせ灌流し,灌流腎にpauci-immune型の半月形成性腎炎が認められたと報告した.MPOで免疫のみやMPOで免疫しMPOのみでの単独灌流群では,半月体形成性腎炎は認められない.この実験では,腎炎発症にはMPO-ANCAだけでなく,好中球活性化によるMPOやライソソーム酵素の放出の存在により進展することを示した.また,MPOとライソソーム酵素抽出物とH_2O_2で灌流した4時間後には,MPO,IgG,補体がGBMに沿って顆粒状に認められた.しかし,灌流24時間後にはMPOの沈着は消失し,その後に半月体形成性腎炎が生じた.ANCA関連pauci-immune型腎炎でも半月体形成が認められるようになる以前の糸球体障害として,初期にはMPOが糸球体に結合し,in situで免疫複合体が形成され,進展していくことを示している.

また,1995年小林らも,抗GBM抗体腎炎ラットでの抗MPO抗体の関与を,ウサギ抗ラットMPO抗血清を前投与していたラットにウサギ抗ラットGBM抗血清を投与し観察している.抗GBM腎炎を惹起させた群(I群)では正常ウサギ血清の前投与後に抗GBM抗体腎炎を惹起させた群(II群)に比べ糸球体内の好中球浸潤やヒアリン様物質の沈着などの腎炎の所見が有意に認められた.I群では係蹄壁にMPOが高度に沈着し,腎の抽出実験でMPO-ANCAを検出した.MPO-ANCAが腎炎の増悪因子であり,やはり前述の実験と同様に糸球体内では,in situ 免疫複合体が形成され腎障害が起こっていることを示している.このように異なった2つの実験においても,半月体形成性腎炎に至る過程においてまずはin situ で免疫複合体が形成されることが推測され,MPO-ANCAの関与する糸球体障害(内皮細胞主体の障害)の引き金になっている可能性が高いと考えられる.

3. 自然発症SCG/Kjマウス

MRL/Mp-lprマウスは自己免疫疾患を自然発症マウスとしてもよく知られており,抗DNA抗体が産生される.興味あることに,32週齢頃から22%程度の頻度であるがANCAは陽性となる.組織病変は免疫複合体沈着を伴いフィブリノイド壊死も認め血管炎様である.

1993年KinjohらはMRL/lprとBXSBマウスとを交配したF_1マウスを初めて作製した.その結果,SCG/KjマウスではMRL/lprやBXSBマウ

スに比べ高率に半月体形成の出現する頻度が高くなることがわかった．16週齢で半月体形成性腎炎が認められる壊死性血管炎を起こし，50％が死亡する．自己免疫疾患を惹起する系統同士のマウスの交配であるのでpauci-immuneタイプではない．半月体形成の頻度は8週齢では認めないが，10週齢より低い頻度ではあるが出現するようになる．尿蛋白も10週齢から出現する．その頃より急激にANCA陽性の頻度が増加するとともに，血尿の出現率も高くなる．また，腎病変の糸球体内好中球の浸潤と半月体形成の頻度を検討し，それらを尿所見の蛋白と血尿の有無で比較した報告もある．この論文でも半月体形成を認めない時期には好中球浸潤を認め，蛋白尿は認めるが血尿は認めない[2]．半月体形成とともに血尿を認めることが示されている．また，SCG/Kjマウスでは血管炎が種々の臓器に惹起されることも報告している．血管炎の頻度より高率に半月体形成性腎炎所見が腎臓に認められ，加齢とともに血管炎と半月体形成性腎炎の頻度も増加することを示している．さらに，SCG/Kjマウスでも，①末梢好中球は加齢とともに増加し，②MPO-ANCAの上昇と，③TNF-αの上昇も認めている．糸球体内の好中球浸潤をMPO染色で確認し，その所見と半月体形成，MPO-ANCAの値と相関（$p<0.01$）を認めている[3]．

4．BSA誘導腎炎

BSA腎炎は以前より免疫複合型腎炎のモデルとして報告されてきた．serum sickness diseaseである馬杉腎炎に始まる．BSA腎炎では初期より抗BSA抗体が上昇し，糸球体に免疫複合体が沈着し腎炎が進展すると考えられてきた．このようなBSA腎炎の実験でも好中球やマクロファージが注目されていた．しかし，今までに抗BSA腎炎でANCAを測定した報告はなかった．

我々はBSA誘導腎炎を種差により半月体形成率は異なることが予測されたが，あえてノックアウトマウス作製に汎用されているB57BL/6マウスを用いて実験を行った．BSAで前感作を2週おきに4回行った．この段階では，図1に示すように蛋白尿は軽度認めるもANCAの上昇は有意ではない．図2に示すように8週後に，連日BSA投与以降に急激なANCAの上昇があり，表1に示すように尿蛋白の出現後に血尿が認められるようになり，図3に示すように11〜14週齢になると高率に半月体形成が認められるようになる．免疫グロブリンや補体も上皮側に沈着物を認める[4]．

BSA誘導腎炎で，早期より末梢血中の好中球と血小板の上昇を認め，ANCAの上昇と好中球の浸潤が腎糸球体に認められ病変形成（糸球体基底膜の破壊→半月体形成）に好中球の活性化が関与することが推測された．

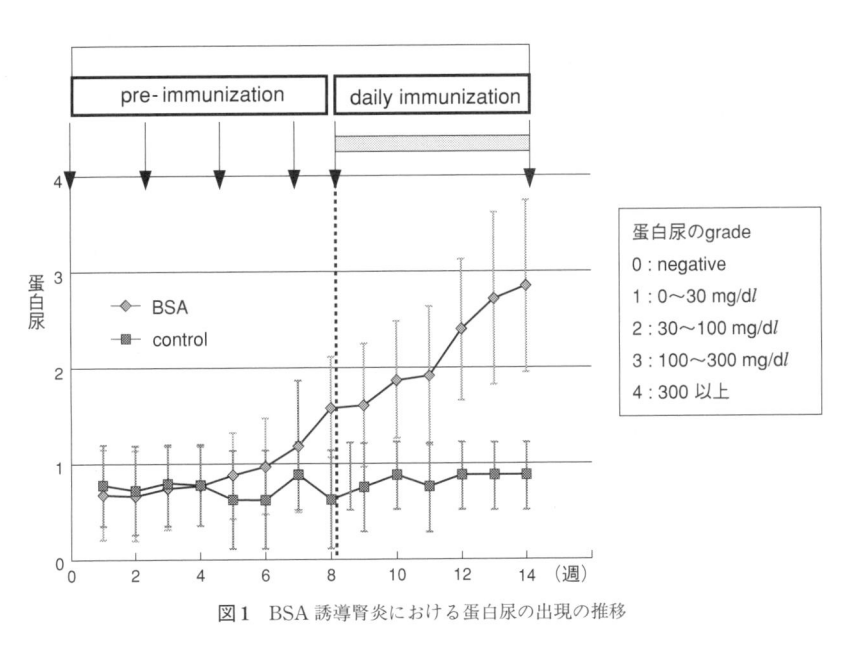

図1 BSA誘導腎炎における蛋白尿の出現の推移

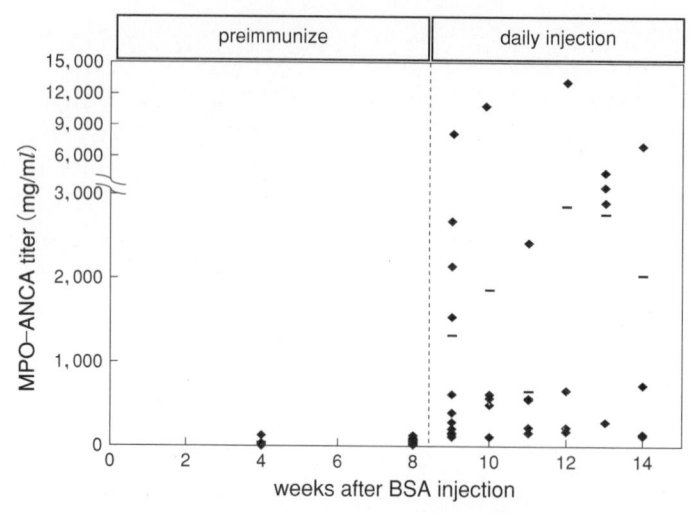

図2 BSA誘導腎炎における MPO-ANCA の上昇

表1 BSA誘導腎炎における血尿,蛋白尿出現頻度

group	weeks after BSA infection			
	0	8	11	14
	proteinuria (mg/dl)			
BSA injected	21±14	58±35*	132/107*(a)	414±410*(b)
control (adjuvant and only)	16±16	20±14	26±10	23±12
	urine positive hematuria(%)			
BSA infected	0	0	13	50
control (adjuvant only)	0	0	0	0

Mean ± SD, * : $p<0.01$, compared with control (adjuvant only).
N=10 except for group of BSA (a) and (b), (a): N=8, decease : 1 mouse at 9 weeks (shock), 1 mouse at 10 weeks (renal failure) from the initial N=10, (b): N=7, decease : 1 mouse at 9 weeks (shock), 2 mice at 10 (renal failure) from the initial N=10.

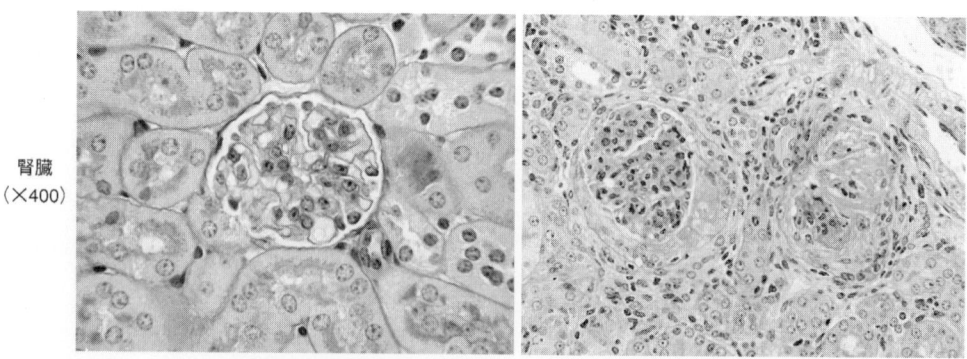

腎臓
(×400)

4 weeks after BSA injection　　　14 weeks after BSA injection

図3

5. 自然発症 SCG/Kj と BSA 誘導腎炎の意義

近年は，実験動物，とくに SCG/Kj マウスの報告の頃より ANCA の測定も可能になってきた．

このことによりモデル動物での ANCA 関連腎炎の成り立ち，つまり腎病変の進展を検討することが可能になった．最終的腎病変として半月体形成性腎炎を認める．さらに，全身における ANCA 関連腎炎血管炎の検討を進めていくことが重要であろう．

また，半月体形成率の程度は種差によっても異なる．いずれにしても同時に ANCA が陽性であることが，このようなモデルマウスでの解析を進める上で必須条件となる．

SCG/Kj マウスのように血管炎・半月体形成性腎炎を自然発症するモデルマウスと，他方マウスやラットなどの動物を免疫して起こる実験的モデルとがある．実験で作製するマウスでも，発症しやすさに種差によって違いがあり，自己抗体が出現するからといって簡単に腎炎に進展するのではない可能性がある．初期でT細胞や好中球などの活性化が起こり ANCA の自己抗体の産生と好中球に絡む血管内皮細胞障害を主体とした炎症が特に腎や肺の臓器に激しく惹起されることで，尿蛋白や血尿を伴う進行性の腎炎に至ると考えられる．

6. MPO ノックアウトマウスの実験

Xiao ら[5]は，MPO ノックアウトし，マウス MPO で免疫して抗 MPO 抗体を産生させ，このラット脾臓細胞を，免疫不全 Rag 2$^{-/-}$ マウスに移入した．3日以内に血中に抗 MPO 抗体が出現し，その後免疫複合型の壊死性血管炎，肺毛細管炎，腎外血管炎を生じた．一方，MPO ノックアウトマウスを BSA で免疫して抗 BSA 抗体できる状態にし，その脾臓細胞を移入した群，コントロールの脾臓細胞を移入した群と比較すると軽度の腎炎しかできなかった．ANCA が免疫複合体型腎炎の増悪因子であることを示している．さらに，精製した抗 MPO IgG を免疫不全 Rag 2$^{-/-}$ マウスおよび野生型マウスに静注しヒト ANCA 関連腎炎に類似した pauci-immune 型の巣状壊死性半月体形成性腎炎と系統的血管炎が生じたことを報告している．これは，直接的には T，B 細胞が関与せず，主に好中球を介して血管炎が起こることを証明した．今後，T 細胞，B 細胞，マクロファージの関与の研究がすすむと考えられる．

7. ANCA 関連血管炎・腎炎の発症機序

図4で示すように ANCA の出現は TNF-α の上昇[6]などにより好中球が活性化されることに始まる．一方，この好中球の活性化は，血小板の増加とも密接に関係しながら進行する．活性化好中球は過酸化水素を産生し，リソソーム酵素を放出し，IL-1β も分泌する[6]．遺伝的背景も関係し，ANCA が産生される．さらに，ANCA は内皮細胞に活性化した好中球を接着させ，好中球は脱顆粒を起こし活性酸素を産生し，臓器特に内皮細胞を障害すると考えられる[7]．その結果，種々の臓器に血管炎が惹起されると考える．

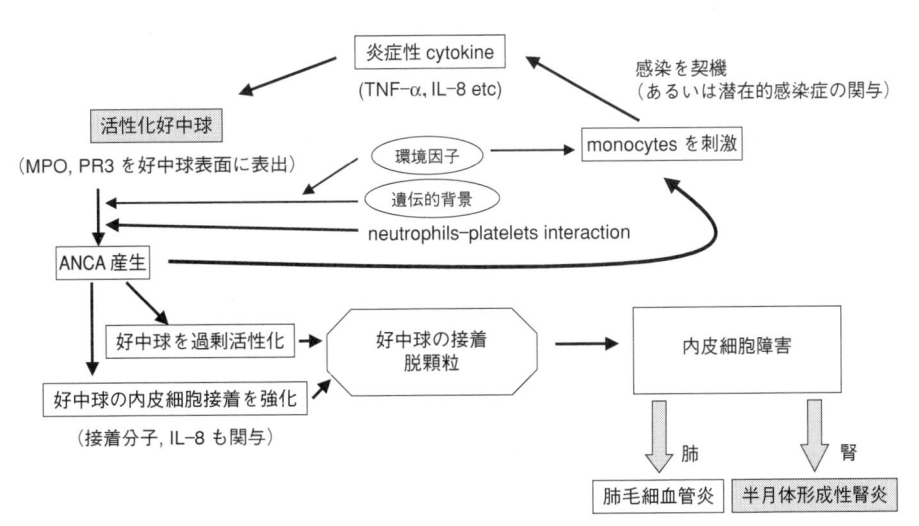

図4 ANCA 関連血管炎の発症機序（文献7を改変）

8. ANCA関連腎炎(血管炎)と感染との関係

ANCA関連血管炎では発症に際して,感染が深く関わっていると考えられている.臨床的に血管炎ではしばしば発熱(38℃以上)が持続し,CRP(急性期蛋白)が上昇する.感染と考え治療しても,解熱しない.血管炎が疑われることになる.感染を契機にして発症してくることは十分に考えられているが,血管炎に進展した場合は,感染症の治療では対応できない.動物実験は,もともと無菌的条件の中で,飼育され実験が行われている.ヒトに類似した激しい状態を作製するためにはLPSや感染の抗原などを追加し実験が必要かもしれない.

おわりに

このANCA関連腎炎・血管炎モデル動物は,抗GBM抗体惹起による腎炎やserum sickness diseaseに始まり,我々のBSA誘導腎炎と比較的共通の病態を有しながら研究されてきている.新しくANCA関連腎炎・血管炎の自然発症モデルマウスの実験動物による研究や,またpauci-immune型のモデルとされるMPOノックアウトマウスでの実験も加わり,発展しつつある.いずれにしても,ANCAを測定できるようになったことが,有用な情報を得ていることは事実である.このことによりMPOとMPO-ANCAと臓器病変のつながりがより明確になりつつあることは,大きな成果である.ヒトの検討では,どのような過程を経ながら臓器障害が惹起されるかは不明な点が多い.今後,実験動物モデルを用いることによりANCAの抗体産生と臓器障害との関係の解析が可能であり,ANCAやサイトカイン,好中球活性化のシグナル伝達と好中球の細胞質内顆粒の酵素の関係などの詳細な研究が進展すると考えられる.このような組織傷害の発症進展機序の研究と臨床との対比が,実際に患者の診断や治療を行う臨床医学にとって重要である.

[湯村和子]

参考文献

1) 湯村和子,内田啓子,川嶋 朗,佐中 孜,二瓶 宏:急速進行性腎炎―病理・免疫学的機序の考察,腎と透析,**33**:39-45, 1992.
2) Miyazawa S, Saiga K, Nemoto K, Mae T, Hotta O: A repeat biopsy study in spontaneous crescentic glomeruluronephritis mice, *Renal Failure*, **24**:557-566, 2002.
3) Ishida-Okawara A, Ito-Ihara T, Muso E, Ono T, Saiga K, Nemoto K, Suzuki K: Neutrophil contribution to the crescentic glomerulonephritis in SCG/Kj mice, *Nephrol Dial Transplantation*, **19**:708-715, 2004.
4) Yumura W, Itabashi M, Ishida-Okawara A, Tomizawa K, Yamashita J, Kaneshiro Y, Nihei H, Suzuki K: A novel mouse model for MPO-ANCA-associated glomerulonephritis, *Microbiol Immunol*, **50**:149-157, 2006.
5) Xiao H, Heeringa P, Hu P, Liu Z, Zhao M, Aratani Y, Maeda N, Falk RJ, Jennette C: Antineutrophil cytoplasmic autoantibodies specific for myeloperoxidase cause glomerulonephritis and vasculitis in mice, *J Clin Inv*, **110**:955-963, 2003.
6) Timoshanko JR, Kitching AR, Iwakura Y, Holdsworth SR, Tipping PG: Intristic: Contributions of IL-1α and IL-1β to crescentic glomerulonephritis in mice, *J Am Soc Nephrol*, **15**:910-915, 2003.
7) 有村義宏:ANCA関連腎炎の関連分子,腎と透析,**57**:811-817, 2004.

XII 生体防御異常が誘発する難治性疾患

59 血管炎の発症に関わる分子と好中球

骨髄で作られ，成熟して末梢を循環している白血球は血管壁に付着，接着し，さらに血管壁をくぐりぬけて感染，炎症が起こった部位へと到達する．白血球を遊走させるケモカイン，血管壁に接着させる接着因子が次々と同定され，分子レベルでの解析が進展している．こうしたプロセスは生体防御に重要であるが，同時に自己免疫性の血管炎，動脈硬化などの疾患発症に関わるという側面も併せもつ．

1. 好中球の活性化と血管炎

細菌，真菌などの微生物の組織侵入に際して生体防御の最前線で中心的な役割を担う細胞は好中球であり，その数と活性，また動員能力は感染初期の生体防御において非常に重要である．好中球の食作用，殺菌能は非常に高く，感染の初期に異物の排除，制御が完了すると，通常防御の発動は停止するが，重症感染症患者などにおいて，過剰反応が持続し組織を傷害する場合がある．こうした過剰な生体防御反応は炎症性サイトカインを中心としたケミカルメディエーターによって惹起される全身性の炎症反応である．

過剰反応としての血管炎の発症機構にかかわるリスク因子に，好中球自己抗体（anti-neutrophil cytoplasmic antibody：ANCA）がある．ANCAは好中球の細胞質にある顆粒中のライソゾーム酵素などに対する自己抗体であり，間接蛍光抗体法によって細胞質がびまん性に染まるC-ANCAと核周辺の細胞質が染まるP-ANCAとに分類される．C-ANCA，P-ANCAそれぞれの対応抗原はいずれもアズール顆粒中にあるPR-3，myeloperoxidase（MPO）である．P-ANCA（MPO-ANCA）は日本人に多い特発性壊死性半月体形成性腎炎や顕微鏡的多発動脈炎などで陽性例が多く，それらの発症への関与が考えられる．抗体価は疾患活動性，治療による病態改善と相関を示すことから，臨床の血清学的マーカーとして腎炎，血管炎の早期診断，病態，治療効果の評価において重要な指標となっている．病原性微生物の感染等で活性化された好中球に表出した分子を標的として産生されたANCAによってさらに好中球が活性化され，活性酸素，ライソゾーム酵素などの作用で内皮細胞の損傷が誘導されると考えられる．

2. 血管炎の動物モデル

SCG/Kjマウスは，半月体形成性糸球体腎炎を高率に，また急速に自然発症するマウスstrainであり，我々はこのマウスの加齢，また腎機能の指標としての尿蛋白出現のステージごとに好中球機能，MPO-ANCA産生などについて解析を行った[1]．末梢好中球数，血清中のMPO-ANCAは加齢とともに著しく高値を示し，またMPO放出，活性酸素産生を指標とした好中球の活性化を認めた．さらに，

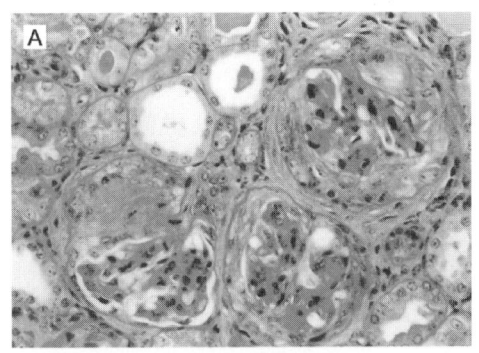

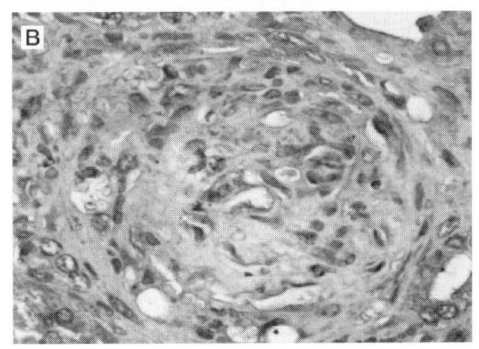

図1 SCG/Kj加齢マウスの半月体形成性糸球体腎炎（口絵2）
A：PAS染色（×200），B：抗マウスMPO抗体によるMPO染色（×400）．褐色に染まっているのがMPO分子．

XII 生体防御異常が誘発する難治性疾患

表1 加齢に伴う SCG/Kj マウスの腎障害

週齢	activity index	chronicity index	半月体形成率(%)	糸球体あたり好中球浸潤	matrix expansion
8〜9 (mean 8.17±0.41)	2.33±0.82	1.00±0	0.55±0.63	0.44±0.11	1.00±0
10〜12 (mean 11.31±0.63)	3.77±1.09	2.15±0.38*	0.8 ±1.06	0.84±0.42	2.15±0.38*
13〜16 (mean 13.96±0.89)	4.92±1.73*	2.64±1.32*	10.96±18.00	1.10±0.57*	2.08±0.49*

*：$p<0.05$.

血漿中 TNF-α 濃度は有意に増加することから，TNF-α によって priming された好中球の持続的な活性化が示唆された．一方，組織学的な解析からも加齢，腎炎進行とともに顕著な半月体形成，好中球を中心とした炎症性細胞の浸潤を認め（図1），また抗マウス MPO 抗体による組織染色では，好中球に加え，necrosis を起こしている組織も染色されることから，MPO が組織傷害に関与している可能性が示唆された（図1，表1）．SCG/Kj マウスの腎炎の病態は Fas 遺伝子（lpr）変異によって大きく支配されているが，濱野らは C 57 BL/6 と SCG/Kj マウスの F 2 intercross を用いた各形質の genome-wide quantitative trait locus：QTL マッピングによって Fas とは異なる遺伝的要因を解析し，糸球体腎炎，血管炎，脾腫，高ガンマ-グロブリン血症，抗核抗体，MPO-ANCA 産生に関わる染色体を決定するとともにそれらの相互の関連を明らかにした[2]．SCG/Kj マウスは，ヒトの糸球体形成性腎炎発症のメカニズム，治療薬開発のためのモデルとして有用と考えられる．

一方，我々は川崎病患児糞便中の C. albicans に由来する水溶性マンノプロテイン CADS をマウス腹腔に連続投与することによって，MPO-ANCA を産生し，心大動脈，冠状動脈に血管炎を誘発するモデルについて検討してきた[3]．標準的な方法として，3 週間のインターバルをおいて CADS の腹腔内5連日投与を2サイクル行って血管炎を惹起した．MPO KO マウスを用いた解析から，MPO-ANCA の標的抗原は MPO であること，また MPO-ANCA 産生と血管炎の発症が相関することを明らかにした（図2）．また，大原関ら[4]は，血管炎を高率に発症する C 3 H/He マウス，発症しない CBA/JN 両 strain 交配による遺伝学的解析によって，クロモソーム 1 の血管炎感受性 loci を決定するとともに，この近傍には IL-1，TNF-α などの炎症性サイトカインレセプターが存在することを明らかにした．さらに，CADS 投与後の炎症性サイトカイン産生についての解析を行い，血管炎発症にこれらのサイトカインとそのレセプターとの相互作用が関与する可能性を示した．

より効率よく血管炎を発症する起炎物質として，完全合成培地で C. albicans を培養し抽出したマンノプロテインを主要成分とする水溶性画分である C. albicans water soluble fraction：CAWS を用いた解析から，マウス strain によって血管炎の発症率が大きく異なり，高発症の strain では IL-6，

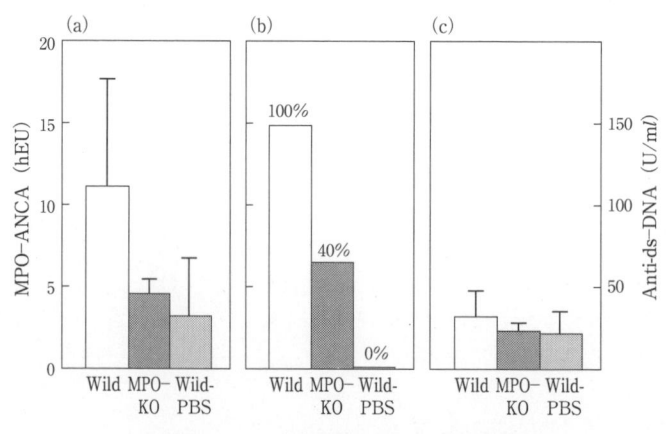

図2 CADS 誘導血管炎への好中球の関与
(a) MPO-ANCA 産生，hEU：human ELISA unit．(b) 冠状動脈炎発症率．(c) 抗 ds-DNA 抗体産生．

INF-γ，TNF-αといった炎症性サイトカイン産生が，また低発症のstrainでは抗炎症性サイトカインIL-10産生がそれぞれ高いことが明らかになった[5]．さらに血管炎発症物質の成分の特定，構造相関，発症メカニズムの詳細についての解析，治療法の検討を行っている．

North Carolina大学のXiaoらの研究グループは最近の報告で，抗マウスMPO抗体投与によるマウスの糸球体腎炎発症における好中球の役割を明らかにした[6]．すなわち，糸球体の壊死，半月体形成部位で，好中球の侵入が著しいこと，さらに抗マウスGr-1モノクローナル抗体を用いて循環している好中球を消失させると抗マウスMPO抗体誘導糸球体腎炎が完全に抑えられることを証明した．ANCA関連腎炎で好中球に焦点を当てた治療法開発に向けて大きな前進をしたといえよう．

3. 血管炎発症への接着分子の関与

これまで述べてきたように血管組織傷害に至る機序として，感染などによる好中球の活性化，自己抗体の産生とそれに引き続く免疫複合体の役割が考えられるが，最近では，血管炎発症初期反応を生きた状態のマウスを用いリアルタイムで観察する研究も行われている[7]．マウス血流を蛍光物質FITC-dextranを用いて可視化し，腎表面を流れる尿細管周囲毛細血管の観察から，前述のSCG/Kjマウス，あるいはCAWS＋MPO-ANCA＋FMLPで好中球の活性化状態を保って血流の停止，あるいは異常を評価すると同時にMPO-ANCA関連血管炎の初期に，内皮細胞へ白血球が接着する像をとらえることができた．血管のプライミングによって血管内皮上の接着分子の発現が上昇し，それとともに活性化された白血球同士の凝集あるいは白血球と血管内皮細胞の接着が起こり，傷害が引き起こされることが予想される．

好中球の組織への浸潤には接着分子，ケモカイン産生によるいくつかのステップ，①血管内皮細胞との弱い接触（rolling），②活性化（priming, activation），③血管内皮細胞への強い接着・結合（adhesion），④内皮細胞間隙の通過（transmigration）によってコントロールされている（図3）．

炎症時には，血中を循環する好中球はその糖鎖と炎症性サイトカインによって血管内皮細胞上に誘導されたE-セレクチンあるいは血管内皮細胞に接着した血小板，活性化された内皮細胞上のP-セレクチンと軽い接触をしながらrollingする．引き続き，炎症部位で活性化されたマクロファージやリンパ球から分泌されたケモカインによって血管内皮へ誘導され接着する．ケモカイン刺激からG蛋白を介したF-アクチンの重合により好中球上のβ_2インテグリンであるLFA-1，Mac-1の構造変化，発現上昇が引き起こされ，そのリガンドであるICAM-1との結合によって好中球と血管内皮細胞の強固な接着が媒介される．また，細胞膜上に発現している接着因子は白血球，内皮細胞活性化によってプロテアーゼ分解を受け，可溶型として血中に出て循環するが，顕微鏡的多発血管炎などのMPO-ANCA関連血管炎では急性期に可溶型ICAM-1が増加するという報告がある[8]．したがって，可溶型接着因子はMPO-ANCA関連血管炎の炎症の程度を評価す

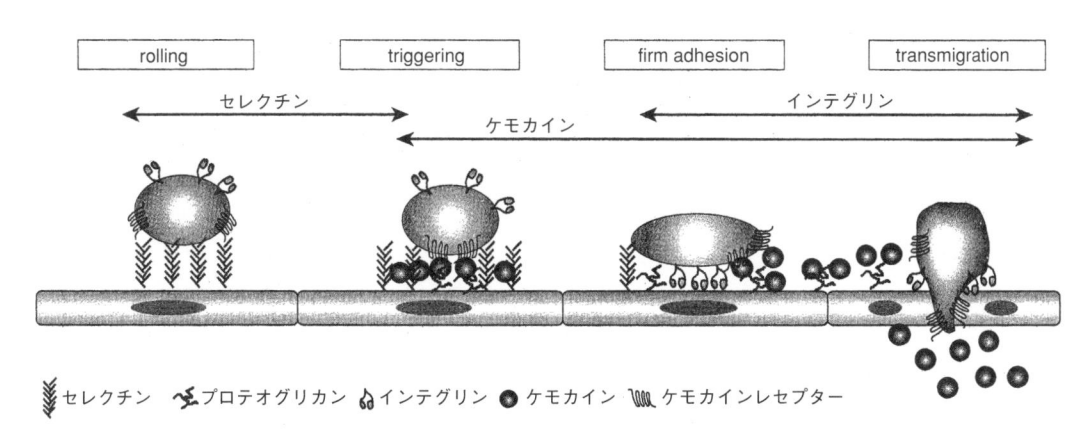

図3　多段階ステップからなる細胞浸潤機構（*Mol Med*, **42**: 1376, 2005より）

るために有用であり，さらに，血管炎の急性期に高値であった可溶型ICAM-1が治療によって徐々に低下することから，慢性腎不全発症のリスクファクターとして位置づけることができる．

おわりに

血管炎の臨床症例の解析に加え，自然発症あるいは誘導型動物モデルを用いた分子レベルの解析によって，血管炎症候群に属する疾患の発症メカニズム，病態が次第に明らかにされつつある．本稿では好中球の活性化とそれに関連する分子が血管炎発症にどのように関わっているかに焦点を絞って概説した．これらの研究を基に，血管炎の病因，宿主側の免疫ネットワークが解明され，有効，適切な治療薬，治療法が開発されることが期待される．

本研究は厚生労働科学研究費によって行われた．

［大川原明子，長尾朋和，鈴木和男］

参考文献

1) Ishida-Okawara A, Ihara-Ito T, Muso E, Ono T, Saiga K, Nemoto K, Suzuki K: Neutrophil contribution on the crescentic glomerulonephritis in SCG/Kj mice, *Nephrol Dial Transplant*, **19**: 1708-1715, 2004.
2) Hamano Y, Tsukamoto K, Abe M, Sun GD, Zhang D, Fujii, H Matsuoka S, Tanaka M, Ishida-Okawara A, Tachikawa H, Nishimura H, Tokunaka K, Hino O, Hirose S, Suzuki K: Genetic dissection of vasculitis, myeloperoxidase-specific antineutrophil cytoplasmic antibody production, and related traits in spontaneous crescentic glomerulonephritis-forming/Kinjoh mice, *J Immunol*, **176**: 3662-3673, 2006.
3) Ishida-Okawara A, Ohraseki T, Takahashi K, Hashimoto Y, Aratani Y, Koyama H, Maeda N, Naoe, S Suzuki K: A role of myeloperoxidase for vasculitis formation in the coronary arteries accompanied with MPO-ANCA production induced by *Candida albicans*-derived substances: Analysis using MPO deficient mice, *Inflammation*, **25**: 381-387, 2001.
4) Oharaseki T, Kameoka Y, Kura F, Persad AS, Suzuki K, Naoe S: Susceptibility loci to coronary arteritis in animal model of Kawasaki disease induced with *Candida albicans*-derived substances, *Microbiol Immunol*, **49**: 181-189, 2005.
5) Nagi-Miura N, Shingo Y, Adachi Y, Ishida-Okawara A, Oharaseki T, Takahashi K, Naoe S, Suzuki K, Ohno N: Induction of coronary arteritis with administration of CAWS (*Candida albicans* water-soluble fraction) depending on mouse strains, *Immunopharmacol, Immunotoxicol*, **26**: 527-543, 2004.
6) Xiao H, Heeringa P, Liu Z, Huugen D, Hu P, Maeda N, Falk RJ, Jennette JC: The role of neutrophils in the induction of glomerulonephritis by anti-myeloperoxidase antibodies, *Am J Pathol*, **167**: 39-45, 2005.
7) 長尾朋和，鈴木和男：血管炎発症初期反応のイメージング，医学のあゆみ，**210**: 196-199, 2004.
8) Di Lorenzo G, Pacor ML, Mansueto P, Lo Bianco C, Di Natale E, Rapisarda F, Pellitteri ME, Ditta A, Gioe A, Giammarresi G, Rini GB, Li Vecchi M: Circulating levels of soluble adhesion molecules in patients with ANCA-associated vasculitis, *J Nephrol*, **17**: 800-807, 2004.

XI 生体防御異常が誘発する難治性疾患

60 ANCA関連血管炎における サイトカイン異常と病態

　抗好中球細胞質抗体（anti-neutrophil cytoplasmic antibody：ANCA）は好中球顆粒内のセリンプロテアーゼであるミエロペルオキシダーゼ（MPO）とプロテイナーゼ3（PR3）に対する自己抗体である．本疾患が陽性となる代表的疾患は全身性血管炎症候群（primary systemic vasculitis：PSV）であり，microscopic polyangiitis：MPA，ウェゲナー肉芽腫症（Wegener grannlomatosis：WG），チャーグ・ストラウス症候群（Churg-Strauss syndrome：CSS）の3疾患が含まれる．こ

れら疾患では好中球，マクロファージ，血管内皮細胞の異常活性化が病態の中核を成す．

1. ANCA，好中球とマクロファージ

　ANCA関連血管炎の病態初期には，感染などの刺激によりモノサイト・マクロファージから産生された炎症性サイトカイン，特にTNF-αが好中球に作用し，顆粒内のPR3もしくはMPOが好中球細胞表面に発現する．一方血管内皮細胞上には接着因子が発現し，好中球の血管への接着性が高まる．

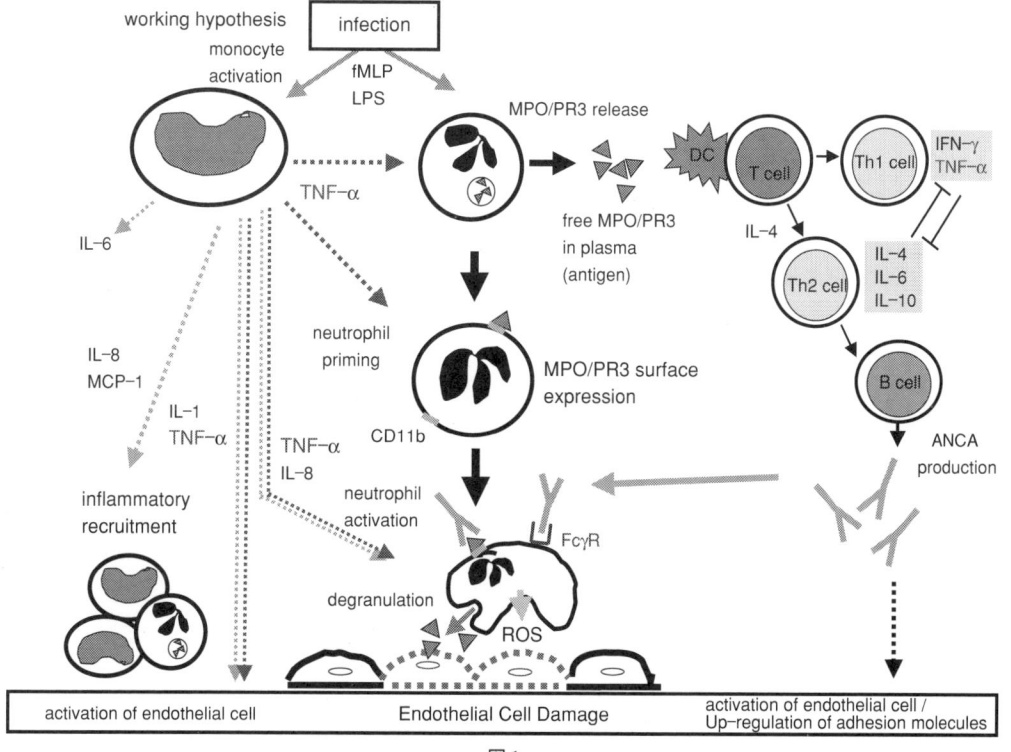

図1

　これらANCA関連症候群では，先行感染や未知の刺激により好中球からANCAの抗原となるMPOが放出され，ANCAが産生されるとともに，モノサイトを活性化し，TNF-αを放出，これが好中球を刺激．TNF-αにより刺激された好中球は顆粒中に含まれるMPOを細胞表面に発現し，プライミングされた状態になる．一方，活性化されたモノサイトから放出されるサイトカイン等により血管内皮は活性化され，その内皮細胞上に接着因子を発現することで，白血球の血管への接着性が高まる．慢性炎症や二次的な感染等が契機となり，ANCAGが好中球の細胞表面上に発現された抗原と結合し，好中球からの脱顆粒や活性酸素の放出が起こり，血管内皮細胞が障害されると考えられる．

さらに二次的な感染等の刺激により，血中に存在するANCAと好中球細胞表面上のPR3もしくはMPOが結合し，好中球が活性化され，脱顆粒が起こり，その結果活性酸素やPR3，MPOが放出される（Kettritz, et al.: *J Am Soc Nephrol*, 1997; Falk, et al.: *Proc Natl Acad Sci USA*, 1900; Cockwell, et al.: *Kidney Int*, 1999）. またANCAが好中球細胞表面上に発現されたMPO/PR3とFcレセプターとの間を架橋することによりp21rasを介したシグナル伝達を引き起こし，活性酸素産生が開始される（Williams, et al.: *J Am Soc Nephrol*, 2005）. 好中球から放出された活性酸素とセリンプロテアーゼであるPR3, MPOは血管内皮障害を引き起こすため，血管炎が形成される（図1）. またANCAが好中球の細胞表面上のβ_2インテグリンの発現増加を引き起こすことにより，好中球と血管内皮細胞との親和性が高まる.

ANCA関連血管炎の発症にはANCA，好中球・単球・マクロファージ，血管内皮細胞の相互作用に加え，ANCA産生B細胞，ANCA抗原特異的T細胞も複雑に関与している. ANCA関連血管炎の病態に関与するこれらのサイトカインネットワークについて紹介する.

2. ANCA，サイトカインと好中球

MPO-ANCA関連血管炎患者では血中MPOとIL-6, TNF-αが高値であり，MPO-ANCA値と相関することが報告されている（Arimura, et al.: *Clin Nephrol*, 1993）, TNF-αは好中球プライミングによりPR3とMPOを顆粒内から細胞表面に動員し，PR3 mRNAの転写により新たにPR3の合成を起こす（Falk, et al.: *Proc Natl Acad Sci USA*, 1990; Shou, et al.: *J Rheumatol*, 2000）. またβ_2インテグリン発現も増加し，好中球と血管内皮細胞との結合が強固なものとなる（Condliffe, et al.: *Immunology*, 2003）. しかしサイトカインプライミングによる好中球の細胞表面上へのANCA抗原の発現に関しては異論もある. 血管炎患者の好中球ではPR3/MPOmRNAの増加がみられる（Yang, et al.: *J Am Soc Nephrol*, 2004; Reynolds, et al.: *Clin Immunol*, 2002）といった報告がある一方，好中球細胞表面上のANCA抗原発現と疾患活動性は相関しない（Reumaux, et al.: *J Leukoc Biol*, 2003）という報告もあり，ANCAと好中球の結合に関して現在のところ一定の見解が得られていない（Van Rossum, et al.: *Kidney Int*, 2005; Abdel-Salam, et al.: *Kidney Int*, 2004）.

サイトカインによる好中球プライミングはANCA刺激による好中球からの活性酸素放出（respiratory burst）にとっても必須である. このrespiratory burstを誘導するプライミングには細胞内シグナル伝達分子のリン酸化／活性化とNADPHオキシダーゼ複合体成分の細胞内移動が関与する（Dewas, et al.: *J Immunol*, 2003; Kettritz, et al.: *J Am Soc Nephrol*, 2001; McLeish, et al.: *J Leukoc Biol*, 1998）. GM-CSFなどTNF-α以外のサイトカインも好中球に対するプライミング作用をもつ. IL-18はANCA刺激好中球のrespiratory burst反応をp38 MAP kinaseを介してプライミングするが，この反応にはPR3とMPOの好中球細胞表面上へ発現を伴わなかったことが示されている（Hewins, et al.: *Kidney Int*, 2006）.

活性酸素にはsuperoxide dismutase（SOD），カタラーゼ，アデノシンなどの生体内の阻害因子が知られているが，PR3やMPOに関しては不明な点が多く活性酸素よりもPR3やMPOの方が血管内皮障害により深く関わっている可能性がある（Lu, et al.: *Arthritis Rheum*, 2006）.

動物モデルにおいてはLPSとMPO-ANCAを投与されたマウスは血中TNF-αの増加を伴って腎障害が悪化し，抗TNF-α処理によって，LPS誘導の腎障害が軽減したことが報告されている（Huugen, et al.: *Am J Pathol*, 2005）.

3. 好中球と内皮細胞との相互関係

早期のANCA関連血管炎では血管内皮細胞障害が特徴であるが，ANCAが好中球や炎症細胞から放出されたサイトカインとともに内皮細胞を活性化し，内皮細胞障害を引き起こしているという結果が示されてきている. WeidnerらはANCA関連血管炎の65例の腎生検組織を検討し，糸球体病変内に存在する炎症細胞では特に好中球とマクロファージが優位であったと報告している（Weidner, et al.: *Arthritis Rheum*, 2004）. 同様にCunninghamらはマクロファージが最も多かったと報告している（Cunningham, et al.: *J Am Soc Nephrol*, 1999）. CockwellはIL-8とMCP-1の腎組織内発現を証明しており，これらのサイトカインにより糸球体局所に好中球とマクロファージが動員されたと考察して

いる（Cockwell, *et al.*: *Kidney Int*, 1998）．

　ANCAは *in vitro* で好中球のアクチン細胞骨格の変化を引き起こすので，糸球体毛細血管での好中球の停滞を引き起こすと考えられている．ANCA，好中球，内皮細胞の相互作用は *in vitro* フローモデルと intravital microscopy で観察されている．すなわち内皮細胞を低濃度 TNF-α 処理しておくと，内皮細胞は接着因子を発現する．好中球はセレクチン分子を介して内皮細胞上をローリング（転回）して接着するが，この状態で ANCA 刺激を行うと，好中球と内皮細胞との強固な接着が起こり，遊走が β_2 インテグリン依存性に開始される．この実験では ANCA は好中球細胞表面上の β_2 インテグリンの構造的変化をもたらし，活性化エピトープを発現したことから，好中球と内皮細胞との接着，ローリング，好中球の浸潤には ANCA が関与していることが示唆された．また好中球の浸潤はケモカインレセプターの CXCR 2 により阻害されたが，接着には影響を及ぼさなかった（Calderwood, *et al.*: *J Leukoc Biol*, 2005）．Little らは WKY rat にヒト MPO を能動免疫して作成した実験的血管炎モデルラットにおいて，血中 MPO-ANCA の形成と，このラットの好中球が GROα（ラットの IL-8 homologue）反応下に血管内皮に接着し，腹腔内へ浸潤し，微小循環障害の結果腸管出血を起こしたこと，またこの反応は MPO-ANCA を受動免疫することでも誘導できたと報告している（Little, *et al.*: *Blood*, 2005）．

4．ANCA 関連血管炎とサイトカイン

　ANCA 関連血管炎におけるサイトカイン反応の病的意義については，主に PR 3-ANCA が特異的に陽性となる WG において解析が進められている（Lamprecht: *Clinical Exp Immunol*, 2005）．

　WG における肉芽腫性病変と血管炎部位には T 細胞の浸潤が報告されている．また本症患者の末梢血単核球から IFN-γ や TNF-α 産生が報告されモノサイトから IL-12 分泌上昇が非活動期と活動期の患者で確認されている（Ludviksson, *et al.*: *J Immunol*, 1998）．Csernok らも WG 患者の末梢血，肺胞洗浄液，鼻腔肉芽腫病変の CD 4$^+$ CD 8$^+$ T 細胞から IFN-γ の産生が高かったことを ELISA と RT-PCR で確認しており，一方 IL-4 産生はごく少数の患者検体でのみ認められたと報告している（Csernok, *et al.*: *Arthritis Rheum*, 1999）．ANCA 関連血管炎患者の末梢血中の T 細胞は疾患急性期にも慢性期にも持続性に活性化を受けていることが示され，Th 1 優位であることが示されている（Clayton, Savage: *Rrthritis Res*, 2000；Sanders, *et al.*: *Kidney Blood Press Res*, 2003）．

　WGの病期によるサイトカインの変動については，発症早期の呼吸器系に限局する WG 患者の鼻腔肉芽腫性病変の免疫組織学的検討において，IFN-γ と CD 26（Th 1 型マーカー）の発現がみられたが，PR 3-ANCA が上昇し全身性の臓器障害を発症した時期の WG 患者においては，IFN-γ と CD 26 発現は顕著ではなかったとされている．このように，Th 1 優位性を示唆する論文が多数を占める一方，Th 2 優位性について報告した論文もある．Balding らは全身性 WG の鼻腔生検組織の免疫組織学的検討を行い，浸潤 T 細胞に IL-4 発現を認めたが，IFN-γ の発現は観察できず，WG 患者における Th 2 優位性を報告している（Balding, *et al.*: *Clin Exp Immunol*, 2001）．また限局性 WG と全身性 WG のどちらでも Th 1 型 CC ケモカイン受容体である CCR 5 と Th 2 型 CC ケモカイン受容体である CCR 3 が CD 4$^+$T 細胞と CD 8$^+$T 細胞に強く発現していたが，限局性 WG は全身性 WG と比べ，Th 1 型 CCR 5 発現がより強かったことや，CCR 5 と CCR 3 のリガンドである regulated on activation normal T cell expressed and secreted/CCR 5：RANTES は特に WG 患者の呼吸器系の肉芽腫性病変に発現していたことが報告されている（Coulomb-L'Hermine, *et al.*: *Hum Pathol*, 2001）．このように早期の限局性 WG における T 細胞の CCR 5 発現は Th 1 型サイトカイン分泌細胞の肉芽腫性病変への動員に関わっていると考えられる．

　これらの結果より，WG の発症早期には Th 1 型反応が病態形成に関与していると考えられる．病態の進行に伴い，T 細胞反応性が複雑化し，Th 2 型細胞の増加と Th 1 型サイトカイン産生の相対的減少が起きるとも考えられる．疾患の進行過程でこのようにサイトカイン動態がより複雑となり，B 細胞の増殖と T 細胞依存性 RP 3-ANCA 産生を引き起こすのではないかと考えられる．本来 Th 1 と Th 2 型サイトカインは抗原刺激に対して適正に細胞性と液性免疫を誘導するものである．しかし，感染症などが不適正な免疫を誘導し自己免疫疾患発症のトリガーになることはよく知られた事実である．今後より詳細な病態の経時的な検討を行うことで，疾患経

過による Th1/Th2 優位性の変化について検討が加えられると考えられる．

5. Wegener 肉芽腫症におけるリンパ球，T細胞表現型の変化

WG の T 細胞は補助刺激分子である CD28 分子の発現がなく，末梢血中 CD4$^+$CD28$^-$，CD8$^+$CD28$^-$ 細胞の比率が多く，CD28$^-$ 比率の増加がより重篤な病態と相関した（Moosig: *Clin Exp Immunol*, 1998）．CD28$^-$ 細胞の増殖は疾患の早期である限局性 WG の時期からみられ，疾患の進行に伴いさらなる CD28$^-$ T 細胞の増殖がみられ（Lamprecht, *et al.*: *Arthritis Res Ther*, 2003），CD28$^-$ T 細胞の発現は臓器障害と相関した（Moosig, *et al.*: *Clin Exp Immunol*, 1998）．CD28$^-$ T 細胞は WG 患者の肺胞洗浄液と肉芽腫内に豊富に観察された（Lamprecht, *et al.*: *Thorax*, 2001）．T 細胞は補助刺激分子である CD28 を欠損しているものの，不活性というわけではなく，T 細胞末梢血中の CD4$^+$CD28$^-$ T 細胞と肉芽腫内の CD4$^+$CD28$^-$ T 細胞は Th1 サイトカインである TNF-α と IFN-γ を産生した．さらに CD4$^+$CD28$^-$ T 細胞上には分化マーカーである CD57，活性化マーカーであり接着因子の β_2 インテグリン，Th1 型 CCR5 が発現する．加えて細胞質内にはパーフォリンの発現がみられ，他の細胞に対して細胞傷害性に作用することが示唆されている．(Komocsi, *et al.*: *Am J Pathol*, 2002 ; Lamprecht, *et al.*: *Clin Immunol*, 2001)．これまでの解析により，CD28$^-$ T 細胞は effector memory または late differentiated T cell に相当すると考えられている（Tomiyama, *et al.*: *J Immunol*, 2002 ; Appay, *et al.*: *Clin Exp Immunol*, 2004）．WG 患者における CD28$^-$ T サブセットの増加は T 細胞の分化と抗原特異的反応の異常に関与するのではないかと考えられている（Lamprecht, *et al.*: *Kidney Int*, 2004）．PR3 で刺激した T 細胞において，細胞増殖と IFN-γ mRNA 発現が時間的に相関する一方，IL-4 mRNA は検出されなかった（Balding, *et al.*: *Clin Exp Immunol*, 2001）との報告のある一方，Popa らは PR3 で刺激した T 細胞からのサイトカイン産生を ELISA で検討したところ，IL-10 は高値を示し，IFN-α は低値であったと報告している（Popa, *et al.*: *Arthritis Rheum*, 2002）．Mayet らは PR3 刺激後の T 細胞からの IL-4 分泌上昇を報告している（Mayet, *et al.*: *Scand J Immunol*, 1999）．

ANCA は血管炎にとって病因的役割を果たしていると考えられるが T 細胞からの抗原提示，B 細胞，形質細胞からの産生とその制御に関してはまだ明らかにされていない．MPO と RP3 の両者は健常人に存在するタンパク質であり，T 細胞と B 細胞における自己反応性細胞の産生を制御する機構が破綻し，疾患を引き起こしていると考えられるが，MPO と PR3 に反応する T 細胞は血管炎患者でも健常人でも見出されることから MPO と PR3 は実際に異常な T 細胞を導く抗原なのであろうかという疑問も生じる．*Staphylococcus aureus* に存在するタンパク質はヒト MPO と相同性があることから，自己抗体を導く外来抗原である可能性があるといわれている（Lawyer, *et al.*: *Ann Intern Med*, 1994 ; Mayet, *et al.*: *Clin Exp Immunol*, 1999）．

活動期 ANCA 関連血管炎患者において，B 細胞の機能異常が報告されており，ANCA 産生能をもつ B 細胞が活動期 ANCA 関連血管炎患者の末梢血中に同定され，B 細胞活性化は疾患活動性と相関した．これら B 細胞は正常の制御を受けないで ANCA を産生しているのではないかと考えられる（Clayton, Savage: *Clin Exp Immunol*, 2003）．

このように ANCA 関連血管炎の病態解明にはまだ明らかにすべき点が多くのこされており，今後研究が進むにつれ，この複雑な病態の解明と，よりよい治療法の開発が進むことが期待される．

［猪原登志子］

参考文献

1) Morgan MD, Harper L, Williams J, Savage C: Anti-neutrophil cytoplasm-associated glomerulonephritis, *J Am Soc Nephrol*, **17**(5): 1224-1234, 2006.
2) Sanders JS, Stegeman CA, Kallenberg CG: The Th1 and Th2 paradigm in ANCA-associated vasculitis, *Kidney Blood Press Res*, **26**(4): 215-220, 2003.
3) Lamprecht P: Off balance: T-cells in antineutrophil cytoplasmic antibody (ANCA)-associated vasculitides, *Clin Exp Immunol*, **141**(2): 201-210, 2005.
4) Clayton AR, Savage CO: What you should know about PR3-ANCA. Evidence for the role of T cells in the pathogenesis of systemic vasculitis, *Arthritis Res*, **2**(4): 260-262, 2000.

XI 生体防御異常が誘発する難治性疾患

61 感染とサイトカイン

1. 感染によるサイトカインカスケード

通常，消化管，気道，膣などの粘膜を介して感染が起こると，宿主の免疫系は，まず自然免疫（非特異的免疫）機構を作動させ，続いて獲得免疫（特異的免疫）機構を作動させ，感染防御に働く．この過程においては，種々のサイトカインがカスケードとなって産生され，一連の過程を拡大し，そして収束させる．生体にとって異物である侵入者に対する自然免疫から獲得免疫へのありさまは，ウイルスや細菌の種類によって少しずつ違ってはいるが，一連の基本的図式はほぼ同様である．感染後の一連の生体防御反応の基本的図式を図1に示す．一方，ウイルスや細菌の側はこの宿主の免疫機構を逃れ，宿主の中で自らを増やすための戦略を，それぞれ独自の方策でもって進化させてきた．多くのウイルスは急性期の感染に対する免疫反応からの回避機構をそれぞれの様式で進化させており，免疫反応への回避が慢性感染を可能とする．この過程における過剰なサイトカインの産生は，"cytokine storm"とよばれ，生体の命が危うくなることもある．ここではウイルス感染初期の反応をインターフェロン，サイトカイン，樹状細胞の動きを中心に，自然免疫と獲得免疫との連携について概説する．

ウイルス感染初期の抵抗性に重要な役割をしているのが，Type Iインターフェロン（IFN）である．感染のdanger signalがマクロファージや樹状細胞（DC），ランゲルハンス細胞（Langerhans cell）の

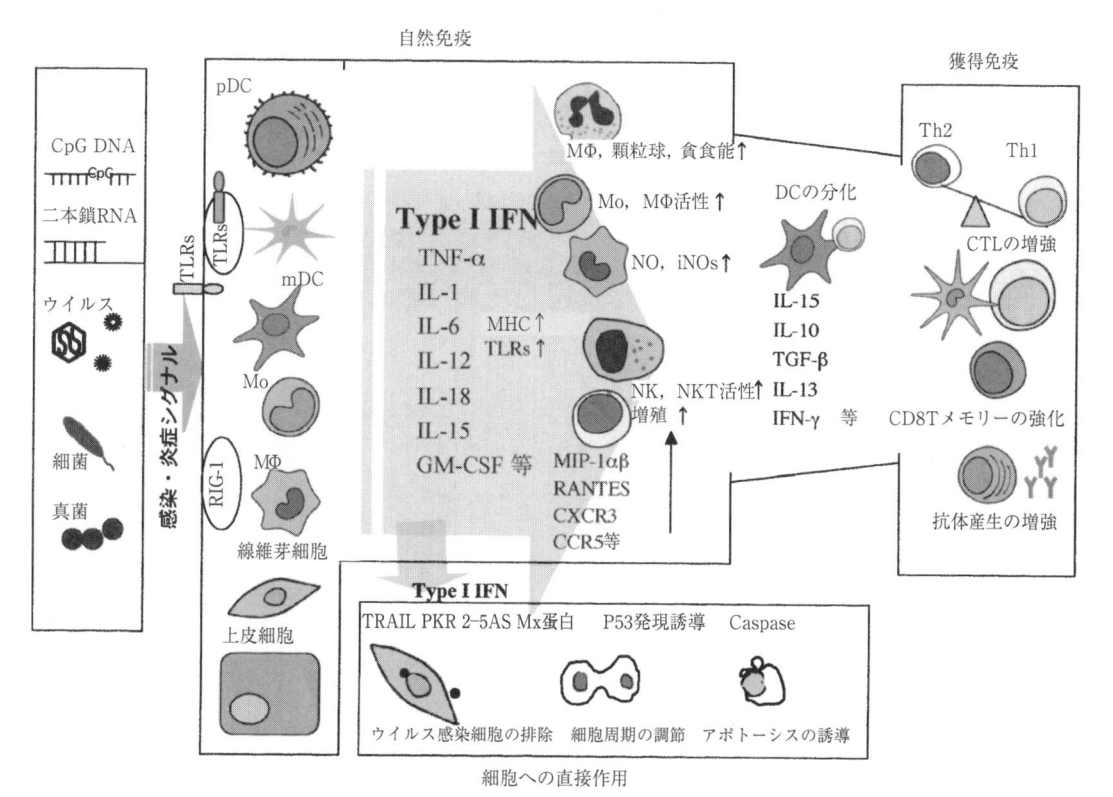

図1 自然免疫から獲得免疫へ：サイトカイン産生のカスケード

Toll 受容体（TLR）などのパターン認識受容体によって感知されると，これらの細胞は，侵入物を迅速に貪食，排除に働くと同時に，感染を広げないように種々のサイトカインを産生する．特にウイルス感染においては IFNα/β が早期に産生され，同時にあるいは続いて TNF-α や IL-6，IL-12，IL-18 などの炎症性のサイトカインやケモカインが産生される．近年，TLR の解明と大量の Type I IFN を産生する plasmacytoid dendritic cell：pDC の役割の解明が進み，これまで単なる抗ウイルス物質との認識の強かった Type I IFN の免疫反応における多様な作用が，再認識されることとなった．特に pDC は一本鎖 RNA（ssRNA）を認識する TLR 7 や CpG DNA を認識する TLR 9 を介して IFN-α/β を産生する[1]．IFN はオートクライン，パラクラインに働き，2′5′oligo synthetase（2-5 AS）や Mx 蛋白，protein kinase，caspase などを誘導して，自らあるいは周辺の細胞のウイルス抵抗性を上昇させたり，感染細胞に apoptosis を誘導する．さらに TLR や MHC Class I の発現を上昇させ免疫反応を亢進させる．また IFN は好中球やマクロファージ，単球の貪食能を亢進させるだけでなく，種々のサイトカインやケモカインの産生や発現を上昇させる．その結果，感染・炎症部位にさらに免疫系細胞が集積することとなる．またナチュラルキラー（NK）細胞，γδT 細胞，NKT 細胞などを活性化し，これらは感染細胞の除去に重要な役割を果たす．これらの細胞は獲得免疫が作動するまでの間，初期免疫と獲得免疫の橋渡し的な役割を果たしている．またこれらの細胞は IL-12，IL-18 に反応して多量の IFN-γ を産生する．

IFN 産生細胞は微量の Type I IFN を構成的に発現していて，感染に対してよりすばやく IFN-α/β を産生する機構を備えている．その最たる細胞は pDC である．また少量の IFN-α/β は，オートクラインに働き，さらに大量の IFN-α/β 産生が起こる．この際に IFN 産生の遺伝子制御に働いているのが，interferon-regulatory factor：IRF-7 と 3 であることが明らかにされている．この調節機構はウイルス感染に対してよりすばやく，多くの IFN-α/β 産生を保証している．この構成的に発現している IFN-α/β の弱いシグナルは，細胞傷害性キラー細胞の誘導にも必須であることが明らかにされている．

また Type I IFN は単球（Mo）や myeloid DC（mDC）に働き，成熟分化を促進する．これらの細胞には TLR 2，3，4，7 が発現していて，IFN-α/β に加え，IL-12，IL-18，IL-15，IL-1，TNF-α，MIP-1 などのサイトカインを産生する．とりわけ，IL-12，IL-18 の産生はオートクライン・パラクラインに働き単球，DC や NK 細胞からの IFN-γ（Type II IFN）の産生を促す．さらには CD 8 T，CD 4 T にも IFN-γ を産生させる．その結果 Th 1（細胞性免疫）方向への免疫反応が強化されるとともに，細胞傷害性 T 細胞が誘導される．また Type I IFN は B 細胞の抗体産生の上昇にも寄与する．この際，低濃度の IFN は IL-12 産生に亢進的に働き，高濃度では抑制的に働くことなど，Type I IFN の濃度により反応が異なることが報告されている．IFN により分化成熟した DC は IL-15 を産生し，NK 細胞やメモリー T 細胞の増殖に寄与する．その結果，自然免疫系のみでは排除されなかったウイルスや細菌などの侵入者は排除され，亢進していた免疫系は収束に向かう．

Type I 糖尿病や多発性硬化症など，多くの自己免疫疾患は感染をきっかけとして発症することが知られている．また一方，住環境の改善は自己免疫疾患の発症率を上昇させていることが明らかにされている．これは，感染によるサイトカイン動態，免疫動態が深く関与していると推察されている．同じウイルスに感染しても，感染後重症化する場合や感染をきっかけとして自己免疫疾患の発症する場合があるのは，感染時の免疫応答，特にサイトカイン動態が，個々人の遺伝的背景を反映して微妙に違っていることが大きな要因であると推察されている．したがって，感染によるサイトカイン動態への理解は，病態を理解するためにも必須である．

この章では，いくつかのウイルス感染症を例にあげ，感染に伴うサイトカイン動態について概説する．

2. ウイルス感染症におけるサイトカイン異常と病態

1） インフルエンザ感染症とサイトカイン動態

インフルエンザウイルスによる感染とサイトカインの動態については，ボランティアによる実験的感染による報告がいくつかなされている[2]．一般的には，感染 2 日後に発熱および筋肉痛，倦怠感などの症状のピークがあり，8 日目までに症状は改善した．その間，血中あるいは鼻汁中のサイトカインは

経時的に調べられ，症状の程度と鼻汁中のウイルス量はよく相関し，感染2日後には鼻汁中にIFN-α, IL-6のピークが認められ，TNF-αのピークはやや遅れて4日目に認められ，8日後にはすべて正常レベルに戻ったと報告されている．また血中でもほぼ同様であったと報告されている．また別の報告では鼻汁中のIFN-γ量とウイルスの早期低下との間には相関が認められたと報告している．私たちも高感度のIFNアッセイ系でインフルエンザ感染初期に血中に数単位のIFNが検出できることを報告している[3]．このようにインフルエンザ感染から治癒の過程において，一連の自然免疫から獲得免疫反応とそれに伴うサイトカインの産生が認められ，病気は収束に向かう．

インフルエンザ感染で，時にインフルエンザ脳症に陥ることが知られている．これらのケースでは，特に高いTNF-α, IL-6が検出されていて，cytokine stormとよばれている状態に陥っていたと推察される．特にIL-6の異常値と生命予後とは大きく相関していたとされている．

インフルエンザ感染症においては，ウイルスのnonstructural protein 1：NS 1遺伝子が宿主遺伝子のIFN誘導性遺伝子の抑制に働き，感染を成立させることが明らかにされている．特にこの抑制活性の強いウイルスの出現は，この病気を重症化させる危険性があるとして，警戒されている．実際1918年のインフルエンザの大流行は多くの人の命を奪ったが，生体のサイトカインネットワークの過剰免疫反応によると推察されている．

近年，臨床的にはこのようなサイトカインの過剰反応を抑制するための抗体療法の研究が進んでいる．

2) HCV感染症とサイトカイン動態

C型肝炎ウイルスに感染すると高率で慢性化し，持続感染に移行する．さらに肝炎の慢性化に伴う長期間にわたる肝臓局所での炎症は，活動性肝炎，肝硬変へと移行，約30年の経過を経て肝癌を発症する．近年，C型肝炎患者の免疫機能が調べられ，肝組織局所では，IL-2やIFN-γ mRNAの発現が上昇していて，肝臓局所ではTh 1反応が肝臓障害を進行させている．一方，末梢では免疫機能の低下が起こっていることが報告されている[4]．実際HCV患者の末梢血のpoly ICによるmDCからのIFN-α産生は変わりなかったが，CpG-DNA刺激によるpDCよりのIFN-α産生が低下していたとの報告がある．また単球由来DCにおいて，NK活性化に関与するDC上のNKG 2 DリガンドであるMHC Class I-related chain A, Bの低下が認められることやType I IFNによるIL-15産生が大きく障害されていることが報告されている[5]．実際HCV感染者ではNK数が低下，さらには血中IL-15レベルが低下していることが報告されている．また，IFN治療によりIL-15産生が上昇することが報告されている．

C型肝炎ウイルス構成蛋白であるNS 3/4 A proteaseやNS 5 AはIRF-3やproteinkinase, IRF-1などのIFN産生に関わる因子の活性化を阻害することが報告されており，慢性感染の成立を可能としている．またDCの抗原提示能への影響も示唆されている．さらにHCV患者では末梢血中のCD 45$^+$CD 25^{high+}Tregsの比率が高く，これらはIL-10やTGF-β_1を産生してHCV-specific CD 8 T細胞の機能を抑制していることが報告されている．実際，IL-10やTGF-β_1は肝炎患者全体で上昇していて，HCV患者の免疫機能低下の一因であると考えられている．

また筆者らは，肝炎の進行に伴い，センダイウイルス刺激によるIFN-α産生能は，慢性肝炎，肝硬変，肝癌と徐々に低下すること，IFN-α産生能低値群で肝硬変から肝癌の発癌リスクが高いことを明らかにしている[6]．したがってHCV患者の肝臓では炎症と肝障害が繰り返される一方，全身的には免疫機能の低下が徐々に起こっており，このことが年月を経て肝癌の発症に繋がると推察される．

3) HIV感染症とサイトカイン動態

HIVはCD 4$^+$T細胞に感染しその数が減少することにより免疫不全に陥る病気であるが，実際上性行為感染ではHIVは粘膜を介して感染するのでありそのような部位ではCD 4$^+$Tリンパ球はほとんど存在しないことが疑問に思われてきた．現在ではHIVは侵入局所でまずDCに感染，リンパ節に移動し，そこでDCから抗原提示を受けるために集まってきたCD 4 T細胞に効率よく感染するというHIVの感染図式が明らかになっている．DCや単球はHIVの潜伏感染の場ともなるので，HIV感染症においてはこれら細胞の動態が重要である．

HIVは薬剤耐性ウイルスができやすいことがよく知られているように，ウイルス粒子そのものが変化して免疫を回避するとともに，マイクログリア，増殖していないT細胞，DCなどに潜伏感染して宿

主の免疫系から逃れる．またHIVの遺伝子産物Nef はHIVのMHC ⅠやⅡ分子の発現を抑制してHIV 特異的キラーT細胞からの攻撃から逃れる一方，NK細胞の抑制性レセプターと結合するHLA-C, E の発現は抑制しないので，HIV は結果としてNKの攻撃も回避している．また感染細胞表面のFas リガンドの発現強化により周辺のHIV 特異的細胞傷害性T細胞のアポトーシスを誘導したりもして，巧みに免疫機構の監視から逃れて持続感染をする．長期未発症者では，特に細胞傷害性T細胞（CTL）の活性が高いことが明らかにされており，HIV 感染症の進展抑制におけるCTL の役割は重要である．

HIV 感染者においてはCD 4⁺T 細胞の減少に伴い，Th 1 型からTh 2 型のサイトカイン産生パターンへ変化することが報告されている．すなわち末梢血単核球をマイトージェンで刺激し産生される細胞内サイトカインについて検討したところ，病期の進行に伴いIL-2，IFN-γ産生が低下する一方，IL-4，IL-10 産生の増加が認められ，Th 1 からTh 2 パターンへの移行が確認されたと報告されている[7]．

またHIV 感染細胞からのウイルス産生にIFN-α/βやIL-10 は抑制的に働く一方，IL-1，IL-2，IL-6，IL-12，TNF，GM-CSF などはHIV の増殖を亢進することが報告されている．特にIL-1βやIL-6，TNF-αはHIV 感染症の悪化と関連していると報告されている．

HIV 感染者でもHCV 患者と同様，NK 数が低下，さらには血中IL-15 レベルが低下していることが報告されている．またmDC 数，pDC 数の低下やIFN-α産生，IL-12 産生が低下していることも報告されている．我々も，HIV 感染者においてHIV 刺激 IFN-α産生が有意に低下していること，HAART 治療による血中ウイルスの消失により，早期にIFN-α産生が回復，その後数カ月してCD 4 数も回復することを観察している[6]．

またカポジ肉腫（Kaposi sarcoma）やリンパ腫に罹患しているエイズ患者ではEpstein-Barr virus：EBV や human herpes virus 8（HHV-8）にも感染していて，患者血中には高いIL-6 やIL-10 の産生が認められることが報告されている．これらのサイトカインはKaposi 肉腫やリンパ腫の，増殖性因子として働いていることが確認されている．またこれらウイルスはウイルス由来のvIL-6 やvIL-10 を産生し，宿主由来のサイトカインに加えこれらのウイルス由来サイトカインも病態形成に重要な役割を果たしている． ［宇野賀津子］

参考文献

1) Haller O, Kochs G, Weber F : The interferon response circuit: induction and suppression by pathogenic viruses, *Virology,* **344** : 119-130, 2006.
2) Hayden FG, et al : Local and systemic cytokine responses during experimental human influenza A virus infection. Relation to symptom formation and host defense, *J Clin Invest,* **101** : 643-649, 1998.
3) Uno K, et al : A bioassay for serum interferon based on induction of 2′ 5′-oligoadenylate synthetase activity, *J Interferon Cytokine Res,* **18** : 1011-1018, 1998.
4) Napoli J, Bishop GA, McGuinness PH, Painter DM, McCaughan GW : Progressive liver injury in chronic hepatitis C infection correlates with increased intrahepatic expression of Th 1-associated cytokines, *Hepatology,* **24** : 759-765, 1996.
5) Kanto T, Hayashi N : Immunopathogenesis of hepatitis C virus infection : multifaceted strategies subverting innate and adaptive immunity, *Intern Med,* **45** : 183-191, 2006.
6) Uno K, et al : Impairment of IFN-alpha production capacity in patients with hepatitis C virus and the risk of the development of hepatocellular carcinoma, *World J Gastroenterol,* **11** : 7330-7334, 2005.
7) Klein SA, et al : Demonstration of the Th 1 to Th 2 cytokine shift during the course of HIV-1 infection using cytoplasmic cytokine detection on single cell level by flow cytometry, *Aids,* **11** : 1111-1118, 1997.

XII 生体防御異常が誘発する難治性疾患

62 慢性疾患に関わる遺伝子

　この章では，感染症が誘導する慢性疾患において宿主側の遺伝的要因が比較的明確なものについて取り扱う．感染症に罹患したほとんどの場合において，その程度や部位は異なるが炎症反応が誘導される．その感染性微生物の種類や程度によって，宿主側の生体防御反応として発現してくる遺伝子が異なり，あるいはその遺伝子が発現しないか，あるいは通常より多く発現してしまうような発現量の調節異常も遺伝子変異に起因しており，これらの複合的な要因によってさまざまに異なる免疫応答によって生体からの感染微生物の排除，すなわち生体防御が成立する．ある感染症に罹患し生体防御反応が開始されたときに，これに関与している遺伝子の1つあるいは複数個についてなんらかの遺伝子変異をもっていた場合に，炎症反応の過剰な増進や持続といった感染性微生物の生体からの排除以上に生体にとって不利な反応を引き起こす場合がある．

　このように宿主側の原因によって生体防御反応に異常が生じた場合，生体の側では本来の炎症反応の制御レベルを越えて反応が進行し，生体にとっては不利な難治性の慢性炎症へと移行してしまう場合がある．この宿主の遺伝子変異それ自体は病気を起こさないが感染に対する反応として発病するケースが多い．現在では単塩基多型（single nucleotide polymorphism：SNP）の解析が簡便に行えるようになったことから，この領域での患者群と健常対照群のSNPの出現頻度を比較することによって病気の発症の原因となる宿主側の遺伝子領域の特定化が急速に進められている．この方法は連鎖不平衡解析（association disequilibrium）とよばれ，ゲノム上のあるSNPを解析したときに患者群で特定の塩基の置き換えが多く観察された場合，その塩基置換が発病と連鎖しているか，またはその塩基置換の周辺に原因となる遺伝子変異が存在することを推測する方法である．

　現在ヒトのゲノム上には1000万カ所に及ぶSNPが存在していることが知られており，およそ数千塩基対に1個の割合でヒトゲノム上にSNPが存在することになり，この高密度の存在と解析の簡便性，迅速性から，ゲノム上の発病責任領域の特定が飛躍的に進められることとなった．今では個々の病原微生物に対する特定の生体側の反応に関する宿主要因の解析も進められるようになったが，ここでは，感染症が誘導する慢性疾患の代表として，膠原病（systemic lupus erythematosus：SLE），慢性関節リウマチ（rheumatoid arthritis：RA），慢性肉芽腫症（chronic granulomatous disease：CGD）について解説する．

　いずれも生体防御反応として起きる炎症反応に関与する遺伝子が複数関わっており，相互に密接に関係し影響を与えていることになるので，各疾患に必ずしも特異的なものばかりではなく共通して感受性の変異として認識されるものもある．自己免疫疾患としての側面も強く，1型糖尿病や多発性硬化症，血管炎，腎炎などと共通する感受性遺伝子も多い．とりわけ，主組織適合性抗原（major histcompatibility complex：MHC，ヒトの場合はhistcompatible lymphocyte antigen：HLA）のクラスター領域は，自己，非自己の認識に関与する重要な分子集団であり，あらゆる自己免疫性疾患に共通して関わっており，その遺伝子型の広範な多様性から感受性因子の作用機序を複雑なものにしているといえる．

1. 膠原病（systemic lupus erythematosus：SLE）

　慢性の自己免疫疾患で患者の80％は若年層の女性が占める．病態としては自己のDNAに対する抗体を産生することにより全身性の炎症を呈する．遺伝的な背景によるところが大きく，多くの疾患感受性遺伝子変異が報告されている．特定されている疾患感受性遺伝子の代表について概説する．

1）イムノグロブリンFcガンマレセプターII（FCGR2A）

　単球，マクロファージ，好中球，NK細胞，T細胞，B細胞の細胞表面に発現し，体内で形成された

抗原抗体複合体の捕獲，抗原提示細胞での抗原修飾に関与する分子で，131番目のアミノ酸がヒスチジンに変化することでcomplement related protein：CRPとの結合性が低下する変化をもたらす．この変異はアフリカンアメリカンに多く，ループス腎炎との連鎖が報告されている．染色体上の位置は1番染色体の長腕1q23にコードされており，後述するSLE感受性領域との関連して発症に関与する．

2）PDCD1（programmed cell death-1）

自己抗体産生細胞などの自己障害性細胞クローンのアポトーシスに関与して自己抗原の免疫寛容に重要な役割を果たしていることが推察される．この遺伝子の第4イントロン中に存在する7146番目のGがAに置換されることによって，この部分が担っているエンハンサー機能が損なわれ遺伝子発現が抑制される．その結果として自己抗原反応性クローンのアポトーシスが抑制され自己反応性T細胞の残存に寄与しているものと思われる．

3）PTPN 8（protein tyrosine phosphatase nonreceptor-type 22）

細胞内チロシンカイネース（CSK）との結合によってT細胞の活性を抑制する働きがある．620番目のアルギニンがトリプトファンに置換された変異が存在し，この変異によってCSKとの結合が低下してT細胞の活性抑制が働かなくなるものと思われる．SLEのみならず自己免疫疾患である1型糖尿病（IDDM）およびリウマチの危険因子でもある．

4）DNASE 1（deoxyribonuclease 1）

血液や尿中に存在するDNA分解酵素である．この酵素によって，生体内で死んだ細胞から放出されるDNAが分解されることになるが，この酵素に変異が生じることによって活性が低下し生体内にDNA蛋白複合体が残存し抗原刺激となって抗核抗体（抗DNA抗体）の生成を促すものと考えられる．222番目がグリシンの野生型に対してアルギニンに置換された2型が存在する．

5）CTLA 4（cytotoxic T lymphocyte-associated 4）

CTLA 4はイムノグロブリンスーパーファミリーの1つで，活性化したT細胞で発現しCD 28とともにT細胞の活性制御に関与している．IgG 1のFc部位をもっており，これによって抗原提示細胞（antigen presenting cell）のレセプターに結合しCD 28の結合を阻害することによってT細胞の活性化を抑制している．甲状腺特異的な自己免疫疾患であるグレーブス病（Graves' disease）および1型糖尿病の感受性因子でもある．第1エキソンの49番目の塩基がAからGに置換される変異があり，これによって17番目のスレオニンがアラニンに置換される．この変異がT細胞の活性抑制に影響を与えるものと思われる．

患者群と健常者群のケース・コントロールスタディにより，上記の感受性遺伝子変異のほかにも，遺伝子は特定されてはいないが，ヒトの染色体上の位置で1q41-q42，16p13.3，1q23，12q24，11q14，1p13，4p16-p15.2，2q37.3の9カ所に疾患感受性因子が存在していることが推測されている．例えば，1q41-q42の領域については自己のクロマチン（DNA蛋白複合体）に対する免疫寛容ができなくなることから，自己抗体である抗クロマチン抗体（抗核抗体）の産生を誘導するものと考えられ，高抗クロマチン抗体の病態と関連している．このように病態の特徴から感受性遺伝子の機能を類推し解析を進めることも重要である．

2．慢性関節リウマチ

RA感受性因子のマッピングは東海大学の猪子教授らのグループにより27,039個のマイクロサテライトマーカーとSNPを用いて詳細なゲノムワイド解析が行われた結果，主組織適合性抗原DRB 1領域を含む47のRA感受性領域が特定されている（Tamiya, et al., 2005）．この疾患感受性領域のすべてにわたって遺伝子変異あるいは遺伝子型が決定されているわけではないが，代表的なものについて概説する．

1）主組織適合性抗原（HLA）

HLA遺伝子は多様性に富んでおり自己と非自己の識別を行う機能を担っている．とりわけT細胞への抗原提示をする際に作用するためにT細胞活性化に直接影響を与えることになる．日本人では，血清学的に同じDR抗原のβ鎖のうちの1つのタイプDRB 1*0405という遺伝子型の出現頻度がRA患者で高くなっている．

2）IKBL（NFKB inhibitor like 1）

NFKBは種々の細胞においてサイトカインやケモカイン，成長因子，接着因子の発現制御を行う転写因子で，炎症反応時に活性化される．このNFKBの阻害因子として働くのがIKBLで，転写

開始点上流-62の塩基がAからTに置換される変異がある．-62Tは転写抑制因delta-EF1の結合サイトを生じることになり，IKBLの発現が抑えられ，結果としてNFKBの抑制が弱まり，炎症反応が増進してしまうものと思われる．IKBLはHLAのきわめて近傍に位置しTNFBやTNFAとともに6p21.3にコードされている．

3) PADI 4 (peptidylarginine deiminase 4)

この酵素は蛋白質中のアルギニンをシトルリンに変換する酵素である．RA患者の自己抗体はヒストン蛋白などのシトルリン化されたペプチドによるエピトープを認識しており，この酵素の発現亢進がペプチドのシトルリン化を進め，免疫寛容のバランスを崩しているものと考えられる．

4) SLC 22 A 4 (organic cation transporter)

理化学研究所の山本らのグループは有機カチオンのトランスポーターSLC 22 A 4のイントロンに存在するSNPがRAと関連することを示した（Tokuhiro, et al., 2003）．この遺伝子は血球系臓器組織で発現しており，血球系転写因子RUNX1の結合サイトにこのSNPが存在し発現調節に影響を与えるものと思われる．作用機序についてはまだわかっていない．

5) MHC 2 TA (MHC class II transactivator)

この遺伝子は主組織適合性抗原のクラスIIでやはりT細胞への抗原提示のときの認識に関与する．この遺伝子の転写開始上流168塩基のAがGに置換される変異がRA感受性変異であることが報告されている．このSNPはタイプIIIプロモーターの中にあって，インターフェロン-γで刺激した際に野生型ではこの遺伝子の発現が惹起されるが，-168Gでは発現が低くなることによって影響を与えるものと思われる．多発性硬化症（multiple sclerosis）の感受性責任因子でもある．

6) RAの重篤度に関与する遺伝子LECT2 (leukocyte cell-derived chemotaxin 2)

筆者らの研究グループでは，ヒト好中球活性化因子LECT2のその病状進行重篤度に関連していることを示した（Kameoka, 2000）．LECT2には58番目のアミノ酸がバリンの58 Val型とイソロイシンの58 Ile型が存在する．この遺伝子型の出現頻度をリウマチ患者と健常者で比較すると有意の差はみられない（図1）．ところが，リウマチ患者の中で病状の進行程度によりステージ分類してLECT2のそれぞれの遺伝子型の頻度を比べると，重篤にな

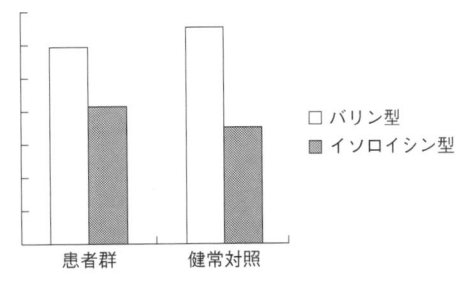

図1 RA患者群と健常対照群のLECT2遺伝子型の出現頻度
RA患者群でややイソロイシン型が多くなるが有意の差はない．

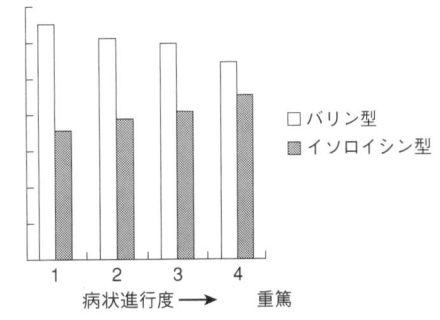

図2 RA患者群の病状進行度別のLECT2遺伝子型出現頻度
重篤になるケースでイソロイシン型が段階的に多くなる．

るほど，イソロイシン型が増加する傾向がみられ有意の差を検出した（図2）．この変異のLECT2蛋白への影響を高次構造予測でみると，少ないながら構造変化が予想された．さらにLECT2による破骨細胞への影響を確かめたところ，破骨活性を抑制する働きがあることがわかった．バリン型とイソロイシン型で破骨活性抑制効果に差があることが推察され，これによってリウマチの病状進行度に違いを生じるものと考えられる．疾患の中で特定の病状に着目して分析することによって，このように疾患発症には関与しないが，病状進行に関与する変異を見つけ出すことも病態解明や治療法開発にとっては重要な情報となる．

3. 慢性肉芽腫症 (chronic granuloma disease : CGD)

好中球が感染性微生物に対して殺菌作用・殺ウイルス作用を発揮するための機能分子はNADPHオキシダーゼにより産生される活性酸素である．この活性酸素はミエロペルオキシダーゼ（MPO）によってさらに酸化活性の強い次亜塩素酸イオンを生成し強い殺菌・殺ウイルスまた組織障害活性を発揮す

る。この活性酸素産生能になんらかの異常をきたした場合に，感染性微生物の排除が困難となり病状発症に至る。NADPH オキシダーゼはサブユニットにより構成されている。

1) CYBA (cytochrome b(-245), p 22-phox)

CYBA は NADPH オキシダーゼ複合体のアルファサブユニットでチトクローム b(-245) の軽鎖である。変異としては 90 番目のアミノ酸がアルギニンからグルタミン，118 番目のセリンがアルギニン，156 番目のプロリンがグルタミン，94 番のヒスチジンがアルギニン，と個々の症例で異なりいずれも活性酸素産生能の欠損を引き起こす。また 72 番目のヒスチジンがチロシンに置換される多型が存在し，冠状動脈炎の感受性変異でもある。この変異は活性酸素産生が亢進し組織を傷害してしまうことによるものと考えられている。

2) CYBB (cytochrome b beta subunit, p 91-phox)

NADPH オキシダーゼ複合体のベータサブユニットで X 染色体にコードされており，X 染色体関連 CGD として分類され，変異の位置は個々の症例で異なっている。

3) NCF1 (neutrophil cytosolic factor 1, p 47-phox)

常染色体劣性チトクローム b 陽性 CGD タイプ 1 の責任遺伝子で，この遺伝子の産物である p 47-phox の欠損が原因となっている。活性酸素生成時には次項の p 67-phox とコンプレックスを形成して機能する。変異の場所や塩基の欠失などは特定的ではないが，p 47-phox の欠損としてとらえられている。

4) NCF2 (neutrophil cytosolic factor 2, p 67-phox)

NCF 1 と同様に常染色体劣性チトクローム b 陽性 CGD タイプ 2 の責任遺伝子で，p 67-phox の欠損としてとらえられている。変異の場所や塩基の欠失などは特定的ではない。

感染症が誘導する慢性疾患の原因となる遺伝子変異について概括的に述べたが，個々の疾患ではさらに多種多様な遺伝子変異が関わっており，またそれらの複合的な影響も無視できない。また，遺伝子産物の欠損には至らないまでも，その発現量に微妙に影響を与える調節領域の SNP についても今後明らかにされてくるものと思われる。一般的に観察される遺伝子異常として述べたが，実際の症例の分析についてははさらに多数の遺伝子を解析対象として進めなければならないことはいうまでもない。

［亀岡洋祐］

参考文献

1) Tamiya G, Shinya M, Imanishi T, Ikuta T, Makino S, et al : Whole genome association study of rheumatoid arthritis using 27039 microsatellites, *Hum Mol Genet*, **14**(16) : 2305-2321, 2005.
2) Tokuhiro S, Yamada R, Chang X, Suzuki A, Kochi Y, et al : An intronic SNP in a RUNX 1 binding site of SLC 22 A 4, encoding an organic cation transporter, is associated with rheumatoid arthritis, *Nature Genet*, **35** : 341-348, 2003.
3) Kameoka Y, Yamagoe S, Hatano Y, Kasama T, Suzuki K : Val 58 Ile polymorphism of the neutrophil chemoattractant LECT 2 and rheumatoid arthritis in the Japanese population, *Arthritis Rheum*, **43**(6) : 1419-1420, 2000.

XII 生体防御異常が誘発する難治性疾患

63 ARDSの臨床

1. ARDSの歴史と概念

ARDSとは,もともと1967年にAshbaughが12例の成人呼吸不全患者を,その病態が新生児呼吸窮迫症候群 (IRDS) と類似していたことからIRDSに対応するよび名としてadult respiratory distress syndrome (成人呼吸窮迫症候群, ARDS) と報告したことがその名の始まりとされる。しばらくIRDSと対比して論じられていたが,この古典的ARDSは診断可能となった時点ですでに治療が難しい最重症例であり救命は非常に困難であった。このため早期診断早期治療の必要性が求められ,1977年になってMurrayがALI (急性肺障害) の概念と肺障害スコアを提唱し,1988年にはほぼ現在用いられているものと同じALI/ARDS (acute RDS) の定義を行った。

この論文を受けて1992年にAmerican-European consensus conference on ARDS (AECC) が開催されてALI/ARDSの定義や概念などが統一されARDS共同研究の形式が整えられ,また治療方法についても新しい概念を導入して1994年に発表された[1]。1998年にはさらにPart IIとしてARDSの治療法から回復期までを網羅する報告書が書かれた。この会議で提唱された新しい治療法 (人工呼吸器の使用方法) については大規模な多施設共同臨床試験が行われ,その有効性が確認されている[2]。このときに発表された治療法が,現在においてもARDSに対するほぼ標準的治療法となっている。ARDSは非常に重篤な疾患であり,死亡率は一般に40〜60%と報告されている。

AECCの標準治療が開始される前の1970年代から1990年代初期にかけてはARDSの死亡率は50〜70%近くであったが,最近では30%近くにまで低下したとの意見が多い。この死亡率の低下に影響を及ぼした単一の因子は明確ではなく,さまざまな治療法改善の積み重ねがこの20年間の死亡率半減をもたらしたといわれている。ARDSの予後は結果としてはそのARDS患者の障害臓器数に関係しており,障害臓器数が多ければその数に比例して死亡率は上昇する (3臓器以上の障害ではきわめて救命率が低い)。ARDSから回復した症例は半年から1年以内にほぼ正常に復帰可能で,ARDS自体は大きな後遺症は通常残さないとされる。

2. ARDSの定義

前述した1994年のAECCの診断基準が一般に使用されている (表1)。急性肺障害 (acute respiratory injury : ALI) の定義には4つの根幹が定められた。まず,急性発症であること,P/F ratio (Pao_2/Fio_2比) が300 mmHg以下であること,胸部X線写真で両側性の浸潤影があることおよび左心不全の兆候がないことである。さらにP/F ratioが200 mmHg以下の場合にはARDSと診断することとなっている。この診断基準以前にはARDSの診断自体がきわめて難しい上に,たとえ病理像などからARDSの確定診断に至ったとしても,すでに肺胞の破壊が広範囲に生じているわけであるから治療に難渋して救命が困難であったのは当然であろう。このあたりの早期治療のための診断法という考え方は,全くSIRS (後述) 診断基準の成り立ちと同じである。

ARDSの発生率はNational Institute of Health : NIHによれば対10万人で75人である。ただし,報告者によってはこの発生率より低いことが多い[3]。日本においても日本呼吸器学会ARDSガイドライン作成委員会によって2005年9月に「ARDS診療のためのガイドライン」が作成された。基本的な内容は1994/1998年のAECCガイドラインと大きな差異はないが,日本においては独自

表1 ALI/ARDSの診断基準

1. 急性発症であること
2. 人口呼吸器の設定とは無関係に,
 Pao_2/Fio_2 ratio ≦ 300 mmHg : ALI
 Pao_2/Fio_2 ratio ≦ 200 mmHg : ARDS
3. 胸部X線写真で両側肺に浸潤陰影があること
4. 左心不全 (−) またはPAWP ≦ 18 mmHg

表2 ALI/ARDS の主な原因疾患

直接の肺障害 ―肺自体に原因がある疾患	間接的な肺障害 ―肺外に原因がある疾患
成因 　肺炎 　胃内容の吸引（誤嚥性肺炎）	成因 　敗血症 　多発外傷（多発骨折） 　ショック
比較的まれな成因 　肺挫傷 　脂肪塞栓（肺梗塞） 　溺水 　（化学物質などの）吸引 　気道熱傷	比較的まれな成因 　急性膵炎 　体外循環後 　DIC（播種性血管内凝固症候群） 　熱傷 　頭部外傷

の薬物治療法などが存在しており（後述），本格的に ALI/ARDS のランダム化試験などを実施する体制が整ってきたのは非常に重要なことである．

3. ARDS の病因と疾患

ALI/ARDS は何らかの疾患（病態）が引き金となり，多くの症例で systemic inflammatory syndrome : SIRS（全身性炎症反応症候群）を発現してその結果として起こる呼吸不全状態であるとされる[4]．したがってその原因となる疾患は非常に多岐にわたり，大きくは肺内要因と，肺外要因に分けられるが，実際にはあらゆる重症疾患がその原因となると言っても差し支えない（表2）．SIRS は1992年に American College of Chest Physician および Society of Critical Care Medicine が中心となった合同会議において発表された病態概念で，主に感染症が引き金となって全身に炎症が波及し炎症反応が亢進している状態を示している（図1）．3つのバイタルサインと1つの臨床検査数値のみで定義された点に特徴があり（体温：38℃以上または36℃以下，心拍数：90/分以上，呼吸数：20回/分以上または $Pa_{CO_2} < 32$ torr，白血球数：12,000/mm³ 以上か 4,000/mm³ 以下など），敗血症（sepsis）の早期診断早期治療を目的の一つとして診断基準が作成された（SIRS でかつ感染症が存在する場合は敗血症と診断してよいと定義した）．

敗血症は，本来グラム陰性桿菌による菌血症で，その細胞壁成分である LPS（リポ多糖類, lipopolysaccharide）がエンドトキシンとして古くから知られている．菌体が破壊されるとこのエンドトキシンが血中に放出され，それによって引き起こされる炎症反応に伴う臓器障害が広範で非常に重篤であることから，難治性感染性疾患の代表として長らく治療がきわめて困難であった．1980年代になって優れた治療法（エンドトキシン吸着療法など）が開発されてきたにもかかわらず，大きな問題であったのは，血中のグラム陰性桿菌やエンドトキシンの存在を証明するためにはある程度の時間が必要で，そのために確定診断を待っているとしばしば治療が後手に回ってしまい救命できないことであった．そこで敗血症の早期診断可能な治療を開始できる診断基準を設けるために SIRS という概念が導入されたと考えてよい．この診断基準では，グラム陰性桿菌ではない全身性感染症も「敗血症」に含まれることになるが，この診断法を用いることにより本来の敗血症も含めた早期治療が可能となり，救命率の劇的な向上が認められたことも確かである．現在では日本の保険医療制度においても SIRS/敗血症の診断を認めている．

一般に敗血症であるか否かに関わらず，SIRS の病態が3日以上継続すると3臓器以上の多臓器障害を起こすとされている．SIRS 症例では血液中の各種炎症性サイトカインが高値であることがよく知られており，このサイトカインが多臓器の障害，なかでも ALI/ARDS を発症するとの考え方がもっとも

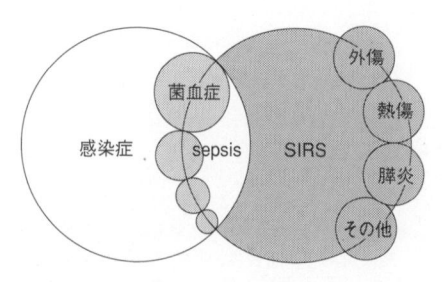

図1 SIRS の概念

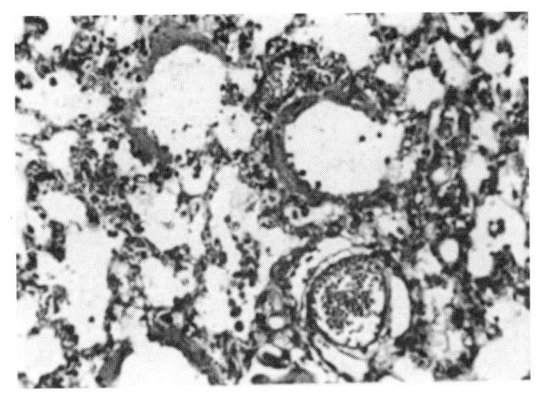

図 2 高酸素下での肺硝子膜形成の病理像
ARDS の病理像に近似し，ARDS の発生要因として肺胞上皮細胞への直接損傷が引き金となる[5]．

理解しやすい．肺局所におけるメカニズムとしては，SIRS が発症すると好中球が活性化し，肺毛細血管から細胞間隙に入る．活性化した好中球はエラスターゼなどの蛋白分解酵素を放出し，エラスターゼは直接肺胞上皮細胞を侵害して好中球が肺胞内に浸潤するとともに，肺胞マクロファージを活性化させて炎症性サイトカイン（TNF-α，IL-1，IL-6，IL-8 など）を放出させる，とされている．

この炎症性サイトカインは I 型肺胞上皮細胞の破壊を促進し，ALI の病態を ARDS へと進行させ，その結果としてガス交換能異常などの ARDS の臨床症状や，広範囲の肺胞破壊 (diffuse alveolar damage: DAD)，硝子体膜の形成/肥厚などの ARDS 病理像が完成するわけである．組織学的検索では ARDS 発症初期に肺胞内外への大量の好中球浸潤が発見されており，臨床的にも気管支洗浄液 (bronchoalveolar-lavage fluids: BALF) などから好中球が得られる．この臨床像もまた上記のメカニズムを支持するものではあるが，他方では，動物実験などで好中球に無関係な肺障害 (ALI/ARDS) モデルが存在し，好中球減少を伴う肺障害が存在するなど，ARDS のすべてが好中球依存型肺損傷 (neutrophil-dependent lung injury) で説明可能なわけではない．また，硝子体膜の形成/肥厚も，1960 年代にすでに純酸素による肺胞障害の結果として Fujikura によって報告されており[5]，この Fujikura の発表した病理像は ARDS の病理像に近似したものである（図 2）．この結果も ARDS の発生要因として肺胞上皮細胞への直接損傷が存在することを示唆しており，上述の SIRS のように肺外（血管内皮細胞）のみにその要因を求めるもので

もない．臨床的には ARDS の発症原因として最も多い疾患は敗血症でしばしば数週間に及ぶ経過をたどって最終的には多臓器不全で失うことが多いが，報告例は少ないが肺炎などの肺内要因で発症した ARDS には 4～5 日の経過で呼吸不全死を生じるきわめて急激に進行する症例もあり，必ずしもこういった血管内皮細胞からの発生機転のみで説明可能なわけでもない．まとめると肺外 ARDS/ALI の発生機転としては，①好中球の活性化によるエラスターゼの細胞外放出，②凝固系カスケード（特にトロンビン）の活性化，③内皮細胞の広範な障害，などが考えられており，肺内発生機転としては，肺胞上皮細胞傷害から好中球/肺胞マクロファージの活性化，などが考えられている．

4. ARDS の治療

ARDS の治療は，ARDS 単独での発症が発生機序の上から考えられないことから，必ず原疾患に対する治療と並行して行わなければ意味がない．特に消化管に由来する重症感染症（敗血症）（たとえば下部消化管穿孔，急性胆嚢炎など）に併発した ARDS では，第一に原疾患治療の適切さが ARDS の予後を規定するといっても差し支えない．また，ARDS の基礎疾患のなかで敗血症症候群が最も ARDS 発症頻度が高いとされているが，敗血症原因物質であるエンドトキシン（LPS）は，それ自体が好中球や単球/マクロファージなどに作用しさまざまなサイトカインやエラスターゼなどの生産・放出を活性化させる一方で，直接血管内皮細胞や気道上皮細胞にも働く．したがって，敗血症の治療を早期から的確に行って LPS の全身への影響をいかに最小限に抑えるかが，たとえ ARDS を発症したとしてもその予後に大きくかかわってくるであろうことは想像に難くない．他方，肺疾患（肺炎など）が基礎疾患である ARDS においては，原疾患の治療と ARDS 治療は重なる部分が多く（特に人工呼吸管理），ARDS 自体の治療方針が予後を大きく左右する．本稿では ARDS に特異的な治療方法に焦点を当て主として AECC の治療法に基づいて記載する．

ARDS の治療は，大きく分けて薬物治療と肺機能補助療法（人工呼吸管理）に分かれる．薬物治療としては，肺水腫に対する利尿薬，肺高血圧症に対する血管拡張薬 (nitric oxide: NO 吸入療法，プロスタサイクリン，プロスタグランジン E_1 など），

表3 ALI/ARDS の人工呼吸療法の基本戦略例

人口呼吸器モード	調節呼吸（従量式）
一回換気量	6 ml/kg
最高吸気圧	30 cmH$_2$O 以下
換気回数	6〜35 回/分
動脈血 pH	可能であれば 7.30〜7.40 の範囲
PEEP 圧	基本的に 5〜20（35）cmH$_2$O の範囲 吸入酸素濃度に応じて使用する PEEP 圧を決定する

あるいは虚脱肺胞に対するサーファクタント補充療法などの生理学的な異常に対する治療法と，肺の急性炎症に対する治療薬としてステロイド療法を代表とする抗炎症療法がある．前者は ARDS の重症度を反映して特殊な薬剤も試みられているが一般的な対症療法といっても差し支えないと思われ，必ずしも ARDS の病態機序に特異的とはいえないものも多いが，たとえば利尿薬など症状によっては併用して効果を期待できる薬剤も多い．また NO は，逆に ARDS の発病機転の一因子としても注目されており，NO 吸入療法に対する賛否は統一されていない．ただし，外因性のサーファクタント補充療法は単に肺胞虚脱防止による酸素化能改善療法のみとしてではなく，ARDS の発症メカニズムにかかわる抗炎症・抗線維化療法としても意味があるとされている．たとえば肺胞における好中球の接着遊走を阻害するなどの作用が期待されているが，高価であることなどの理由も手伝って臨床的な結果はいまだに明確に得られていない．

一方，抗炎症療法は ARDS の発生機序自体にかかわる根治的治療となりうることから，ステロイド（glucocorticoids）をはじめとして多数の薬剤が試みられてきた．ステロイドの発症初期における短期大量投与の有効性は，一応 1980 年代に大規模臨床試験で否定された．最近ではむしろ発症から 1 週間程度経過した ARDS において肺線維化を防ぐ目的での長期持続投与（メチルプレドニゾロン 1〜2 mg/kg 6 時間ごと数週間）がその効果を期待されている．しかしながら，ARDS Network はランダム化試験でステロイドでは ARDS の転帰は改善されず，治療開始が 2 週間目以降である場合には死亡率が増加する可能性がある，と報告しており（N Engl J Med, 354 : 1671, 2006）ステロイドの使用に際しては慎重な検討が必要であると思われる．日本では抗炎症療法薬はより選択の幅が大きく，ウリナスタチンなどの全身的抗 SIRS 薬に加えて 2002 年より好中球エラスターゼ阻害薬（シベレスタットナ

トリウム）が臨床使用されるようになった．この薬剤は，前述の好中球依存型肺損傷のメカニズムに対抗する治療薬として登場したもので，分子量が小さいために血管内皮細胞内外を容易に通過し，細胞間隙や肺胞内においても好中球が放出したエラスターゼを阻害し，肺血管内皮細胞傷害や肺胞上皮細胞傷害，肺血管透過性の亢進を抑制するとされている．臨床においても SIRS に伴う ALI/ARDS 患者でその有効性が報告されている．この好中球エラスターゼ阻害薬を感染症患者に投与することに関してはまだ明確なコンセンサスが得られているとはいいがたいが，① ALI/ARDS を発症して 3 日以内ぐらいの早期症例，②障害臓器数が肺+2 臓器以下，③ 75 歳以下であることなどが投与をする症例の選択基準として示されている．

ARDS の人工呼吸療法は前述の 1994 年の合意以来その治療戦略が大きく変化した．まず人工呼吸療法そのものによる肺障害（ventilator induced lung injury : VILI, ventilator associated lung injury : VALI）が世界的認識として広まったことがあげられる．ARDS 患者の肺においては，常時拡張している肺胞と，呼吸により拡張・虚脱を繰り返す肺胞，また常時虚脱している肺胞が混在しているために，単に機械的人工呼吸（陽圧呼吸, intermittent positive pressure ventilation : IPPV）を行うとこの VILI を起こしやすい．つまり生理的な人工呼吸条件においてもコンプライアンスの高い正常肺胞の過膨張や虚脱肺の再拡張などの VILI の原因となりうる現象が容易に起こりうる．この点を踏まえて PEEP（終末呼気陽圧）を高く設定し，一回換気量を制限する肺保護換気（lung protective ventilation）が提唱された（表 3，人工呼吸器設定方法の一例）．1980 年代までの標準的な人工呼吸器の一回換気量設定値は，ARDS においても大体 10〜15 ml/kg であったが，約半分の 6 ml/kg の設定値とした点がこの換気法の最大の特徴である．たとえ動脈血中二酸化炭素分圧（Pa$_{CO_2}$；正常は約 40

mmHg），が大きく正常上限を超えても最高吸気圧（最高気道内圧）をたとえば 35 cm H₂O（より厳密には 30 cm H₂O）以上にはしない．もし動脈血 pH がどうしても許容範囲に補正不能であった場合のみ，この基本を逸脱することが選択される．

患者の自発呼吸や意識を残していては 6 ml/kg の分時換気量を維持することは不可能であるために，当然 deep sedation 下での機械的人工呼吸が必要になり，さらに必然的に生じる高二酸化炭素血症のために頻回の血液ガス分析などが必要となる．この点だけをとっても，従来よりかなり煩雑で厳密な呼吸管理が必要とされることになる．呼吸管理法2番目の特徴は，最高気道内圧は低く保つにもかかわらず PEEP はもし ARDS 肺の酸素化能が落ちてくればそれに伴って非常に高く設定する必要がある，という点である．ただし肺保護換気（一回換気量）については，きちんとした outcome が ARDS Network から出されているが，high PEEP については有意な結果は得られていない．

いずれもこのとおり行うには手馴れた臨床医をも躊躇させるものであるが，多施設間コントロール試験で 861 例の ALI/ARDS 症例において 6 ml/kg；30 cm H₂O 管理法が，22% の死亡率低下をもたらしてその有用性が明確となり[2]，ALI/ARDS の標準的呼吸管理法として認められるようになった．実際にこの ARDS の人工呼吸管理法が重症 ARDS の救命に果たしている役割は非常に大きいと考えられ，ARDS の死亡率がこの 10 年間で低下したのは治療効果が現れてきているためである，とする意見もある．

また，人工呼吸方法として，非侵襲的陽圧呼吸法などの新しくより侵襲の少ない呼吸管理法が臨床に試みられている．非侵襲的陽圧呼吸法（non-invasive positive pressure ventilation：NIPPV）はこの 10 年余りの間に多大の進歩を遂げ[6]，マスクによって気道を確保する方式に加えて，体外式のポータブル呼吸器（胸郭陰圧式換気法）まで市場に投入され COPD の急性増悪治療などにおいては大きな改善をもたらしている．しかし，肺疾患の最重症例である ARDS に対しては，この NIPPV にしても例えば ALI 初期の補助換気療法や人工呼吸器からの離脱時の補助としての有用性が確認されているのみであり，なかなか厳しい侵襲的人工呼吸管理法にかわるものは出てこないようである．

［河内正治］

参考文献

1) Bernard GR, Artigas A, Brigham KL, et al : The American-European Consensus Conference on ARDS. Definitions, mechanisms, relevant outcomes, and clinical trial coordination, *Am J Resp Crit Care Med*, **149** : 818-824, 1994.
2) The Acute Respiratory Distress Syndrome Network : Ventilation with lower tidal volumes as compared with traditional tidal volumes for acute lung injury and the acute respiratory distress syndrome, *N Engl J Med*, **342** : 1301-1308, 2000.
3) Mcintyre Jr RC, Pulido EJ, Bensard DD, et al : Thirty years of clinical trials in acute respiratory distress syndrome, *Crit Care Med*, **28** : 3314-3331, 2000.
4) Ware LB, Matthay MA : The acute respiratory distress syndrome. *N Engl J Med*, **342** : 1334-1349, 2000.
5) Fujikura T : Pulmonary hyaline membranes in various strains of mice, *Am J Obstet Gynecol*, **87** : 1081-1085, 1963.
6) Calfee CS, Matthay MA : Recent advances in mechanical ventilation, *Am J Med*, **118** : 584-591, 2005.

XII 生体防御異常が誘発する難治性疾患

64 炎症における出血と血栓

　好中球は末梢血白血球の中で最も大きなpopulationをもつだけでなく，食細胞（phagocyte）として外来侵入物，病原体に対抗して生体防御機構の第一線で機能する．その一方で，好中球の活性化が制御されないことにより臓器障害の病態形成に関与している疾患も多い．例えば，敗血症による播種性血管内凝固症候群（DIC），成人呼吸窮迫症候群（ARDS），肺気腫，ある種の血管炎や腎炎においては血管障害，臓器障害の担い手となる．また，関節リュウマチ（RA）や全身性エリテマトーデス（SLE），潰瘍性大腸炎という自己免疫疾患においても，病態の悪化や合併する血管炎の急性期に好中球の活性化が関与する可能性が指摘され，白血球除去療法が病勢の改善に奏効するという報告は最近のトピックスの一つである．これらの病理組織をみると炎症細胞浸潤に加え，しばしば血栓と出血という一見相反する像が同居している場合があることに気づく．この現象を，好中球のcytotoxicityによる血管整合性の破壊という観点から眺めてみる．

　たとえば，敗血症によるDICという病態は全身的炎症反応（SIRS）の一側面ととらえられる考え方が一般的となってきており，臓器障害を抑制するためには凝固系に直接影響する抗凝固療法，抗血小板療法といった治療だけではなく，血栓の根本的原因となる白血球の活性化と血管内皮障害のレベルでの治療が必要と考えられてきている．SIRSにおいて血管内皮障害をもたらす因子として好中球の活性化は重要であり臓器障害を抑制するための治療の標的となりうる．好中球はさまざまな接着因子を発現調節しそれらを介して血管内皮，血小板，細胞外基質，補体，免疫グロブリンなどと相互作用して血管外遊走，貪食などにより生体防御に貢献する一方，炎症における好中球の活性化の異常は本来抗血栓性を保持する血管内皮細胞に障害を与え，微小血管内血栓や出血による臓器障害をもたらす．

　それでは，DICにおいてなぜ出血と血栓が同時に起こるのか？　我々は学生時代，出血を起こすのは微小血栓に消費されることによる血小板の減少と凝固因子の枯渇によると習った．しかし，炎症研究が進むにつれこれがすべてのメカニズムでないことがわかってきた．好中球のcytotoxicityによるvascular integrity（血管整合性）の破壊が局所的にも起こっているのである．臨床の現場では，血小板減少に対し血小板を輸血すべきなのか，あるいは血栓形成を抑制するために抗凝固療法を施すべきなのかに迷うことがありその一般的見解も炎症研究が進むにつれて変化しつつある．また，そのような抗凝固，止血療法は姑息的なものであり，FOY，FUTなどのプロテアーゼ阻害薬が進んで用いられるが，これは凝固因子のカスケードに関与するプロテアーゼだけでなく，好中球エラスターゼを阻害することにより血管障害を抑制する．いずれにしても，DICからの回復に最も重要なのは原因疾患の早期治療であるが，これは好中球を持続的に活性化する原因を早期に除去するというきわめて理にかなった解釈ができる．

　DICにおける局所血管では何が起こっているかをさらに詳細に調べるため，我々はLocal Shwartzman-like Reaction : LSRモデルを用いて研究を進めた．これは，背部皮膚下にLPSを投与後24時間後に同部位にTNFを投与することにより，微小血管の出血と血栓を伴う白血球破砕性血管炎をきたすモデルである．いわゆるDICの血管病変を局所的に再現するとされるモデルである．好中球を免疫学的に除去したマウスではLSRは起こらないことから，好中球依存性の血管炎モデルであるといえる．我々は，白血球接着因子Mac-1（CD11b/CD18, CR3）と好中球から脱顆粒されるエラスターゼがこの血管障害にきわめて重要な役割を果たしていることを報告したのでその一部を紹介する．

　Mac-1とはβ_2インテグリンに分類される白血球接着因子であり，好中球，単球，一部のT細胞，肥満細胞などに発現している．好中球が活性化されるとMac-1は細胞表面に移動しさまざまなリガンドを相手に細胞接着のみならずいろいろな機能を発

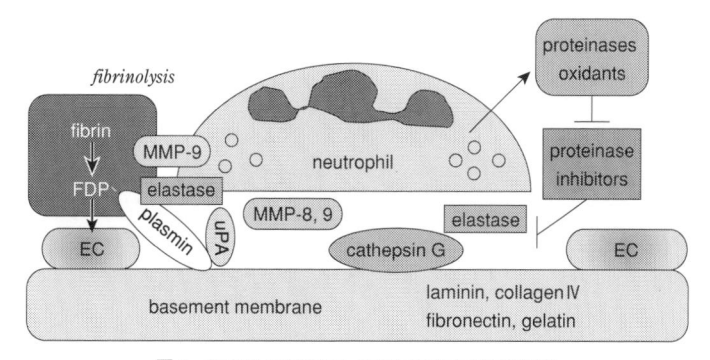

図1 好中球が血管壁との間に形成する閉鎖空間
出血性血栓性血管炎（Local Shwartzman Reaction）モデルにおけるMac-1と好中球エラスターゼ．EC：endthelial cells.

揮する．特に炎症の場では白血球の血管壁への接着と脱顆粒の制御に重要な役割を果たす．同時に，好中球が食細胞として，オプソニン化された病原体を貪食する際に必要な補体C3受容体（CR3）でもある．その際，貪食後の好中球のアポトーシスを促進し，好中球の寿命を決定する因子としても注目されている[1,2]．

好中球は補体にオプソニン化された標的を食細胞として貪食し，phagosomeを形成して内部に活性酸素やプロテアーゼを放出することにより病原体を分解処理する（phagocytosis）．その過程には好中球細胞骨格の再構成がダイナミックに起こっている．ところが，その標的が血管内皮細胞のようにあまりにも大きくて飲み込めない相手の場合には，好中球上のMac-1が血管壁に沈着した補体を認識してインテグリンシグナルを細胞内に送り自身の細胞骨格を再構成することにより標的に張りついて，好中球と血管壁との間に閉鎖空間を形成する（frustrated phagocytosis）．この空間は，血清中に豊富に存在するアンチトリプシン（α1AT）（エラスターゼインヒビター）のようなプロテアーゼ阻害物質の影響から逃れ，放出された活性酸素種やプロテアーゼが濃縮されて細胞障害性に働くことのできるようにする"死の空間"である（図1）．

エラスターゼはカテプシンGとともに好中球のazurophil顆粒に貯蔵されている代表的なセリンプロテアーゼであり，さまざまな物質を基質として分解する．一般的な性質は他書に委ねたいが，特筆すべきことは古典的に知られているようにエラスチンなどの細胞外基質を分解して血管壁の破壊を行うだけでなく，抗凝固に関係する因子（プロテインS，TFPI）を分解することにより凝固系を加速する一方，フィブリン血栓を融解する線溶の働きも有している．また，サイトカインやケモカインを標的として分解することにより炎症反応を修飾する．好中球が活性化されると，脱顆粒シグナルによりエラスターゼは細胞表面に輸送され，細胞外へ放出されるものと，細胞外の表面に結合するものとに分かれる．好中球は上記の閉鎖空間においてエラスターゼの細胞障害性を高めるために，さまざまな手立てを講じる．好中球から放出される活性酸素種やMMP（マトリックスメタロプロテアーゼ）はアンチトリプシン（α1AT）などのエラスターゼインヒビターを失活し，エラスターゼの活性を維持する方向に働く．遊離されたエラスターゼは血清中に豊富に存在するα1ATなどのエラスターゼインヒビターによって即座に失活するのに対し，細胞表面結合型エラスターゼは抵抗性を示しその活性を保持する．最近になって，エラスターゼを細胞表面に保持しているのは，エラスターゼ活性により立体構造を変化させたMac-1であり，Mac-1に結合したエラスターゼはインヒビターから守られてその蛋白分解酵素活性を維持しているというメカニズムが報告された[3]．すなわち，Mac-1とエラスターゼは好中球の細胞障害性を発揮する上できわめて密接な関係にあることを示している．

LSRにおいて，好中球上の接着因子であるMac-1あるいは好中球エラスターゼ（NE）KOマウスでは出血および血栓形成は完全に抑制された．さらに，Mac-1の下流シグナルであるSrc-familykinaseであるHckとSyk tyrosine kinaseのKO

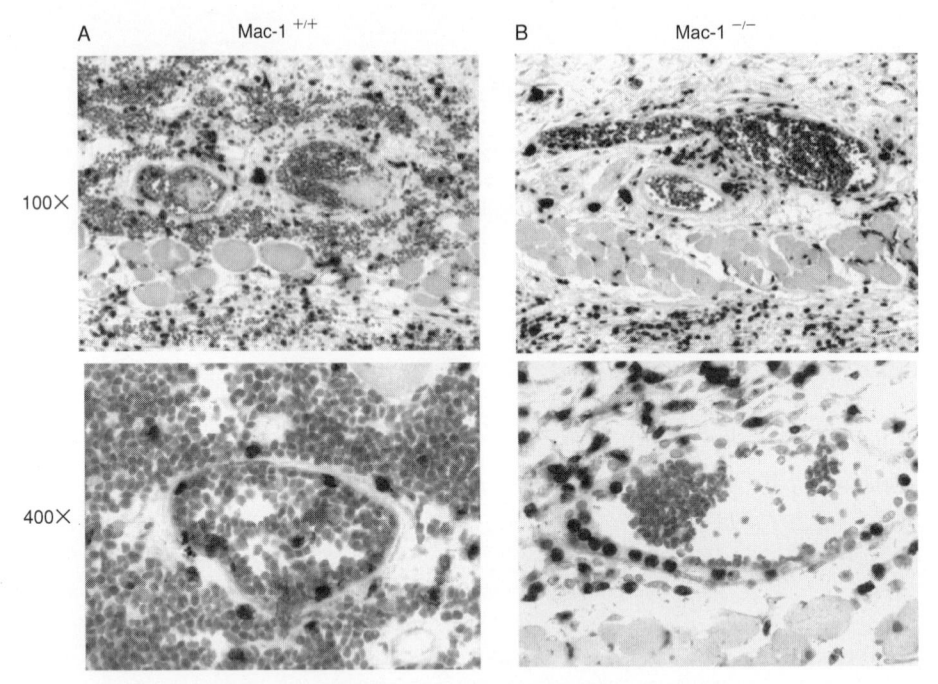

XII 生体防御異常が誘発する難治性疾患

図2 エステラーゼ反応による好中球染色（文献4を一部改変）
A：野生型マウス．毛細血管壁にflatに接着する好中球（著しい出血＝血管外への赤血球の逸脱）．B：Mac-1欠失マウス．血管壁に接着せず円形を保つ好中球（出血は認めない）．

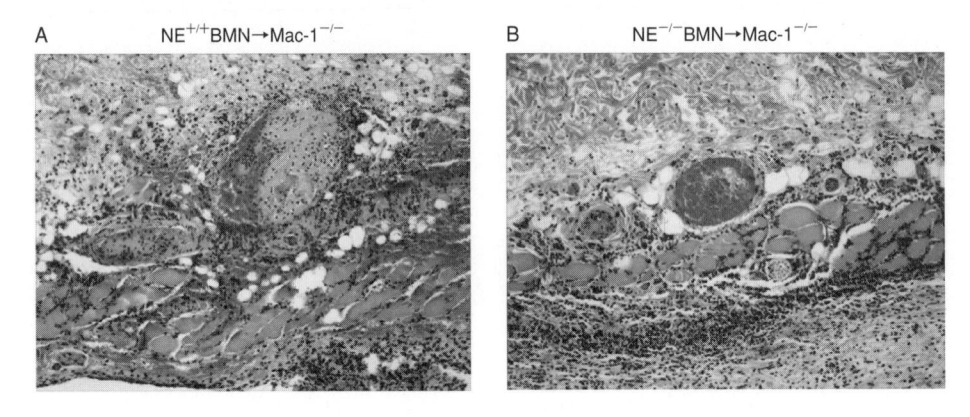

図3 骨髄好中球によるクロスコンプレメンテーション（文献4を一部改変）
A：NE$^{+/+}$の骨髄好中球をMac-1 KOマウスに輸血．著しい血栓形成と出血を認め毛細血管は破裂し，血管整合性は破壊されている．また，血栓は活性化好中球を含んでいる．B：NE$^{-/-}$の骨髄好中球をMac-1 KOマウスに輸血．うっ血は認めるが出血や血栓はなく血管整合性は保たれている．好中球の浸潤はAと同様に認められる．

マウスでも血管炎は完全に抑制されたことから，これらの活性化がMac-1依存性のNE放出を制御することにより血管障害をもたらすことがわかった．興味深いことに，Mac-1あるいはNE KOマウスにおいても好中球の集積は同様に認められた（図2）．すなわち，好中球のrecruitmentとcytotoxicityは独立に考えられるべき事象であることを示唆し

た[4]．我々は，Mac-1とエラスターゼが実際に in vivo で細胞障害性を発揮するのに密接な関係であることを示すため，クロスコンプレメンテーション法を用いた実験を行った（図3）．

以上のように，活性化好中球においてMac-1は細胞骨格を再構成して標的との間に閉鎖空間を形成

し，その空間へのエラスターゼの放出を促進し細胞表面に結合させてエラスターゼの活性を維持するという巧妙なメカニズムで血管，組織障害を発揮するというきわめて巧妙な機能を有しているのである．

[平橋淳一]

参考文献

1) Zhan B, Hirahashi J, Cullere X, Mayadas TN : Elucidation of molecular events leading to neutrophil apoptosis following phagocytosis: cross-talk between caspase 8, eactive oxygen species, and MAPK/ERK activation, *J Biol Chem*, **278** : 28443-28454, 2003.

2) Mayadas TN, Cullere X : Neutrophil beta 2 integrins: moderators of life or death decisions, *Trends Immunol*, **26** : 388-395, 2005.

3) Zimmermann F, Lautenschlager K, Heppert V, Wetzensen A, Hansch GM, Wagner C : Expression of elastase on polymorphonuclear neutrophils *in vitro* and *in vivo* : identification of CD 11 b as ligand for the surface-bound elastase, *Shock*, **23** : 216-223, 2005.

4) Hirahashi J, Mekala D, Van Ziffle J, Xiao L, Saffaripour S, Wagner DD, Shapiro SD, Lowell C, Mayadas TN : Mac-1 signaling via Src-family and Syk kinases results in elastase-dependent thrombohemorrhagic vasculopathy, *Immunity*, **25** : 271-283, 2006.

XIII 新技術の開発

65 腎糸球体細胞再生のための共培養法

　腎臓の機能単位であるネフロンは糸球体，尿細管，集合管からなる構造物である．糸球体は内皮細胞，基底膜，上皮細胞およびメサンギウム細胞から構成され，血液は糸球体を経て濾過され，原尿が作られる．

　腎障害時に標的となる細胞群の大半は，糸球体の上皮細胞，内皮細胞，メサンギウム細胞である．内皮細胞やメサンギウム細胞は再生能力が強いが，糸球体上皮細胞（足突起，podocyte）は一度障害されるとなかなか増殖しない．糸球体上皮細胞はBowman嚢と基底膜の間に存在し，メサンギウム細胞と内皮細胞は基底膜の反対側に存在する．Finnish症候群ではpodocyteに足突起癒合（foot process fusion）により，細胞間のスリット（slit diaphragm）が消失し，細胞極性が欠乏し，細胞の形態が扁平を呈する（図1）．この欠乏した極性を修復するには最も難しい課題であり，足突起型の腎糸球体上皮細胞の再生は不可能に近い．

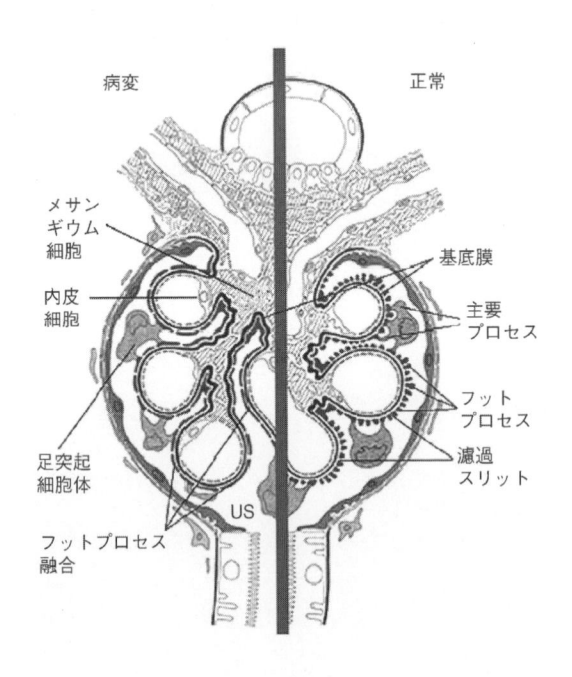

図1 糸球体断面図

　腎臓の修復と再生にはさまざまなレベルがあるが，不可逆的な腎不全に対して特定の細胞の部分機能を修復と，特定の細胞をまるごと修復・再生するレベルが考えられる．しかし，細胞だけを用いて腎臓組織の再生は難しい．細胞が増殖しやすい足場を設けることが必要であるし，他種類の細胞からの相互作用と助け合いも必要であることが最近明らかになった．

　腎糸球体内で助け合う力をもつ候補細胞はメサンギウム細胞である．メサンギウム細胞は糸球体の毛細血管を支える軸部に存在し，他の細胞よりも沢山の細胞外基質とサイトカインを分泌する．また，細胞自身が刺激を受け増殖というautocrine機能ももつ[1]．in vitro系でメサンギウム細胞を培養すると，その特徴的な星状形態が現れる．しかし，2～3カ月間培養したメサンギウム細胞の増殖力が弱くなり，最後は死滅してしまい，in vitro系での長期利用が難しい．

　筆者らは従来のメサンギウム細胞の培養と異なる条件を見出し，メサンギウム細胞の長期培養を可能とした．このメサンギウム細胞の培養条件を利用して，足突起に同形態の腎糸球体上皮細胞の構築に挑戦した．そのため，上皮とメサンギウム細胞が共存できる足場素材を考え，糸球体基底膜を模倣するコラーゲンのガーゼゲル薄膜を作成した．ガーゼゲルの両側に上皮細胞とメサンギウム細胞を植えつけ，細胞の共培養を試みた結果，上皮細胞とメサンギウム細胞の生存と増殖を維持しながら，上皮細胞の特徴である極性の足突起形態とスリットが形成された．またこの共培養系においてECM（細胞外マトリクス）の一種であるfibronectinと細胞のECMレセプターであるintegrinの両者を高く検出されたから，ガーゼゲルの細胞へのシナジー作用が示唆された．

実験と結果

1）メサンギウム細胞の長期培養系

　筆者らはメッシュシービング法（mesh sieving

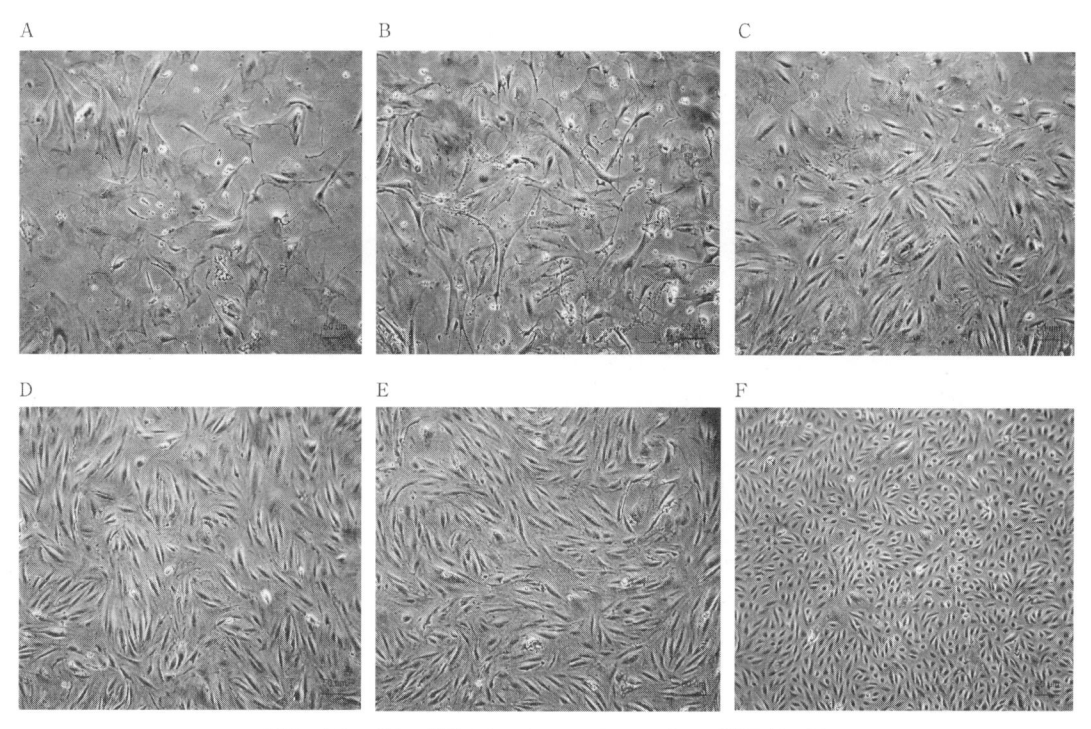

図2 メサンギウム細胞のオーバーコンフルエントへの過程（A〜F）

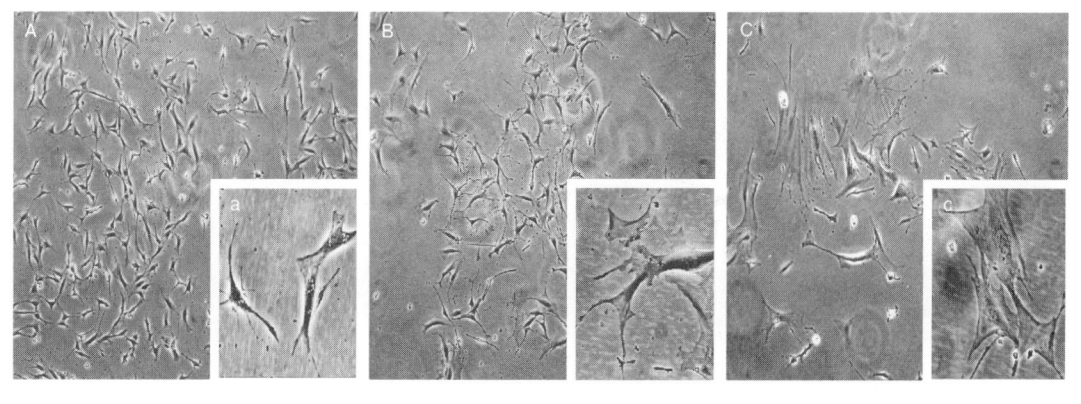

図3 メサンギウム細胞が再播種し培養すると，メサンギウム細胞の特徴的な星状形態を呈する（A〜C）

method）と細かいミンス法（fine mince method）を併用し，コラーゲナーゼ処理の有無と異なる培地の添加により，糸球体細胞が得られた．メサンギウム細胞の継代は従来法のように80％コンフルエントの細胞増殖が現れた時にすぐ行うことではなく，細胞がコンフルエントに達して星状形態が消失してもなお培養を続けた．2週間後，細胞が小粒形態を呈し，ほぼオーバーコンフルエントになった（図2A〜F）．この時，やっと継代を行い，細胞を新しいシャーレに再播種する．この培養法で培養した1週間後，メサンギウム細胞が元の星状を呈し増殖した（図3A〜C）．増殖した細胞と細胞から抽出した蛋白質に，メサンギウム細胞特異的のThy-1抗体で蛍光染色法（図4左図）とウェスタンブロット法（図4右図#3）で確認し，増殖した細胞はメサンギウム細胞であることを証明した．

2） ガーゼゲル薄膜を用いた複数細胞の共培養系

ガーゼ線維が高い吸水性と柔軟性をもつため，ゲルの支持体として使いやすい．細胞の足場として，ガーゼは高温滅菌が可能であるし，ゲルを含むガーゼが培地中に浮かべることとゲル両面に細胞を播種できる利点があるため，実用化に便利と考えられ

XIII 新技術の開発

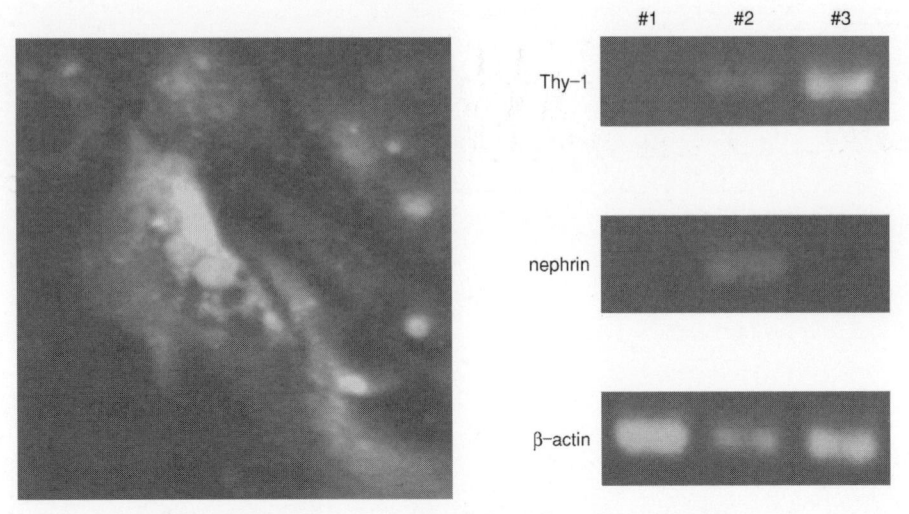

図4 再播種培養するメサンギウム細胞の特有蛋白質 Thy-1 の確認
左：細胞の免疫抗体染色，右：細胞から抽出した蛋白のウェスタンブロット．#1：上皮細胞，#2：糸球体組織，#3：メサンギウム細胞．

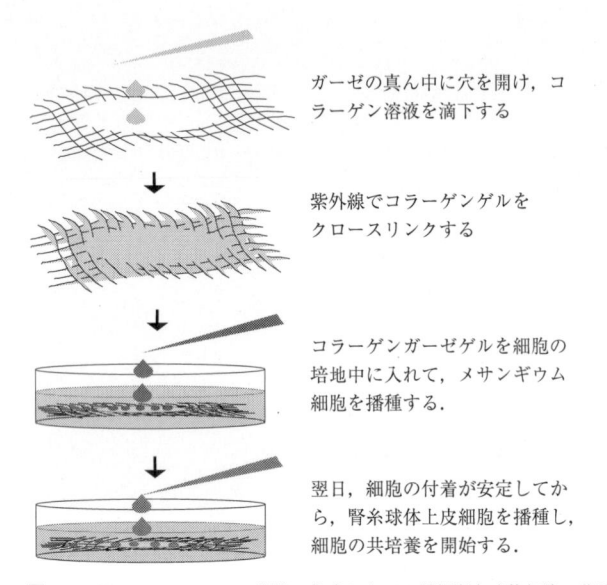

図5 コラーゲンガーゼゲル薄膜の作成および2種類腎糸球体細胞の共培養

る．滅菌したガーゼの中央部分をカットして，0.1% L-ascorbic acid 2-phosphate を含む I 型コラーゲンゲル（pH 7.0）を滴下，風乾した後，1 mm 以下厚みのガーゼゲル薄膜が形成される．細胞培養する際，増殖速度の遅いメサンギウム細胞を薄膜の片側に播種し，翌日細胞が付着してから，薄膜を反転して反対側に糸球体上皮細胞を播種する（図5）．細胞がコンフルエントまで継続培養し，3日ごとに培地交換する．上皮やメサンギウム細胞のみの細胞培養系をコントロールとして，単独培養を行った．

3）共培養した糸球体上皮細胞とメサンギウム細胞

ガーゼゲル薄膜で培養した結果，糸球体上皮細胞とメサンギウム細胞ともゲルに付着増殖した．光学顕微鏡で薄膜両側の細胞形態を観察したところ，上皮細胞の特徴である敷石形態とメサンギウム細胞の特徴である星状形態が維持された（図6）．薄膜切

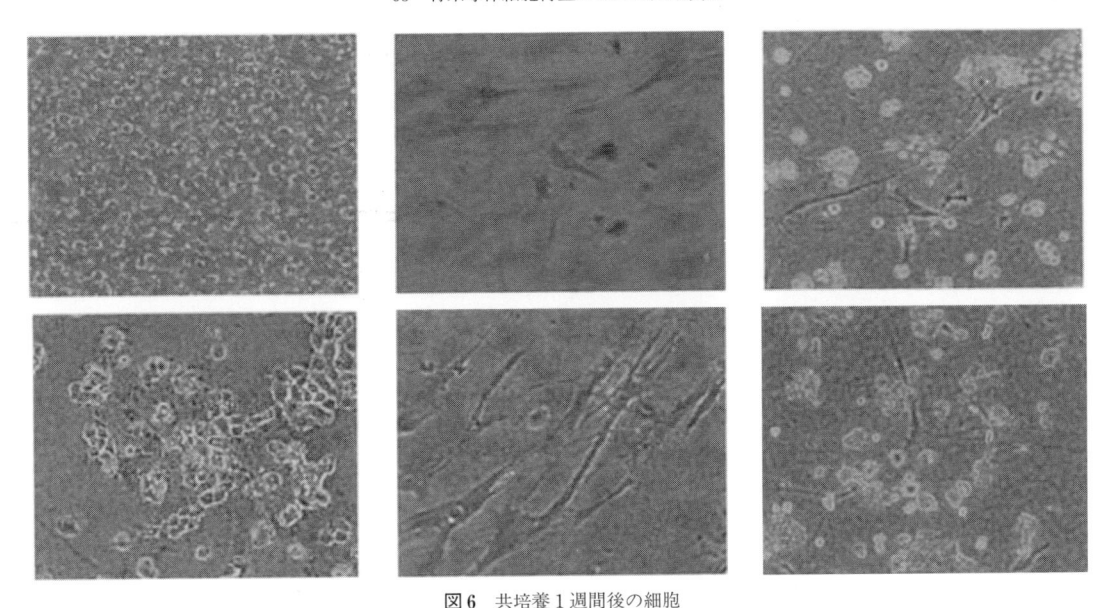

図6 共培養1週間後の細胞
左図：上皮細胞側を焦点で観察，中図：メサンギウム細胞側を焦点で観察，右図：両側の細胞を一緒に観察.

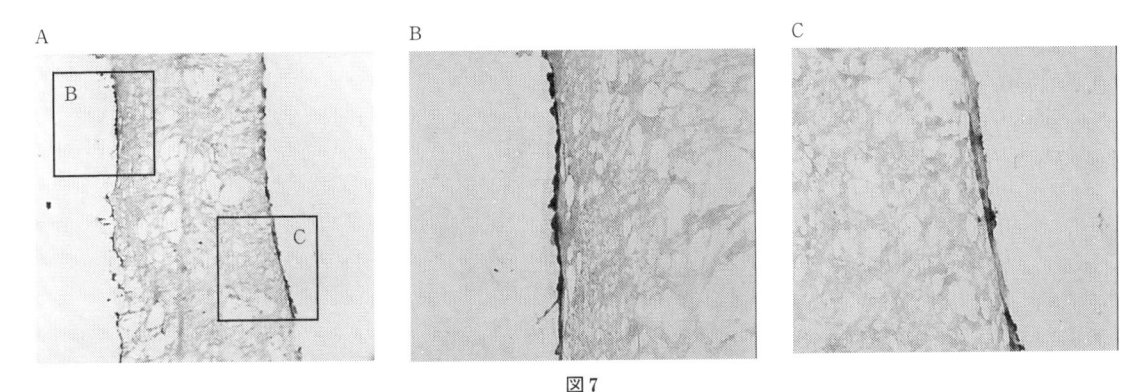

図7
A：細胞共培養1週間後のコラーゲンガーゼ薄膜の断面図，B：上皮細胞側の断面図，C：メサンギウム細胞側の断面図.

片を HE 染色した結果，ゲルの両側とも細胞が安定に付着した．興味深いことは，上皮細胞側が通常の in vitro 培養で呈した扁平な形態ではなく，足突起様な極性が観察された（図7）．一方，薄膜で上皮細胞のみを培養する場合，細胞の極性が形成されない（図8）．細胞生死判定キットの蛍光色素を使い，蛍光顕微鏡で細胞を観察した結果，薄膜上の細胞は3週間経ても90％に近い生存率（緑）が維持され，死細胞（赤）は10％以下しかない（図9，口絵3）．ゲル薄膜の共培養系が細胞の生存を長く維持できることが明らかになった[2]．

4) ガーゼゲルにおける腎糸球体上皮細胞の極性形成のメカニズム

単独培養と共培養したメサンギウム細胞と上皮細胞を，細胞外マトリックス fibronectin と細胞外マトリックスに認識する細胞レセプター integrin の免疫染色を行った．その結果，単独培養系に比べて，共培養系のメサンギウム細胞と上皮細胞の fibronectin と integrin が強く染色された（図10）[3]．上皮細胞の足突起形態の形成機序を考案し，図11 に示した．ゲル周辺のガーゼ線維が培地中の栄養分を吸収しゲル内に輸送するため，ゲル両側に付着した腎糸球体上皮細胞とメサンギウム細胞が持続的に生存できる．細胞長期培養により，メサンギウム細胞は ECM fibronectin を分泌し始め，ゲルを介して上皮細胞側に移動し，fibronectin と細胞レセプター integrin との相互作用（ECM - cell interaction）により，上皮細胞がゲルに対する接

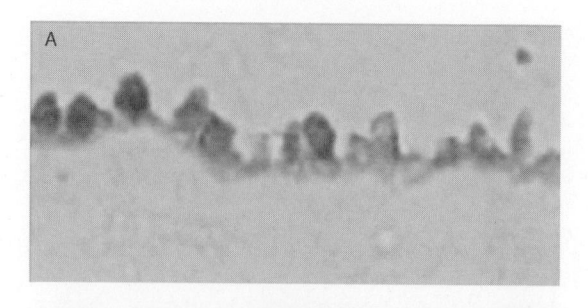

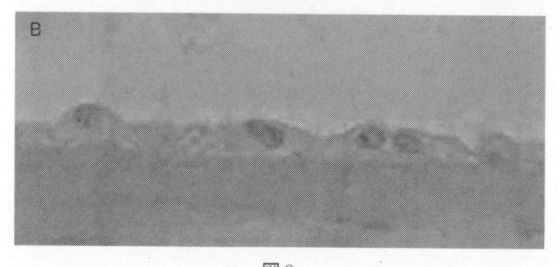

XIII 新技術の開発

図8
A：共培養系の上皮細胞断面図，B：単独培養系の上皮細胞断面図．

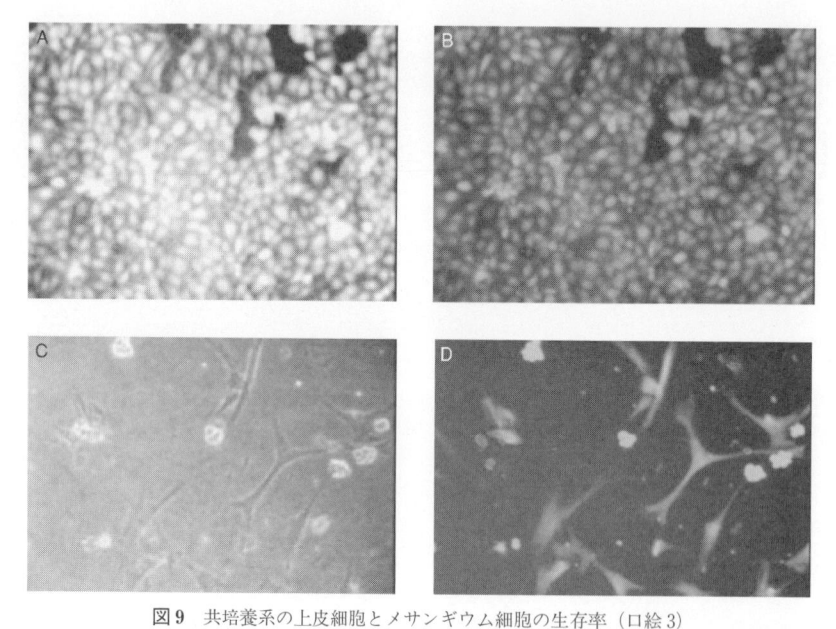

図9 共培養系の上皮細胞とメサンギウム細胞の生存率（口絵3）
A：上皮細胞の明視野写真，B：上皮細胞の蛍光染色写真，C：メサンギウム細胞の明視野写真，D：メサンギウム細胞の蛍光染色写真．

着が強化され，しっかりと接着した上皮細胞間はさらに細胞と細胞の相互作用（cell-cell interaction）により，上皮細胞が極性の足突起を形成したと推測される．

結 論

本研究は自作のガーゼゲル薄膜を用い，上皮とメサンギウム細胞の共培養系を樹立し，極性のある上皮細胞形態を構築できた．ガーゼゲルを用いた腎糸球体細胞の共培養系は，健常な腎糸球体細胞の形態

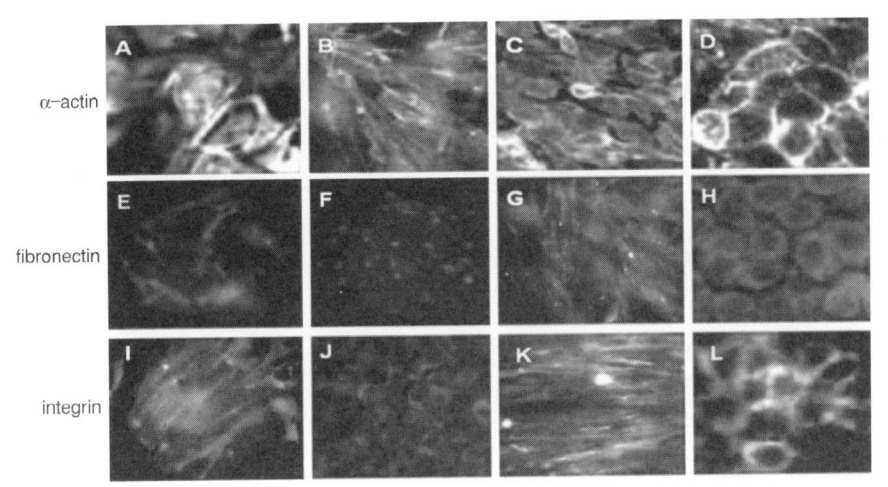

図10 単独培養系と共培養系の上皮とメサンギウム細胞の蛍光免疫染色（口絵4）
A～D：細胞骨格 α-actin，E～H：細胞外マトリクス fibronectin，I～L：細胞レセプター integrin．
A, E, I：単独培養系のメサンギウム細胞，B, E, F：単独培養系の上皮細胞，C, G, K：共培養系のメサンギウム細胞，D, H, L：共培養系の上皮細胞．

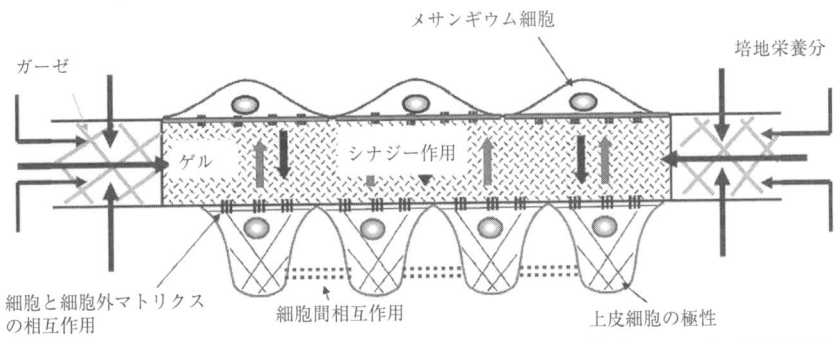

図11 細胞とコラーゲンガーゼゲルのシナジー作用により上皮細胞の極性とスリットが形成される

形成および長期生存する細胞の維持が可能となった．この方法を利用して，薄膜の透過性をさらに改良し，in vivo の腎細胞再生に実用化したい．

謝辞　本研究は修論生の野谷拓也君，生物資源研究所の竹澤俊明先生の多大な協力により完成されたので，心から感謝します．　　　[王　碧昭]

参考文献
1) Mene P, Simonson M, Dunn M : Physiology of the mesangial cell, *Physiol Rev*, **69** : 1347-1352, 1989.
2) Wang PC, Okada N, Takezawa T : Co-culture of glomerular epithelial cells and mesangila cells on collagen-aguze-fiver gel, *Biochemical Engineering Journal*, **20** : 149-154, 2004.
3) Wang PC, Takezawa T : Reconstruction of renal glomerular issue using collagen vitrigel scaffold, *Journal of Bioscience and Bioengineering*, **99** : 529-540, 2005.

XIII 新技術の開発

66 免疫不全症に対する造血幹細胞遺伝子治療

　造血幹細胞を標的とした遺伝子治療の対象疾患は，造血幹細胞移植が有効である単一遺伝子病が一般的であり，その患者数はごく限られている．しかも，移植ドナーがいる場合には，すでに治療法としてほぼ確立されている造血幹細胞移植が現状では優先されることになる．しかしながら，非血縁者からの移植は同胞からの場合ほど成績が良くなく，また移植ドナーが見つからない場合もある．より根本的な治療法として，患者自身の造血幹細胞を機能的に修復する遺伝子治療法の確立が期待されている．

　元々，多分化能と自己複製能を有する造血幹細胞は遺伝子導入の理想的な標的細胞と考えられてきたが，その遺伝子操作は予想以上に困難であった．1990年代に入って，アデノシンデアミナーゼ（adenosine deaminase：ADA）欠損症，ゴーシェ（Gaucher）病，ファンコニ（Fanconi）貧血，慢性肉芽腫症（chronic granulomatous disease：CGD）などに対して造血幹細胞遺伝子治療の臨床研究が実施されたが，当初は明瞭な臨床的効果は確認されなかった．十分な遺伝子導入効率が得られなかったことが不成功の最大の原因と考えられている．

　このように造血幹細胞遺伝子治療の臨床研究が難航していた中で，1999年にフランスで開始されたX連鎖重症複合免疫不全症（X-linked severe combined immunodeficiency：X-SCID）に対する造血幹細胞遺伝子治療は，遺伝子治療単独での有効性が初めてクリアに示されたことから大きな脚光を浴びた．ところが，2002年になって，その遺伝子治療を受けた患者がTリンパ球性白血病（T-ALL）を発症し，遺伝子操作自体が原因になったと考えられることから，深刻な問題となっている．

　その後，ADA欠損症やCGDに対しても造血幹細胞遺伝子治療が改めて実施され，それなりの臨床的有効性が認められているが，造血幹細胞の遺伝子操作に伴う危険性は克服されたわけではない．さまざまな角度からの基礎研究の必要性が以前にも増して認識されている．

　本章では，遺伝子治療のための遺伝子導入法について簡単に概説した後で，重症免疫不全症に対する造血幹細胞遺伝子治療の現状と今後の課題を紹介する．

表1　代表的なウイルスベクターの特徴

	レトロウイルスベクター*	レンチウイルスベクター	アデノウイルスベクター	AAVベクター
野生型ウイルス：病原性	あり	あり/なし**	あり	なし
ウイルスゲノム	RNA	RNA	二本鎖DNA	一本鎖DNA
ウイルス粒子	不安定	安定	安定	非常に安定
分裂細胞への遺伝子導入	可能（適）	可能	可能（不適）	可能（不適）
非分裂細胞への遺伝子導入	不可能	可能（適）	可能（適）	可能（適）
導入効率：接着細胞	良好	良好	非常に良好	良好
浮遊細胞	良好	良好	やや不良	不良
体内法（in situ法）	不適	適	適	適
染色体への組み込み	あり	あり	まれ	まれ
（組み込み部位）	（ランダム）	（ランダム）		
遺伝子発現	安定？	安定	一過性	比較的安定
病原性/副作用	まれに白血病	?	細胞毒性/遺伝子導入細胞に対する免疫反応	ほとんどなし

＊：マウス白血病ウイルス（オンコウイルス）に由来する従来のベクターに限定，＊＊：病原性の有無はウイルスの種類による．

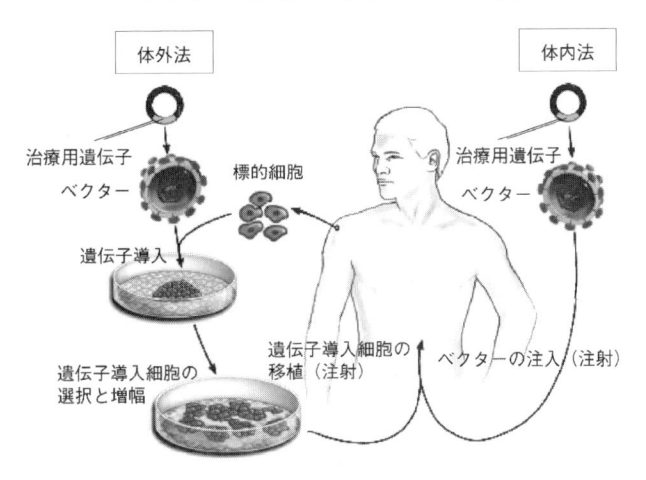

図1 遺伝子治療のための遺伝子導入法：体外（ex vivo）法と体内（in vivo）法

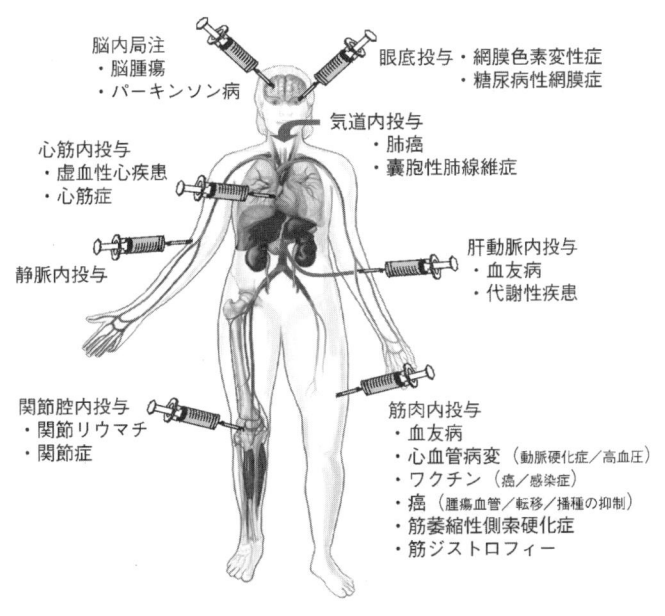

図2 体内法による遺伝子治療：代表的な対象疾患とベクター投与経路

1. 遺伝子治療のための基盤技術：遺伝子導入法

治療ストラテジーに応じて最も適した遺伝子導入法を選択する必要がある．さまざまな方法が開発されているが，ウイルスがもっている自然の力を利用したウイルスベクターが汎用されている（表1）．その他，リポソーム/リポフェクション法などの非ウイルス性ベクターやプラスミドDNAをそのまま注射するnaked DNA法もしばしば利用されている．ウイルスを使わない方法は，遺伝子導入効率と発現の持続性といった面では劣るが，安全性の点で有利である．

なお，遺伝子導入を行う場として，体外（ex vivo）法と体内（in vivo）法に大きく分けられる（図1）．体外法では，標的細胞として造血幹細胞・リンパ球・線維芽細胞・間葉系幹細胞などが代表的なものである．一方，体内法は，ベクターを直接体内に投与する方法であり，対象疾患の種類に応じてさまざまな手法が考えられている（図2）．

1) レトロウイルスベクター

マウス白血病ウイルスの基本骨格を利用したレトロウイルスベクターは，エンベロープの種類により

遺伝子導入可能な細胞種が規定される．すなわち，齧歯類のみに感染するエコトロピックウイルス（ecotropic virus）と齧歯類以外にヒトを含めたさまざまな種の細胞にも感染するアンフォトロピックウイルス（amphotropic virus）によるものがある．

レトロウイルスベクターで導入した遺伝子は染色体DNAに組み込まれることから，細胞分裂により失われることがなく，長期間安定に保たれる．なお，染色体への組み込み部位がほぼランダムであることから，偶然プロトオンコジンなどの隣に入り込みそれを活性化する可能性が懸念されるが（挿入変異），レトロウイルスが体内で増殖し感染を次々と繰り返さない限り，短期間の観察では大きな問題はないと考えられていた．そこで，複製可能レトロウイルス（replication-competent retrovirus：RCR）の発生を未然に防ぐパッケージング細胞株の開発が進められると同時に，臨床試験ではRCRが混入しないように厳重なロットチェックが行われる．なお，最近の知見によると，遺伝子組み込み部位は，全くのランダムではなく，クロマチン構造などとの関連でアクティブな遺伝子の近傍に多いようである[1]．幹細胞レベルでそのような遺伝子は，細胞の増殖や分化に関わるものが多いため，当初の予想以上にリスクが高いことを認識する必要が出てきている．

その他の問題点としては，分裂細胞にしか遺伝子導入できないこと，遺伝子発現レベルが低いこと，遺伝子発現が必ずしも長期間持続しないこと（LTR部分の塩基のメチル化などによる），ヒトの血中では補体により急速に不活化されてしまうこと，長期的な安全性が確認されていないことなどがあげられる．

なお，ヒト造血幹細胞への遺伝子導入効率が低い理由としては，未熟な造血幹細胞ではアンフォトロピックウイルスの受容体の発現レベルが低いこと，大部分が細胞周期のG_0期にあることなどがあげられている．

2) レンチウイルスベクター

従来のオンコウイルス由来のレトロウイルスベクターでは不可能であった非分裂細胞への遺伝子導入ができる新しい方法として，レンチウイルス由来のベクターの開発が進められている．主に，ヒト免疫不全ウイルス（HIV）を基本骨格としたベクターが検討されている．レンチウイルスベクターの標的細胞としては，筋細胞・神経細胞・肝細胞などの非分裂細胞や大半がG_0期にある造血幹細胞が想定されており，これまでのレトロウイルスベクターの弱点の一つが克服できる可能性がある．

3) アデノウイルスベクター

非分裂細胞を含む広範囲の細胞（特に接着性の細胞）に効率よく遺伝子導入できる．ただし，導入遺伝子は染色体に組み込まれないため，増殖細胞では導入遺伝子が失われ，遺伝子発現は一過性となる．また，通常のアデノウイルスベクターはウイルス遺伝子の大半を抱え込んでおり，その発現を完全に抑えることはできないため，遺伝子導入細胞に対する毒性や免疫反応が惹起され，副作用や遺伝子発現が長続きしないことの原因となっている．遺伝子治療への応用では，癌が主な対象疾患となっている．

4) アデノ随伴ウイルス（adeno-associated virus：AAV）ベクター

野生型AAVが非病原性ウイルスであることから，AAVベクターは安全性が高いと考えられ，その臨床応用が活発化してきている．標的細胞としては，神経細胞や筋細胞・肝細胞などの非分裂細胞が適しており，このような非分裂細胞では1回の遺伝子導入で遺伝子発現が長期間（年の単位）持続する．最近，種々の血清型のAAVが発見されているが，各臓器・組織によって至適血清型は異なっており，標的組織の種類に応じて使い分けることが重要である．

2. 重症複合型免疫不全症に対する造血幹細胞遺伝子治療の臨床研究

重症複合型免疫不全症（SCID）は細胞性免疫と液性免疫の両者が先天的に障害される一群の疾患で，10万～100万人に1人の割合で発生する．患者は生後まもなくから反復する重症の細菌真菌・ウイルス感染症のため，そのままでは予後不良である．原因遺伝子についてはすでに多くのものが解明されてきており，核酸代謝に関わる酵素やリンパ球の増殖分化に関わるシグナル伝達系分子の遺伝子の異常による．SCIDの中では，ADA欠損症とX-SCIDが遺伝子治療の重要な対象疾患として取り上げられてきている．

X-SCIDは，インターロイキン（IL）-2・IL-4・IL-7・IL-9・IL-15・IL-21などの各受容体に共通するサブユニット＝コモンガンマ鎖（γc）の遺伝子の異常に基づく疾患である．フランスのA. Fischer博士らのグループは，1999年に，X-SCID

患者のCD 34陽性細胞（造血幹細胞分画）にレトロウイルスベクターを用いて正常γc遺伝子を導入し，特に前処置を施すことなく自家移植した．その結果，それまで著滅していたTリンパ球が順調に増加し，免疫能の回復も認められた[2]．患者末梢血細胞の導入遺伝子陽性率は，Tリンパ球・NK細胞がほぼ100％，Bリンパ球が1～数％，単球・顆粒球が0.1％であった．また，CD 34陽性細胞の導入遺伝子陽性率が低かったことから，X-SCIDでは正常遺伝子の導入により修復されたリンパ球が体内で選択的増殖優位性を示すために治療効果が出やすかったものと考えられた．

X-SCIDに対する遺伝子治療の成功に続いて，イタリアのC. Bordignon博士のグループが，ADA欠損症に対する造血幹細胞遺伝子治療臨床研究の成功を報告した[3]．この疾患では遺伝子導入された細胞が選択的生存優位性を示すことから，やはり治療効果が比較的出やすいものと考えられる．なお，この臨床研究では，これまでの造血幹細胞遺伝子治療と異なり，軽い前処置（抗癌剤のブスルファンの投与で骨髄抑制を図る）が実施されており，それも移植細胞の生着効率に対して有効に働いた可能性がある．X-SCIDの場合の選択的増殖優位性に比べると，ADA欠損症の場合の選択的生存優位性という機序では，修復細胞が体内で選択的に増幅する力はそれ程強くないものと予想され，前処置が果たす役割は大きいのかもしれない．また，もう1つの大きな要因として，PEG-ADA（ウシから抽出したADAにポリエチレングリコールを結合した治療薬）の筋肉注射が行われなかったことをあげることができる．この補充療法を併用すると，遺伝子導入細胞の体内での選択的優位性はマスクされてしまうものと推定される．

3. X-SCIDに対する造血幹細胞遺伝子治療における白血病の発生

フランスで実施されたX-SCIDの遺伝子治療臨床研究において，1999年10月に生後1カ月でこの遺伝子治療を受けた第4例目の男子が，2002年になって白血病（γδT細胞白血病）を発症し（遺伝子治療後30カ月），大問題となった．白血病細胞はモノクローナルに増殖しており，導入したγc遺伝子が第11番染色体短腕に位置するLMO 2遺伝子の第1イントロンに逆向きに組み込まれ（図3），この遺伝子を活性化したことが判明した[4]．LMO 2遺伝子は本来正常造血に必須の働きをしている転写因子をコードしているが，染色体転座［t(11；14)(p 13；p 11)など］による活性化を通じて小児T-ALLの発症に関与していることがもともと知られており，そのような癌関連遺伝子を人為的に活性化してしまったわけである．さらにその後，生後3カ月で造血幹細胞遺伝子治療を受けた5例目のX-

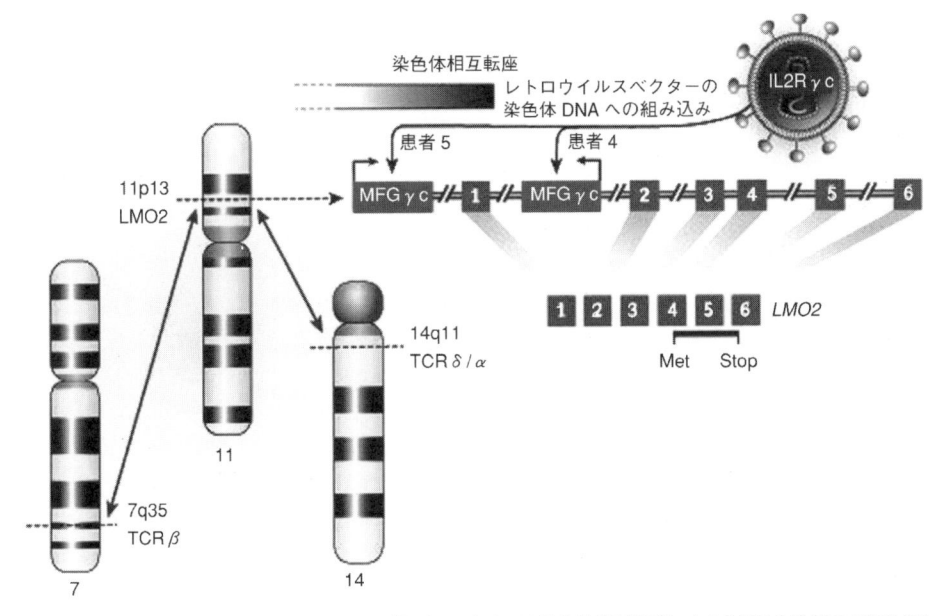

図3 レトロウイルスベクターゲノムの組み込みあるいは染色体相互転座によるLMO 2遺伝子の活性化[4]

SCID患者も，2002年12月にT-ALL（TCRαβタイプ）を発症した（遺伝子治療後34カ月）．このケースも，やはりγc遺伝子がLMO2遺伝子の第1エクソンの上流に組み込まれ，挿入変異による活性化が生じていた．なお，これらの患者では染色体異常が認められているが，secondary eventとして後から加わってきたものと理解されている．

この白血病の発症は，遺伝子治療の根幹に関わる副作用であるだけに，遺伝子治療研究者には大きな衝撃であった．その対策について世界的な議論が行われ，この問題が沈静化しかけていたところで，さらに2005年初めに第3例目の白血病患者が報告された．このケースでは，γc遺伝子の組み込み部位は複数認められたが，やはりLMO2遺伝子の挿入変異が含まれていた．遺伝子治療を受けた十数例のX-SCID患者のうち，3例で白血病が発症したわけである．この副作用は，ゲノムに影響を及ぼす遺伝子治療の難しさを改めて浮き彫りにしたものであり，遺伝子操作テクノロジーの本格的実用化にはさらなる技術的進歩が必要であることを如実に示している．

さて，遺伝子導入に用いられたレトロウイルスベクターは，挿入変異の問題が以前より指摘されていた．すなわち，発癌に関わるような遺伝子を活性化してしまう危険性である．しかし，そのようなことが実際に起こる確率はきわめて低いと予想されたこと，また，癌の発症に至るには複数の癌化のステップを必要とすること（多段階発癌），などの理由により，実際に白血病を発症することはほとんどないだろうと専門家も考えていた．X-SCIDの治療でみられた副作用は，①挿入変異によるLMO2遺伝子の活性化に加えて，②遺伝子導入に成功したリンパ球系の細胞が体内で活発に増殖するようになったために，癌化のステップが進みやすかったこと〔LMO2はTリンパ球の分化を抑制する作用（ブレーキ）があり，そこへ増殖刺激（アクセル）が入ったため，無理が生じ，ゲノム異常が惹起されやすかったものと推定される〕，また，③ベースに免疫不全があったために，体内で発生した異常細胞を免疫学的に排除できなかったこと（癌の免疫学的監視機構の欠陥）などを原因としてあげることができる．最後の点については，NK細胞の再建が不完全であったことと関係しているかもしれない．

4. 慢性肉芽腫症に対する造血幹細胞遺伝子治療の臨床研究

免疫不全症の1つに，顆粒球・単球など食細胞の先天的機能異常症（活性酸素産生能の欠如）をきたす慢性肉芽腫症（CGD）という疾患がある．このような疾患では，X-SCIDやADA欠損症の場合と異なり，治療用遺伝子の入った修復細胞の体内における選択的優位性の獲得は期待できない．実際，90年代に行われたX連鎖CGD（X-CGD）に対する造血幹細胞遺伝子治療の臨床研究では，前処置なしで正常gp91遺伝子導入細胞の自家移植が行われたが，患者末梢血中には一過性にごく少数の活性酸素産生細胞が出現しただけで，長期の生着には至らなかった．

最近になって，前処置を組み合わせたX-CGD造血幹細胞遺伝子治療において，実施した2例で臨床的有効性が報告されたが[5]，挿入変異（例えば，MDS1-EVI1といった遺伝子の活性化が認められている）に基づく遺伝子導入細胞の体内増幅によるものであったことから，白血病が発症しないかどうか，長期的に慎重な観察が必要であると考えられている．なお，そのうちの1例は，導入遺伝子は保持されていたものの，遺伝子発現レベルが次第に低下し，敗血症で亡くなっている．このことは，機能修復した細胞が選択的優位性を示さない病態では，そのような修復細胞を維持するメカニズムが働かないため，治療効果を長期的に保つことが困難であることを示している．

おわりに：今後の展望

造血幹細胞遺伝子治療における今後の対策としては，より安全性の高いベクターの開発と，ランダムな遺伝子組み込みによる挿入変異を防ぐアプローチの2つが基盤研究として重要である．前者のレトロウイルスベクターの改良については，SIN（self-inactivating）ベクターと組織特異的プロモーターの組み合わせを利用した導入遺伝子の発現制御が重要である．LTRのプロモーター活性を取り除くこと（SINベクター）により，遺伝子組み込み部位近傍の宿主遺伝子の活性化が起こりにくくなるものと予想される．また，遺伝子発現を特定の細胞集団に限定し，その発現レベルを厳格に制御することにより，癌化リスクの低減化を図ることが可能になると思われる．さらに，insulatorエレメントを利用

することにより，組み込み部位近傍の宿主遺伝子へのエンハンサーの影響を排除しようというアイデアも出されている．また，遺伝子導入した細胞が悪性化した場合にそれを取り除くための自殺遺伝子を安全装置として組み込んでおくような対策も検討されている．例えば，自殺遺伝子の代表格であるヘルペスウイルス・チミジンキナーゼ（HSV-TK）遺伝子を導入すると，その細胞はヘルペスウイルス感染細胞と同様に抗ウイルス薬のガンシクロビルで破壊されるようになることを利用したものである．

後者の挿入変異への対策としては，相同組み換えによる病因遺伝子自体の修復が理想的であるが，実用化にはまだ相当な時間がかかるものと予想される．より現実的なアプローチとしては，標的細胞のゲノムの中の安全な領域に遺伝子を部位特異的に組み込ませるという方法である．例えば，AAVの2つのコンポーネント（ITRとRep蛋白質）を利用することにより，第19番染色体長腕上に位置するAAVS1領域へ特異的に遺伝子を組み込ませることが可能である．このような研究は今後ますます活発になるものと予想される．

その他，有効性という観点からは，幹細胞レベルでの遺伝子導入効率をさらに高める必要がある．特に，修復した細胞が選択的優位性を示さない疾患では，その問題を克服するための新しい戦略の開発が必須である．

[小澤敬也]

参考文献

1) Wu X, Li Y, Crise B, et al : Transcription start regions in the human genome are favored targets for MLV integration, *Science,* **300** : 1749-1751, 2003.
2) Hacein-Bey-Abina S, Le Deist F, Carlier F, et al : Sustained correction of X-linked severe combined immunodeficiency by *ex vivo* gene therapy, *N Engl J Med,* **346** : 1185-1193, 2002.
3) Aiuti A, Slavin S, Aker M, et al : Correction of ADA-SCID by stem cell gene therapy combined with nonmyeloablative conditioning, *Science,* **296** : 2410-2413, 2002.
4) McCormack MP, Rabbitts TH : Activation of the T-cell oncogene LMO2 after gene therapy for X-linked severe combined immunodeficiency, *N Engl J Med,* **350** : 913-922, 2004.
5) Ott MG, Schmidt M, Schwarzwaelder K, et al : Correction of X-linked chronic granulomatous disease by gene therapy, augmented by insertional activation of MDS1-EVI1, PRDM16 or SETBP1, *Nat Med,* **12** : 401-409, 2006.

XII 新技術の開発

67 花粉シェルター

花粉アレルギーや飛沫伝染性の感染から身体を守るためのグッズは，すでに多くのものが開発されて身辺にあふれているともいえる．たとえば，マスク，鼻腔の清浄器，空気清浄機などは，いずれもアレルギーに対してそれなりの効果がある．感染防御用としては，マスクはもちろん，ゴム手袋，防御服，さらにはコンドームなどがある．いずれも長い改良の歴史を経て，日常のものとして使われている．しかし，新技術といえるほどのものが多くあるわけではない．ここでは，筆者自身が開発した花粉シェルターを紹介する．

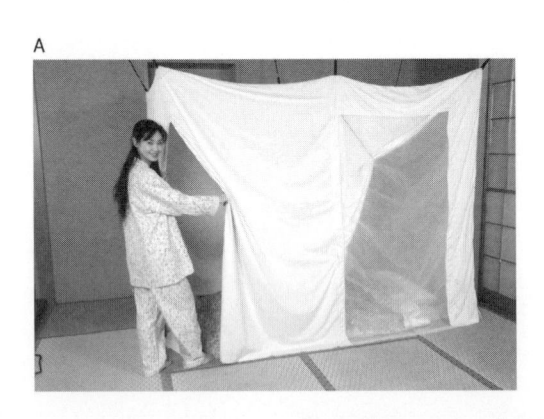

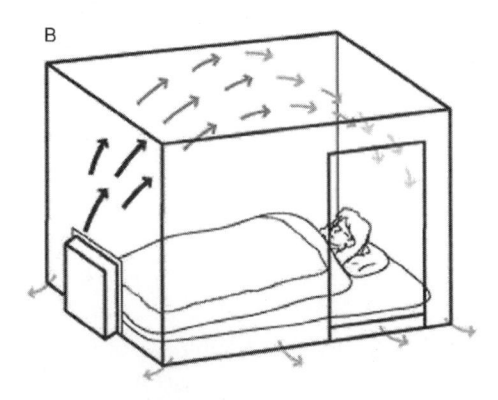

花粉シェルター（商品名：花粉 EX シェルター）というのは，単にアレルギー抗原を防いで発症を抑えるだけでなく，抗原による追加感作（免疫）も防ぐことによって，ある程度の根本治療にも役立つ．いわば家に居ながら，いつでも「転地療法」ができるグッズである．このシェルター内部の空気は無菌に近いので，準クリーンルームとして使用できる．たとえば自宅療養の高齢者など，免疫機能が低下した人を感染から守るのに役立つはずである．

花粉シェルターとは

花粉シェルターとはどんなものか，その原理，構造および機能について簡単に説明しよう．

1) 原 理

花粉症の人なら誰でも知っていることであるが，花粉の季節が過ぎるとアレルギーは起こらなくなる．また，転地療法といって，花粉のない地方へ旅行に出かけると症状は止まる．ということは，花粉がシャットアウトされた空間を作れば，その中では花粉症は発症しないはずである．しかしながら，強力な掃除機で花粉を吸い取ったり空気清浄機を室内に設置しても，簡単には花粉アレルギーの発症を止めることはできない．花粉の飛散量や花粉症のレベルによって異なるので一概にはいえないが，花粉症を止めるには，空気中の花粉飛散量を少なくとも 1/100 以下にする必要があるようである．それゆえに，普通の部屋に空気清浄機を置くというだけで花粉アレルギーの発症を防止できるというわけにはいかない．

無菌室のような大掛かりな装置を作れば花粉のな

図1 花粉シェルター（商品名：花粉 EX シェルター）
A：シェルターを天井から吊り下げた写真．入口を中からファスナーで閉めて空気清浄機を「強」にして数分間稼動させると，シェルターはふくらみ内部の花粉，菌など浮遊微粒子は下部から吹き出される．睡眠時には清浄機は「弱」とする．B：花粉シェルターの模式図．出入口は左右いずれにも設定できる．空気清浄機はシェルター内外の境界面に設置し，外の空気を濾過して内部に入れる．シェルター内での清浄空気の流れも示されている．風は天井面にあたって減速され，ゆるやかに下降するので，睡眠を妨げない．

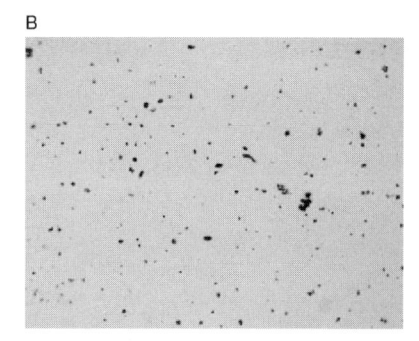

図2 微粒子（ベビーパウダー）噴霧実験

ベビーパウダーにはスギ花粉（直径約 30 μm）と同程度の大きさの微粒子が含まれている．シェルターを設置し，空気清浄機の風量を「中」で稼動させた状態でベビーパウダーを約 20 分間にわたって扇風機で飛散させた．ワセリンを塗布したスライドグラスをシェルター内とシェルター周辺に置き，約 2 時間放置した．回収したスライドグラスを顕微鏡にて観察した．シェルター外（図 B）ではおびただしい数の微粒子（238 個/10 mm^2）が検出されるのに対して，シェルター内では全く検出されない．すなわち，シェルター内部にパウダーが侵入しないことは一目瞭然である．

い空間を実現することはできるが，これでは場所をとり価格も高くなり，だれもが自宅に設置することはできない．花粉シェルターは，普通の家屋に，手軽に「花粉のない空間」を実現できるように設計されている．

2) 構　造

家屋内に花粉のない「安眠とリラックスの空間」を実現するというのが，花粉シェルターの目的である．そのためにはいろいろな条件を満たす必要がある．シェルター内部には花粉がほとんどないということは絶対の条件であるが，他にも，①風の強さと方向は，中に入る人が安眠できるように注意して設定されている，②部屋を広く使えるように簡単に折りたたみができる，③だれもが買える価格である，など，多くの条件を満たす必要がある．

図 1 に花粉 EX シェルターの写真(A)とその構造を説明するイラスト(B)を示す．このシェルターは上の条件をすべて満たすよう設計されたものである．布団を入れるかまたはベッドを入れて，1 人が寝ることができる広さの空間を花粉等を通さない布で仕切り，市販の空気清浄機を片方の側面下部に接着させて，内部に清浄空気を送る．蚊帳のように天井や鴨居から吊り下げ，不要時には簡単に部屋の片隅に寄せることができる．また，中に入って圧迫感がないよう，レース窓も取りつけられている．清浄空気は，布製の天井面にあたってゆるやかに下降するので，睡眠時の呼吸をさまたげることはない．

3) 機　能

空気清浄機は，外部と内部の境界面に取りつけられており，外部の空気をフィルターで濾して内部に送り込む．したがって内部は弱陽圧になっており，空気はレース窓や床との境い目から外部へ漏れ出る．論理上は内部の空気は菌や花粉を含まないはずであるが，外部との仕切りは布をたらしただけであり無菌実験室のように厳密に浮遊粒子をシャットアウトしているわけではない．

とはいえ，内部は相当にクリーンである．以下に，ベビーパウダー噴霧実験と菌およびスギ花粉について測定を行ったデータを示す．

i) 微粒子噴霧実験（図 2）

シェルターを設置した部屋にスギ花粉と同程度の大きさ（〜30 μm）の微粒子（ベビーパウダー）を約 20 分間にわたって噴霧して，遮断効果を調べた．窓カーテンは半開き（下から 50〜60 cm の位置までたくし上げた状態）とし，空気清浄機の風量は「中」で行っている．シェルター内とその周辺にワセリンを塗布したスライドグラスを置いて，降下する粒子を付着させ，顕微鏡で観察した．シェルター

表1 シェルター内外における浮遊菌の測定

場　所	コロニー数
シェルター内	
出入り口下部（20 cm×60 cm）を開口	0
対照（隣室）	69

普通寒天，9 cm シャーレを 24 時間放置．

内では粒子は事実上検出されていない．すなわち外部に大量に飛び散っている直径30μmの微粒子は，ほとんど全く中には入らない．

ii) 浮遊菌測定（表1）

シェルターの稼動条件は，上記微粒子噴霧の場合と同様である．すなわち窓カーテンは半開き，風量は「中」で行った．ただし，この実験では入口を少し開けたまま行っている．表1に示すデータは入口下部を開けた一例である．普通寒天シャーレをシェルター内とシェルター外（隣接する部屋）に24時間放置し，回収後37℃に2日間，さらに25℃で4日間インキュベート後にコロニー数を数えた．表1に平均コロニー数を示している．コロニー数は細菌とカビを合計したものである．5〜10%がカビであった．

iii) スギ花粉の測定（表2）

実験条件は上記菌測定の場合と同様である．スギ花粉の飛散量が多い日（2005年2月）を選んで，ワセリンを塗布したスライドグラスを屋外，室内およびシェルター内に放置（放置時間などは表内に記す）し，回収したスライドグラスをゲンチアナバイ

表2 シェルター内外におけるスギ花粉の測定

場　所	スギ花粉数（数/cm²）
屋　外*1	261
室　内*2	29
シェルター内*3	0

*1：屋外に，昼間6時間放置．
*2：シェルターを設置している部屋に24時間放置，昼間は時々窓を開け（合計約2時間），それ以外は閉める．
*3：シェルター内．＊2と同じ条件で24時間放置．

オレット染色して顕微鏡にてスギ花粉数を計測した．表から明らかなように，シェルター内ではスギ花粉は全く検出されなかった．

これらのデータが示すように，シェルター内は花粉も菌もほとんど全く存在しない空間となる．筆者を含めて花粉症の人の多くは，この中に入ると短時間のうちにアレルギー状態が軽減または解除され，花粉の季節にも安眠することができた．喘息や感染の防御にも効果があるのかなどについても，検討を予定している．　　　　　　　　　　［桂　義元］

XIII 新技術の開発

68 活性酸素種の人工的生成と応用

1. 活性酸素種の産業利用

活性酸素種のもつ殺菌効果は古くから知られ、産業分野でも広く応用されている。本章では活性酸素種の産業利用の歴史をたどり、活性酸素種の産業利用と公衆衛生学との関わりについて紹介する。

1) 飲料水殺菌技術[1]

公衆衛生で重要な課題の一つに飲料水の確保がある。近代水道に殺菌技術が採用された歴史は意外と浅く、1902年にベルギーのMiddlekerkeが次亜塩素酸カルシウムの連続投入装置を開発したことに始まる。日本において次亜塩素酸を水道に用いるようになったのは第二次大戦終戦後のことでGHQの指導で塩素消毒が普及し、1952年の水道法公布に伴う衛生上の保持義務として1953年以降より今日まで続いている。現在の規定においては、給水栓水において遊離残留塩素を0.1 mg/l以上（結合残留塩素の場合は0.4 mg/l以上）に管理することが求められている。

次亜塩素酸殺菌技術により水道水の安全が確保される一方で、飲料水中の残留塩素は健康に有害とする考え方も存在している。WHOではモノクロラミン3 mg/l、塩素5 mg/lを飲用上限値として勧告している。日本の水道水の残留塩素は世界的にも十分低いレベルにあるにもかかわらず、カルキ臭を嫌う消費者が増えていることもまた事実である。

欧州では、水道殺菌の活性酸素種としてオゾンを利用するシステムが普及している。オゾン殺菌の場合、オゾンの残留性は低く大量に投入しても飲料水に臭気が残留することはないというメリットがある。しかしながら、水道水を直接飲用する習慣のある日本では、水道配管中における制菌効果の低いオゾン浄化水では安全上の観点から不安が残るため完全採用には至っておらず、少量の次亜塩素酸殺菌とオゾン殺菌を組み合わせる高度浄化処理法が普及しつつある。

2) 公衆浴場・プール殺菌技術

不特定多数の人間が閉鎖された水系の中に出入りする公衆浴場・プールなどは、疾病媒介の場となりやすいため、これらの水質管理は公衆衛生学上重要である。現在、プールの水質基準は遊離残留塩素で0.4 mg/l以上とされており、飲料水の基準より高い濃度管理が要求されている。また、公衆浴場においては遊離残留塩素濃度0.2～0.4 mg/lの維持管理が厚生労働省指針の衛生等管理要領に示され、レジオネラ感染症が問題視される温泉設備や24時間風呂についても管理対象が広がる方向にある。一般に、公衆浴場・プール設備では次亜塩素酸ナトリウムなどの薬剤投入によって残留塩素濃度の管理がなされているが、塩素臭を嫌う利用者への対応から電気分解（以後、電解とする）方式による次亜塩素酸生成装置やオゾン注入装置を採用する施設が増えつつある。

3) 食料品殺菌技術[2]

外食産業の拡大やコンビニエンスストアの出現による消費生活の変化は、カット野菜に代表される半加工食料品の生産、流通量を爆発的に増加させている。こうした半加工食料品は変色や異臭といった品質上の問題のほか、サラダや刺身のような「生食用」として供されることもあり、微生物学的安全性の保証が重要な問題である。厚生労働省が作成した「大量調理施設衛生管理マニュアル」においては野菜や果物のような生食用加工品の処理には200 mg/lの次亜塩素酸溶液に5分間浸潤することが求められている。しかしながら食品加工工場に薬剤を備蓄する危険性や高濃度の次亜塩素酸によるクロラミン類やトリハロメタンの生成といった問題点も指摘され、オゾン水や電解水を用いた新たな殺菌システムが注目されている。

4) 空気浄化技術・VOC無害化

活性酸素種の酸化力は悪臭物質の分解効果を併せもつことが知られている。工場排気の中にはメチルメルカプタン、トリメチルアミン、アンモニアなどの悪臭物質を含むものもあり、これらを悪臭防止法の行政勧告基準値以下に抑制するために、活性酸素種が用いられている。基本的には排気ダクトの一部

に水シャワーとオゾンガスを吹き込む湿式チャンバーとよばれる構造で悪臭物質を捕集分解する仕組みが一般的である．また，遊興施設を中心に空調機とオゾンを組み合わせた乾式の脱臭装置の普及がみられる．公衆衛生の観点からはシックハウス症候群の原因物質であるVOC類（volatile organic compounds；ホルムアルデヒドなどの揮発性有機化合物）についても活性酸素種の酸化分解は有効であり一般家庭向けの脱臭技術の開発にも高い関心が向けられている．こうした家庭用装置では，より安全な活性酸素種として電解水や光触媒などを採用した空気清浄機などが商品化されている．

2. 活性酸素種の生成原理

活性酸素とは，一般に通常の酸素分子より活性の高い酸素分子とその関連物質で酸化力の強い酸素のことをいう．その種類は多く，狭義の活性酸素種としては，一重項酸素，スーパーオキシドアニオンラジカル，過酸化水素，ヒドロキシラジカルがあり，広義の解釈では，次亜塩素酸，オゾン，過酸化脂質，アルコキシルラジカル，一酸化窒素，ペルオキシナイトライトなども活性酸素種に含める．このように活性酸素種には多くの種類が存在しているが，産業分野においては製造コストや貯蔵性といった側面から次亜塩素酸やオゾンが用いられることが多い．

1) 次亜塩素酸の生成[3]

次亜塩素酸を生成する方法として電気分解法がある．電気分解法は，電解槽に電極を浸漬し，直流電流を印加することで水中の塩化物イオンを酸化し，次亜塩素酸を生成する方法である（図1）．次亜塩素酸の生成起序は，以下の通りである．

陽極：

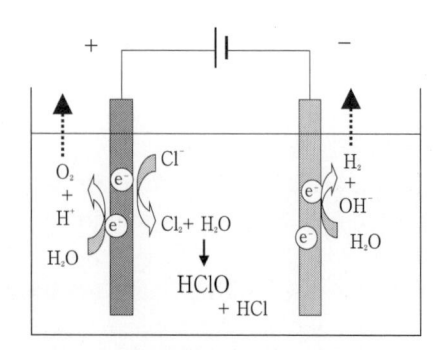

$2H_2O \to O_2\uparrow + 4H^+ + 4e^-$ ⋯(1)

図1 次亜塩素酸の生成方法（電気分解法）

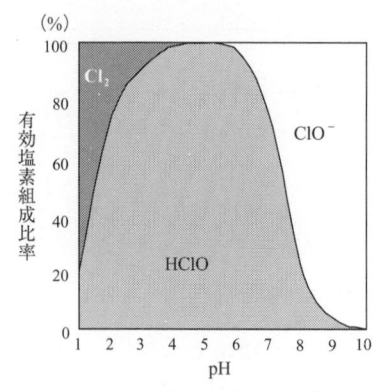

図2 pHと有効塩素の組成比率（25℃）

$2Cl^- \to Cl_2 + 2e^-$ ⋯(2)

$Cl_2 + H_2O \leftrightarrow HClO + HCl$ ⋯(3)

陰極：

$2H_2O + 2e^- \to H_2\uparrow + 2OH^-$ ⋯(4)

電解水中に含まれる次亜塩素酸は溶液のpHにより，塩素ガス（Cl_2）次亜塩素酸（HClO），次亜塩素酸イオン（ClO^-）の3つの状態に変化する（図2）．次亜塩素酸は次亜塩素酸イオンに比べ強い消毒作用を示す．次亜塩素酸を高効率に発生させる電極として，白金-イリジウムなどの貴金属を被覆した電極が用いられる．

2) オゾンの生成[4]

オゾンは高い酸化力と刺激臭をもつ有毒物質であるが，自然環境下で分解して酸素分子に戻るため，十分な管理下で使用することにより，高い殺菌効果や汚染物質の分解効果を利用することができる．オゾンは長期貯蔵が困難であり，利用する際には現場で生成する必要がある．生成方法としては以下の方式が一般的である．

i) 放電法

放電のエネルギーにより，酸素分子が酸素原子に解離し，次に酸素原子と酸素分子が結合することでオゾンが生成される．

$O_2 \to 2O$ ⋯(1)

$O + O_2 \to O_3$ ⋯(2)

放電方式には，主に無声放電法と沿面放電法の2種類がある．無声放電方式は，1対の電極間にガラスあるいはセラミックスなどの誘導体をはさみ，一定の間隔（放電ギャップとよばれ通常0.1～10mm程度）で配置し，空気などの酸素を含有するガスを電極間に流しながら交流高電圧を印加してオゾンを発生させる（図3）．この放電は，火花放電のような音を発しないことから無声放電とよばれている．

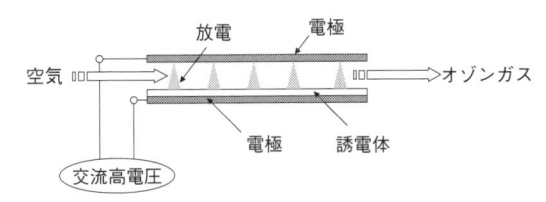

図3 オゾン発生原理（無声放電方式）

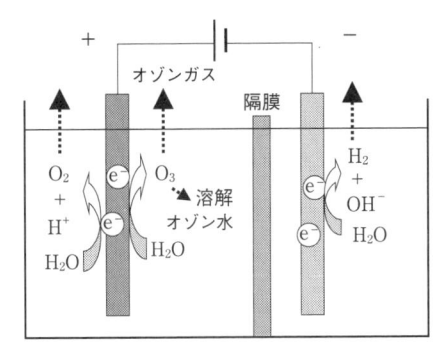

図4 オゾン発生原理（水電解方式）

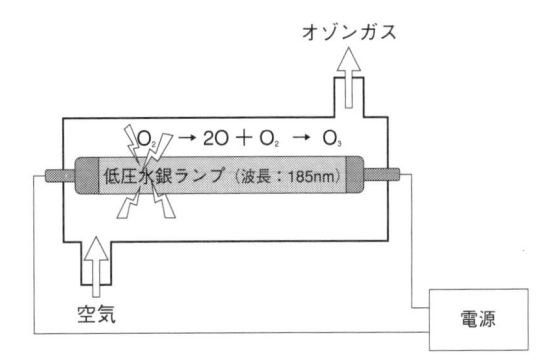

図5 オゾン発生原理（紫外線ランプ方式）

沿面放電方式は，平面状の電極の表面を誘電体で覆い，その誘電体の表面に線状の電極を配置して，電極の間に交流高電圧を印加して誘電体の表面で青紫色の放電を起こしオゾンガスを発生させる．

ii）電解方式

電解電極に直流電流を印加し，水を電気分解してオゾンを生成する方法である（図4）．電解方式では，水の電気伝導性が低い場合には電解が困難となるので，図4の電解電極を隔膜を挟んで密着させた構造の電解ユニットが開発されている．この電解ユニットを用いれば，イオン交換水の電解も可能であり，オゾン濃度20％程度のオゾン水を生成できる．このように電解方式は，高純度・高濃度のオゾン水を生成できる特徴がある．オゾンを高効率に発生させる電極としては，カーボン電極，白金電極，鉛電極などが主に用いられる．

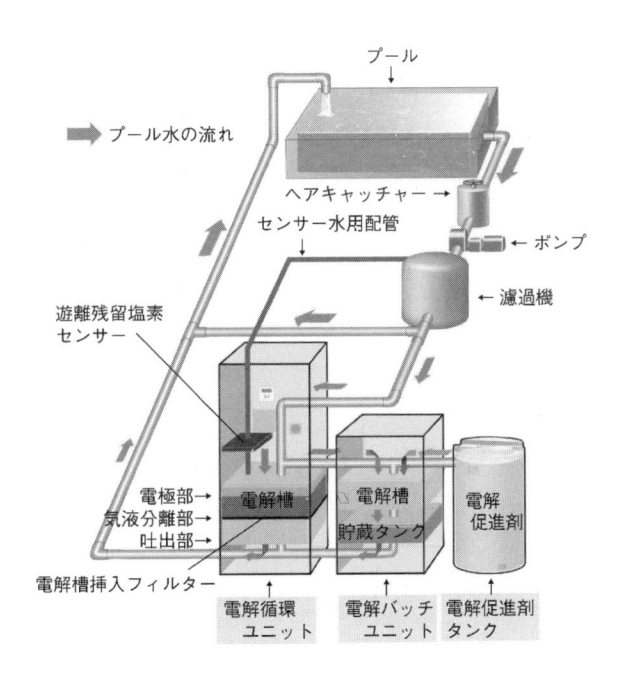

図6 電解消毒システムの構成例

XIII 新技術の開発

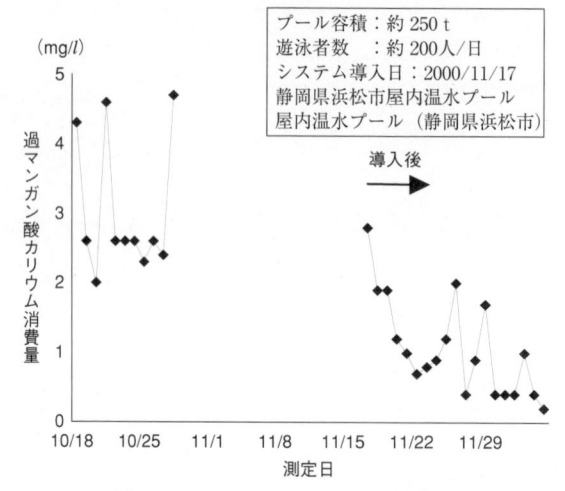

図7 システム導入によるプール水質の変化

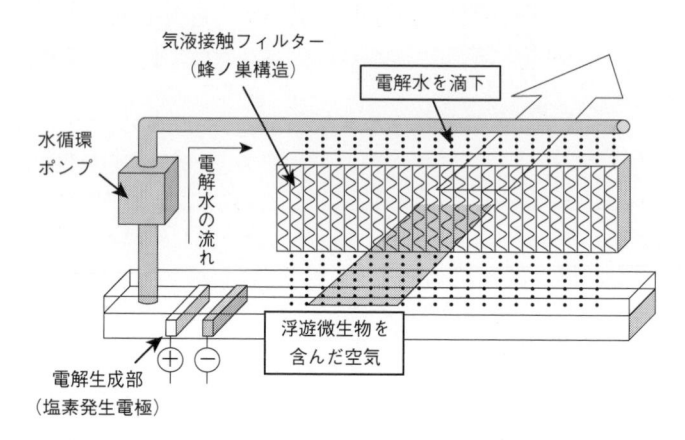

図8 空気清浄システムの概略図

iii) 紫外線ランプ方式

低圧水銀ランプまたはエキシマランプなどの紫外光を空気および酸素含有ガスに照射することにより，酸素分子を解離してオゾンを生成する（図5）．一般には，185 nmの紫外光を用いる場合が多い．装置の構造は簡単であるが，発生濃度・効率ともに高くなく，主に低濃度のオゾンガス発生源として用いられる．

3. 環境浄化システムへの応用事例

活性酸素種の高い酸化力は，微生物の殺菌のみならず有害物質の分解などにも広く効果が認められている．そのため，医療分野のみならず産業分野においてもさまざまな開発が進められている．ここでは，電解技術を応用した環境浄化システムの事例を紹介する．

1) 活性酸素種を利用した水浄化システム[5]

プールや温泉などは不特定多数の人が利用するため，その水質管理は公衆衛生学的に非常に重要である．従来，プール水などの消毒には塩素系薬剤が多く使用されているが，薬剤による目や肌への刺激あるいは強い塩素臭などの課題があった．このような背景のもと，塩素系薬剤を使用しない，電解技術を利用した新しい消毒システムが開発されている．システム構成の一例を示す（図6）．

このシステムは電解槽で高濃度の電解水を生成し，システム全体へ供給することで水質基準を維持するように自動制御する．生成された電解水中には次亜塩素酸以外にもヒドロキシラジカルなどの活性酸素種も含まれていると考えられる．そのため殺菌力だけではなく，水中の有機汚染物質に対する浄化能力も高い．このシステムを導入したプールでは，

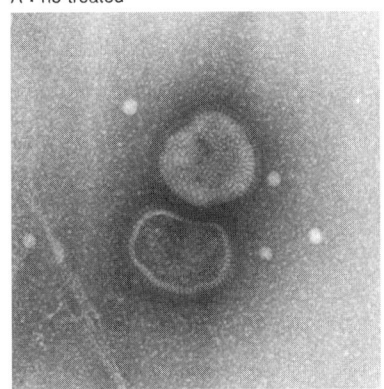

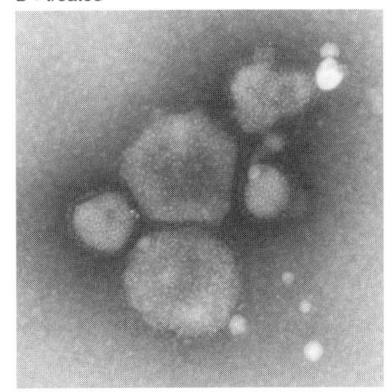

図9 電解水によるインフルエンザウイルスの形態変化（撮影：群馬県衛生環境研究所）

水質汚染の指標である過マンガン酸カリウム消費量が大きく低減した（図7）．また，このシステムは現場で活性酸素種を直接生成するため，薬剤を使用する場合に比べ，搬送コストや注入時の管理コストも低減できるという利点もある．今後，このような電解消毒システムは薬剤消毒に替わる高度水処理システムとして有力視されている．

2) 活性酸素種を応用した空気浄化システム

電解技術の新たな応用として，空気中に浮遊する微生物を殺減する技術の開発が進められている．このシステム（図8）は，電解水で湿潤されたハニカム構造の気液接触フィルターに空気を通すことにより，空間を浄化する．ハニカム構造のフィルターは圧力損失が少なく，大量の空気を容易に処理可能である．浮遊インフルエンザウイルスを用いたモデル実験では，浮遊インフルエンザウイルスの感染力を99%以上低減することが確認されている．これはフィルター内を通過する際に，活性酸素種を含有した電解水と空気中の浮遊ウイルスが効率よく接触したためであると考えられる．電解水と接触したインフルエンザウイルス粒子を透過型電子顕微鏡によって観察したところ，ウイルス表面に存在するスパイク蛋白が欠損していることが確認された（図9）．これは電解水中に存在する活性酸素種がウイルス表面のスパイク蛋白に作用し，蛋白の変性・分解をもたらしたためであると考えられる．

電解水は高い殺菌力はもとより，用途に合わせて電解水の濃度や電解水との接触方法を自在に変化させることができるという利点がある．そのため，幅広い応用展開が期待でき，実際に，医療分野（院内感染対策，医療器具の消毒など），農業分野（農薬代替など），食品分野（野菜の洗浄，食品工場の消毒など）と多岐にわたる分野において実用化の試みがなされている．今後，さらなる実用化が期待される．
　　　　　　　　　　　　　　　　　　　　　　［樂間　毅］

参考文献
1) 金子光美：水道水質学，技報堂出版，1996．
2) 長谷川美典：カット野菜実務ハンドブック，サイエンスフォーラム，2002．
3) 佐野　洋，他：水の特性と新しい利用技術，エヌ・ティー・エス，2004．
4) 宗宮　功：オゾンハンドブック，サンユー書房，2004．
5) 中西　稔，他：プール水の電解消毒，三洋電機技報，**33**(2)：84-91, 2001．

索引

ア

アイソタイプ 257
アガロース平板法 194
アクチン 88, 90, 190
アクチン異常症 192
足場 334
アジュバント病 273
アジュバント免疫療法 143
アジュバントワクチン療法 104
アスコフラノン 43
アスピリン単独療法 290
アスベスト 178
アズール顆粒 207
アダリムマブ 188
アデノウイルス 62
アデノシンデアミナーゼ欠損症 340
アデノ随伴ウイルス 63
アデノ随伴ウイルスベクター 342
アトピー性皮膚炎 192
アドヘジン 86
アナフィラキシー型 273
アナフィラキシーショック 129
アナフィラキシー遅反応性物質 190
アナフィラトキシン 190, 196
アピコプラスト 42
アフェレーシス療法 274
アポトーシス 55, 184, 187, 242, 273
アラキドン酸 190
アルコキシルラジカル 350
アルツハイマー病 149
αデフェンシン 10
α^2-マクログロブリン 239
アレルギー 35, 114
アレルギー性気道炎症 98
アレルギー性肉芽腫性血管炎 272, 281
アレルギー性鼻炎 36

イ

維持透析 281
異常プリオン蛋白 22
異染性細胞 260
I型インターフェロン 10, 317
一重項酸素 350
一酸化窒素 350
イディオタイプネットワーク 273
遺伝子再構成 262
遺伝子サイレンシング 244
遺伝子治療 231
遺伝子変換 262
遺伝子ワクチン 104
インターフェロン 14
インターフェロン・ガンマ→INF-γ
インターフェロン制御因子群 158
インターロイキン 174
インテグリン 176, 190, 311
院内感染 74
インバリアント鎖 106
インフリキシマブ 188, 281
インフリキシマブ療法 292
飲料水殺菌 349

ウ

ウイルスベクターワクチン 62
ウェゲナー肉芽腫症 272, 281, 304
ウリナスタチン 291, 328

エ

エイズワクチン 60
液性免疫 122, 263
液胞 242
壊死性血管炎 280

エスケープ 2
エタネルセプト 188
エピトープ 50
エピトープ解析 167
エピネフリン 295
エフェクター 243
エラスターゼ 327
エリシター 240
塩化ガドリニウム 295
円口類 252, 267
炎症 2, 114
炎症性サイトカイン 115, 281, 300, 326
炎症性腸疾患 130
塩素消毒 349
エンドサイトーシス 246
エンドトキシン 326
エンドトキシンショック 186, 251

オ

オキシダントストレス 134
オステオポンチン 175
オゾン 350
オゾン水 351
オプソニン 238

カ

回虫 38
海綿動物 266
潰瘍壊死因子 184
潰瘍性大腸炎 130, 192
化学物質 114
獲得免疫 1, 14, 103, 122, 259
確率論的モデル 82, 83, 84
カケクチア 188
過酸化脂質 350
過酸化水素 350

索引

ガーゼゲル薄膜　336
仮想中央線沿線　80
カタラーゼ　134
活性酸素　206, 240, 349
活性酸素産生低下　192
活性酸素産生能低下　192
過敏感反応　240
花粉シェルター　346
花粉症　346
花粉のない空間　347
カラゲナン　295
川崎病　97, 280, 289, 294, 299
癌　1, 148
肝移植　150
環形動物　266
肝再生　150
カンジダ真菌　147
間質性心筋炎　302
間質性肺炎　285
冠状動脈　294
冠状動脈炎　280
冠状動脈瘤　289, 299
冠状動脈瘤破裂　301
肝星細胞　150
関節痛（炎）　274, 284
関節リウマチ　176, 188, 192, 271, 283
感染　114
乾癬　192
感染症　147
感染症シミュレーション　72
完全ヒト型抗TNF-αモノクローナル抗体　189
肝内リンパ球　150
$\gamma\delta$T細胞　12, 47, 121

キ

偽遺伝子ψV_H　262
気管支喘息　192
気管支肺胞洗浄　192
寄生虫　33
基底膜　334
キノール-フマル酸還元酵素　40
基本再生産数　76, 83
急性肺障害　325
急速進行性糸球体腎炎　279

共刺激分子　181
胸腺　263
胸腺外T細胞　49
共培養　334
棘皮動物　267
虚血性腸出血　278
巨細胞　280
巨細胞動脈炎　277
魚類　267
筋萎縮性側索硬化症　225
筋力低下　274

ク

空気清浄機　346
空気嚢炎　162
腔腸動物　266
グラム陽性菌毒素　116
グリコソーム　41
グリセロール-3-リン酸酸化系　41
クリプトコッカス症　119
クリプトパッチ　111
グロブリン製剤　294
3-クロロチロシン　148
クローン選択　1
クローン病　130, 192

ケ

蛍光抗体法　193
経口免疫寛容　128
形質細胞様樹状細胞　14, 155
系統的血管炎　299
系統発生　1
劇症型A群連鎖球菌感染症　97
結核菌　136
血管炎　167, 293, 301, 309
血管炎の症状　277
血管炎の分類　277
血球除去療法　274
血球貪食症候群　284
結合組織肥満細胞　30
結合組織疾患　272
血漿交換療法　274, 292
血小板活性化因子　190
結節性多発動脈炎　271, 303
結節性動脈周囲炎　271

血栓症　114
決定論的モデル　82, 83
血尿　281, 305
ケモカイン　123, 179, 191, 257, 311
ケモカイン遺伝子　116
減感作療法　104
原索動物　267
原生動物　265
原虫　33, 38
原虫血症　45
顕微鏡的血尿　278
顕微鏡的多発（性）血管炎　280, 304
顕微鏡的多発動脈炎　272

コ

抗HIV薬剤　66
抗核抗体　274
抗原原罪　53
抗原提示　181
抗原特異性　268
膠原病　270, 273, 321
抗好中球細胞質抗体　272, 278, 304
硬骨魚類　252
交叉免疫現象　272
好酸球　29, 101
好酸球性肺炎　281
好酸球増多　34
抗真菌薬　230
抗生物質　74
酵素抗体法　193
酵素放出能　164
抗体　196
抗体依存性細胞障害　264
好中球　2, 115, 120, 145, 162, 164, 304, 327
好中球活性化　168, 308, 309
抗食食子　89
抗リン脂質抗体症候群　272
呼吸器関連リンパ組織　110
個体発生　1
骨髄移植　231
骨髄系　160
骨髄系経路　156
骨髄由来肥満細胞　101
古典（的）経路　256, 268
コハク酸-ユビキノン還元酵素　40

索　引

コメットテイル　90
コラーゲンレセプター　246
コレクチン　120
コロニー刺激因子　133
混合性結合組織病　272
コンドロイチン硫酸　30
コンパートメントモデル　82, 83
コンフルエント　335
コンベンショナル樹状細胞　155

サ

サイトカイン　165, 174, 256
細胞極性　334
細胞周期　242
細胞傷害型　273
細胞傷害性T細胞　50
細胞性免疫　264
細胞性免疫型　273
細胞接着因子　87
細胞選別　266
細胞遊走　190
殺ウイルス　164
殺菌　164
殺真菌　164
サリチル酸　244
サルモネラ　89
酸化ストレス　117
III型分泌装置　88
三胚葉性動物　265
三量体G蛋白質　191

シ

次亜塩素酸　145, 350
シアル酸　32
シアン耐性酸化酵素　41
シェーグレン症候群　272
シグナル伝達経路　18, 251
シクロホスファミド　295
自己抗体　274
自己抗体産生　273
自己特異性　268
自己・非自己　1
自己非自己識別　198
自己免疫　270, 273
自己免疫疾患　1, 272, 274

自己溶血性貧血　55
死細胞　337
脂質メディエーター　269
自然抗体　55
自然免疫　1, 14, 103, 119, 139, 172, 245, 259, 269
自然免疫系　269
自然免疫リンパ球　120
疾患修飾（性）抗リウマチ薬　274, 287
シックハウス症候群　350
シトクロム b 558　206
シベレスタットナトリウム　328
弱毒株原虫　48
終末呼気陽圧　328
絨毛M細胞　110
樹状細胞　1, 11, 45, 120, 136, 155, 179
樹状細胞前駆細胞　180
樹状細胞の遊走　179
種特異性　268
種特異的抑制因子　3
腫瘍壊死　184
主要組織適合遺伝子複合体　93
主要組織適合抗原　268
主要組織適合性複合体　51, 254
受容体　190
腫瘍マーカー　178
猩紅熱　97
小児疾患　294
上皮細胞間リンパ球　108
小胞体ストレス　226
食作用　207
植物の感染症　240
食胞　207
食胞膜　90
食物アレルギー　129
所属リンパ節　181
ショック　58
真菌　171, 240
真菌感染　173
真菌毒素　294
腎血管性高血圧症　278
腎梗塞　280
腎障害　148
新生児TSS様発疹症　97
侵入因子　87

心肥大　295

ス

髄外造血　150
スカベンジャーレセプター　246
スギ花粉　348
スキンウインドウテスト　192
スクレイピー　223
スケールフリーネットワーク　84
ステロイド　328
ステロイド薬　274, 287
スパイク蛋白　353
スーパーオキシド　206, 350
スーパー抗原　93
スモールワールドネットワーク　84

セ

成人呼吸窮迫症候群　325
生存率　337
生体防御機構　1
生体防御の発動　265
生体防御レクチン　202
成長因子　300
生物学的製剤　274
脊椎動物　267
赤内型マラリア　44
赤脾髄　261
赤痢アメーバ　42
赤痢菌　89
接触反応　267
節足動物　266
接着　337
接着因子　300
接着物質　31
接着分子　190
セリンプロテアーゼ　313
セレクチン　192, 311
セロトニン　295
前炎症性サイトカイン　184
全身獲得抵抗性　244
全身性エリテマトーデス　55, 271, 283, 321
全身性エルシニア感染症　97
全身性炎症反応症候群　186, 326
全身性硬化症　271

索　　引

蠕虫　34, 35, 38
泉熱　97
潜伏感染　57
線毛　86

ソ

走化性　162, 190
走化性因子　300
走化能　165
臓器移植　1
造血幹細胞移植　231
造血幹細胞遺伝子治療　340
造血（系）幹細胞　150, 156
増殖性肉芽腫性炎症　301, 303
側頭動脈炎　277, 280
足突起　334
組織適合抗原　1
組織適合性　1

タ

体液凝固　269
耐性変異　68
大動脈弁　294
第二（代替）経路　256, 268
タイプⅠレセプター　187
タイプⅡレセプター　187
大量γグロブリン　281
高安動脈炎　280
多剤併用療法　67
多臓器不全　327
脱顆粒　99, 164, 313
多発性筋炎・皮膚筋炎　271
多発性硬化症　176
多発性単神経炎　278
単球　2, 133, 136
単独培養　337
蛋白尿　281

チ

遅延型過敏反応　264
チオエステル結合　196
腟トリコモナス　42
中枢神経系　114
中皮腫　178

腸管関連リンパ組織　109
腸間膜リンパ節　109
腸管免疫系　127
腸管リンパ装置　127
超大量単回投与法　290
腸内細菌　129
腸内フローラ　130
超微小粒子　114
重複症候群　274
鳥類　267

テ

抵抗性　244
抵抗性遺伝子　243
定着（付着）因子　86
低分子量GTP結合蛋白Rac 2
　　192
適応免疫　259
デクチン-1　170
デフェンシン　9, 119
電解水　352
電気分解法　350
伝達性海綿状脳症　22
転地療法　346
天然痘根絶計画　5

ト

痘瘡ワクチン　7
動脈硬化（症）　149, 192
動脈瘤　280
トキシックショック症候群　95
特定危険部位　25
特発性クリオグロブリン血症　277
トランスグルタミナーゼ　235
鳥インフルエンザ　72
トリパノソーマ　41
トレランス　295
トロンビン　177
トロンボモジュリン　295
貪食　164
貪食作用　190
貪食能　192
貪食抑制因子　268

ナ

70％部分切除　150
ナノ粒子　114
軟骨魚類　252
軟体動物　266

ニ

肉芽腫性肺血管炎　281
肉骨粉　26
2光子励起顕微鏡法　193
二胚葉性動物　265
二本鎖RNA　15

ヌ

ヌクレオシド型逆転写酵素阻害薬
　　66

ネ

ネズミマラリア原虫　44
ネットワークモデル　77, 82
粘液　31
粘着　164
粘膜関連（付属）リンパ組織　108,
　　261
粘膜固有層　108
粘膜肥満細胞　28, 30
粘膜免疫実効組織　109
粘膜免疫誘導組織　109
粘膜ワクチン　111

ノ

濃度勾配　194

ハ

パイエル板　108
バイオテロ　5
敗血症　326
肺高血圧症　285
杯細胞　28, 31
排除　28
ハイスループット　194

索　引

胚性幹細胞　163
胚中心　261
肺胞マクロファージ　120, 132-134
肺保護換気　328
肺保護換気に伴う高二酸化炭素血症　329
ハウスダスト　36
パーキン　224
白脾髄　261
破骨細胞　177
パターン認識　201, 235, 269
爬虫類　267
白血球接着不全症　192
白血病　343
ハムスター　32
原田スコア　290
半月体形成性糸球体腎炎　279, 285
半月体形成性腎炎　304
パンヌス　284
汎粘膜免疫機構　108

ヒ

ヒアルロナンレセプター　246
鼻咽頭関連リンパ組織　110
非化膿性頸部リンパ節腫脹　289
鼻出血　281
非侵襲的陽圧呼吸法　329
ヒスタミン　295
非ステロイド（性）抗炎症薬　274, 286
脾臓　45
ヒト白血球抗原　50
ヒト免疫不全ウイルスタイプⅠ　→HIV-1
ヒドロキシラジカル　148, 350
ヒドロゲノソーム　38
非病原性遺伝子　243
皮膚白血球破砕性血管炎　277
肥満細胞　98
百日咳毒素　191
非宿主抵抗性　243
病原性真菌　293
病原大腸菌　88
病虫害　244

フ

ファゴサイトーシス　207
ファゴライソゾーム　165
フィコリン　201, 239
フィトアレキシン　243
フィブリノイド壊死　301
フィブリノイド変性　270
フィブリノーゲン　236
フェノール酸化酵素前駆体　269
フェノール酸化酵素前駆体活性化系　266
腹腔洗浄　192
副腎皮質ステロイド薬　291
複製可能レトロウイルス　342
ブタ蛔虫　35
付着器　240
ブドウ球菌エンテロトキシン様毒素　93
浮遊ウイルス　353
浮遊菌測定　348
プライム・ブースト法　62
プリオン病　22, 222
フレア所見　279
プログラム細胞死　242
プロテアーゼ　219
プロテアーゼ阻害薬　66
プロテアソーム　187
プロテイナーゼ3　313
プロテイナーゼK　223
プロバイオティクス　129
プロペリジン系　4
分子系統樹解析　143
分泌型IgA　110

ヘ

$\beta 1,2$-mannose 残基　298
$\beta 1,2$-結合　297
β_2 インテグリン　192, 314
β_2 刺激薬　295
β-グルカン　170, 235, 293
β-プロペラ構造　236
ベネズエラ糞線虫　29
ペプチドグリカン　235
ペプチドワクチン　104
ペルオキシナイトライト　350

扁形動物　266
ペントラキシン　238

ホ

ホスファチジルコリン　13
ホスホリパーゼ　91
ホスホリパーゼＡ2　187
補体　11, 55, 120, 190, 196, 256
補体制御膜因子　55, 197
哺乳類　267
ホーミング　191
ポリグルタミン病　226
ポリクローナル高γ-グロブリン血症　278
翻訳　161

マ

マクロファージ　89, 132, 267, 304
マトリックスメタロプロテアーゼ　284
マラリア　44
マラリア原虫　41
慢性関節リウマチ　321
慢性肉芽腫症　206, 228, 321, 340, 344
マンノース結合レクチン　239
マンノースレセプター　246
マンノプロテイン　310

ミ

ミエロペルオキシダーゼ　313
ミオシン　190
ミトコンドリア　38

メ

メサンギウム細胞　334
メトトレキサート　188, 287
メトロニダゾール　43
メラニン色素形成　269
免疫回避　47
免疫寛容　150
免疫グロブリン　299
免疫染色　337

免疫選択圧　52
免疫調節薬　274
免疫反応制御不全　182
免疫複合体型　273
免疫不全マウス　163
免疫抑制　47
免疫抑制薬　274

モ

モデル動物　293
モデルの検証　77
モデルマウス　169
モノクローナル抗体　56
モノクロラミン　148

ヤ

薬剤感受性検査　70
薬剤耐性　68
薬剤耐性遺伝子検査　70

ユ

遊走　164
遊走刺激分子　190
輸出リンパ管　183
輸入リンパ管　183
ユビキチンプロテアソームシステム　226

ラ

ラクトフェリン　207
卵白アルブミン　117
ランブル鞭毛虫　42

リ

リウマチ性疾患　272
リウマチ性多発筋痛症　277
リウマチ熱　271
リガンド　191
リーシュマニア　34
リスクコミュニケーション　26
リスクマネージメント　26
リステリア　87

リツキシマブ　281
利尿薬　327
リポ蛋白質リパーゼ　188
リポテイコ酸　235
リムルスG因子　293
硫酸化多糖類　31
リンパ管　181
リンパ系経路　156
リンホトキシン　184

ル

ループス腎炎　285

レ

レイノー現象　274
レクチン　201, 266
レクチン経路　203, 268
レトロウイルス　232
レトロウイルスベクター　341
連鎖球菌性 TSS　97
レンチウイルスベクター　342

ロ

ロイコトリエン　190
ロドキノン　39

ワ

ワクチン　1

A

AAV（adeno-associated virus）ベクター　63, 342
ACP 活性化　197
Ad　62
Ad 5　63
Ad 5/35　63
ADA（adenosine deaminase）欠損症　340
ADCC　264
AGA　272, 281
AIDS　60, 135
AIDS 治療　59

ALI　325
ALI/ARDS の診断基準　325
ALS　225
alternatively activated Mϕ　132
Alzheimer 病　224
AMPH-B（amphotericin-B）230
anaphylactoid 反応　295
ANCA（anti-neutrophil-cytoplasmic antibody）278
ANCA 関連血管炎　281, 307
ANCA 関連腎炎　304
AP-1　216
APS（antiphospholipid syndrome）272
ARDS（acute respiratory distress syndrome）325
ARDS 治療　327
Aspergillus fumigatus　147, 172, 217
autocrine　175

B

B 細胞　260
B リンパ球　267
BALT　110
BCL-2　135
BCL-xL　135
BID　214
big six　271
BLT 1　191
BLT 2　191
Boyden 法　194
Brap 2（BRCA 1-associated protein 2）162
BSA 誘導腎炎　305
BSE（bovine spongiform encephalopathy）223
BSE 検査法　23
BVAS（Birmingham Vasculitis Activity Score）281

C

C 1 inactivator　196
C 3　196

C 5 a　190, 191, 197
Ca^{2+} チャネル　241
CADS　294
CAMRA (The Center for Advancing Microbial Risk Assessment)　77
C (cytoplasmic)-ANCA　279, 309
Candida albicans　147, 171, 172, 217, 293
CAWS　293
CAWS 血管炎　298
CBA/j　295
CBP (CREB binding protein)　213
CC ケモカイン　179
CCL 2　191
CCL 3　191
CCL 5　191
CCL 7　191
CCL 19 と CCL 21 の欠損マウス　181
CCL 21　191
CCR 1　191
CCR 2　180
CCR 3　315
CCR 5　315
CCR 6　180
CCR 6 欠損マウス　180
CCR 7　181, 191
CCR 7 欠損マウス　181
CD 1　13, 197
CD 1 a　13
CD 1 b　13
CD 1 c　13
CD 3　255
CD 4＋T 細胞　95
CD 4 陽性細胞　58
CD 5 B 細胞　13
CD 14　133
CD 20　281
CD 21　197
CD 26　315
CD 28　316
CD 35　197
CD 38　180
CD 38 欠損マウス　182
CD 46　197

CD 55　197
CD 59　56
CDP (CCAAT displacement protein)　212
C/EBPβ　135
c-fms　133
CGD (chronic granulomatous disease)　147, 206, 228, 321, 340, 344
Churg-Strauss 症候群　272, 281
CJD (Creutzfeldt-Jacob disease)　223
classically activated Mϕ　132
CLIP 領域　106
CMIS (common mucosal immune system)　108
c-*myc*　160
connective tissue mast cell　30
Coxiella brunetii　217
CpG　104
CPN (carboxypeptidase N)　197
CPR (carboxypeptidase R)　197
CR 1 (complement receptor 1)　197
CR 2　197
CR 3　198
CR 4　198
CRP (C-reactive protein)　3, 196
CRTH 2　191
Cry j 1　105
cryptic epitope　283
Cryptococcus neoformans　147
CSS (Churg-Strauss syndrome)　272, 281
CTLA 4　322
CXC ケモカイン　179
CXCL 8　191
CXCL 12　191, 192
CXCR 1　191
CXCR 2　191
CXCR 4　191, 192
CYBA　324
CYBB　324
cytokine storm　317

D

DAD (diffuse alveolar damage)　327
DAF (decay accelerating factor)　197
DBA　296
DC (dendritic cell)　1, 11, 45, 120, 136, 155, 179
DD 59　198
Dectin-1　170
DHR-123 (Dihydrorhodamine-123)　229
DMARD (disease-modifying antirheumatic drug)　287
DNA 免疫療法　104
DNA ワクチン　62, 104
DNASE 1　322
DP　191
Dunn の方法　194
Duox　210

E

ECM　337
ECM-cell interaction　337
Elf-1　213
eotaxin　117
EpiSims (the Epidemiology Simulation Systems)　78
expulsion　28

F

Fabricius 嚢　259
Fanconi 貧血　340
Fc レセプター　314
FCGR 2 A　321
fibronectin　334
Flt-3 ligand (Fms-like tyrosine kinase-3 ligand)　156
fMet-Leu-Phe　165
fMLP　191

G

G 蛋白質　190

索　　引

GALT (gut-associated lymphoid tissue) 109, 127
GAS (gamma-interferon activation site) 214
GATA 214
GATAファミリー蛋白 102
Gaucher病 340
GM型Mφ 133
GM 2 56
GM-CSF (granulocyte-macrophage colony-stimulating factor) 133, 151, 156, 160, 296
goblet cell 28
gp 91^{phox} 217
gp 91^{phox}遺伝子 212
GPCR (G protein coupled receptor) 191
granulocytic ehrlichiosis 220

H

H因子 196
H 2-M 3 13
HAART (highly active antiretroviral therapy) 67
HAART治療 57
HAF-1 (hematopoietic associated factor 1) 213, 215
Harder腺 259
HBP 1 (HMG box-containing protein 1) 215
Hck 135
HE染色 337
Helicobacter pylori 218
Henoch-Schönlein紫斑病 277
HIV 60, 199
HIVワクチン 60
HIV-1 50, 60, 66, 135
HLA (human leukocyte antigen) 50, 322
HLA抗原 273
HLA-B 39 280
HLA-B 52 280
HoxA 9 (homeodomain transcription factor A 9) 213
HoxA 10 213
HPS (hemophagocytic syndrome) 284
HSC (hematopoietic stem cell) 156
HUVEC 295

I

I因子 196
IAP (inhibitor of apoptosis protein) 187
ICAM-1 311
ICSBP (interferon consensus sequence binding protein) 213
IEL (intraepithelial lymphocyte) 12, 108
IFN (interferon) 14
IFN抵抗性遺伝子 18
IFN-γ 95, 99, 132, 133, 136, 230, 318
iG 3 (isoglobotrihexosylceramide) 12
IgA 261, 263
IgD 253
IgE 34, 99
IgE高値 281
IgG 263
IgM 263
IgM抗体 55, 199
IgT 253
IgY 263
IgZ 253
IKBL 322
IL (interleukin) 174
IL-1 151, 318
IL-1β 115
IL-4 99, 315
IL-5 2, 99, 117
IL-6 10, 115, 117, 151, 314
IL-8 191, 314
IL-10 133, 134, 136, 295, 319
IL-12 133, 134, 315, 318
IL-13 117
IL-15 318
IL-18 314, 318
IL-23 133, 134
individual based model 76

insulator 344
integrin 334
IRES (internal ribosome entry site) 161
IRF (interferon-regulatory factor) 158, 318
IRF-1 213
IRF-2 159, 213
IRF-3 318
IRF-4 158
IRF-7 318
IRF-8 158
ISRE (interferon-stimulated response element) 213
ISS (immunostimulatory DNA sequence) 104
ITAM (immunoreceptor tyrosine-based activation motif) 12, 247
ITIM (immunoreceptor tyrosine-based inhibition motif) 12, 247
IVIg 281
IVIGの作用機序 291
IVIGの人工化 292
IVIG療法 289
IVIG療法の不応例 291

K

Kermack-McKendrickモデル 82
Klebsiella pneumoniae 147
Klemperer 270
Kupffer細胞 132, 150

L

Lactobacillus casei 294
LAD 192
Langerhans細胞 155, 179
LD 50 221
LECT 2 323
Legionella pneumophila 220
Lewy小体 224
Lgn 1 220
LMO 2遺伝子 343
LMP 2 254

索　　引

LPL　188
LPS　98
LPSへの反応性　2
LT（leukotriene）　184, 190
LTB4　190, 191
LTC4　190
LTD4　190
lung protective ventilation　328

M

M型Mφ　133
M細胞　109
Mφ　132
M1細胞　132
M2細胞　132
MAC（membrane attack complex）　197
MALT（mucosa-associated lymphoid tissue）　108, 261
MAMP（microbe-associated molecular pattern）　240
mannnoprotein　294
MAP kinase　136, 243
MASP（MBL-associated serine protease）　203
MASP-2　204
MBL（mannose-binding lectin）　201, 203
MCP（membrane cofactor protein）　197
MCP-1　191, 314
MCP-3　191
M-CSF（macrophage colony-stimulating factor）　133, 151
MCTD（mixed connective tissue disease）　272
MDA5（melanoma differentiation-associated gene 5）　18
MHC（major histocompatibility complex）　1, 51, 254, 258
MHCクラスI拘束性　254
MHCクラスII　93
MHCクラスII分子　181
MHC2TA　323
MIDAS（Models of Infectious Disease Agent Study）　77

MIP-1　318
MIP-1α　191
mMCP-1（mouse mast cell protease-1）　30
MMP　284
molecular mimicry　273, 283
MPA（microscopic polyangiitis）　167, 272, 280, 304
MPO（myeloperoxidase）　145, 165, 217, 279, 313
MPO欠損症　145
MPOのノックアウトマウス　147, 310
MPO-ANCA　167, 304
MRSA　74
MTX（methotrexate）　189, 287
mucosal mast cell　28, 30
MVA（modified vaccinia virus Ankara）　62

N

NADH-フマル酸還元系　39
NADPH oxidase　147, 166, 206, 217, 228, 241
NALT　110
NBT還元能　229
NCF1　324
NCF2　324
Nef　58
Nef蛋白　53
NF-κB　172, 214
Nippostrongylus brasiliensis　29
NIPPV（non-invasive positive pressure ventilation）　329
NK（natural killer）細胞　121, 247, 268
NKレセプター　247
NKT細胞　12, 121, 177
NO（nitric oxide）　154
NO吸入　327
NO誘導合成酵素　2
NOGマウス　163
Nox　210
Nox1　210
Nox2　217
Noxa1　210

Nox family　217
Noxo1　210
NRAMP1（natural resistance-associated macrophage protein 1）　136
NRTI（nucleoside analogue RT inhibitor）　66
NSAID（non-steroidal anti-inflammatory drug）　287
NTED（neonatal TSS-like exanthematous disease）　97

O

O9 LPS　295

P

p21　161
p22^{phox}遺伝子　214
p40^{phox}　208, 216
p47^{phox}　208, 215
p55/TNFR I　187
p67^{phox}　208, 215
p75/TNFR II　187
PADI4　323
PAF（platelet activating factor）　190, 191, 295
PAMP（pathogen-associated molecular pattern）　240, 249
P（perinuclear）-ANCA　279, 309
paracrine　175
Parkinson病　224
pauci-immune　280
Payer板　259
PB1ドメイン　208
pDC（plasmacytoid dendritic cell）　14, 155, 318
PDCD1　322
PEPCK-コハク酸経路　39
pertusis toxin　191
PGD2　191
PGI2の産生　187
PI3K（phosphatidylinositol 3-kinase）　160
PIF（phagocytosis inhibitory factor）　3

PLA 2　187
plant activator　245
plt マウス　182
PM/DM（polymyositis/dermatomyositis）　271
PN（polyarteritis nodosa）　271
Pneumocystis carinii　172
polygenic　273
PR 蛋白質　243
PR 3（peroxidase 3）　279, 313
PR 3-ANCA 陽性　304
Pseudomonas aeruginosa　147
PTPN 8　322
PU.1　213, 215, 216
PU.1/IRF　213
PX ドメイン　208
Pyere 板　108

Q

QFR（quinol-fumarate reductase）　40
quorum sensing　219

R

RA（rheumatoid arthritis）　271, 283, 321
Rac　208
RANTES（regulated on activation normal T cell expressed and secreted/CCR 5）　191, 315
RCR（replication-competent retrovirus）　342
RelB　158
RF（rheumatic fever）　271
RGD 配列　175
RIG-I（retinoic acid inducible gene-I）　18
RIP（receptor intereacting protein）-1　187
RNS（reactive nitrogen species）　217
ROS（reactive oxygen species）　217

S

Saccharomyces cerevisiae　172
Salmonella enterica serovar Typhimurium　217
SARS　72
SATB 1　213
SCG/Kj マウス　309
SCID/hu　61
SDF-1　191, 192
SEA～SER（staphylococcal enterotoxins A～R）　93
SEIR モデル　76
Select Agent List　6
SElX（staphylococcal enterotoxin-like toxin type X）　93
SEM（specified risk material）　25
serum sickness disease　308
SH 3 ドメイン　208
SHIV　61
S-IgA（secretory IgA）　110
SIN（self-inactivating）ベクター　344
SIR モデル　72, 74, 76, 81
SIRS（systemic inflammatory syndrome）　326
SIV（simian immunodeficiency virus）　61
SjS（Sjögren syndrome）　272
SLC　191
Slc 11 a 1　217
SLC 22 A 4　323
SLE（systemic lupus erythematosus）　55, 271, 283, 321
SPE-A,-C（streptococcal pyrogenic exotoxins A, C）　93
S-protein　197
SQR（succinate-ubiquinone reductase）　40
SRS-A　190
SSc（systemic sclerosis）　271
ST 合剤　229
STAT-1（signal transducer and activator transcription-1）　214
STAT 3　158
Strongyloides venezuelensis　29

T

T 細胞　260
T 細胞エピトープ　104
T 細胞抗原受容体（レセプター）　93, 262
T 細胞レセプター　51
T リンパ球　267
TACE　186
TAFI（thrombin activatable fibrinolysis inhibitor）　197
TAP 2　254
TAXIScan 法　194
TCR（T cell antigen receptors）　254
TCRβ 鎖可変部 Vβ　93
TSE（transmissible spongiform encephalopathy）　22
TGF-β1　319
Th 1　33
Th 1 細胞　9, 98, 174
Th 1 細胞媒介性　46
Th 1-Th 2 バランス　123, 283
Th 2　28, 34
Th 2 細胞　9, 98, 174
Th 17 細胞　9
TIR ドメイン　250
TLR（Toll-like receptor）　1, 9, 15, 139, 241, 249, 250, 255, 318
TLR 2　172
TLR 4　101
TLR 9　104
TLR subfamily　140
TNF 受容体　186
TNF 阻害薬　189
TNF-α（tumor necrosis factor-α）　10, 95, 115, 184, 281, 314, 318
TNF-α 欠損マウス　186
TNF-α 受容体　187
TNF-α 変換酵素　186
TNF-β（LT-α）　184
TNFR　186
TNFR I 遺伝子欠損マウス　187

TNFRSF（TNF receptor superfamily） 184
Toll 様受容体（レセプター）
　→ TLR
Toll/IL 1 受容体相同性領域　250
TRAF-2（TNF-receptor associated factor-2）　187
Treg　37
Treg 細胞　9
Trichosporon asahii　147
TRR（TNF-α-responsive region）　216
TSLS（toxic shock-like syndrome）　97
TSS（toxic shock syndrome）　95
TSST-1（toxic shock syndrome toxin-1）　93
Type I インターフェロン　10, 317

Type II インターフェロン　318

V

VDI（Vasculitis Damage Index）　281
VILI（ventilator induced lung injury）　328
VLR（variable lymphocyte receptor）　255
VOC　350

W

West-Nile 熱　72
WG（Wegener granulomatosis）　272, 281, 304
W/W^v マウス　30, 101

X

X 連鎖重症複合免疫不全症　340, 342
X-SCID（X-linked severe combined immunodeficiency）　340, 342

Y

YPM（*Yersiniapseudotuberculosis*-derived mitogen）　93
YY 1　214

Z

Zigmond の方法　194

生体防御医学事典		定価は外函に表示
2007年5月20日 初版第1刷		

監修者	鈴 木 和 男
発行者	朝 倉 邦 造
発行所	株式会社 朝 倉 書 店
	東京都新宿区新小川町 6-29
	郵 便 番 号　　162-8707
	電　　話　　03 (3260) 0141
	F A X　　03 (3260) 0180
	http://www.asakura.co.jp

〈検印省略〉

© 2007 〈無断複写・転載を禁ず〉　　　　　シナノ・渡辺製本

ISBN 978-4-254-31090-0　C 3547　　　　　Printed in Japan

東大 松島綱治・京府医大 酒井敏行・
東大 石川　昌・富山医薬大 稲寺秀邦編

予 防 医 学 事 典

30081-9 C3547　　　B5判 464頁 本体15000円

「炎症・免疫，アレルギー，ワクチン」「感染症」「遺伝子解析，診断，治療」「癌」「環境」「生活習慣病」「再生医療」「医療倫理」を柱として，今日の医学・医療において重要な研究テーマ，研究の現状，トピックスを，予防医学の視点から整理して解説し，現在の医療状況の総合的な把握と今後の展望を得られるようにまとめられた事典。
医学・医療・保健・衛生・看護・介護・福祉・環境・生活科学・健康関連分野の学生・研究者・実務家のための必携書。

日本ワクチン学会編

ワ ク チ ン の 事 典

30079-6 C3547　　　A5判 320頁 本体12000円

新興・再興感染症の出現・流行をはじめ，さまざまな病気に対する予防・治療の手段として，ワクチンの重要性があらためて認識されている。本書は，様々の疾患の病態を解説したうえで，ワクチンに関する，現時点における最新かつ妥当でスタンダードな考え方を整理して，総論・各論から公衆衛生・法規制まで，包括的に記述した。基礎・臨床の医師，看護師・保健師・検査技師などの医療関係者，および行政関係者などが，正確な理解と明解な指針を得るための必携書

国立感染症研究所学友会編

感 染 症 の 事 典

30073-4 C3547　　　B5判 336頁 本体14000円

人類の歴史は，その誕生以来細菌・ウイルスなどの病原体によるさまざまな感染症との闘いの連続であるともいえる。ペスト，天然痘，結核，赤痢，そして最近ではO157など数えればきりがない。本書は，新興・再興の感染症に関する基礎研究の中心的存在である国立感染症研究所の学友会を編集母体として，代表的な100余の感染症について，概要，病原体，疫学，臨床所見，病原体診断などについて図・表，電子顕微鏡写真を用いてわかりやすく解説した五十音配列の事典である。

前感染研 竹田美文・国立国際医療センター 木村　哲編

感　　　染　　　症

32204-0 C3047　　　B5判 448頁 本体14000円

感染症に関する知識は，医学のすべての領域に関係し，医療関係者すべてが心得ておかなければならないものである。本書は，新興・再興感染症を含めた各種感染症について，出現・流行の原因をふまえて対策を立てられるよう最新の知見を解説

前国立感染症研 竹田美文・中国学園大 林　英生編

細　　　菌　　　学

31082-5 C3047　　　B5判 724頁 本体30000円

分子生物学，分子遺伝学，分子免疫学などの進歩に伴い，細菌学の最近の進歩もめざましいものがあり，感染症の発症機構を分子レベルで解明するようになっている。本書は，細菌学の研究者や周辺領域の研究者，臨床医に有益な専門書

医歯大 宮坂信之編

最新 膠原病・リウマチ学

32193-7 C3047　　　B5判 376頁 本体14000円

免疫学，分子生物学の著しい進歩により，大きく変貌を遂げている膠原病・リウマチについて解説
〔内容〕血管・結合組織／免疫遺伝学／自己抗体／炎症のメディエーター／膠原病各論／膠原病類縁疾患／リウマチ性疾患／治療薬剤／日常生活指導

杏林大 長澤俊彦監修　順天堂大 橋本博史編

血　　　管　　　炎

32192-0 C3047　　　B5判 384頁 本体18000円

全国の基礎・臨床の専門家による長年の共同研究の成果に基づき，最新の知見をまとめた。〔内容〕概念と分類／理解のための基礎的事項／診断と病態把握／検査の進め方と診断に有用な検査所見／治療法とその適応，留意点／症例から学ぶ血管炎

東大 山本一彦編

ア レ ル ギ ー 病 学

32197-5 C3047　　　B5判 404頁 本体15000円

著しく増加しているアレルギー性疾患の病態と治療法を詳述。〔総論〕遺伝子とアレルギー／環境とアレルギー／細胞生物学／病態／診断・検査／鑑別診断／治療〔各論〕気管支喘息／呼吸器疾患／鼻炎・花粉症／皮膚疾患／薬剤アレルギー／他

産業医学総合研 荒記俊一編

中　　　毒　　　学
―基礎・臨床・社会医学―

30060-4 C3047　　　B5判 416頁 本体18000円

化学物質が生体に及ぼす有害な影響を，従来の中毒概念にとどまらず，非顕性の健康影響までも含めて整理・解説する。従来の実験中毒学・基礎医学的観点だけでなく，広く臨床医学および社会医学的観点を含めて総合的に捉え直した中毒学書

上記価格（税別）は2007年4月現在